クリニカルスタディ・ブック 2

改訂2版

実習に役立つ病態マップ
形態機能マップ付き

メヂカルフレンド社編集部　編

メヂカルフレンド社

執筆者一覧

＜形態機能マップ＞

山田　幸宏　　長野県看護大学教授

＜病態マップ（執筆順）＞

中澤　明美　　共立女子短期大学看護学科専任講師
可児智恵子　　あじさい看護福祉専門学校専任教員
谷尻　澄江　　東京都立青梅看護専門学校専任教員
江﨑フサ子　　大分大学医学部看護学科教授
鈴木　信子　　社会保険看護研修センター副所長
玉木ミヨ子　　埼玉医科大学短期大学看護学科教授
纐纈　葉月　　埼玉医科大学短期大学看護学科講師
梶間　和枝　　前岐阜大学医学部看護学科
佐々木陽子　　東京都立青梅看護専門学校専任教員
森田　敏子　　熊本大学医学部保健学科教授
成澤　幸子　　新潟大学医学部保健学科助手
辻谷　洋子　　社会保険看護研修センター教務部長
中俣　直美　　鹿児島大学医学部保健学科看護学専攻助手
中馬　成子　　西南女学院大学保健福祉学部看護学科助教授
東　サトエ　　鹿児島大学医学部保健学科看護学専攻教授
村上　生美　　岡山県立大学保健福祉学部看護学科教授
松崎　愛子　　東京都立南多摩看護専門学校教諭
玉田　章　　　三重県立看護大学成人看護学教授
山川　弘保　　岐阜県立下呂温泉病院脳神経外科部長
倉島　幸子　　山形県立保健医療大学助教授
関口　恵子　　埼玉医科大学短期大学看護学科講師
前田　恵利　　東京都立北多摩看護専門学校専任教員
坂入久美子　　元埼玉医科大学短期大学助手
仙田　恭子　　鹿児島大学医学部保健学科看護学専攻助手

津田　智子　　鹿児島大学医学部保健学科看護学専攻助手
北原登美子　　前東京通信病院高等看護学院教官
真野　響子　　NTT東日本関東病院附属高等看護学院専任教員
笠原ケサエ　　元NTT東日本関東病院附属高等看護学院副学院長
神山　幸枝　　前自治医科大学看護学部助教授
松宮　良子　　岐阜大学医学部看護学科教授
平原　春美　　東京都立府中看護専門学校教諭
島田千恵子　　順天堂大学医療看護学部講師
日下部浩子　　東京都福祉保健局医療政策部医療人材課
山口さおり　　鹿児島大学医学部保健学科看護学専攻助手
網屋タエ子　　元鹿児島大学病院副看護部長
島﨑　啓子　　岐阜県立岐阜病院上席看護師長
柳川　育美　　鹿児島大学医学部保健学科看護学専攻助手
濱田より子　　NTT東日本関東病院看護長
松田　好美　　岐阜大学医学部看護学科助教授
奥村　美砂　　元自治医科大学看護短期大学助手
岡田えみ子　　元自治医科大学看護短期大学助手
霜田　敏子　　埼玉医科大学短期大学看護学科助教授
小林八代枝　　順天堂大学医療看護学部教授
星　直子　　　帝京大学医療技術学部看護学科教授
川瀬　弘一　　聖マリアンナ医科大学横浜市西部病院小児外科講師
鈴木　祐子　　日本赤十字看護大学講師
及川　裕子　　埼玉県立大学講師

※各執筆者の所属先・肩書は本書（改訂2版）刊行時のものであることをお断りいたします。

改訂にあたって

　この本は，看護学生が実習前の下調べとして，患者さんの疾患の病態生理について知識を整理するためにつくる病態関連図（病態マップ）のお手本集です．1998年に刊行した第1版は看護学生の皆さんの高いご支持をいただいてきましたが，このたび全面的に改訂し第2版を刊行することにしました．
　改訂にあたって力を入れたのは次の点です．

○理解しやすく興味深い記述にすること．——そのためには，病態理解の前提となる正常な人体の構造と機能を簡潔明瞭に示し，それとの関連で病態をおさえることができるとよいという声に応えて，「形態機能マップ」のページを新たに設けました．楽しく興味深いイラストによって構成し，これだけでも人体の構造と機能のポイント中のポイントを学ぶことができます．また「病態マップ」の要所要所に，参照すべき「形態機能マップ」を示していますから，それらを見比べると，正常状態と病態を関連させながら学ぶことができます．概要がわかったら，さらにいくつもの文献で調べてみることが大切です．そうして理解が深まれば，人体のしくみの不思議さにいっそう興味が湧くとともに，自分で病態マップをつくる力がしらずしらずのうちについていることがわかるでしょう．

○「病態マップ」をより見やすくすること．——そのために，「病態マップ」を構成する矢印の意味によって，その形や色を変えるなど，「病態マップ」の記述方法に若干のルール化を行いました．ルールの内容はp.4～5に示しています．もちろん「病態マップ」はこのように描かなければならないというものではありませんが，矢印などを意味によってこのように描き分けながら「病態マップ」をつくってみることも，現象間のつながりの種類を明確にでき，見やすくなるとともに頭の整理に役立つでしょう．

　いうまでもなく「病態マップ」で大事なのは形ではなく，各自が1つ1つの線の意味をしっかり理解しながら自分の力で創り上げていく過程です．この本の「病態マップ」はそのための「1つの例」です．細部は皆さん自身が調べて学べるように，あえてすべてを言い尽くさず簡略にし，全体像の把握がしやすいようにしてあります．皆さんが自分自身の「病態マップ」を創り病態理解を深めていくうえで，この本が役割を果たせるなら幸いです．
　最後になりましたが，この改訂版の製作にあたり，「形態機能マップ」をご執筆いただいた山田幸宏先生ならびに各「病態マップ」の執筆者の方々に大変お世話になりました．あつく御礼を申し上げます．

メヂカルフレンド社編集部

目次

形態機能マップ 1	消化管	山田　幸宏	6
病態マップ 1	食道癌	中澤　明美	10
病態マップ 2	胃潰瘍	可児智恵子	14
病態マップ 3	胃癌	谷尻　澄江	18
病態マップ 4	大腸癌	江﨑フサ子	22
形態機能マップ 2	肝臓	山田　幸宏	26
病態マップ 5	Ｂ型肝炎	鈴木　信子	30
病態マップ 6	肝硬変	玉木ミヨ子	34
病態マップ 7	食道静脈瘤破裂	纐纈　葉月	38
病態マップ 8	肝癌	梶間　和枝	42
病態マップ 9	胆石症	江﨑フサ子	46
形態機能マップ 3	心臓	山田　幸宏	50
病態マップ 10	心筋梗塞	佐々木陽子	54
病態マップ 11	うっ血性心不全	森田　敏子	58
病態マップ 12	大動脈瘤	成澤　幸子	62
病態マップ 13	高血圧	森田　敏子	65
病態マップ 14	不整脈	森田　敏子	70
形態機能マップ 4	呼吸器	山田　幸宏	76
病態マップ 15	肺癌	辻谷　洋子	80
病態マップ 16	慢性肺気腫	中俣　直美・中馬　成子・東　サトエ	84
病態マップ 17	肺結核	村上　生美	88
形態機能マップ 5	脳・脊髄	山田　幸宏	92
病態マップ 18	脳梗塞	松崎　愛子	96
病態マップ 19	クモ膜下出血	玉田　章・山川　弘保	100
病態マップ 20	脳腫瘍	倉島　幸子	104
病態マップ 21	筋萎縮性側索硬化症	倉島　幸子	108
病態マップ 22	パーキンソン病	関口　恵子	112
形態機能マップ 6	骨・関節・末梢神経	山田　幸宏	116
病態マップ 23	腰椎椎間板ヘルニア	森田　敏子	120
病態マップ 24	脊髄損傷	前田　恵利	124
病態マップ 25	大腿骨頸部骨折	坂入久美子・玉木ミヨ子	128
病態マップ 26	関節リウマチ	仙田　恭子・津田　智子・東　サトエ	132

表紙イラスト ● 秋山とし子
形態機能マップイラスト ● 北原功・寺平京子
本文タイトルバックイラスト ● 寺平京子

形態機能マップ 7	腎臓		山田　幸宏	136
病態マップ 27	急性糸球体腎炎	北原登美子・	真野　響子	140
病態マップ 28	慢性腎不全		真野　響子	144
病態マップ 29	腎・尿管・膀胱結石症		笠原ケサエ	148
病態マップ 30	膀胱癌		神山　幸枝	152
形態機能マップ 8	女性生殖器		山田　幸宏	156
病態マップ 31	乳癌		梶間　和枝	160
病態マップ 32	子宮癌		松宮　良子	164
病態マップ 33	子宮筋腫		平原　春美	168
形態機能マップ 9	内分泌系		山田　幸宏	172
病態マップ 34	甲状腺機能亢進症		島田千恵子	176
形態機能マップ 10	エネルギー生成・血糖調節機能		山田　幸宏	180
病態マップ 35	糖尿病		日下部浩子	184
形態機能マップ 11	免疫機能		山田　幸宏	188
病態マップ 36	全身性エリテマトーデス	東　サトエ・山口さおり・	網屋タエ子	192
形態機能マップ 12	血液・造血器		山田　幸宏	196
病態マップ 37	急性白血病		玉木ミヨ子	200
病態マップ 38	特発性血小板減少性紫斑病		島﨑　啓子	204
病態マップ 39	悪性リンパ腫	東　サトエ・	柳川　育美	208
形態機能マップ 13	目・耳		山田　幸宏	212
病態マップ 40	白内障		濱田より子	214
病態マップ 41	喉頭癌		松田　好美	218
形態機能マップ 14	皮膚		山田　幸宏	222
病態マップ 42	熱傷	奥村　美砂・	岡田えみ子	224
形態機能マップ 15	アレルギー		山田　幸宏	228
病態マップ 43	気管支喘息（小児）	霜田　敏子・	小林八代枝	230
病態マップ 44	心室中隔欠損症	星　直子・	霜田　敏子	234
病態マップ 45	川崎病	小林八代枝・	星　直子	238
病態マップ 46	ネフローゼ症候群	霜田　敏子・	小林八代枝	242
病態マップ 47	ヒルシュスプルング病	川瀬　弘一・	星　直子	246
病態マップ 48	正常分娩	鈴木　祐子・	及川　裕子	250
病態マップ 49	妊娠高血圧症候群（妊娠中毒症）		鈴木　祐子	254

病態マップの見方

本書の病態マップは，次のような形式で表示しています．

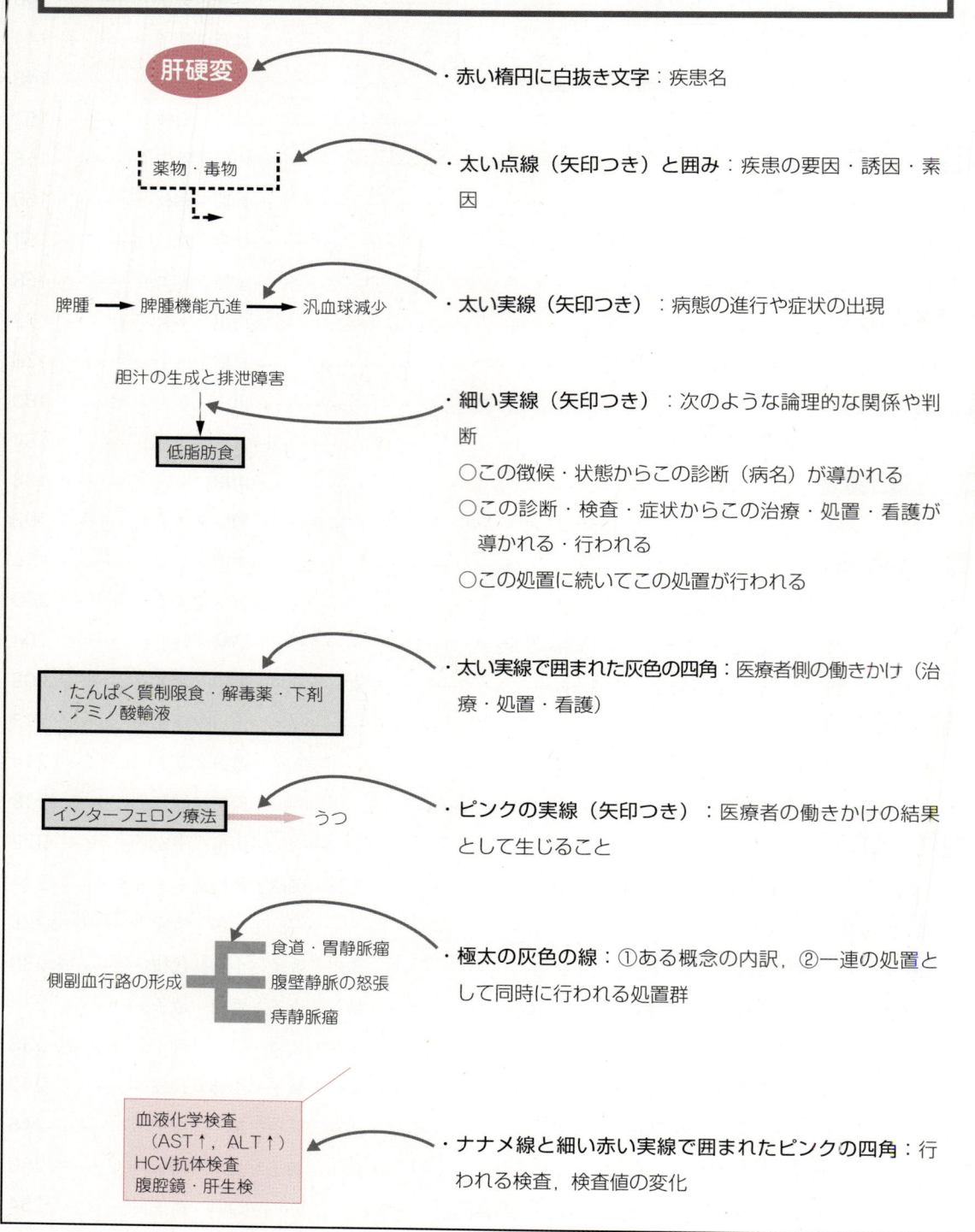

線や囲みの意味

- 赤い楕円に白抜き文字：疾患名（肝硬変）

- 太い点線（矢印つき）と囲み：疾患の要因・誘因・素因（薬物・毒物）

- 太い実線（矢印つき）：病態の進行や症状の出現（脾腫 → 脾腫機能亢進 → 汎血球減少）

- 細い実線（矢印つき）：次のような論理的な関係や判断
  - ○この徴候・状態からこの診断（病名）が導かれる
  - ○この診断・検査・症状からこの治療・処置・看護が導かれる・行われる
  - ○この処置に続いてこの処置が行われる

  （胆汁の生成と排泄障害 → 低脂肪食）

- 太い実線で囲まれた灰色の四角：医療者側の働きかけ（治療・処置・看護）
  （・たんぱく質制限食・解毒薬・下剤 ・アミノ酸輸液）

- ピンクの実線（矢印つき）：医療者の働きかけの結果として生じること
  （インターフェロン療法 → うつ）

- 極太の灰色の線：①ある概念の内訳，②一連の処置として同時に行われる処置群
  （側副血行路の形成：食道・胃静脈瘤／腹壁静脈の怒張／痔静脈瘤）

- ナナメ線と細い赤い実線で囲まれたピンクの四角：行われる検査，検査値の変化
  （血液化学検査（AST↑，ALT↑）／HCV抗体検査／腹腔鏡・肝生検）

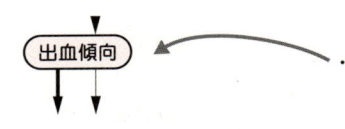

出血傾向 ← ・カプセル状の線で囲まれた項目：看護上，特に注意を払うべき項目

解説への参照記号（病態マップの後の解説の番号と対応しています）

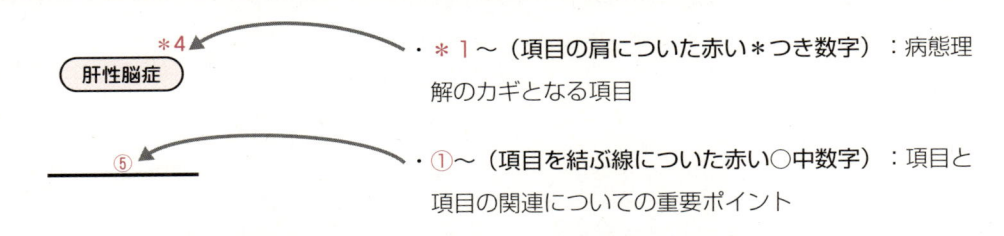

*4 ← 肝性脳症　・＊1～（項目の肩についた赤い＊つき数字）：病態理解のカギとなる項目

⑤ ← ・①～（項目を結ぶ線についた赤い○中数字）：項目と項目の関連についての重要ポイント

形態機能マップへの参照記号

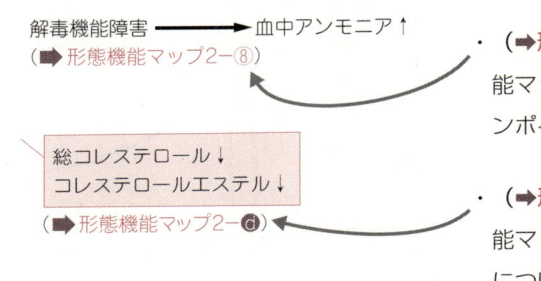

解毒機能障害 → 血中アンモニア↑
（➡形態機能マップ2-⑧）

・（➡形態機能マップ1-①～）など：参照先の「形態機能マップ」に，病態の理解に役立つ解剖生理学的なワンポイント解説があります．

総コレステロール↓
コレステロールエステル↓
（➡形態機能マップ2-ⓐ）

・（➡形態機能マップ1-ⓐ～）など：参照先の「形態機能マップ」の「検査値との関連」の中に，当該検査値についてのワンポイント解説があります．

機能障害の観点から病態を見た記号

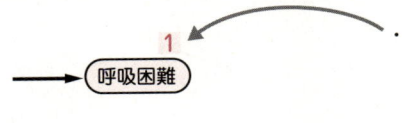

1
呼吸困難

・1～（項目の肩についたピンクの中の赤い数字）：疾患やその治療が患者にもたらす機能障害のうちの重要なものに，下記の機能障害分類に対応する数字をつけています．たとえば 1 がついていれば，その事項が呼吸機能に関する障害であることを意味します．

・機能障害を示す欄（病態マップ下）：これは
①呼吸機能障害／②循環機能障害／③消化・吸収機能障害／④栄養代謝機能障害／⑤内部環境調節機能障害／⑥身体防御機能障害／⑦脳・神経機能障害／⑧感覚機能障害／⑨運動機能障害／⑩性・生殖機能障害
という，看護の対象を生理機能の障害という観点からみていく際の機能障害の分類を示しており，病態マップ中に機能障害が出現する分野を赤で強調しています．これにより，ある疾患がどのような範囲の機能障害を患者に引き起こすかを概括的に示しています．
注）この分類法は，当社刊行『新体系看護学・成人看護学2～6』ならびに「看護師国家試験出題基準」の分類法を参照して用いています．

| 1 呼吸 | 2 循環 | 3 消化・吸収 | 4 栄養代謝 | 5 内部環境調節 | 6 身体防御 | 7 脳・神経 |

形態機能マップ 1

消化管

消化器系は食物の消化と吸収を行う器官である．消化管と消化液を分泌する消化腺（唾液腺，肝臓，膵臓）から構成される．消化管は口腔，食道，胃，小腸，大腸，肛門から構成される．消化・吸収された糖質・脂質・たんぱく質は肝臓でのエネルギー生成を行い，体の構成成分となる．

①食道の生理的狭窄部位

● 食道には生理的狭窄部位が3か所ある．**食道入口部**，**気管分岐部**，**横隔膜貫通部**である．食道は重層扁平上皮で覆われており，生理的狭窄部位には食道癌（扁平上皮癌）が発生しやすい．

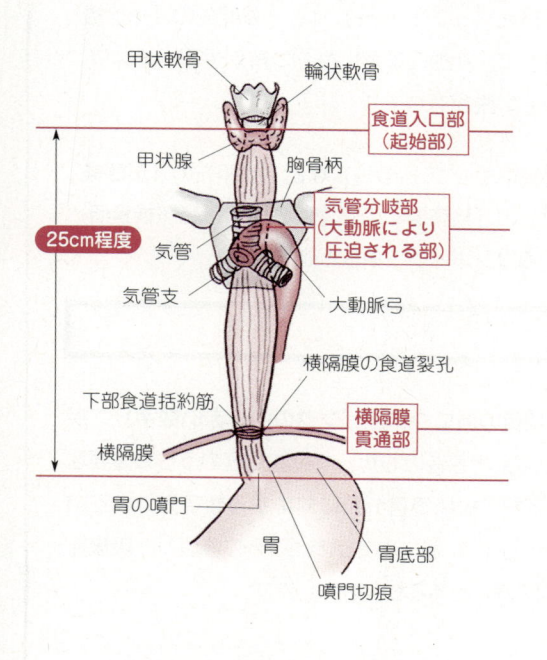

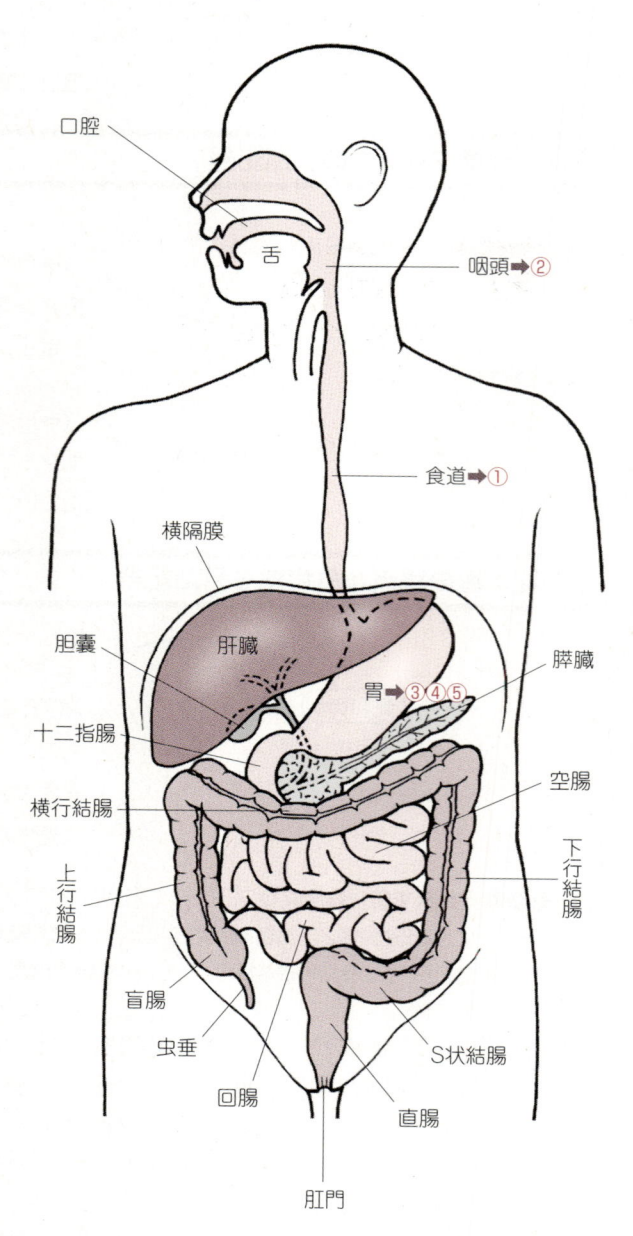

② 嚥下運動

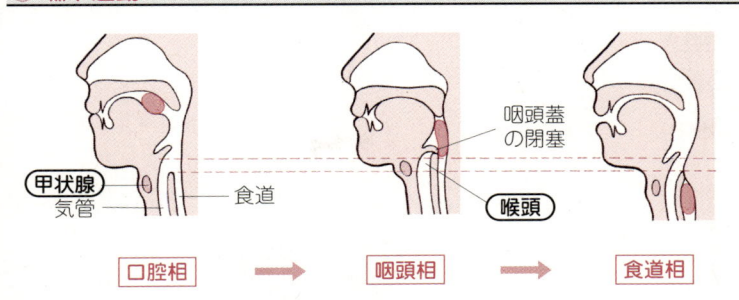

●嚥下運動は，**口腔相**，**咽頭相**，**食道相**から構成される．咽頭相では，**喉頭**，**甲状腺**が挙上する．

口腔相 → 咽頭相 → 食道相

（甲状腺，気管，食道，咽頭蓋の閉塞，喉頭）

③ 胃の構造と機能

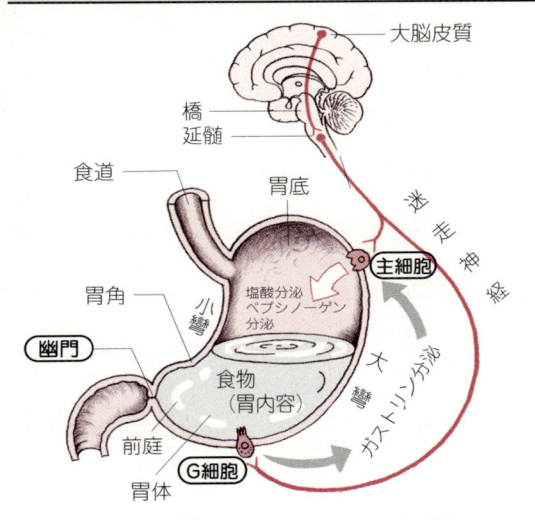

●食道からの食物は胃で消化を受け**幽門**を通過し，十二指腸へ送られる．食物が胃に入ると胃液のpHが上昇しG細胞からガストリンが分泌される．ガストリンは**主細胞**から塩酸とペプシノーゲンを分泌させる．

⑤ 胃・十二指腸潰瘍の好発部位

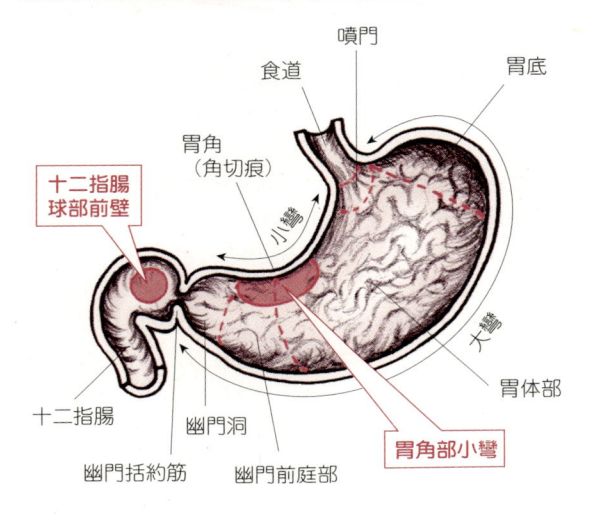

●消化酵素が関与する潰瘍であるので，胃・十二指腸潰瘍を消化性潰瘍という．**胃角部小彎**，**十二指腸球部前壁**に好発する．ピロリ菌（ヘリコバクター・ピロリ Helicobacter pylori）などが原因となる．

④ 胃粘膜の構造と機能

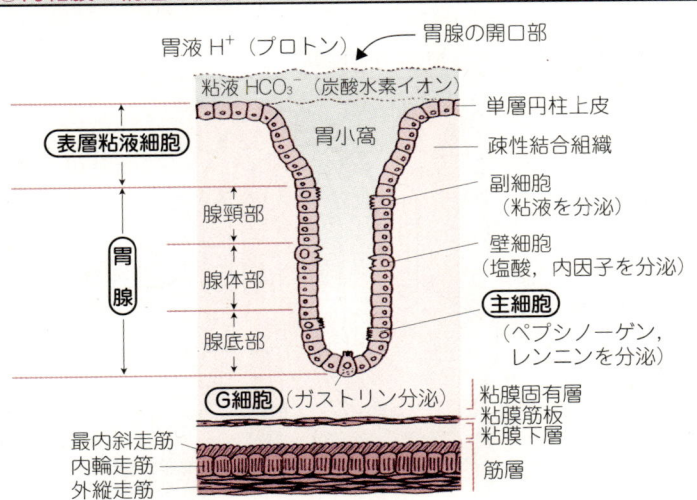

●胃粘膜は，単層円柱上皮から成る**表層粘液細胞**と腺頸部・腺体部・腺底部から成る**胃腺**から構成される．

●胃壁は，粘膜，**粘膜固有層**，**粘膜筋板**，**粘膜下組織**，**筋層**で構成される．

●胃に食物が入るとG細胞からガストリンが分泌され，ペプシン，塩酸などの胃液の分泌が起こる（胃相）．

●胃ではペプシノーゲンから生成されるペプシンによりたんぱく質の消化と，塩酸による細菌の殺菌が起こる．

⑥ 十二指腸粘膜の構造と機能

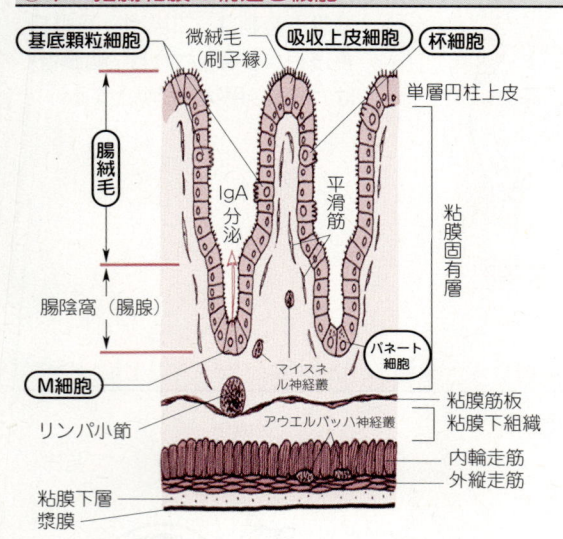

●十二指腸の粘膜上皮には，**吸収上皮細胞**，**杯細胞**（粘液を分泌する），**基底顆粒細胞**（セクレチン，エンテロガストロン，コレシストキニン，血管作動性腸管ポリペプチドなどの消化ホルモンを分泌する），**パネート細胞**（殺菌作用のあるリゾチームを分泌する，貪食作用がある），**M細胞**（腸管内の抗原を取り込み，それをリンパ小節のリンパ球に情報提供する）がある．IgAは腸管に分泌型IgAとして分泌され，感染防御を行う．

●胃の内容物が十二指腸に送られると，十二指腸からセクレチン，エンテロガストロン（胃抑制ペプチド）が分泌され，胃液分泌を抑制する（腸相）．セクレチンは，膵臓からの炭酸水素イオンの分泌を促す．コレシストキニンは，胆嚢を収縮させて，脂肪の消化に必要な胆汁を十二指腸に排出させる．血管作動性腸管ポリペプチドは，下痢を起こさせて，異物を排出する．

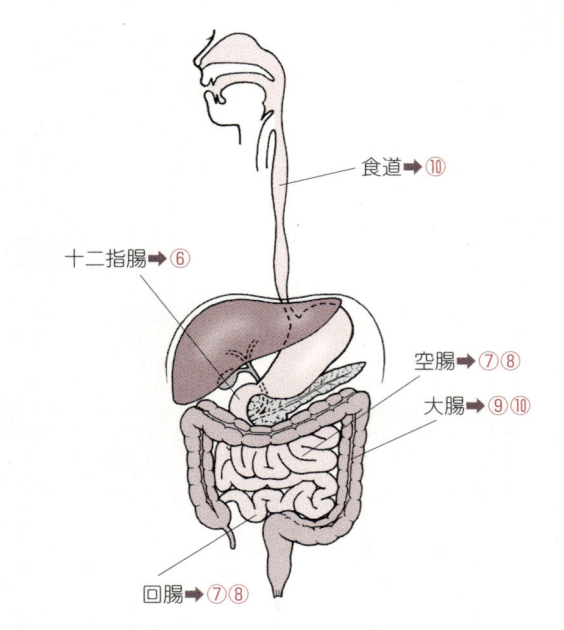

⑦ 小腸（空腸・回腸）の構造と機能

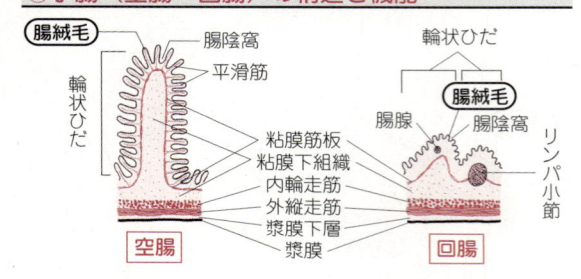

●**空腸**の絨毛は十二指腸の絨毛に比べ，短くなっている．**回腸**の絨毛はさらに短くなっている．輪状ひだはケルクリングのひだともいう．

●空腸では腸絨毛表面の微絨毛に存在するマルターゼ，ラクターゼ，スクラーゼにより二糖は単糖に分解され，ペプチダーゼによりペプチドはアミノ酸に分解され，リパーゼにより脂肪はモノグリセリドに分解される．

⑧ 絨毛における栄養素の吸収経路

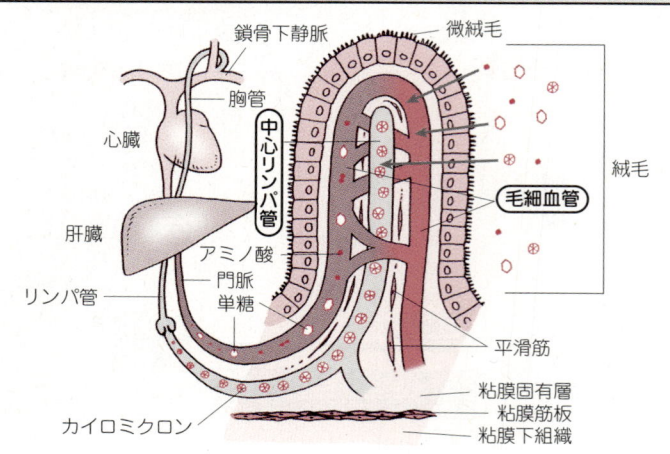

●単糖，分子量の小さい脂肪，アミノ酸は，絨毛の**毛細血管**から吸収される．分子量の大きい脂肪は微小な脂肪球を形成し，カイロミクロンとして**中心リンパ管**に入り，リンパ管，静脈をへて肝臓に入る．

⑨ 大腸の構造と機能

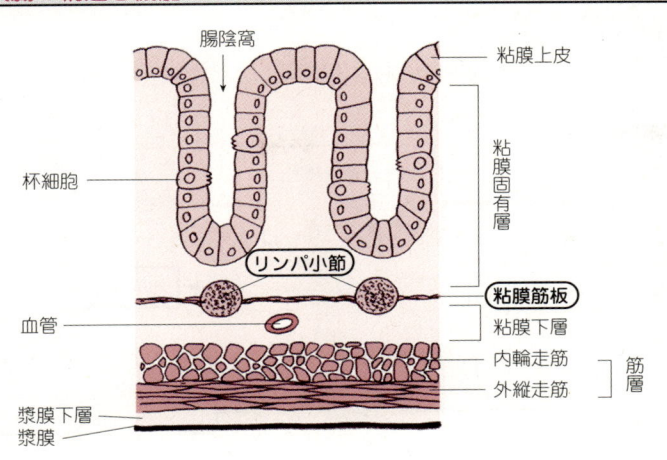

●大腸では絨毛は消失している．**リンパ小節**は，粘膜固有層から粘膜下層における免疫応答に対する作用もあり，**粘膜筋板**を貫通し，粘膜下組織に達している．

●大腸では腸内容物から水分と電解質を吸収し，便を排泄するまで貯留する．大腸には多種類の細菌が多数生存しており，食物繊維を使って嫌気性発酵を行っている．便は総蠕動により肛門側へ動いていく．

⑩ 消化管上皮細胞の種類と発生する癌細胞

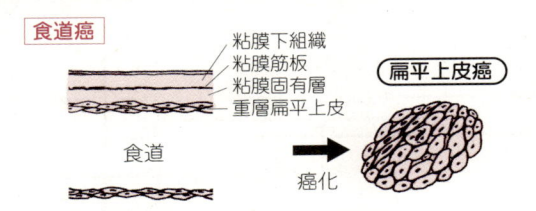

●食道癌は**扁平上皮癌**であり，胃，大腸からは**腺癌**，肛門からは扁平上皮癌が発生する．小腸からは癌は発生しない．腺癌，扁平上皮癌とも，もとの正常細胞より細胞自身が大型化したり，組織の構造が乱れるなど，細胞の異型性が強い．

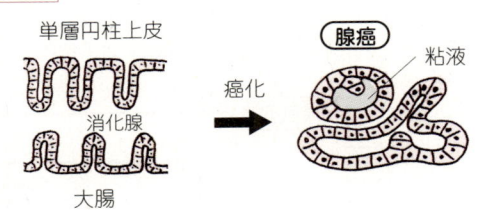

検査値との関連

	指 標	基準値	解 説
ⓐ	腫瘍マーカー CEA（癌胎児性抗原）	5ng/ml以下	食道癌，胃癌，大腸癌，肺癌，膵癌などで増加する．

疾患との関連

● 食道扁平上皮から生じた扁平上皮癌⇒**食道癌**【p.10】
● 攻撃因子と防御因子の不均衡により，消化管壁に組織欠損をもたらした消化性潰瘍⇒**胃潰瘍**【p.14】
● 胃の粘膜に発生した上皮性悪性腫瘍⇒**胃癌**【p.18】
● 盲腸，結腸，直腸に発生した上皮性悪性腫瘍⇒**大腸癌**【p.22】（S状結腸，直腸に多く発生する）
● 腸管の神経節細胞の欠損により，蠕動が消失する先天性疾患⇒**ヒルシュスプルング病**【p.246】

病態マップ 1

食道癌 esophageal cancer

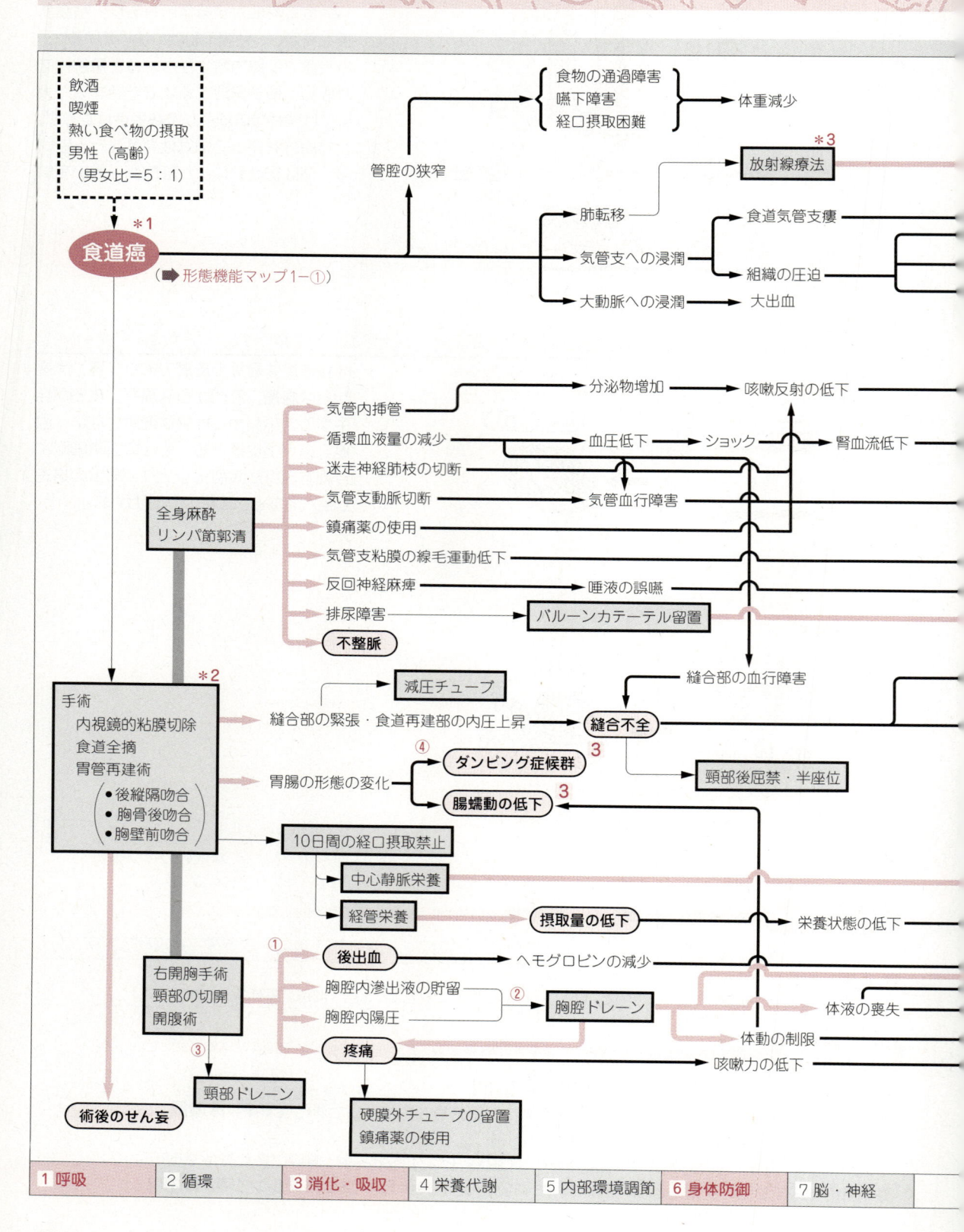

リスク因子:
- 飲酒
- 喫煙
- 熱い食べ物の摂取
- 男性（高齢）
  （男女比＝5：1）

*1 → **食道癌** (➡ 形態機能マップ1-①)

管腔の狭窄 →
- 食物の通過障害
- 嚥下障害
- 経口摂取困難
→ 体重減少

→ 放射線療法 *3

- 肺転移
- 気管支への浸潤 → 食道気管支瘻 / 組織の圧迫
- 大動脈への浸潤 → 大出血

手術（全身麻酔・リンパ節郭清）
- 気管内挿管 → 分泌物増加 → 咳嗽反射の低下
- 循環血液量の減少 → 血圧低下 → ショック → 腎血流低下
- 迷走神経肺枝の切断
- 気管支動脈切断 → 気管血行障害
- 鎮痛薬の使用
- 気管支粘膜の線毛運動低下
- 反回神経麻痺 → 唾液の誤嚥
- 排尿障害 → バルーンカテーテル留置
- 不整脈

*2 **手術**
- 内視鏡的粘膜切除
- 食道全摘
- 胃管再建術
  - 後縦隔吻合
  - 胸骨後吻合
  - 胸壁前吻合

- → 減圧チューブ
- 縫合部の緊張・食道再建部の内圧上昇 → 縫合不全 ← 縫合部の血行障害
- 頸部後屈禁・半座位
- 胃腸の形態の変化 → ④ ダンピング症候群 / 腸蠕動の低下 3

- 10日間の経口摂取禁止
  - 中心静脈栄養
  - 経管栄養 → 摂取量の低下 → 栄養状態の低下

右開胸手術・頸部の切開・開腹術
- ① 後出血 → ヘモグロビンの減少
- 胸腔内滲出液の貯留
- 胸腔内陽圧 → ② 胸腔ドレーン → 体液の喪失
- 体動の制限
- ③ 頸部ドレーン
- 疼痛 → 硬膜外チューブの留置・鎮痛薬の使用 → 咳嗽力の低下

→ 術後のせん妄

| 1 呼吸 | 2 循環 | 3 消化・吸収 | 4 栄養代謝 | 5 内部環境調節 | 6 身体防御 | 7 脳・神経 |

左側の図（フローチャート）:

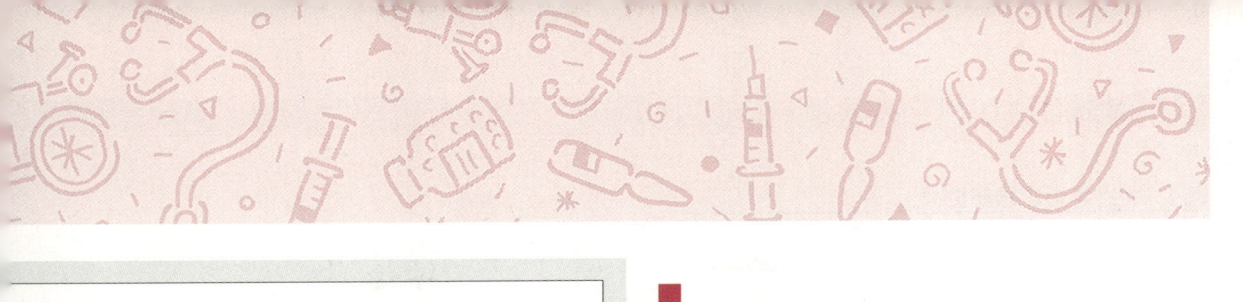

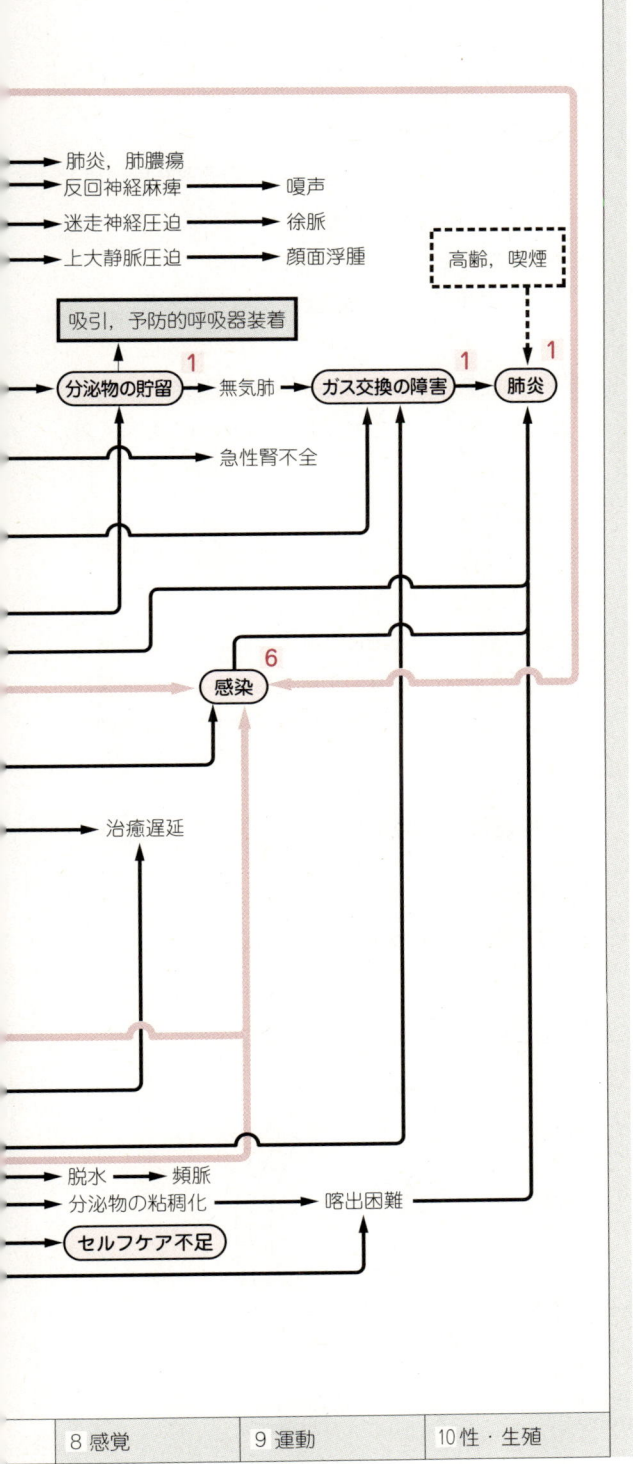

→ 肺炎，肺膿瘍
→ 反回神経麻痺 → 嗄声
→ 迷走神経圧迫 → 徐脈
→ 上大静脈圧迫 → 顔面浮腫

[高齢，喫煙]

吸引，予防的呼吸器装着

分泌物の貯留 → 無気肺 → ガス交換の障害 → 肺炎
　　　　　　　　1　　　　　　　　1　　　　　1

→ 急性腎不全

感染　6

→ 治癒遅延

→ 脱水 → 頻脈
→ 分泌物の粘稠化 → 喀出困難
セルフケア不足

| 8 感覚 | 9 運動 | 10 性・生殖 |

マップ内の＊1～＊3について

＊1　食道癌

　食道は重層扁平上皮に覆われているので，食道癌はほとんどが扁平上皮癌である．好発年齢は60歳代，男女比は5：1，癌全体の2.5％程度である．

　食道癌は早期癌の状態で発見されにくい．これは，癌がかなり進行するまで症状が出にくいこと，発生頻度が胃癌に比べ1/10程度の疾患であること，消化管透視では早期癌の診断が難しいことが原因である．

〈食道癌の肉眼的形態の種類〉
- **表在型**：パンエンドスコープ（前方視式内視鏡）の普及とヨード染色，トルイジンブルー法により多く診断されるようになった．
- **隆起型**．
- **潰瘍限局型**：出血したり気管支瘻をきたしやすく早期に転移を起こす傾向がある．
- **潰瘍浸潤型**
- **び漫浸潤型**
：管腔に狭窄をきたしやすく，通過障害による症状をきたしやすい．

　組織学的には，90～95％は扁平上皮癌で，残りは腺癌（0.45～10％）である．

＊2　占居部位と手術

　食道癌の手術はその占居部位（図1）で術式が異なる．

1．頸部食道癌

　頸部食道は，食道入口部（輪状軟骨下縁～第6頸椎下縁の高さ）から胸骨柄上縁の高さまでの食道を指す．

　術　式：
　①癌が小さく限局している場合；頸部食道切除，小腸遊離移植．
　②胸部食道まで浸潤している場合；胸部食道全摘，胃または大腸による再建．
　③両反回神経に浸潤している場合；喉頭合併切除，永久気管支瘻造設（図2）．

1 食道癌

図1 食道癌の占居部位

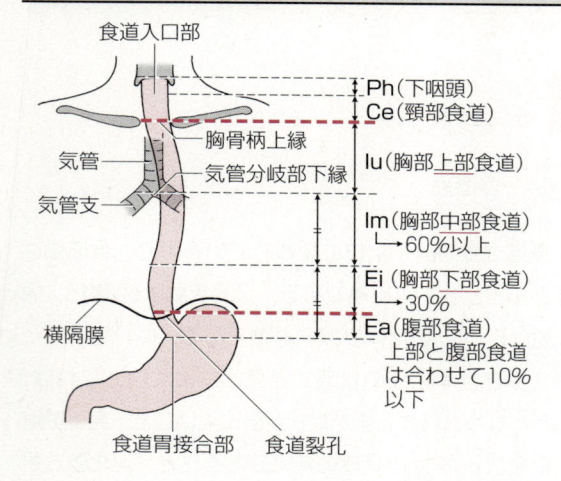

- 食道入口部
- Ph（下咽頭）
- Ce（頸部食道）
- 胸骨柄上縁
- 気管
- 気管分岐部下縁
- 気管支
- Iu（胸部上部食道）
- Im（胸部中部食道）
  → 60%以上
- Ei（胸部下部食道）
  → 30%
- 横隔膜
- Ea（腹部食道）
  上部と腹部食道は合わせて10%以下
- 食道胃接合部
- 食道裂孔

図2 喉頭摘出術の側面図

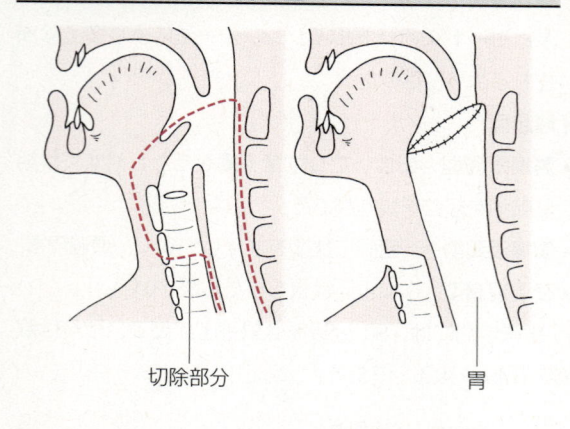

切除部分　　胃

2. 胸部食道癌

胸骨柄上縁から横隔膜までの高さの食道を指す．

術　式：

右開胸で食道切除後に閉胸する．開腹して挙上胃を作成し，頸部までこれを挙上して頸部食道と吻合する．

再建臓器の挙上経路として3つある（図3）．

① もとの食道のあった後縦隔経路．
　最も生理的でルートも短く食事の通過も良いが，縫合不全が起きると膿胸となる可能性がある．

② 胸骨の後ろを通す経路（胸骨後経路）．
　縫合不全が起こっても頸部に膿瘍が起きるだけで比較的安全である．

③ 胸骨の前の皮下を通す経路（胸骨前経路）．
　縫合不全が起こっても安全だが，ルートが長く外見上も劣る．

3. 腹部食道癌

横隔膜から食道胃接合部までの間に発生した癌．

術　式：

腹部に限局している場合はほとんどない．胸部食道まで進展している場合は胸部食道癌に準じる．進展がなければ，左胸腹連続切開で空腸を挙上して胸骨内吻合を行う．

*3 食道癌の併用療法

1. 放射線療法

癌が進行し，手術ができない場合に行う．

図3 食道の再建経路

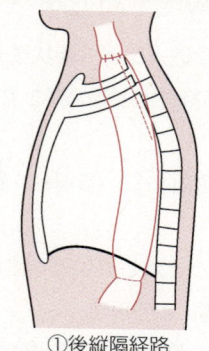

① 後縦隔経路
(posterior mediastinal)

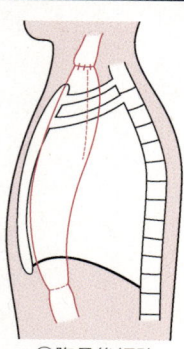

② 胸骨後経路
(retro-sternal)

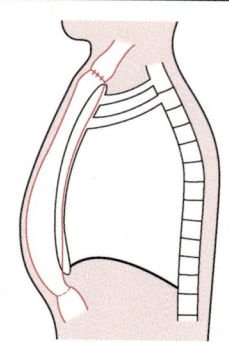

③ 胸壁前経路
(ante-thoracic)

扁平上皮癌であるため放射線の感受性は高い．隣接臓器に癌の浸潤があれば術前照射を行う．術後，癌が残存していたり，リンパ節郭清が十分でなかったと判定されたとき，術後照射を行う．

2. 化学療法
扁平上皮癌に対してはシスプラチン，5FUが用いられる．

3. 温熱療法
局所を42℃に温め癌細胞を壊死に陥らせる方法で，単独でなく他の療法と併用する．

4. 免疫療法
癌に対する細胞免疫力を高める方法である．

マップ内の矢印①〜④について

① 後出血

食道癌の手術は，開胸・開腹・頸部切開と術創も大きく吻合部位も多い．リンパ節郭清も広範囲に行われる．血管の処理も多くなされている．ドレーンやチューブ類も多数留置されている．以上のことから，血管結紮糸の脱落，毛細血管からの出血，ドレーン，チューブなどの物理的刺激による出血などにより，後出血が起きやすい．

さらに，食道癌の患者は，術前から低栄養・低酸素状態にあり，組織がもろくなっている傾向にある．また，術中に収縮していた血管が血圧の上昇とともに開くことも後出血の要因となる．

② 胸腔ドレーン

開胸術後は胸腔内を再び陰圧の状態に戻し，肺の再膨張を促すためと排液を図るために胸腔ドレーンが挿入される．

排液の性状を観察し，血性が濃くなり増量する場合は後出血が疑われる．排気が続く場合は，肺の損傷や空気が頸部創・腹部創から胸腔内に流入していることが疑われる．いずれも速やかな対応が必要である．

③ 頸部ドレーン

頸部リンパ節郭清によってできた死腔をなくすために挿入される．簡易型の陰圧バッグに接続される．バッグ内が陰圧になっていること，ドレーン内の排液が移動していること（閉塞していないこと）を観察する必要がある．また，頸部の安静を保持することも大切である．

④ ダンピング症候群

胃切除後食後症候群とも呼ばれ，胃全摘術・食道再建術後に発生する．

原因は摂取した食物が胃から小腸へ急速に送られるためで，①小腸内容荷重による消化管の下方牽引，②小腸壁の急速な伸展，蠕動亢進，③小腸壁の化学的刺激等による自律神経反射，④高張な食事が急速に小腸内に入ることによって多量の細胞外液が腸管内に流入するために，循環血漿量が減少する，などが早期ダンピング症状（食後20〜30分以内）としてあげられる．

症状として膨満感・圧迫感・悪心・嘔吐・脱力感・頭痛・めまい・冷汗・心悸亢進など全身の不快感が出現する．

後期ダンピング症状として，食後1〜2時間後に低血糖症状を起こすことがある．

病態マップ 2

胃潰瘍 gastric ulcer

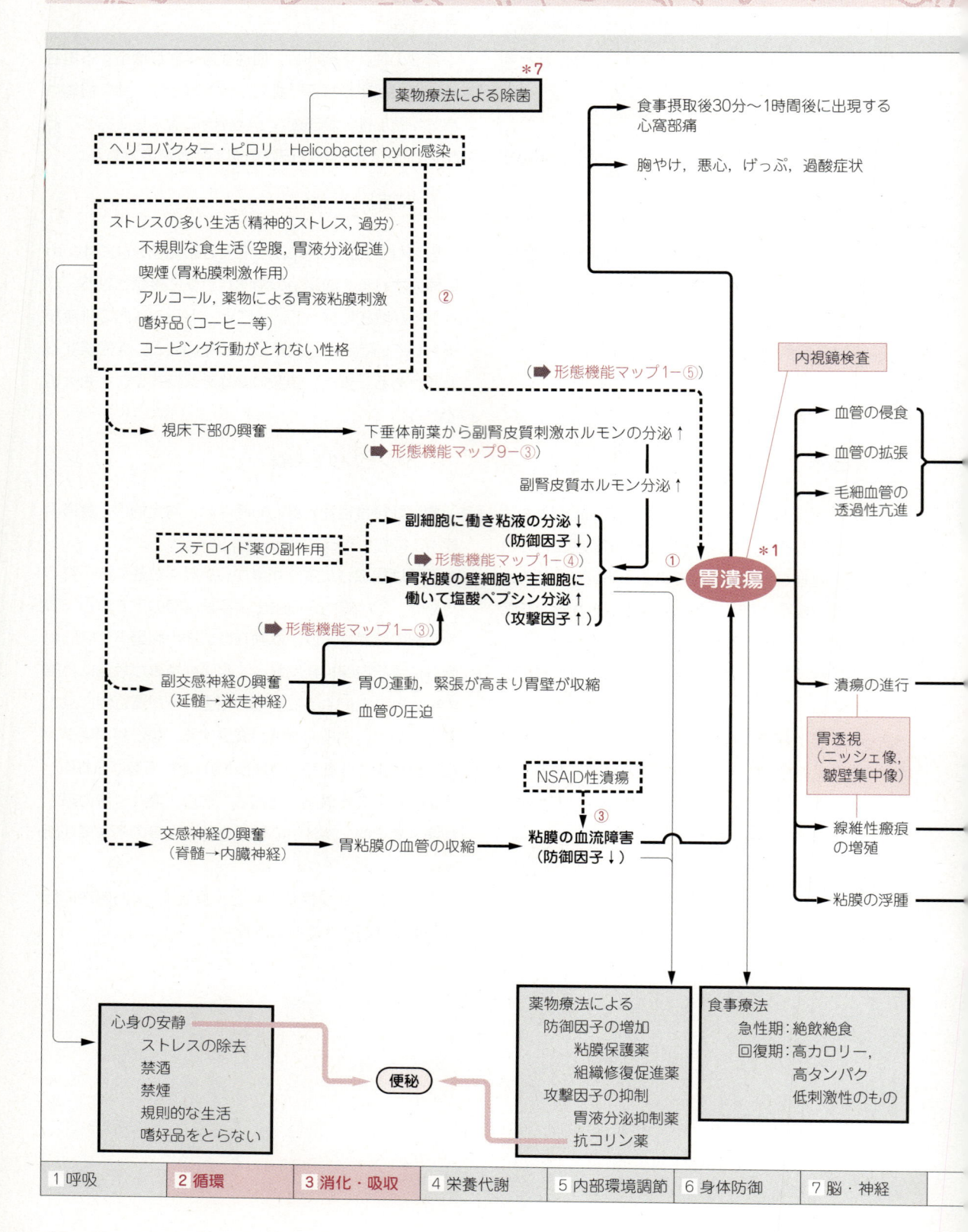

*7
薬物療法による除菌

ヘリコバクター・ピロリ　Helicobacter pylori感染

→ 食事摂取後30分～1時間後に出現する心窩部痛
→ 胸やけ，悪心，げっぷ，過酸症状

ストレスの多い生活（精神的ストレス，過労）
　不規則な食生活（空腹，胃液分泌促進）
　喫煙（胃粘膜刺激作用）
　アルコール，薬物による胃液粘膜刺激
　嗜好品（コーヒー等）
　コーピング行動がとれない性格

②

（▶ 形態機能マップ1-⑤）

内視鏡検査

→ 視床下部の興奮 → 下垂体前葉から副腎皮質刺激ホルモンの分泌↑
　　　　　　　　（▶ 形態機能マップ9-③）
　　　　　　　　　副腎皮質ホルモン分泌↑

ステロイド薬の副作用 --- 副細胞に働き粘液の分泌↓
　　　　　　　　　　　（防御因子↓）
　　　　　　　　　　（▶ 形態機能マップ1-④）
　　　　　　　　　　胃粘膜の壁細胞や主細胞に
　　　　　　　　　　働いて塩酸ペプシン分泌↑
　　　　　　　　　　（攻撃因子↑）

① → *1 胃潰瘍

→ 血管の侵食
→ 血管の拡張
→ 毛細血管の透過性亢進

（▶ 形態機能マップ1-③）

副交感神経の興奮 → 胃の運動，緊張が高まり胃壁が収縮
（延髄→迷走神経）　血管の圧迫

→ 潰瘍の進行

胃透視
（ニッシェ像，皺壁集中像）

NSAID性潰瘍
③
粘膜の血流障害
（防御因子↓）

交感神経の興奮 → 胃粘膜の血管の収縮 →
（脊髄→内臓神経）

→ 線維性瘢痕の増殖
→ 粘膜の浮腫

心身の安静
　ストレスの除去
　禁酒
　禁煙
　規則的な生活
　嗜好品をとらない

→ 便秘 ←

薬物療法による
　防御因子の増加
　　粘膜保護薬
　　組織修復促進薬
　攻撃因子の抑制
　　胃液分泌抑制薬
　　抗コリン薬

食事療法
　急性期：絶飲絶食
　回復期：高カロリー，
　　　　　高タンパク
　　　　　低刺激性のもの

| 1 呼吸 | 2 循環 | 3 消化・吸収 | 4 栄養代謝 | 5 内部環境調節 | 6 身体防御 | 7 脳・神経 |

14

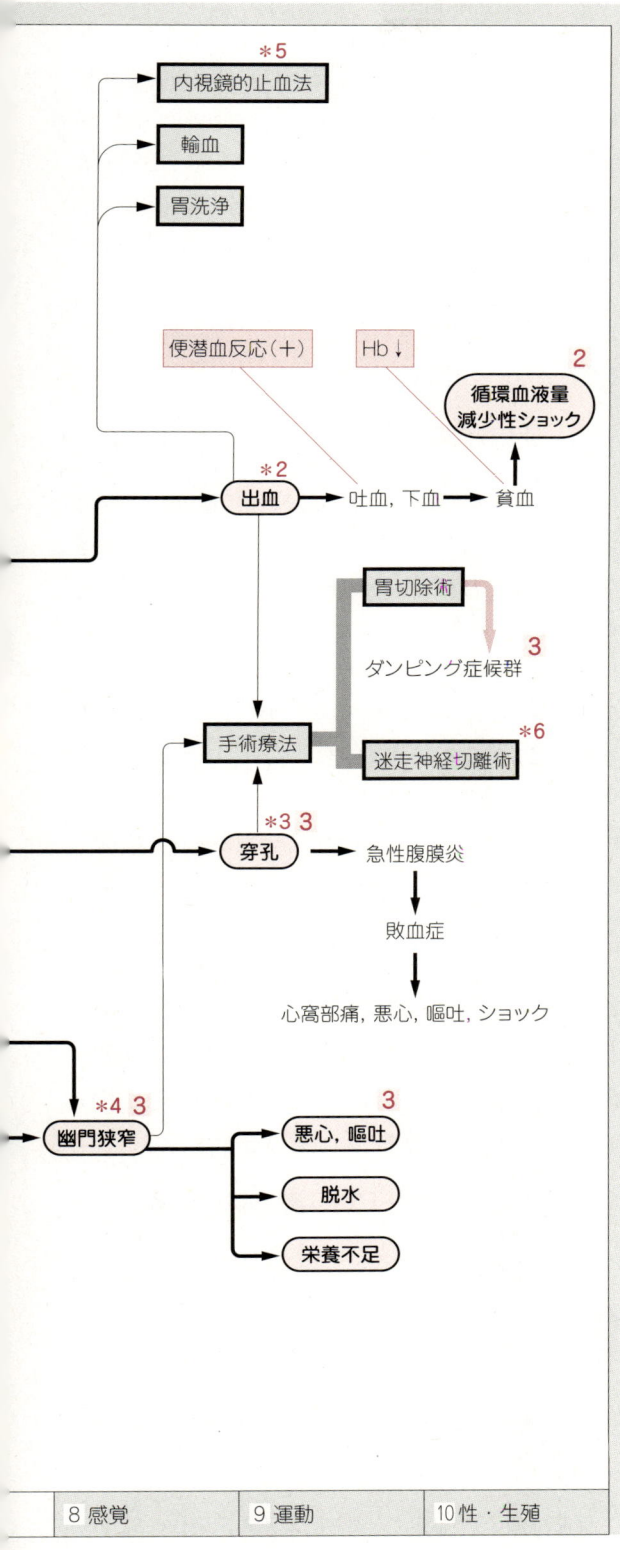

マップ内の＊1～＊7について

＊1　胃潰瘍の深さと分類，胃潰瘍の経過

　胃潰瘍は，攻撃因子と防御因子の不均衡により消化管壁に組織欠損をきたした消化性潰瘍である．40～50歳がピークであり，男女比は2：1，好発部位は胃体小彎部である（➡形態機能マップ1-⑤）．
　潰瘍の深さによる分類は図1のとおりである．

図1　潰瘍の深さによる分類

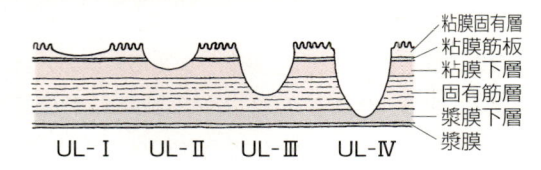

UL-0：びらん（1）粘膜の浅層だけを破壊する．
UL-Ⅰ：びらん（2）粘膜固定層の全層を破壊する．粘膜筋板は不変である．
UL-Ⅱ：組織欠損が粘膜下層に達する．
UL-Ⅲ：組織欠損が固有筋層に達する．
UL-Ⅳ：組織欠損が固有筋層を貫き，漿膜下層に達する．

潰瘍の経過──時相

1) 活動期（active stage）
　A_1：厚い白苔をつけ周辺粘膜に強い浮腫がみられ，再生上皮がまったくみられない時期．
　A_2：周囲の浮腫は減退し，苔の辺縁が鮮明になり，潰瘍縁にわずかに再生上皮が出てくる．

2) 治癒過程期（healing stage）
　H_1：白苔は薄くなりはじめ再生上皮は明瞭となり周堤もほとんど消失，粘膜ひだが白苔の辺縁へなだらかに集合してくる時期．
　H_2：潰瘍の収縮はさらに著明となり，白苔は薄く再生上皮の幅は広くなり，潰瘍治癒が進行し，修復されつつある時期．

2　胃潰瘍

3) 瘢痕期（scaring stage）

S_1：白苔は消失し，潰瘍の表面は再生上皮で修復されているが，まだ発赤が残っている時期．

S_2：発赤も消失し再生上皮は厚くなり，周辺粘膜と同様の色となった時期．

以上の6期に分けられる．

＊2　出　血

粘膜関門が損傷されると胃内容物が胃内腔から粘膜内に逆拡散し，ヒスタミンが遊離され，その作用によって酸が過剰生産される．さらに血管拡張，毛細血管の透過性亢進の結果，出血が起こる．また，潰瘍の急速な進行により血管が侵食されるため，大量出血が起こる．出血量が循環血液量の10〜20％以上になれば，心拍出量の低下，血圧低下，頻脈，また電解質のアンバランスにより，代謝性アシドーシスとなり，呼吸促進，過換気となる．吐・下血は血液中のヘモグロビンが胃酸によって塩酸ヘマチンに変わり黒褐色を呈し，そのためコーヒー残渣様の吐物，コールタール様の軟便を排泄する．

吐血や下血を呈するような例では緊急内視鏡が必要である．潰瘍底の露出血管にクリッピングや局注療法などの内視鏡的止血処置を行う．これらの方法でほとんど止血可能だが，高齢者や基礎に重篤な疾患をもつ症例で大量出血や再出血に耐えられない場合や処置困難例では，外科的療法が必要となる場合がある．

＊3　穿　孔

前壁の潰瘍が穿孔すると，消化管内容物が腹腔内に漏出し，急性び慢性腹膜炎を生じ手術適応となる．潰瘍が周囲臓器や大網により被覆閉鎖された場合は穿通という．この場合は必ずしも緊急手術の適応にはならない．

＊4　幽門狭窄

難治であることや頻回に再発を繰り返すことにより生じる器質的瘢痕狭窄の場合は手術適応となる．活動期潰瘍の浮腫による狭窄は，プロトンポンプ阻害薬やH_2受容体拮抗薬で治療できる．

＊5　内視鏡的止血法

現在，内視鏡的止血法として，レーザー内視鏡よりも純エタノール局注法やHSE（hypertonic saline epinephrine）法が主流となってきている．HSE法は高張Na－エピネフリンの局注法である．蒸留水に2万倍に希釈したエピネフリン（ボスミン）と高張食塩水との混合溶液を，内視鏡的に出血病巣に局注する方法である．簡便で普遍性があり，組織の凝固壊死，破壊をきたさないことが特徴である．

＊6　迷走神経切離術

全幹迷走神経切離術，選択的胃迷走切離術，選択的止血迷走切離術の3通りがあり，主にこれは迷走神経を切離することで減酸効果を上げ，胃切除範囲を少なくする方法である．

迷走神経切離術では，肝枝と腹腔枝を温存し，胃にのみ分布する迷走神経を切離し，ガストリンを分泌する幽門部を切除する．

選択的迷走神経切離術 兼 幽門洞切除術（SV＋antrectomy）と，胃の中でも壁細胞の存在する胃底部と胃体部を支配する神経のみを切除する選択的近位迷走神経切離術（SPV；selective proximal vagotomy）が行われる．SPVは，肝枝と腹腔枝の他に幽門洞枝も温存するので，幽門洞の神経支配は残され，幽門の排泄機能が良好に保たれ，原則的には幽門形成術を必要としない．最近では，腹腔鏡下にて選択的近位迷走神経切離術も行われている．

＊7　ヘリコバクターピロリ菌に対する除菌

除菌薬を表に示した．

マップ内の矢印①〜③について

①　粘膜の防御因子と攻撃因子のバランスの破綻説

健康な消化管粘膜は，胃液による自己消化作用から

表　ヘリコバクターピロリ菌に対する除菌薬

薬物	薬品名	商品名	副作用
ペニシリン系抗菌薬	アモキシシリン：AMPC	アモリン，サワシリン，パセトシン	下痢，味覚異常，舌炎，口内炎など
マクロライド系抗菌薬	クラリスロマイシン：CAM	クラリス，クラリシッド	
プロトンポンプ阻害薬	ランソプラゾール：LPZ	タケプロン	
	上記3つの成分をもつもの	ランサップ	
プロトンポンプ阻害薬	オメプラゾール：OPZ	オメプラール，オメプルゾン	

守られているが，粘膜血流，内因的プロスタグランジン（PG；粘膜保護作用をもつ）の低下など防御因子が弱まったり，塩酸やペプシンをはじめとする粘膜への攻撃因子が増強することにより，生体のバランスが崩れ潰瘍が生じるという，Shayのバランス破綻説（図2）が支持されている．

胃潰瘍とストレスとの関係は

　ストレスが加わると交感神経の緊張が亢進し，神経末端から放出されるノルアドレナリンが胃・十二指腸に分布している血管を収縮させ，粘膜血流が減少する．すると，粘液産生細胞の働きが弱くなり粘液の生産能が低下する．胃の粘膜防御に大きな役割を果たしているプロスタグランジン（PG）の産生も低下し，防御因子が低下し，胃酸攻撃に耐えられず，消化性潰瘍ができる．このストレスは，精神的ストレスだけでなく，頭部外傷や脳外科手術などの脳への物理的侵襲や熱傷のときにも併発する．

② ヘリコバクターピロリ菌（Helicobacter pylori：Hp）感染

　ピロリ菌はウレアーゼという酵素を分泌しており，胃の中にある尿素を分解してアンモニアと二酸化炭素を作り出す．さらに，このアンモニアがピロリ菌の周囲に弱アルカリ性の環境を作り出し，強い胃酸から菌体を守ることができる．また，胃粘膜の粘膜庇護膜を破壊するため胃粘膜は傷つきやすくなる．

　日本人では40歳以上の無症状の健診受診者の70～80％が血清抗ヘリコバクターピロリ菌抗体をもっている．

図2　Shayの天秤説

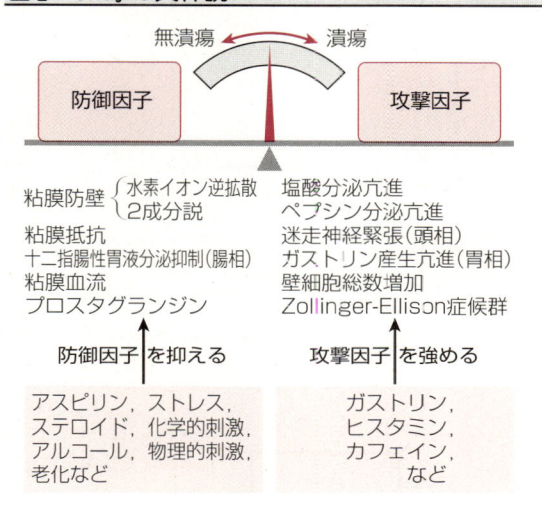

無潰瘍 ← → 潰瘍

防御因子　　　攻撃因子

粘膜防壁 { 水素イオン逆拡散 / 2成分説
粘膜抵抗
十二指腸性胃液分泌抑制（腸相）
粘膜血流
プロスタグランジン

塩酸分泌亢進
ペプシン分泌亢進
迷走神経緊張（頭相）
ガストリン産生亢進（胃相）
壁細胞総数増加
Zollinger-Ellison症候群

防御因子を抑える　　　攻撃因子を強める

アスピリン，ストレス，ステロイド，化学的刺激，アルコール，物理的刺激，老化など

ガストリン，ヒスタミン，カフェイン，など

③ NSAID（非ステロイド系抗炎症鎮痛薬）性潰瘍

　NSAIDは血流に乗って胃粘膜細胞に到達する．胃の粘膜防御の役割を果たしているプロスタグランジン（PG）はミクロオキシゲナーゼという酵素の助けを借りて，粘膜に含まれる脂肪酸から常時作られている．しかし，NSAIDには本来の消炎・鎮痛作用のほかに，このミクロオキシゲナーゼの働きを阻害する作用があるので，PGの産生が低下し粘膜の防御因子が抑制される．NSAIDは経口薬を座薬に代えても同じように影響はある．

病態マップ 3

胃癌 gastric cancer

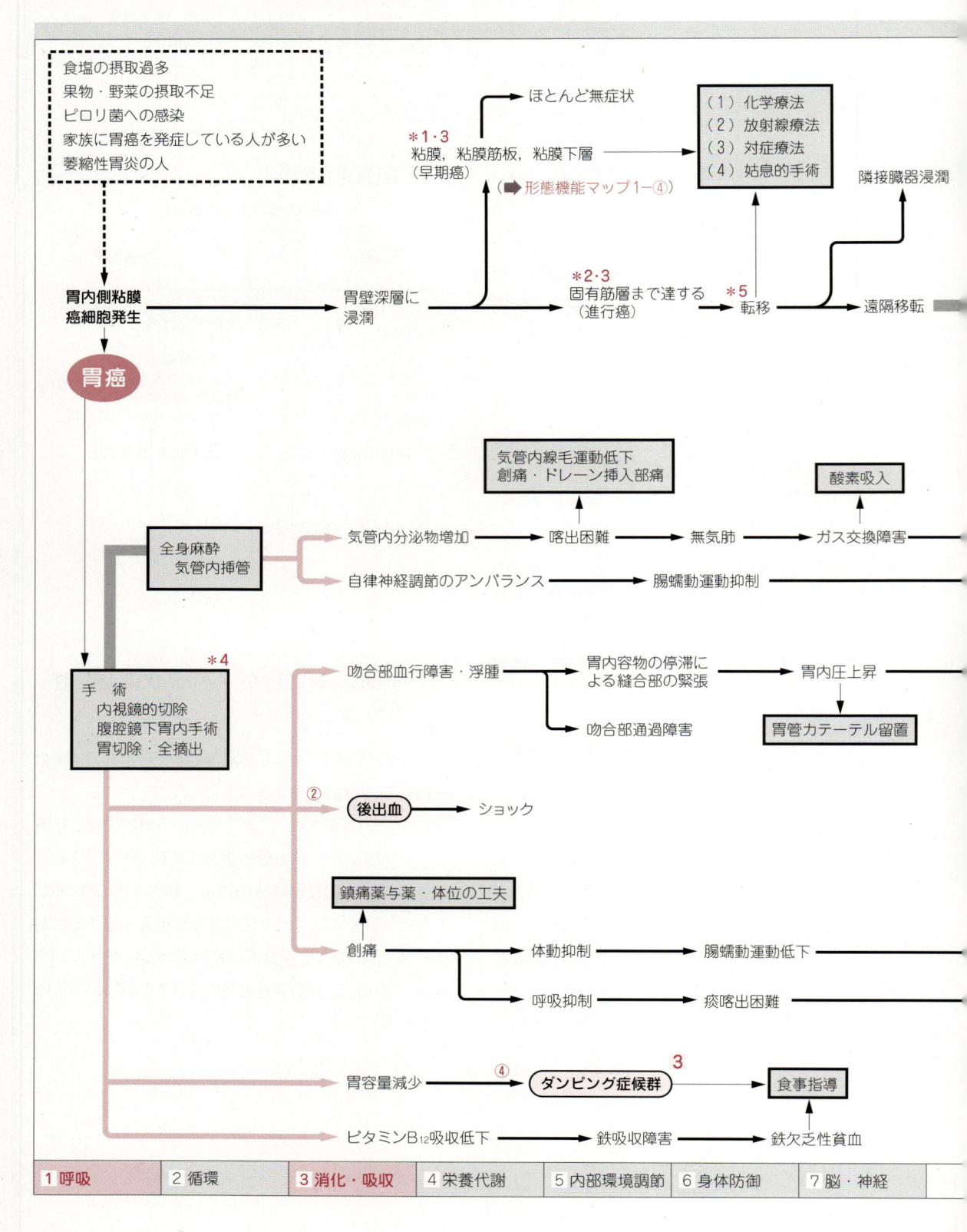

リスク要因
- 食塩の摂取過多
- 果物・野菜の摂取不足
- ピロリ菌への感染
- 家族に胃癌を発症している人が多い
- 萎縮性胃炎の人

→ ほとんど無症状

*1・3 粘膜，粘膜筋板，粘膜下層（早期癌）
（→ 形態機能マップ1-④）

（1）化学療法
（2）放射線療法
（3）対症療法
（4）姑息的手術

胃内側粘膜癌細胞発生 → 胃壁深層に浸潤 → *2・3 固有筋層まで達する（進行癌） → *5 転移 → 隣接臓器浸潤／遠隔移転

胃癌

全身麻酔・気管内挿管
→ 気管内分泌物増加 → 喀出困難 → 無気肺 → ガス交換障害
　（気管内線毛運動低下，創痛・ドレーン挿入部痛）（酸素吸入）
→ 自律神経調節のアンバランス → 腸蠕動運動抑制

*4 手術
- 内視鏡的切除
- 腹腔鏡下胃内手術
- 胃切除・全摘出

→ 吻合部血行障害・浮腫
　→ 胃内容物の停滞による縫合部の緊張 → 胃内圧上昇 → 胃管カテーテル留置
　→ 吻合部通過障害

② 後出血 → ショック

鎮痛薬与薬・体位の工夫
→ 創痛 → 体動抑制 → 腸蠕動運動低下
　　　 → 呼吸抑制 → 痰喀出困難

→ 胃容量減少 → ④ ダンピング症候群 → ③ 食事指導

→ ビタミンB₁₂吸収低下 → 鉄吸収障害 → 鉄欠乏性貧血

| 1 呼吸 | 2 循環 | 3 消化・吸収 | 4 栄養代謝 | 5 内部環境調節 | 6 身体防御 | 7 脳・神経 |

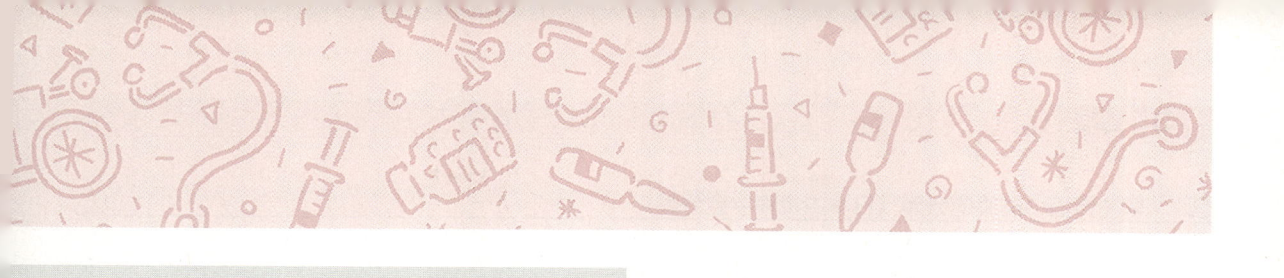

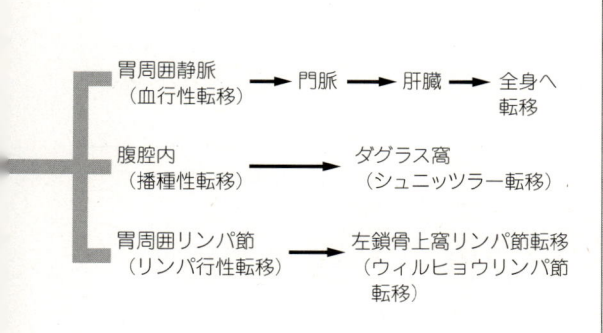

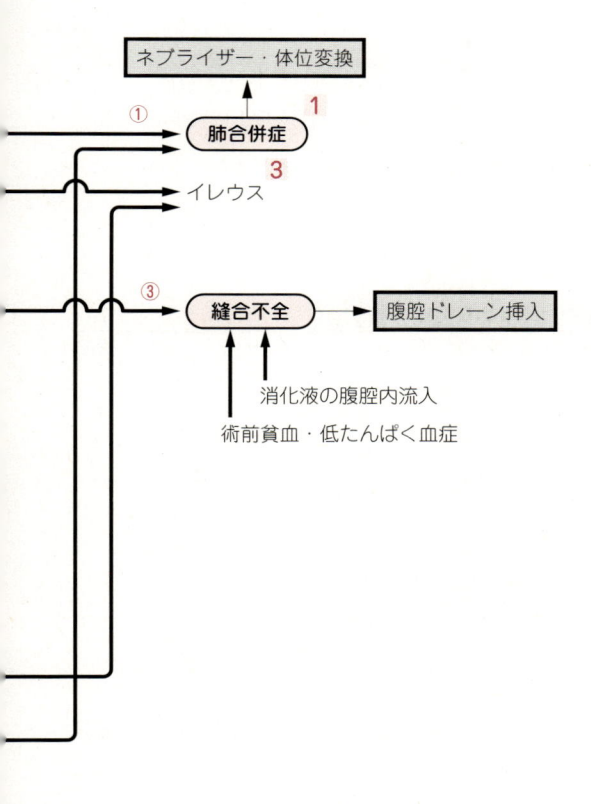

胃周囲静脈 → 門脈 → 肝臓 → 全身へ転移
(血行性転移)

腹腔内 → ダグラス窩
(播種性転移) (シュニッツラー転移)

胃周囲リンパ節 → 左鎖骨上窩リンパ節転移
(リンパ行性転移) (ウィルヒョウリンパ節転移)

ネブライザー・体位変換
↑
① → 肺合併症 1
　　　　　3
→ イレウス

③ → 縫合不全 → 腹腔ドレーン挿入
　　　↑
　消化液の腹腔内流入
術前貧血・低たんぱく血症

| 8 感覚 | 9 運動 | 10 性・生殖 |

マップ内の＊1～＊5について

胃癌は，胃の粘膜に発生する上皮性悪性腫瘍である．早期癌と進行癌に分けられる．全癌死の21%あまりを占めるが，次第に減少傾向にある．40歳以上では男性が女性に比して多いが，若年層ではむしろ女性が多い．40歳代から70歳代にかけて増加する．

＊1　早期胃癌と進行胃癌の相違

早期胃癌は粘膜あるいは粘膜下に限局し，Ⅱc型とⅡc＋Ⅲ型が多い（図1）．

＊2　進行胃癌の分類

進行癌は粘膜下層を越え筋層に達し，3型が多い（図2）．

＊3　必要な検査と特徴

早期胃癌は胃カメラ，X線間接撮影による検診，進行癌ではX線と内視鏡検査の併用で診断成績が上がっている．

1) 胃カメラ，胃X線検査（バリウム造影検査）
　早期癌：ポリープによる陰影欠損，粘膜皺壁の集中像と断裂像，浅いニッシェ．
　進行癌：腫瘤による陰影欠損　狭窄像，悪性ニッシェ，浸潤による胃壁の硬化．

2) 内視鏡検査
　早期癌：表面がやや不整で，隆起性変化やびらん潰瘍を認める（粘膜・粘膜筋枝・粘膜下層まで）．
　進行癌：表面が凹凸不整で，隆起や潰瘍をつくり汚い褐色の苔や凝血，粘液が付着．

3) 胃生検・胃細胞診
　生検により組織学的診断が得られ，細胞診は生検陰性例や生検不適応例など生検の補助診断として行われる．

4) その他：

3 胃癌

図1　早期胃癌の肉眼的分類（日本内視鏡学会分類）

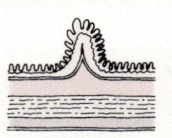

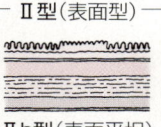

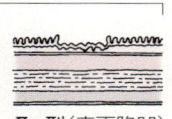

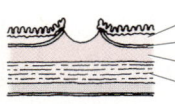

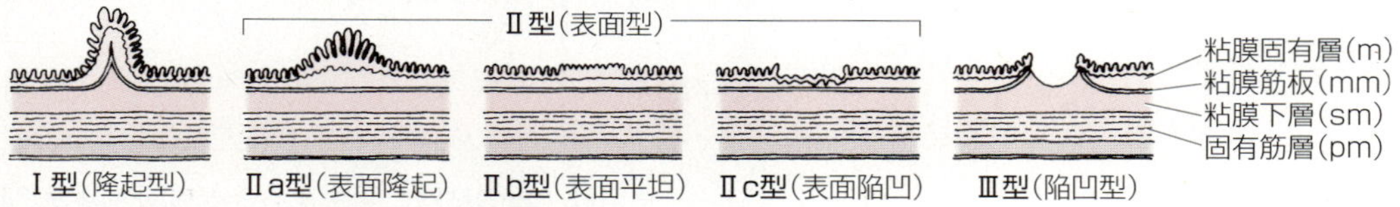

Ⅰ型（隆起型）　Ⅱa型（表面隆起）　Ⅱb型（表面平坦）　Ⅱc型（表面陥凹）　Ⅲ型（陥凹型）

粘膜固有層(m)
粘膜筋板(mm)
粘膜下層(sm)
固有筋層(pm)

Ⅰ型：隆起型－明らかな腫瘍上の隆起が認められるもの
Ⅱ型：表面型－明らかな隆起も陥凹も認められないもの
　Ⅱa型：表面隆起型－表面型であるが，低い隆起が認められるもの
　Ⅱb型：表面平坦型－正常粘膜にみられる凹凸を超えるほどの隆起・陥凹が認められないもの
　Ⅱc型：表面陥凹型－わずかなびらん，または粘膜の浅い陥凹が認められるもの
Ⅲ型：陥凹型－明らかに深い陥凹が認められるもの

図2　進行胃癌の分類（Borrmann分類）

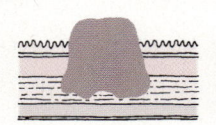

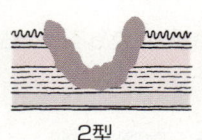

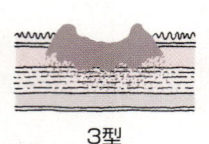

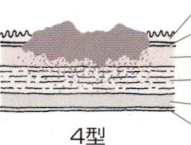

1型　2型　3型　4型

粘膜固有層(m)
粘膜筋板(mm)
粘膜下層(sm)
固有筋層(pm)
漿膜下層(ss)
漿膜(s)

0型：表在型－病変の肉眼形態が軽度な隆起や陥凹を示すにすぎないもの．
1型：腫瘤型－明らかに隆起した形態を示し，周囲粘膜との境界が明瞭なもの．
2型：潰瘍限局型－潰瘍を形成し，潰瘍を取り巻く胃壁が肥厚し周堤を形成する．周堤と周囲粘膜との境界が明瞭なもの．
3型：潰瘍浸潤型－潰瘍を形成し，潰瘍を取り巻く胃壁が肥厚し周堤を形成するが，周堤と周囲粘膜との境界が不明瞭なもの．
4型：び漫浸潤型－著名な潰瘍形成も周堤もなく，胃壁の肥厚，硬化を特徴とし，病巣と周囲粘膜との境界が不明瞭なもの．
5型：分類不能－上記0～4型のいずれにも分類しがたいもの．

便鮮血反応：（＋）．
血液検査：RBC（↓），Hb（↓），赤沈（↑），Alb（↓）．
胃液検査：血液（＋），タンパク（↑）．
　　　　　酸度（正酸25%，減酸25%，無酸50%）．
　　　　　乳酸試験（＋）．
腹部超音波，CT．

＊4　胃切除と再建法の特徴（図3）

＊5　転移の経路

1）血行性転移：血行を介して肝臓・肺・脳などの臓器や骨・皮膚に転移し，全身へ．胃癌は血行性転移しやすい．

2）リンパ行性転移：粘膜下層に達すると，リンパ管を介してリンパ節転移し，左鎖骨上窩リンパ節へ．

3）播種性転移：癌が漿膜に達すると腹腔内に癌細胞がばらまかれる（腹膜播種）．漿膜を破った癌は肝臓などの隣接臓器に浸潤する．

表1　胃癌の肉眼的進行度

stage	腹膜転移	肝転移	リンパ節転移	漿膜面浸潤
Ⅰ	P_0	H_0	$N_0(-)$	S_0
Ⅱ	P_0	H_0	$N_1(+)$	S_1
Ⅲ	P_0	H_0	$N_2(-)$	S_2
Ⅳ	P_1以上	H_1以上	$N_3(+)$, $N_4(+)$	S_3

P_1以上：腹膜に播種性転移を認める．
H_1以上：肝転移を認める．
S_1以上：癌組織が漿膜面にようやく出ている．
S_2以上：癌組織が漿膜面に明らかに出ている．
S_3以上：癌組織の浸潤が他臓器まで及ぶもの．
N_0, N_1, N_2, N_3：所属リンパ節の転移の有無．

■ マップ内の矢印①～④について

① 肺合併症はなぜ起こるのか

手術後は，麻酔薬の肺への刺激，気管内挿管による

図3　胃切除と再建法の特徴

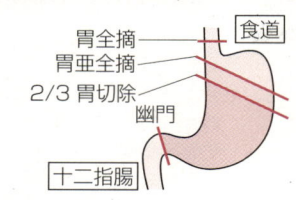

胃全摘／胃亜全摘／2/3胃切除／幽門／食道／十二指腸

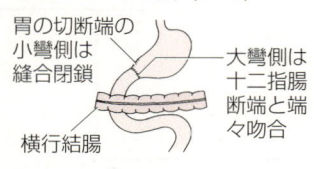

◆ビルロートⅠ法（B-Ⅰ）
胃の切断端の小彎側は縫合閉鎖／大彎側は十二指腸断端と端々吻合／横行結腸
・食物の流れが生理的であり，一般に最も行われる再建術式．

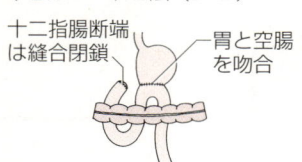

◆ビルロートⅡ法（B-Ⅱ）
十二指腸断端は縫合閉鎖／胃と空腸を吻合
・十二指腸側に余裕がない，残胃が小さくB-Ⅰ法で再建しにくい場合，食物は十二指腸を通らず空腸に入るため，生理的でなく，また吻合部潰瘍ができやすい．

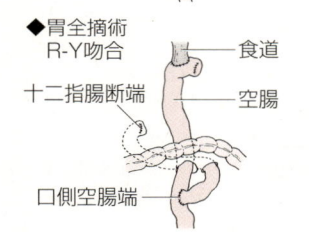

◆胃全摘術　R-Y吻合
十二指腸断端／食道／空腸／口側空腸端
・空腸を切断し肛門側を持ち上げて食道と端々吻合し，空腸の口側は引き上げた空腸と端側吻合する．
・食物が十二指腸を通過せず生理的でない．

図4　吻合部減圧目的の胃管挿入の場合

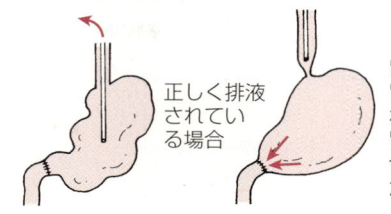

正しく排液されている場合／胃管が抜けて胃液が排泄されないで，残胃は膨満し吻合部に圧がかかる

機械的刺激などが気道内の分泌物を増加させる．さらに麻酔薬による線毛運動低下が分泌物排出を抑制する．さらに創部痛，ドレーン挿入部痛などによる喀出困難なども原因である．

② 後出血はなぜ起こるのか

手術後24時間以内に生じる術後出血は，手術中の縫合や止血が不十分など手術操作によるものが多い．術後1週間以降の出血は，胃全摘術，膵体尾部合併切除で膵液が腹腔内に漏れ出した結果であることも考えられる．

③ 縫合不全はなぜ起こるのか

術後の再建術吻合部は，様々な負荷により縫合不全を起こしやすい．原因は局所的なものと全身的なものに分類される．局所的な原因には，手術手技によるものや縫合部の血行障害，胃内容物の停滞による縫合部の過度の緊張によるものなどがある．胃管の挿入不十分が原因であることもある（図4）．また，十二指腸断端閉鎖部の縫合不全では，膵液，胆汁，十二指腸液などが腹腔内に流れ出し，周囲の臓器を障害するなどがある．全身的な原因は，術前からの貧血，低たんぱく血症などである．

④ ダンピング症候群はなぜ起こるのか

ダンピング症候群は，胃切除により摂取した食物が胃から小腸へ急速に送られることによって生じる．ダンピング症候群は発現時期により早期ダンピングと後期ダンピングに分けられる．

早期ダンピング症候群（食後20〜30分以内）は，食物が胃内に停滞する時間が短く，消化液と混ぜ合わされずに高張な食物が急速に小腸内に入ることによって，多量の細胞外液が腸管内に流入するために循環血液量が減少する．主な症状として，冷汗，動悸，めまい，顔面蒼白，脱力感，胸内苦悶など．

後期ダンピング症候群（食後1〜2時間後）は，高張な食物が小腸内で吸収されることによって一時的高血糖が生じ，それによるインスリン過剰分泌による低血糖が原因である．低血糖症状として，冷汗，脱力感，手指振戦，空腹感など．さらに高度になると嗜眠，意識消失などがみられる．

病態マップ 4

大腸癌 colon cancer

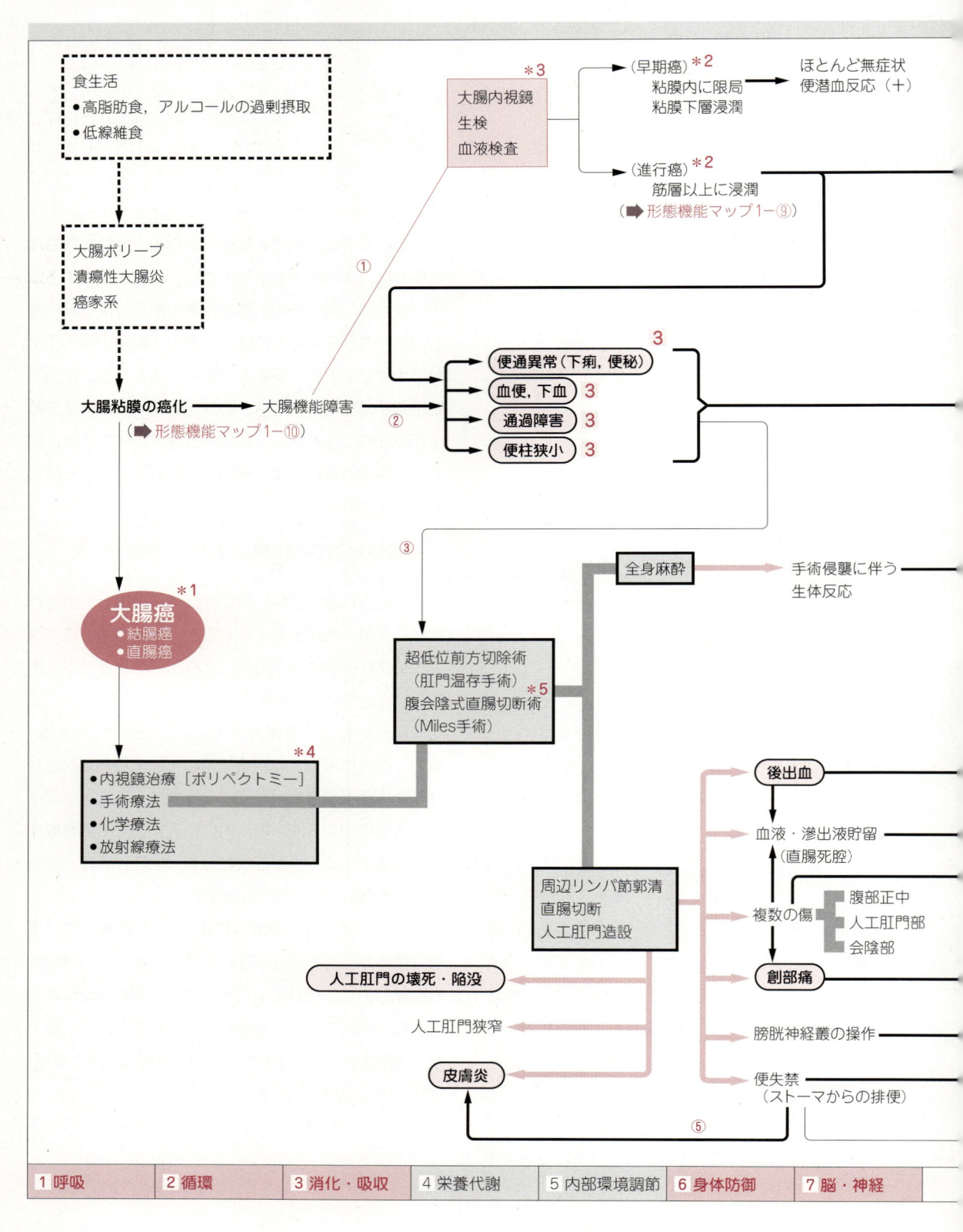

食生活
- 高脂肪食，アルコールの過剰摂取
- 低線維食

↓

大腸ポリープ
潰瘍性大腸炎
癌家系

↓

大腸粘膜の癌化　→　大腸機能障害
（➡ 形態機能マップ1-⑩）

大腸内視鏡 *3
生検
血液検査

→ （早期癌）*2　→　ほとんど無症状
粘膜内に限局　　便潜血反応（＋）
粘膜下層浸潤

→ （進行癌）*2
筋層以上に浸潤
（➡ 形態機能マップ1-⑨）

① ②

→ 便通異常（下痢，便秘） 3
→ 血便，下血 3
→ 通過障害 3
→ 便柱狭小 3

大腸癌 *1
- 結腸癌
- 直腸癌

↓

- 内視鏡治療〔ポリペクトミー〕 *4
- 手術療法
- 化学療法
- 放射線療法

③

超低位前方切除術
（肛門温存手術）*5
腹会陰式直腸切断術
（Miles手術）

全身麻酔　→　手術侵襲に伴う生体反応

周辺リンパ節郭清
直腸切断
人工肛門造設

→ 後出血
→ 血液・滲出液貯留（直腸死腔）
→ 複数の傷：腹部正中／人工肛門部／会陰部
→ 創部痛
→ 膀胱神経叢の操作
→ 便失禁（ストーマからの排便）

→ 人工肛門の壊死・陥没
→ 人工肛門狭窄　→　皮膚炎

⑤

| 1 呼吸 | 2 循環 | 3 消化・吸収 | 4 栄養代謝 | 5 内部環境調節 | 6 身体防御 | 7 脳・神経 |

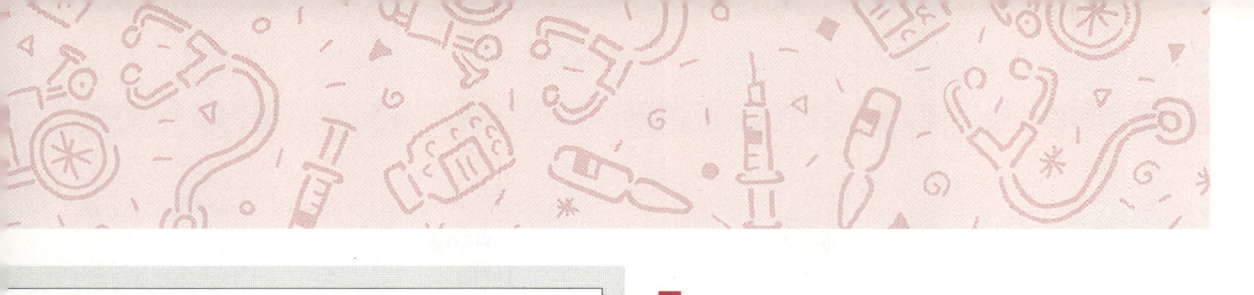

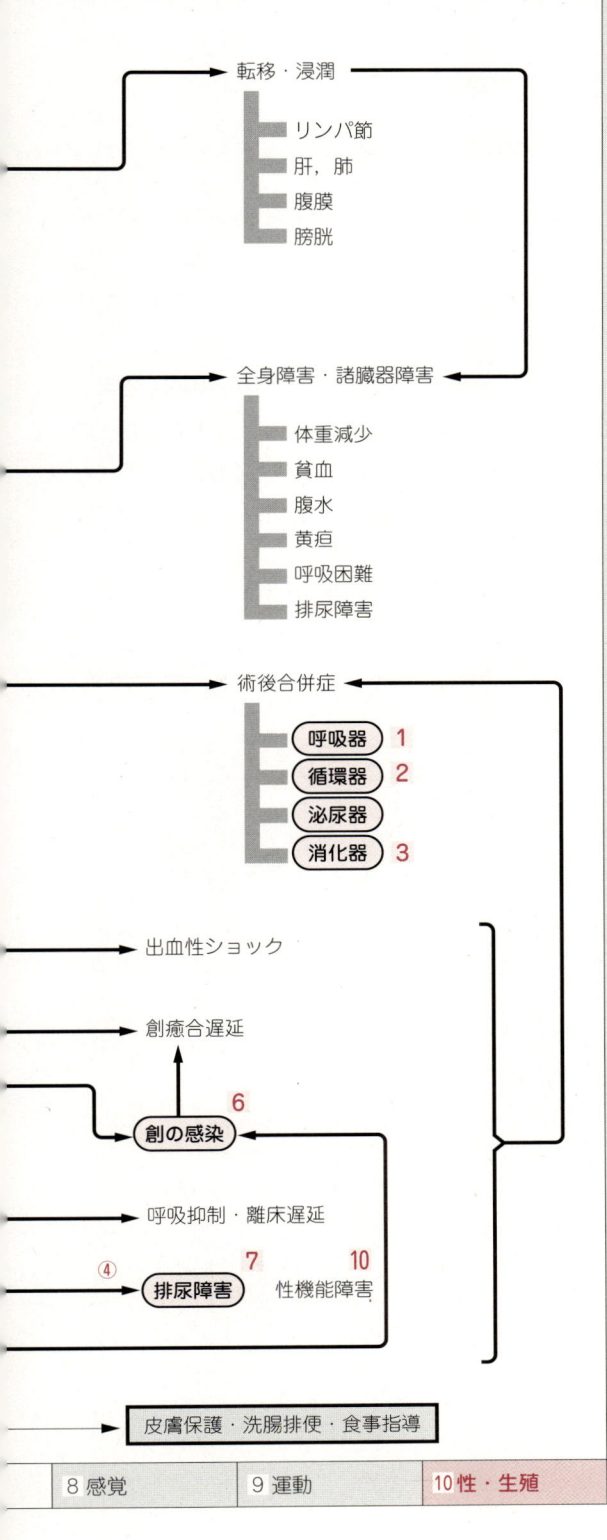

マップ内の＊1～＊5について

＊1 大腸癌

　大腸癌とは，盲腸，結腸，直腸に発生する上皮性悪性腫瘍の総称である．消化管の癌のなかでは胃癌に次いで多い．近年の高脂肪・低線維食など，食生活の変化が大腸癌の発生に関係することが明らかとなっており，増加傾向の強い癌の1つである．大腸癌全体の72％は直腸・S状結腸に発生する．直腸膨大部は最も多発する部位であるため（図1），人工肛門造設が必要となることがあるが，治療法の進歩に伴い，肛門温存手術が60～70％に行われるようになった．そのため，「直腸がん＝人工肛門」という等式は成立しなくなった．

　大腸からの静脈血は大半は門脈を介して肝臓へ流入するため，肝臓への転移が多く，この有無が予後を決定する大きな因子となる．

＊2 大腸癌の分類

- 早期大腸癌：癌が粘膜に限局，あるいは粘膜下層まで浸潤のあるもの．
- 進行大腸癌：癌の浸潤が筋層以上に及ぶもの．デュークスの分類が国際的に用いられている（表1）．

図1　大腸癌の好発部位

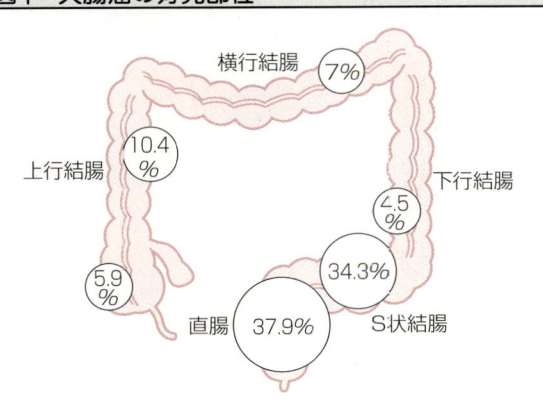

横行結腸　7％
上行結腸　10.4％
下行結腸　2.5％
5.9％
S状結腸　34.3％
直腸　37.9％

4 大腸癌

*3 診断のポイント

- 便通異常，便柱細小（便が細くなる），血便，腹痛，体重減少などの症状
- 便潜血反応陽性
- 直腸指診（直腸癌の80〜90%は触知される）
- 注腸造影：バリウムを大腸粘膜に付着させ，空気で腸壁を伸展させて微細構造をみる二重造影法で行う．
- 大腸内視鏡，生検：確定診断に有用である．大腸ファイバースコープを用い，組織生検を行う．直腸や肛門の検索には直腸鏡や肛門鏡を用いる．
- 腹部超音波，CT検査にて肝転移，骨盤内臓器への浸潤，リンパ節転移などを検索する．
- 血液検査：CEA（癌胎児性抗原；carcinoembryonic antigen）陽性（CEAは腫瘍マーカー）．（➡形態機能マップ1-ⓐ）

表1 大腸癌の進行度の分類（デュークス分類）

デュークスA	癌が大腸内にとどまるもの
デュークスB	癌が大腸壁を貫くが，リンパ節転移のないもの
デュークスC	リンパ節転移のあるもの
デュークスD	腹膜，肝臓，肺などの遠隔転移のあるもの

*4 大腸癌の治療

粘膜内の早期癌はリンパ節転移がないので，内視鏡的ポリープ切除（polypectomyポリペクトミー）で治療は完了する．早期癌でも，粘膜下以上に進行した癌や進行癌では手術療法が行われる．

進行癌の手術療法としては，結腸部分切除，右半・左半結腸切除，直腸切除（人工肛門造設）などが，周辺リンパ節郭清とともに行われる（図2）．化学療法としては，フルオロウラシル，インターフェロンを第1次選択とする．ほかに，シクロホスファミド（アルキル化薬），マイトマイシン（抗生物質）が用いられる．

図2 結腸癌の手術（デュークス分類）

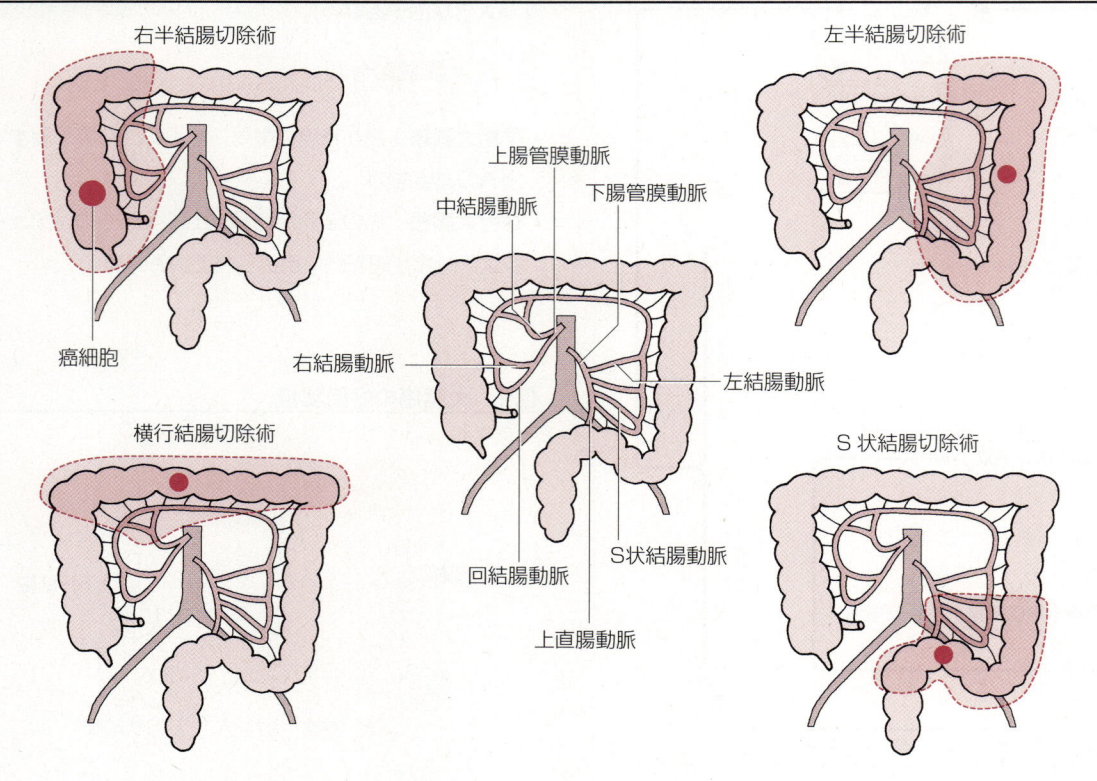

図3　腹会陰式直腸切断術（Miles手術）

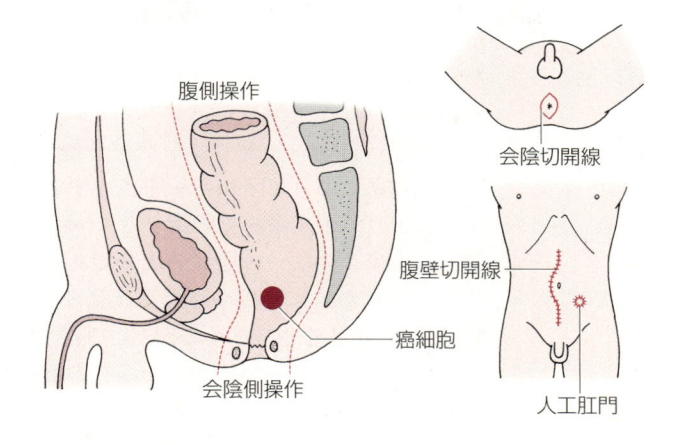

大腸癌は発育速度が遅く，高分化型腺癌が多いので治癒しやすい．

＊5　腹会陰式直腸切断術（マイルズMiles手術）

この術式は，肛門も合併切除が必要な下部直腸癌または肛門癌に対して行われ，S状結腸に人工肛門が造設される（図3）．しかし，最近は，人工肛門を希望しない傾向が強く，下部直腸癌に対しても超低位前方切除術を行うことが増えているため，腹会陰式直腸切断術は徐々に減少している．

マップ内の矢印①〜⑤について

①　早期発見の意義

大腸粘膜の癌化を早期癌の段階で発見することが，内視鏡検査の進歩によって可能となった．これによって，腸切除をすることなく，内視鏡的に切除されることが多くなっている（ポリペクトミー）．

②　早期治療のための教育や指導

筋層以上に浸潤した進行癌では，便通異常や血便などの症状が現れる．痔核と自己診断し受診を先送りにしたり，座薬などで対処する結果，発見が遅れるケースがある．

③　説明と同意および術前オリエンテーション

日本人には直腸癌が多く，腹会陰式直腸切断術（Miles手術）と人工肛門造設術が行われることが多かったが，最近は，肛門括約筋温存の術式を採択する傾向が強くなった．さらに周辺リンパ節の郭清も合併する全身麻酔下での上記の手術は，生体に与える侵襲も大きく術後の各種合併症を引き起こす恐れがある．

また，人工肛門（ストーマ）造設に対しては，ボディイメージの低下が予測されるほか，排便のコントロールなどの新たな課題が生じる．

④　術後合併症への配慮

排尿障害，性機能障害：直腸癌のリンパ節郭清時の自律神経の損傷により生じる．そのため，リンパ節転移のない症例では，自律神経温存手術も行われる．

⑤　ストーマケア

人工肛門では肛門括約筋がないために，便の失禁は避けられない．便の付着や汗などのアルカリによる皮膚の障害が人工肛門周囲に生じやすい．そのため，清拭や皮膚保護薬（カラヤゴムなど）が使用されている．

肝臓

肝臓は栄養素を代謝してエネルギーを生成し，解毒作用を行う．また胆汁の生成・分泌を行う．

1. **たんぱく質の合成**……血漿たんぱく質，アルブミン，血液凝固因子，フィブリノーゲン，炎症性たんぱく質，CRP（C-reactive protein；C反応性たんぱく質）を合成する．
2. **脂質代謝**……中性脂肪やコレステロールを合成し，リポたんぱく質の異化を行う．（→⑦）
3. **エネルギー貯蔵**……グリコーゲン分解・解糖系，クエン酸回路，電子伝達系によりエネルギーを生成する．また，グリコーゲンの生成によりエネルギーを貯蔵する．（→⑤）
4. **胆汁の生成・分泌**……胆汁の成分である胆汁酸の界面活性作用により，脂質が水に溶け小さな球状になったものをミセルという．胆汁は，ミセルを形成することにより脂質の吸収を助ける（→⑥）
5. **解毒作用**……尿素回路はアンモニアの解毒回路であり，アンモニアを尿素にして解毒する．血色素（ヘモグロビン）分解産物であるビリルビンはグルクロン酸抱合により間接ビリルビンを直接ビリルビンにして解毒する．（→⑥⑧）

①肝臓に流入する門脈

● 胃，小腸，大腸などの消化管や，脾臓，膵臓，胆囊からの代謝・解毒が必要な血液は下大静脈に直接には入らずに，**門脈**という特別の静脈系に集められ，いったん肝臓に還流したあと，肝静脈を経て下大静脈に入る．

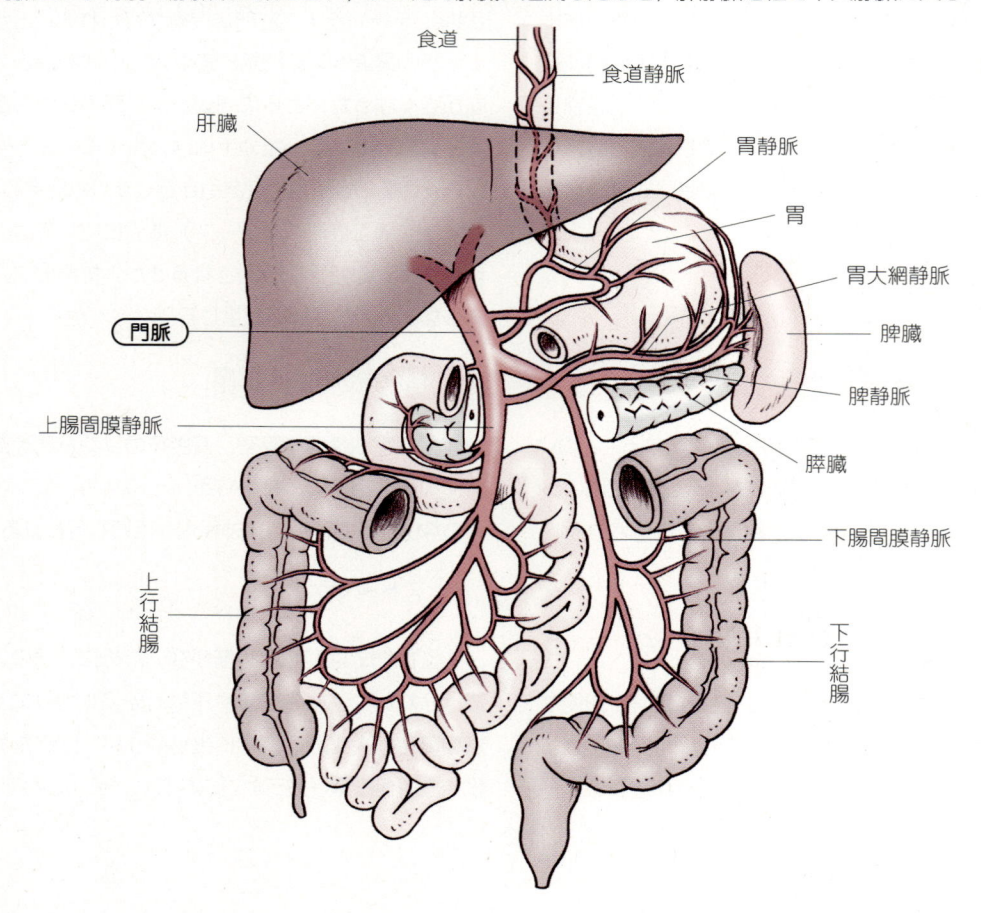

②肝臓の構成単位である肝小葉

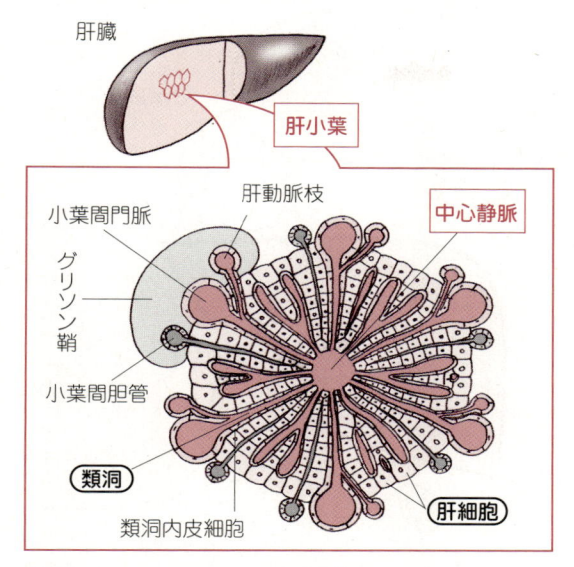

●肝臓の組織は，直径1mm程度の**肝小葉**と肝小葉を取り囲んでいる小葉間結合組織が機能単位となっている．肝小葉は，小葉間結合組織により区分され，**肝細胞**と，小葉間門脈（小葉間静脈）が肝細胞の列の間を中心静脈に向かって流れ込む**類洞**から構成される．静脈によって運ばれてきた栄養素，毒素などが，ここで肝細胞に取り込まれ，代謝・解毒などの作用を受ける．

③肝小葉を構成する細胞

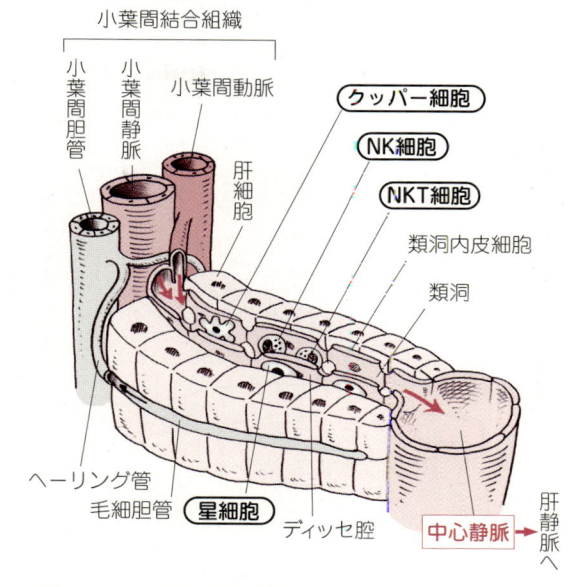

●類洞内には，**クッパー細胞**，**ナチュラルキラー**（natural killer；NK）**細胞**（→形態機能マップ11-①②，12-①），**胸腺外分化T**（natural killer T；NKT）**細胞**が定住している．類洞と肝細胞の間，すなわち類洞内皮と肝細胞の細胞膜の間を類洞周囲腔といい，ここには**星細胞**が存在する．

④膵臓からの膵液の分泌と肝臓からの胆汁の分泌

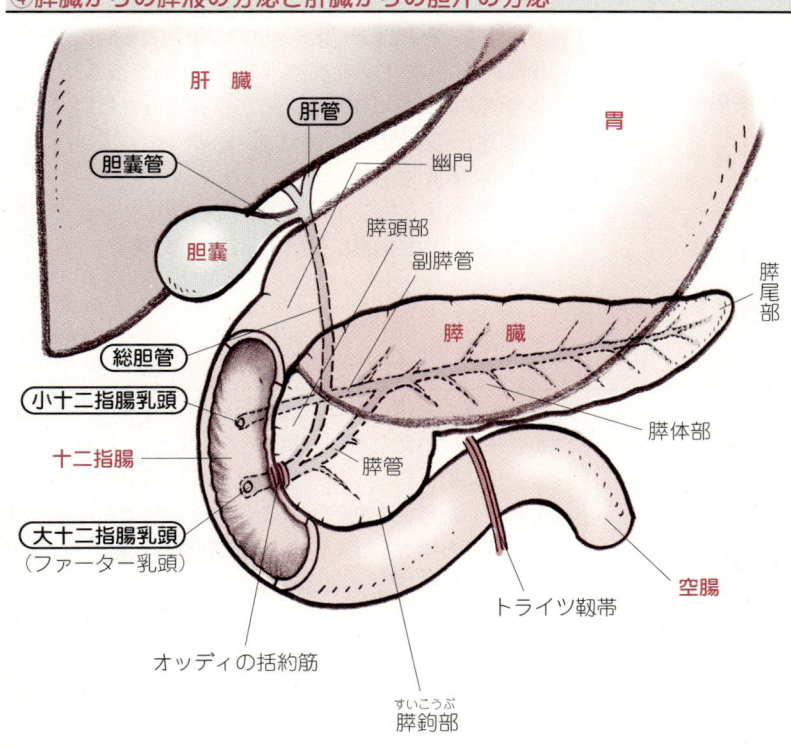

●十二指腸には，膵液と胆汁が流入する**大十二指腸乳頭**（ファーター乳頭）と，膵液が流入する**小十二指腸乳頭**が開口している．

●膵管の通りを調節するオッディの括約筋が大十二指腸乳頭（ファーター乳頭）部にある．

●胆汁は，肝臓でコレステロールから合成され，**肝管→総胆管**から十二指腸へ分泌される．胆管（**毛細胆管→小葉間胆管→肝管→総胆管**）が閉鎖されると，胆汁の働きがなくなり，脂肪便になる．

⑤エネルギー産生と乳酸回路

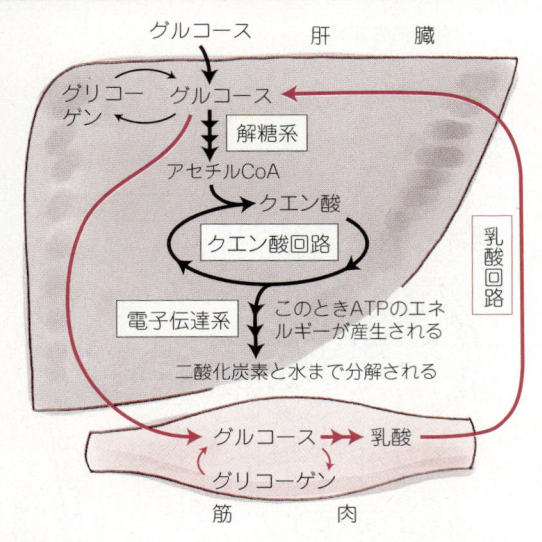

- グルコース（ブドウ糖）にまで加水分解された糖質は、エネルギー源として全身の細胞に送られる。グルコースは各細胞において（図は肝臓での例）解糖系、クエン酸回路（TCA回路ともいう）、電子伝達系により、二酸化炭素と水に分解される。このときATP（アデノシン三リン酸）という高エネルギー物質が産生される。筋肉でエネルギー産生が行われたときに生成された乳酸は、肝臓に戻りグルコースとなる（乳酸回路）。

⑥肝細胞におけるビリルビンの解毒機能

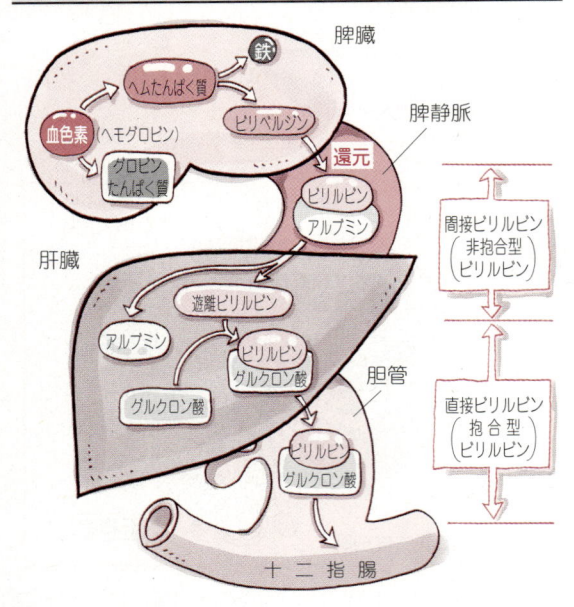

- 血色素（ヘモグロビン）は、ヘムたんぱく質とグロビンたんぱく質に分解され、ヘムたんぱく質は酸化されビリベルジンとなり、ビリベルジンは還元されて黄色のビリルビンとなる。ビリルビンは肝細胞でグルクロン酸抱合されて、無毒化される。抱合型ビリルビンは水溶性が高く、胆汁成分として十二指腸へ排出される。

⑦中性脂肪の生成

脂肪酸の合成は肝臓で行われます

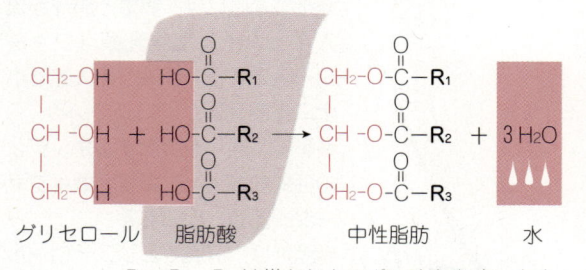

R_1, R_2, R_3 は様々なカルボン酸を意味します

- 中性脂肪（トリアシルグリセロール［トリグリセリド］）は、グリセロール（グリセリン）と脂肪酸から水が取れて生成される化合物（エステル）である。
- 食物中の脂質は中性脂肪であり、摂取された中性脂肪は脂肪組織として貯蔵され、必要に応じエネルギー源として利用される。
- 肝臓はグルコースから脂肪酸を合成し、さらに中性脂肪を生成し、組織に供給することができる。

⑧肝臓におけるたんぱく質の代謝

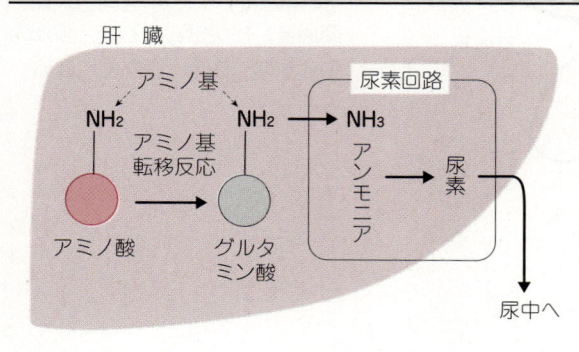

- たんぱく質は、アミノ酸から成る高分子化合物である。摂取されたたんぱく質は、胃から分泌されるペプシンにより、アミノ酸が数個結合したペプチドにまで分解されたうえで吸収される。アミノ酸は、身体の構成成分であるたんぱく質の合成に利用される。
- 不要となるアミノ酸は肝臓で分解される。まずアミノ基転移酵素により、アミノ酸からグルタミン酸が生成される。次にグルタミン酸脱水素酵素により、グルタミン酸からアンモニアが生成される。さらにアンモニアは無毒化されて尿素となり尿中に分泌される。

検査値との関連

	指標	基準値	解説
ⓐ	総たんぱく(TP, total protein)値	6.6～8.1g/dl	
ⓑ	血清アルブミン(Alb)値	4.1～5.0g/dl	
ⓒ	血清たんぱく質分画		
	アルブミン	62.8～72.9%	
	α1グロブリン	1.5～2.5%	α1グロブリンはホルモン結合性グロブリンを含む
	α2グロブリン	4.8～8.2%	α2グロブリンはハプトグロビン、セルロプラスミンを含む
	βグロブリン	7.0～10.4%	βグロブリンはトランスフェリンを含む
	γグロブリン	10.3～20.3%	γグロブリンは免疫グロブリン（抗体）、CRPを含む
ⓓ	総コレステロール(T.Chol.)値	130～219mg/dl	正常値220mg/dl以下
	HDLコレステロール値	男37～50mg/dl, 女41～66mg/dl	男女とも40mg/dl以上が望ましい　（善玉コレステロール）
	LDLコレステロール値	120～140mg/dl	120mg/dl以下が望ましい　（悪玉コレステロール）
	中性脂肪(TG, triglyceride)値	30～130mg/dl	130mg/dl以下が望ましい
ⓔ	AST (GOT)	基準値8～39 IU/l	正常ではASTのほうがALTよりも大きい．脂肪肝などの肝障害があると、ALTのほうがASTよりも大きくなる．肝機能障害時、肝臓の逸脱酵素AST値、ALT値、LDH値が上昇する．IUは国際単位を示す
	ALT (GPT)	基準値4～35 IU/l	
ⓕ	γ-GTP（γ-Glutamyl Transpeptidase ガンマグルタミルトランスペプチダーゼ）	男10～69 IU/l, 女5～44 IU/l	アルコール性肝炎で増加する
ⓖ	ビリルビン		
	総ビリルビン[T.Bil.]	0.3～1.2mg/dl	0.0～0.2mg/dlが正常範囲
	間接ビリルビン[I.Bil.]	0.5mg/dl未満	溶血が起こるとグルクロン酸抱合前なので、間接ビリルビン値が上昇する
			肝細胞が障害されると［B型肝炎、肝硬変、肝癌］、グルクロン酸抱合ができていないため、間接ビリルビン値が上昇する
	直接ビリルビン[D.Bil.]	0.8mg/dl未満	肝細胞で生成された直接ビリルビンが十二指腸に排泄されないと、直接ビリルビン値が上昇する
ⓗ	乳酸脱水素酵素（LDH）	115～245 IU/l	肝炎、肝癌、心筋梗塞、白血病、悪性リンパ腫などで上昇する
ⓘ	LDHアイソザイムの基準値		正常では2型＞1型＞3型＞4型＞5型の順番になる
	LDH 1型	21～31%	肝炎、肝癌の場合には5型が増え、心筋梗塞の場合には1型が増える
	LDH 2型	28～35%	
	LDH 3型	21～26%	
	LDH 4型	7～14%	
	LDH 5型	5～13%	
ⓙ	腫瘍マーカー		
	AFP（αフェトプロテイン）	10ng/ml以下	肝癌で増加する
	PIVKA (Protein-Induced by Vitamin K Absence)-II	0.1AU/ml以下	肝癌で増加する
ⓚ	凝固機能テスト		
	ヘパプラスチンテスト	70～130	ヘパプラスチンテストはビタミンK依存性の凝固因子の活性を測定する．新生児のビタミンK欠乏性の出血傾向のテストに用いる
	トロンボテスト	（平均値）100%	トロンボテストはビタミンK依存性の凝固因子（肝臓でのプロトロンビンの生成には、ビタミンKが必要）とPIVKA-IIを合わせた活性を測定する．ワーファリン®（抗凝固薬）使用時のモニターに用いる

疾患との関連

- 肝細胞がB型肝炎ウイルスにより障害される疾患⇒**B型肝炎**【p.30】
- 肝実質が線維化し、肝細胞の機能が障害される疾患⇒**肝硬変**【p.34】
- 肝硬変、肝癌のために門脈圧が上昇し、側副血行路となる食道静脈の圧が上昇し、破裂する⇒**食道静脈瘤破裂**【p.38】
- C型肝炎、B型肝炎から慢性肝炎を経て発症することが多い肝細胞由来の疾患⇒**肝癌**【p.42】
- 胆管にできたビリルビン結石、コレステロール結石が、総胆管を閉塞させ、黄疸、疼痛を発生させる疾患⇒**胆石症**【p.46】

病態マップ 5

B型肝炎 hepatitis B

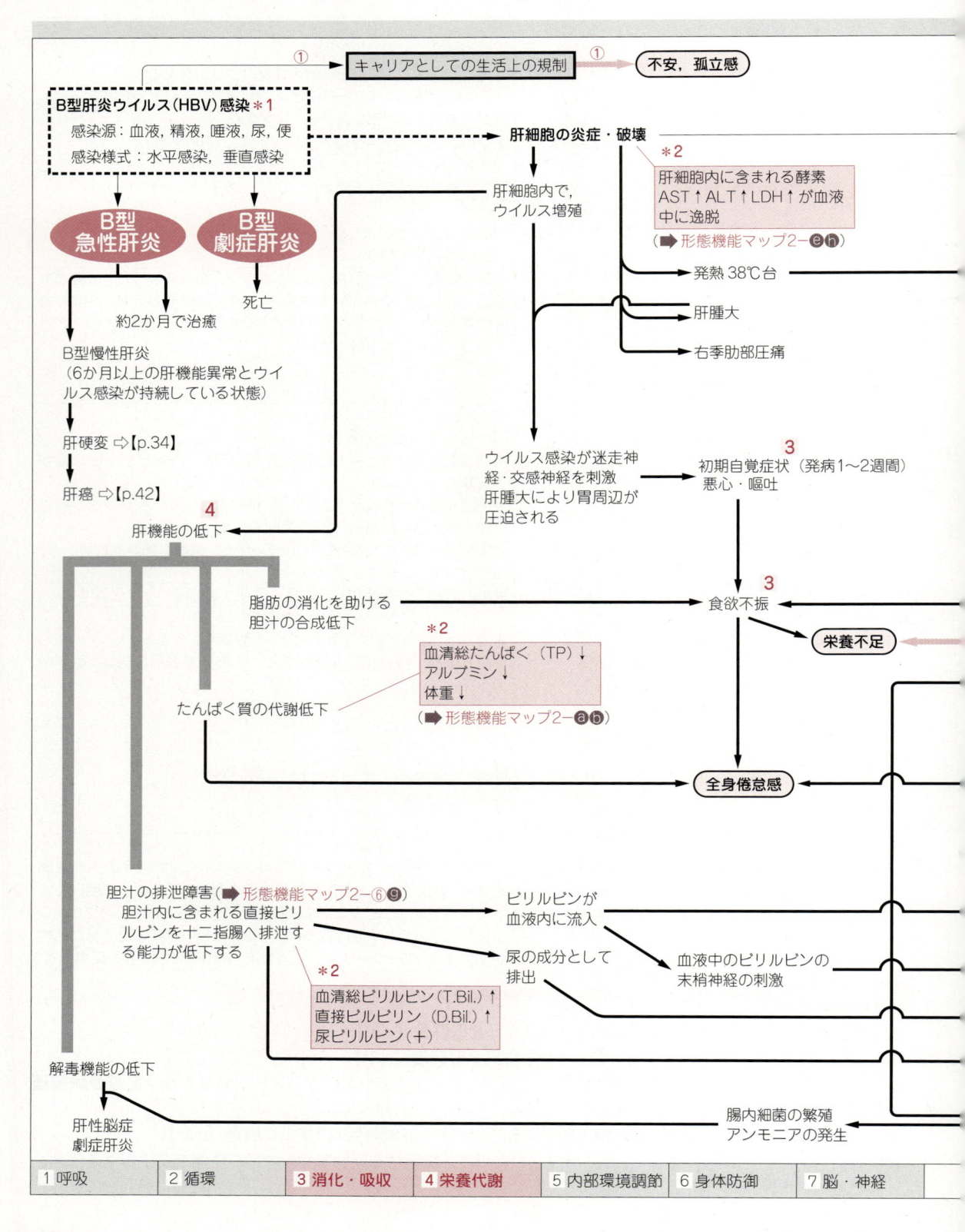

① → キャリアとしての生活上の規制 → ① 不安，孤立感

B型肝炎ウイルス（HBV）感染 *1
感染源：血液，精液，唾液，尿，便
感染様式：水平感染，垂直感染

↓ → 肝細胞の炎症・破壊

B型急性肝炎 / **B型劇症肝炎**

*2 肝細胞内に含まれる酵素 AST↑ ALT↑ LDH↑ が血液中に逸脱
（➡形態機能マップ2-ⓔⓗ）

B型急性肝炎 → 約2か月で治癒
B型劇症肝炎 → 死亡

肝細胞内で，ウイルス増殖

- 発熱38℃台
- 肝腫大
- 右季肋部圧痛

B型慢性肝炎
（6か月以上の肝機能異常とウイルス感染が持続している状態）
↓
肝硬変 ⇨【p.34】
↓
肝癌 ⇨【p.42】

ウイルス感染が迷走神経・交感神経を刺激
肝腫大により胃周辺が圧迫される

→ ③ 初期自覚症状（発病1〜2週間）悪心・嘔吐

4 肝機能の低下

- 脂肪の消化を助ける胆汁の合成低下
- たんぱく質の代謝低下

*2 血清総たんぱく（TP）↓
アルブミン↓
体重↓
（➡形態機能マップ2-ⓐⓑ）

③ 食欲不振 → 栄養不足

全身倦怠感

胆汁の排泄障害（➡形態機能マップ2-ⓕⓖ）
胆汁内に含まれる直接ビリルビンを十二指腸へ排泄する能力が低下する

→ ビリルビンが血液内に流入
→ 尿の成分として排出
→ 血液中のビリルビンの末梢神経の刺激

*2 血清総ビリルビン（T.Bil.）↑
直接ビリルビン（D.Bil.）↑
尿ビリルビン（＋）

解毒機能の低下
↓
肝性脳症
劇症肝炎

← 腸内細菌の繁殖　アンモニアの発生

| 1 呼吸 | 2 循環 | **3 消化・吸収** | **4 栄養代謝** | 5 内部環境調節 | 6 身体防御 | 7 脳・神経 |

30

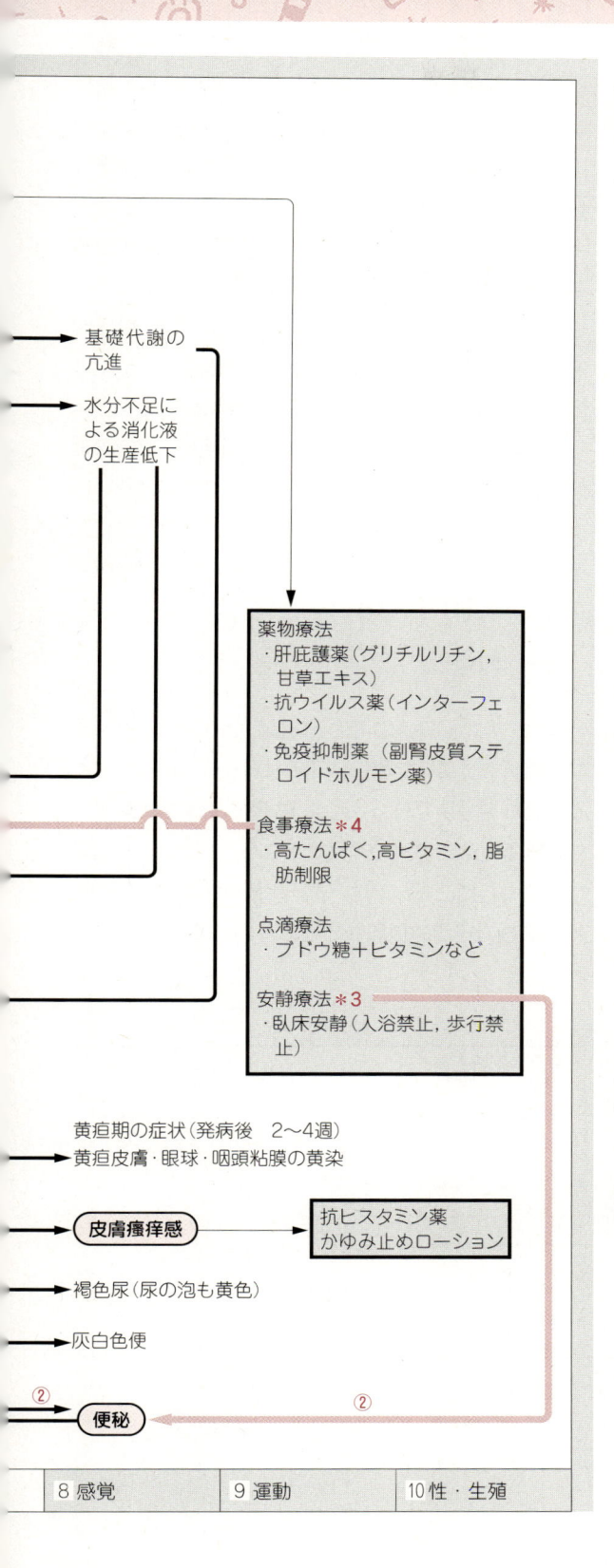

マップ内の＊1〜＊4について

＊1　B型肝炎ウイルス感染

　B型肝炎は，B型肝炎ウイルス（HBV）によって起こる．B型急性肝炎に罹患しているかどうかは，血液中のB型肝炎ウイルスに関する抗原・抗体を調べて診断される（HBV粒子は図に示すように，3種類の抗原をもつ）．表1は，血液検査によるB型肝炎ウイルスの検査結果とその臨床的意義を示している．HBs抗原（＋）の場合は，HBVに感染している状態にある．HBe抗原（＋）の場合は，HBVの増殖が続いており，他者への感染力が強いことを意味する．反対に，HBe抗原（－）の場合は，HBVが減少し，他者への感染力が弱いことを意味する．また，血液中のHBs抗体（＋）は，B型急性肝炎の回復・治癒を意味する．

＊2　血液肝機能検査

　表2は，検査項目とその目的を関連づけたものである．血清酵素は逸脱酵素なので，B型肝炎があると上昇する．

＊3　安静療法

　B型急性肝炎に対しては，特効薬はない．治療の第一は，安静療法である．その理由は，臥床安静によって門脈の血流量を増し，肝臓に十分な栄養と酸素を供給し，

図　B型肝炎ウイルス（HBV）粒子の模式図

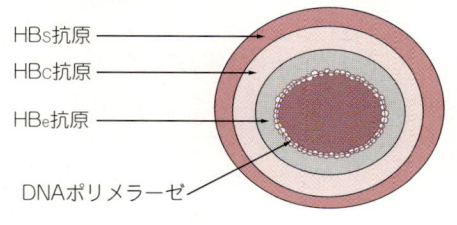

- HBs抗原
- HBc抗原
- HBe抗原
- DNAポリメラーゼ

（s：surface 表面
　c：core 核）

→ 基礎代謝の亢進
→ 水分不足による消化液の生産低下

薬物療法
・肝庇護薬（グリチルリチン，甘草エキス）
・抗ウイルス薬（インターフェロン）
・免疫抑制薬（副腎皮質ステロイドホルモン薬）

食事療法＊4
・高たんぱく，高ビタミン，脂肪制限

点滴療法
・ブドウ糖＋ビタミンなど

安静療法＊3
・臥床安静（入浴禁止，歩行禁止）

黄疸期の症状（発病後　2〜4週）
→ 黄疸皮膚・眼球・咽頭粘膜の黄染

皮膚瘙痒感 → 抗ヒスタミン薬　かゆみ止めローション

褐色尿（尿の泡も黄色）
灰白色便
② 便秘　②

| 8 感覚 | 9 運動 | 10 性・生殖 |

5 B型肝炎

表1 B型肝炎ウイルスマーカーとその意義

HBs抗原	(+)	
HBs抗体	(−)	
HBe抗原	(+)	→ B型急性肝炎
HBe抗体	(−)	（初期～中期）
HBc抗体	低力価	
HBs抗原	(+)	
HBs抗体	(−)	
HBe抗原	(−)	→ B型急性肝炎
HBe抗体	(+)	（中期～後期）
HBc抗体	低力価	
HBs抗原	(+)	
HBs抗体	(−)	
HBe抗原	(+)	→ HBVの持続感染
HBe抗体	(−)	
HBc抗体	高力価	
HBs抗原	(+)	
HBs抗体	(−)	
HBe抗原	(−)	→ 無症候性キャリア
HBe抗体	(+)	
HBc抗体	高力価	
HBs抗原	(−)	→ HBV感染の既往
HBs抗体	(+)	
HBs抗原	(−)	
HBs抗体	(−)	→ HBV感染の既往
HBe抗体	低力価	
HBs抗原	(−)	
HBs抗体	(−)	→ 非感染
HBc抗体	(−)	
IgMHBc	高力価	→ B型悪性肝炎
IgMHBc	低力価	→ HBVの持続感染の急性発症

破壊された肝細胞の再生・修復を図ることである．また，肝臓の代謝機能が低下しているので，活動を制限し全身への栄養の供給量を減らす．肝臓の解毒機能が低下しているので，活動で生じる乳酸などの老廃物の処理量を軽減する．このように，肝臓の負担を最小にし，自然治癒力を促進するためである．

B型急性肝炎の初期においては，発熱，全身倦怠感などの自覚症状があり，臥床安静は実行されやすい．しかし，自覚症状の少ない黄疸期においては，臥床安静は守りにくいものである．門脈血流量は，立位では臥床時の70～80％となり，歩行時では50～20％となる．したがって，安静療法の効果を説明し，患者の理解を得る必要がある．特に，食後1～2時間の安静は重要であることを指導する．AST，ALTが200単位以上の場合，基準となる安静度は，トイレ時だけ歩行許可，入浴禁止などである．

＊4 食事療法

破壊された肝細胞の再生・修復のために，HBVに対する抗体をつくるために，その材料となる高たんぱく食の摂取は必須である．ビタミンは，肝臓の機能を円滑にするための酵素の補酵素となる．しかし，B型急性肝炎の初期においては，悪心・嘔吐，食欲不振の症状があり，経口的摂取ができにくい状態にあるので，

表2 血液肝機能検査（○印はその目的に用いられることを意味します）

機能	検査項目	肝障害の診断	黄疸の鑑別	重症度判定	経過の判定	意味
血清酵素	AST (GOT) ➡ ⓔ	○	○	○	○	肝細胞の破壊により増加 [逸脱酵素]
	ALT (GPT) ➡	○	○	○	○	[逸脱酵素]
	乳酸脱水素酵素 (LDH) ➡ ⓗ	○				肝細胞の壊死により増加 [逸脱酵素]
	アルカリホスファターゼ (ALP)	○	○			胆汁の流れの阻害により増加
	γ-GTP ➡ ⓕ	○				肝臓，胆道の障害により増加
	コリンエステラーゼ (Ch.E.)			○	○	肝細胞の機能の阻害により低下
胆汁排泄 ➡ ⑥	総ビリルビン (T.Bil.) ➡ ⓖ	○	○	○	○	肝臓，胆道の障害により増加
	直接ビリルビン (D.Bil.) ➡ ⓖ	○	○		○	〃
	尿ビリルビン ➡ ⓖ	○	○			〃
たんぱく代謝	総たんぱく (TP) ➡ ⓐ	○		○	○	肝硬変により著しく低下
	アルブミン ➡ ⓑ	○		○	○	〃
	γ-グロブリン ➡ ⓒ	○				肝硬変により著しく増加
脂質代謝	総コレステロール (T.Chol.) ➡ ⓓ			○		劇症肝炎により著しく低下

➡ は形態機能マップ2（肝臓）の中の項目を示します．

表3 肝炎食

	肝炎Ⅰ度食	肝炎Ⅱ度食	肝炎Ⅲ度食
カロリー（kcal）	1500	1900	2100
たんぱく質（g）	60	90	100
脂質（g）	20	50	60
糖質（g）	270	280	300

表4 HBワクチンが適用できる人

- ▼ HBe抗原陽性キャリアの母親から生まれた新生児
- ▼ HBe抗原陽性キャリアのいる家族（特に免疫力の弱い乳幼児が対象）
- ▼ 血液製剤の投与がたび重なることが予想される血友病，再生不良貧血，白血病，移植・透析を受けている患者
- ▼ HBe抗原陽性キャリアの配偶者および婚約者
- ▼ HBe抗原陽性血液による汚染事故の被汚染者
- ▼ 医療関係者（医師や看護師だけでなく，血液あるいは分泌物に直接接する仕事に従事して，B型肝炎ウイルスに感染する機会が多い人を含む）
- ▼ HBs抗原陽性キャリアのいる家族（特に乳幼児が対象）
- ▼ 海外長期滞在者

（厚生省肝炎連絡協議会による）

静脈栄養の目的で，点滴療法が併用される．食事の工夫も大切である．

脂肪が制限されるのは，胆汁・脂肪酸を産生する力が低下しているため，脂肪を消化しにくくなっているからである．

BMIをチェックしてカロリーの摂りすぎに注意し，脂肪肝の合併を予防する（表3）．

また，解毒機能も低下しているので，アルコールなどの肝に負担をかける食品は制限する．

マップ内の矢印①～②について

① キャリアとしての生活上の規制

B型肝炎ウイルス（HBV）は，感染者の血液に接触することによって感染する．

B型肝炎ウイルスの感染経路は，人から人に感染する水平感染と，母親から子どもに感染する垂直感染がある．HBV感染者は，他者に感染させるのではないか，結婚・妊娠ができないのではないかなどと悩み，孤立感を抱くことが多い．

現在は，母子垂直感染が強く予測される場合には，免疫グロブリンとHBワクチンの接種が行われており，感染を予防している．その他，感染の危険が高い人にも，ワクチンの接種が適用されている（表4）．

また，日常生活においては，洗面道具・食器など，血液や唾液が付着する可能性の高いものを共有しない，HBキャリアが外傷をした場合，医療者にHBキャリアであること告げる，できるだけ自分で処置をする，などである．

以上，ワクチンの接種，日常生活上の注意事項を具体的に指導する必要がある．

② 発熱および運動不足による便秘

B型急性肝炎の初期においては，発熱による体内水分の不足，食欲不振による食物線維の摂取不足などから便秘になりやすい．また，長期にわたる安静療法による運動不足・腸蠕動運動の低下によっても，便秘傾向に陥りやすい．

便秘になると，腸内細菌が増殖し，アンモニアが多量に発生する．解毒機能が低下している状況下では，肝臓の負担が増大し，肝性脳症，劇症肝炎など，悪化の要因となる．

病態マップ 6

肝硬変 liver cirrhosis

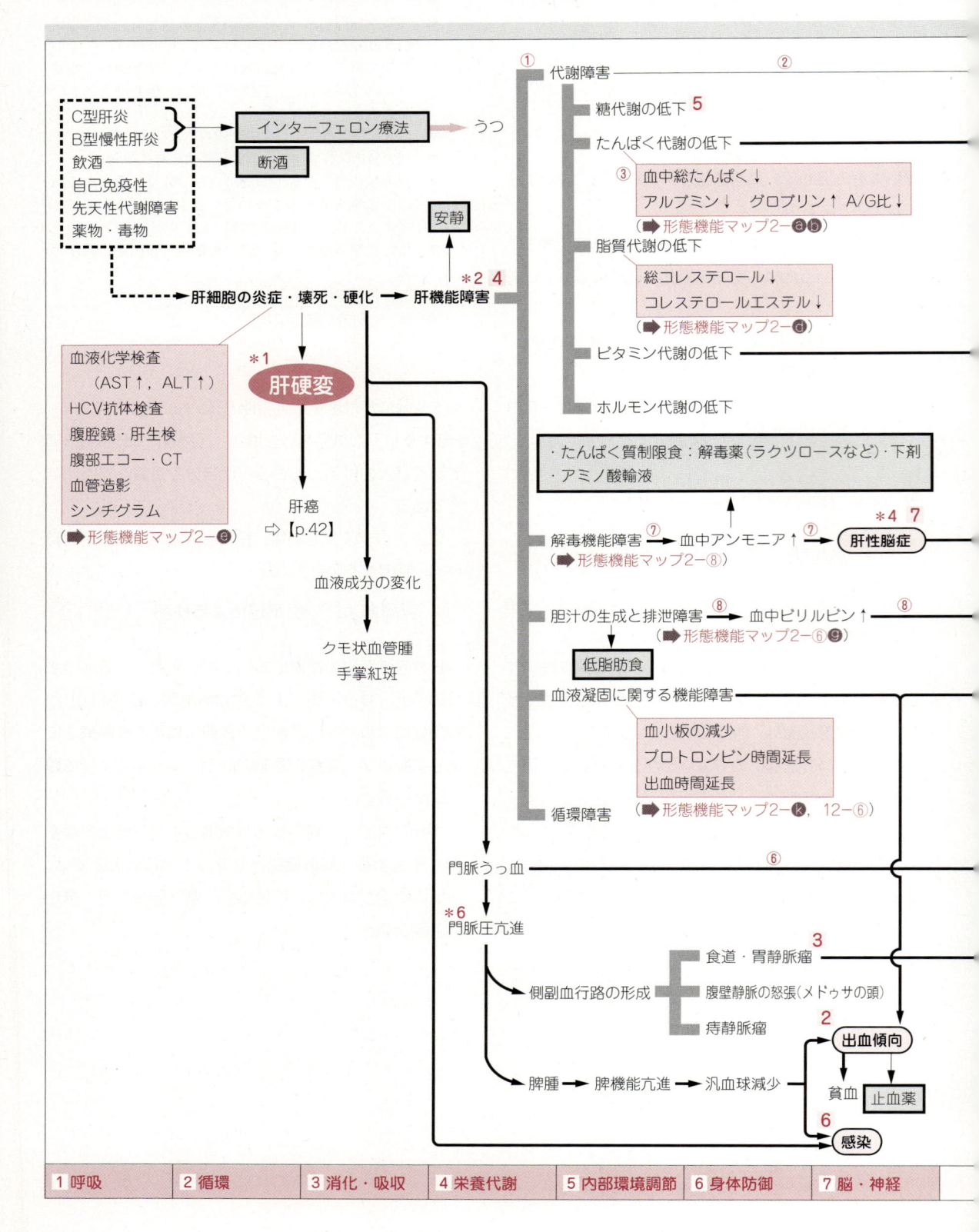

- C型肝炎
- B型慢性肝炎 → インターフェロン療法 → うつ
- 飲酒 → 断酒
- 自己免疫性
- 先天性代謝障害
- 薬物・毒物

↓
肝細胞の炎症・壊死・硬化 → 肝機能障害 ← 安静

血液化学検査
（AST↑, ALT↑）
HCV抗体検査
腹腔鏡・肝生検
腹部エコー・CT
血管造影
シンチグラム
（➡ 形態機能マップ2-ⓔ）

*1 肝硬変

肝癌 ⇨【p.42】

血液成分の変化
　クモ状血管腫
　手掌紅斑

① 代謝障害　②
　糖代謝の低下 5
　たんぱく代謝の低下
　　③ 血中総たんぱく↓
　　　アルブミン↓　グロブリン↑ A/G比↓
　　　（➡ 形態機能マップ2-ⓐⓑ）
　脂質代謝の低下
　　総コレステロール↓
　　コレステロールエステル↓
　　（➡ 形態機能マップ2-ⓒ）
　ビタミン代謝の低下
　ホルモン代謝の低下

・たんぱく質制限食：解毒薬（ラクツロースなど）・下剤
・アミノ酸輸液

解毒機能障害 ⑦→ 血中アンモニア↑ ⑦→ *4 7 肝性脳症
（➡ 形態機能マップ2-ⓗ）

胆汁の生成と排泄障害 ⑧→ 血中ビリルビン↑ ⑧
（➡ 形態機能マップ2-ⓕⓖ）

低脂肪食

血液凝固に関する機能障害
　血小板の減少
　プロトロンビン時間延長
　出血時間延長

循環障害 （➡ 形態機能マップ2-ⓚ, 12-⑥）

門脈うっ血 ⑥

*6 門脈圧亢進
　側副血行路の形成
　　食道・胃静脈瘤 3
　　腹壁静脈の怒張（メドゥサの頭）
　　痔静脈瘤 → 出血傾向 2 → 止血薬
　脾腫 → 脾機能亢進 → 汎血球減少 → 貧血
　　　　　　　　　　　　　　　　　→ 感染 6

| 1 呼吸 | 2 循環 | 3 消化・吸収 | 4 栄養代謝 | 5 内部環境調節 | 6 身体防御 | 7 脳・神経 |

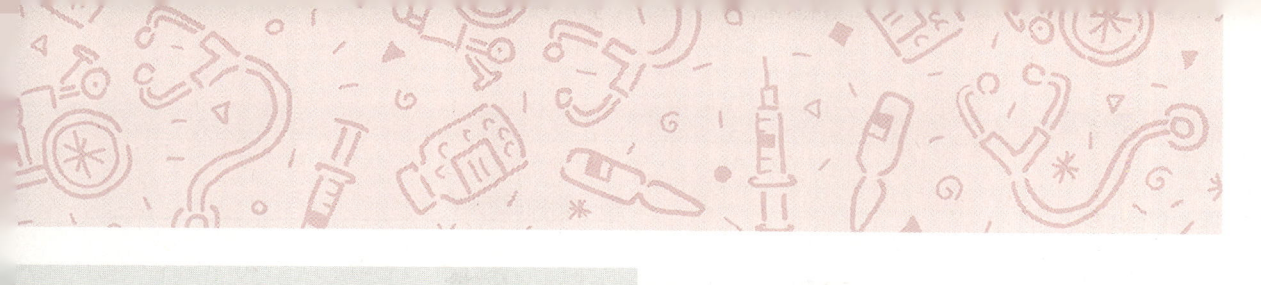

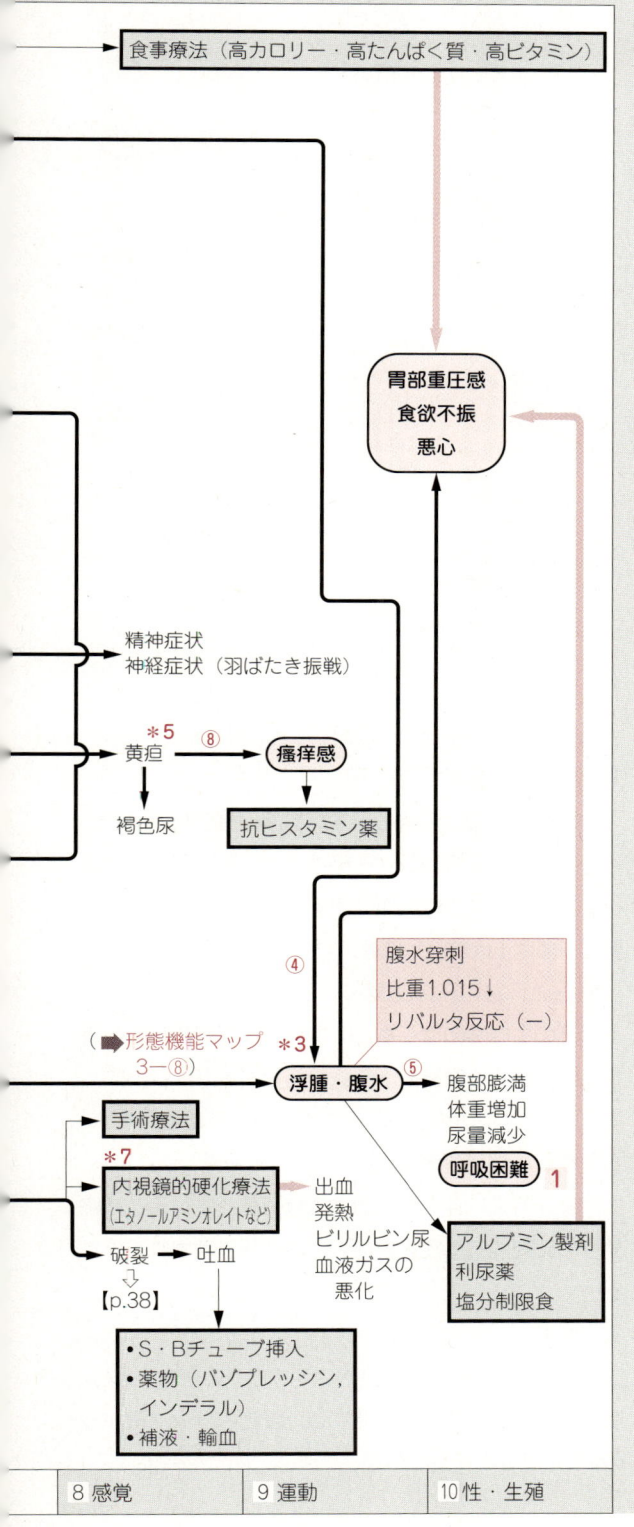

マップ内の ＊1～＊7について

＊1　肝硬変

　肝硬変とは，B型，C型肝炎ウイルスによる慢性肝炎からの進展やアルコールによる慢性の肝臓障害で，び漫性に線維の増生と肝細胞の壊死がみられ，肝は萎縮，硬化し，残存肝細胞から再生した結節を認める状態である．慢性肝炎の10～20%が肝硬変に移行する．

　診断は血液化学検査およびエコー，CTなどの画像診断，腹腔鏡，肝生検などの組織所見による．

＊2　肝機能

1．代謝機能

　1) **糖代謝**…糖質をグリコーゲンに変えて蓄える．グリコーゲンをグルコースに分解し，血中に放出する．（➡形態機能マップ2-⑤，10-④⑥）

　2) **たんぱく質代謝**…たんぱく質を分解，合成する．尿素合成，血漿たんぱく生成．（➡形態機能マップ2-⑧）

　3) **脂質代謝**…脂肪からトリグリセリドを生成．コレステロールを合成．（➡形態機能マップ2-⑦）

　4) **ビタミン代謝**…ビタミンKの貯蔵．ビタミンKはプロトロンビン（➡形態機能マップ12-⑥）の合成を促進．

　5) **ホルモン代謝**…ホルモンの前駆物質の生成と不活性化．

2．解毒機能

　毒物を不活性化したり，水溶性の物質に変えて胆汁や尿中より排出．（➡形態機能マップ2-⑥⑧）

3．胆汁の生成と排泄

　肝細胞から生成し，肝内胆管，総胆管を経て十二指腸乳頭部より十二指腸に排泄する．（➡形態機能マップ2-④）

4．血液凝固に関する機能

　肝に蓄えられたビタミンKは血液凝固因子Ⅱ，Ⅶ，

6 肝硬変

Ⅸ，Ⅹを活性化する．

5．循環の調節機能

＊3　腹水

腹腔内には正常人でも数mlもの漿液が存在し臓器の可動性を高めているが，ここに低アルブミン血症や門脈圧亢進によって異常に液体が貯留した状態をいう．

滲出液と漏出液があり，肝硬変に伴って発生するものは漏出液である．〔漿液性，比重：1.005〜1.015，たんぱく2.5g/dl以下，リバルタ反応（－），細胞少数〕

＊4　肝性脳症

肝性脳症の発生機序は中毒（アンモニアが代表）と神経伝達物質異常（アミノ酸代謝異常など）がある．

肝機能の障害により尿素生成能が低下し，アンモニア処理能が低下したり，門脈圧亢進による側副血行路が形成されると，高アンモニア血症となり，精神神経症状（興奮状態，傾眠，せん妄状態，昏睡，羽ばたき振戦など）をきたした状態．

＊5　黄疸

血中のビリルビン濃度が種々の原因により1mg/dl以上に増加した状態である．2mg/dlを超えると皮膚や眼球結膜が黄染する．

120日の寿命を終えた赤血球が脾臓で破壊されるとビリルビンが生成される．ビリルビンは血色素（ヘモグロビン）が肝細胞に取り込まれ，毛細胆管から肝内・外の肝管→総胆管を経て十二指腸に排泄される（➡形態機能マップ2-④⑥）．この過程のいずれかに障害があれば黄疸が起こる．障害の部位により肝前性黄疸，肝細胞性黄疸，肝後性黄疸に分かれる．

＊6　門脈圧亢進

胃，腸，胆嚢，膵臓，脾臓からの静脈血は門脈に流入する（➡形態機能マップ2-①）．肝内に入った門脈は肝細胞と接触し，物質交換した後，肝静脈となり下大静脈に注ぐ（➡形態機能マップ2-②③）．肝静脈血として肝臓から出るまでの経過が何らかの理由で阻止

図　側副血行路

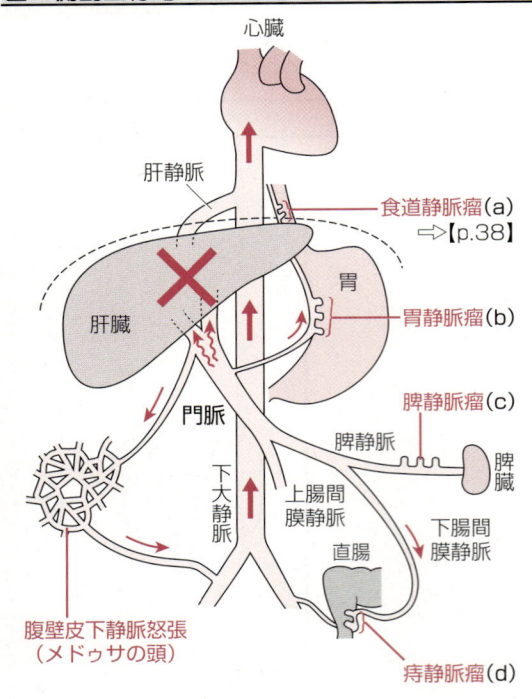

- 心臓
- 肝静脈
- 食道静脈瘤(a) ⇒【p.38】
- 肝臓
- 胃
- 胃静脈瘤(b)
- 門脈
- 脾静脈瘤(c)
- 脾静脈
- 脾臓
- 下大静脈
- 上腸間膜静脈
- 下腸間膜静脈
- 直腸
- 腹壁皮下静脈怒張（メドゥサの頭）
- 痔静脈瘤(d)

されると，その末梢側に門脈圧亢進が起こる．

1．側副血行路の形成（図）

門脈と下大静脈の間の正常な血液の流れが閉ざされると，門脈－下大静脈（一部は上大静脈）間に側副血行路が形成され，門脈血は側副血行路を通って下大静脈（一部は上大静脈）に還流する．

側副血行路の圧の上昇により静脈瘤や怒張が生じる．その主なものは，食道・胃静脈瘤，傍臍静脈へ流れ込んで起こる腹壁皮下静脈の怒張（メドゥサの頭），痔静脈へ流れ込んで起こる痔静脈瘤などである．

2．脾腫・脾機能亢進症

門脈圧亢進に伴ううっ血により脾腫が生じると，続発性の脾機能亢進症をきたし，血球が破壊され減少する．

3．腹水

門脈圧の上昇により，腹腔内毛細血管の圧も上昇し，腹腔内への水分漏出を促進する．腹腔内リンパ管からの漏出も腹水の一因となる．

＊7　内視鏡的硬化療法

内視鏡下で直接，静脈瘤に，あるいはその周囲に穿刺し硬化剤を注入する．これにより静脈瘤が閉塞消失し，下部食道では全周性に線維化が起こる．

硬化剤としては，無水アルコール，エトキシスクレロール，ヒトトロンビン，エタノールアミンなどを用いる．

マップ内の矢印①～⑧について

①② 肝機能障害による代謝障害

肝臓の機能の1つは糖質，たんぱく質，脂質，ビタミンなどの栄養素の代謝である．肝硬変になり肝機能が障害されると栄養素の代謝がうまく行われず栄養状態が低下する．このため高カロリー，高たんぱく質，高ビタミンの食事療法が行われる．

③ 血清アルブミン値の低下

通常，摂取されたたんぱく質は，腸管でアミノ酸に分解されて吸収され，門脈を経て肝臓に運ばれてアルブミンをはじめ多くのたんぱく質に合成される．肝硬変により肝機能が障害されると，肝機能の1つであるたんぱく質代謝が低下し，アルブミンの合成能も低下する．

④ たんぱく質代謝の低下による浮腫・腹水

アルブミンは血漿膠質浸透圧に関与している．肝機能の障害によって血中アルブミンが低下すると，血漿膠質浸透圧も低下し水分を血管内に保持する力がなくなり，水分は組織間隙（間質）に移動し貯留する．

⑤ 腹水に伴う呼吸困難

腹腔内に水分が大量に貯留すると，腹部膨満がみられ，横隔膜が挙上されることにより呼吸が苦しくなる．特に仰臥位で呼吸が困難になる．

⑥ 門脈うっ血による浮腫・腹水

肝硬変による浮腫・腹水は，アルブミンの低下によって起こるだけでなく，肝細胞の壊死，硬化に伴い門脈圧亢進が起こり，毛細血管の内圧が上昇し，血管の外へ水分を圧出する力（静水圧）が増加することでも起こる．（➡形態機能マップ3-⑧）

⑦ 血中アンモニア上昇と肝性脳症

肝硬変により肝機能の1つである解毒機能が低下すると，尿素生成能が低下し，アンモニア処理能が低下するため，血中アンモニアが上昇する（➡形態機能マップ2-⑧）．

通常，肝機能障害時は高たんぱく質の食事療法が行われるが，この場合はたんぱく質を制限し，アミノ酸の肝臓への吸収を少なくして高アンモニア血症を予防する．

また，便秘は胆汁中に排泄されたアンモニアの腸粘膜からの再吸収や，腸内細菌による便の腐敗から発生する有害なガスの吸収を引き起こす．これらは門脈を経て肝臓に入るが，解毒機能が低下している肝臓では処理できず肝性脳症の誘因となる．これを予防するため下剤を投与する．

⑧ 胆汁の生成と排泄障害から黄疸へ

肝機能障害に伴い胆汁の生成・排泄が障害されると血中のビリルビン値が上昇し，1mg/dl以上になると黄疸が起こる．また胆汁が排泄されないと，胆汁成分の1つである胆汁酸が皮膚の終末神経を刺激して瘙痒感を引き起こす．

病態マップ 7
食道静脈瘤破裂 esophageal varices

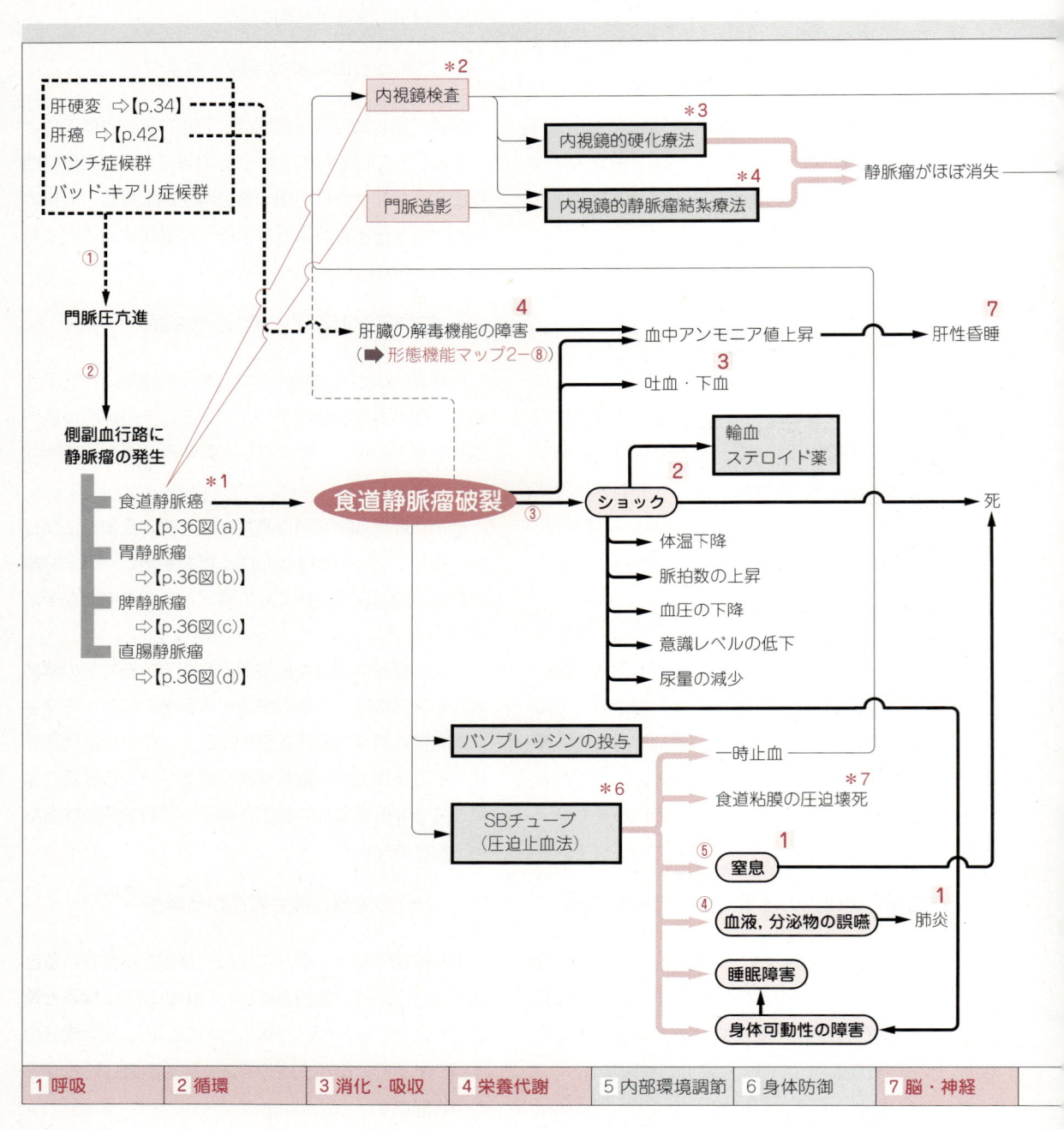

```
肝硬変 ⇨【p.34】  ┐          *2
肝癌  ⇨【p.42】  ┤        内視鏡検査
バンチ症候群     │                        *3
バッド-キアリ症候群│          内視鏡的硬化療法                静脈瘤がほぼ消失
                 │                        *4
        ①       │  門脈造影  内視鏡的静脈瘤結紮療法
        ↓
   門脈圧亢進
                                       4                    7
        ②        肝臓の解毒機能の障害 → 血中アンモニア値上昇 → 肝性昏睡
        ↓       （➡形態機能マップ2-⑧）
   側副血行路に                            3
   静脈瘤の発生                         吐血・下血
                                                  輸血
                  *1                            2 ステロイド薬
        食道静脈瘤 → 食道静脈瘤破裂 → ショック                    → 死
         ⇨【p.36図(a)】        ③
        胃静脈瘤                         体温下降
         ⇨【p.36図(b)】                  脈拍数の上昇
        脾静脈瘤                         血圧の下降
         ⇨【p.36図(c)】                  意識レベルの低下
        直腸静脈瘤                       尿量の減少
         ⇨【p.36図(d)】

                   バソプレッシンの投与  → 一時止血
                              *7
                    *6       食道粘膜の圧迫壊死
                  SBチューブ               1
                 （圧迫止血法） ⑤ 窒息
                              ④ 血液，分泌物の誤嚥 → 肺炎 1
                                 睡眠障害
                                 身体可動性の障害
```

| 1 呼吸 | 2 循環 | 3 消化・吸収 | 4 栄養代謝 | 5 内部環境調節 | 6 身体防御 | 7 脳・神経 |

マップ内の*1～*8について

*1 食道静脈瘤

門脈圧が亢進した結果，側副血行路（⇨【p.36図】）の一つである食道静脈に発生した静脈瘤を，食道静脈瘤という．

消化管出血の4～5％を占め，基礎疾患の約70～80％は肝硬変，肝癌である．

肝硬変などの基礎疾患がある場合，基礎疾患を含めた病態構造の把握が必要になる．

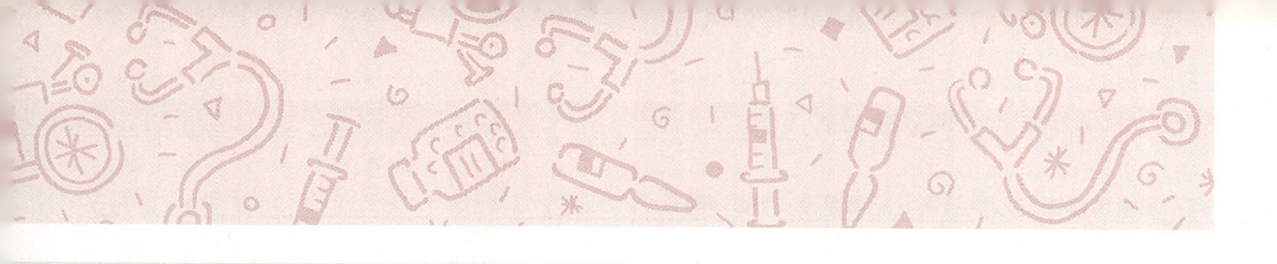

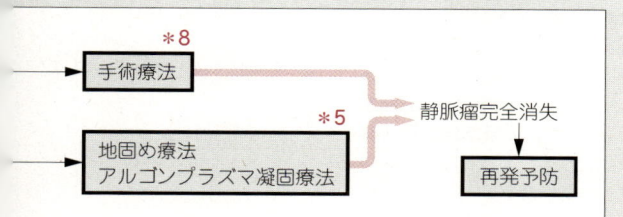

```
         *8
  ┌─ 手術療法 ─┐
  │          │
  │      *5  ├─→ 静脈瘤完全消失
  │          │
  └─ 地固め療法 ┘    ┌─────────┐
     アルゴンプラズマ凝固療法  │ 再発予防 │
                   └─────────┘
```

| 8 感覚 | 9 運動 | 10 性・生殖 |

*2 内視鏡検査

食道静脈瘤や胃静脈瘤が疑われる場合，さらに患者が吐血した場合に実施される検査である．検査の目的は次のとおりである．①病変の確認，②出血の有無の確認（出血がある場合，出血の持続と程度の確認），③治療の選択．

内視鏡検査の所見（結果）は表に示すような記号で表される．RC（＋）は，静脈瘤が将来破裂して出血する危険があると考えられる所見である．

*3 内視鏡的硬化療法

内視鏡的硬化療法は保存的療法であり，次のような場合に実施される．
 1) 食道静脈から出血するおそれのある場合．
 2) 手術療法が適応できない場合．
 3) 最近では食道静脈瘤が破裂して出血している場合（止血目的）．

内視鏡的硬化療法は，静脈瘤に直接薬液を注入する静脈瘤内注入法と静脈瘤周囲注入法がある．静脈瘤内注入法は静脈内に血栓を形成し，静脈瘤をつぶす方法である．また，静脈瘤周囲注入法は注入した薬剤で圧迫したり，注入した薬剤で炎症を起こさせ静脈瘤周囲組織を硬化し，静脈瘤を固める治療法である．この治療法は反復して実施される．

*4 内視鏡的静脈瘤結紮術

内視鏡的静脈瘤結紮術は，静脈瘤をゴムバンドで結紮して止血をする保存的療法である．肝機能が低下している場合でも実施できる止血能の高い療法である．

*5 地固め療法（アルゴンプラズマ凝固療法）

地固め療法は静脈瘤の完全消失や再発防止のために実施される．

そのため，硬化療法や結紮療法により静脈瘤がほぼ消失してから，アルゴンプラズマ（高周波電圧）などを用いて組織凝固法として行われる

*6 SBチューブ（圧迫止血法）

SBチューブ（Sengstaken-Blakemore tube）は，食道静脈瘤が破裂した場合に応急的な圧迫止血処置法として使用するチューブである．

7 食道静脈瘤破裂

表　食道胃静脈瘤内視鏡所見記載基準（1991年）

判定因子	記号		細　　分
1. 占居部位（Location）	L	Ls	上部食道まで認める静脈瘤
		Lm	中部食道に及ぶ静脈瘤
		Li	下部食道に限局した静脈瘤
		Lg	胃静脈瘤．Lg-cとLg-fに細分する 　　Lg-c：噴門輪に近接する静脈瘤 　　Lg-f：噴門輪により離れて孤在する静脈瘤
2. 形態（Form）	F	F_0	静脈瘤として認められないもの
		F_1	直線的な細い静脈瘤
		F_2	連珠状の中等度の静脈瘤
		F_3	結節状あるいは腫瘤状の太い静脈瘤
3. 基本色調（Color）	C	Cw	白色静脈瘤
		Cb	青色静脈瘤 　附記事項：血栓化静脈瘤はCb-Th，Cw-Thと附記する
4. 発赤所見（Red Color Sign）	RC		発赤所見とは，ミミズ腫れ様所見（Red Wale Marking：RMW），Cherry-red spot様所見（Cherry-red spot：CRS），血マメ様所見（Hematocystic spot：HCS）の3つを指す．F_0もRCsignがあれば記載する
		RC（−）	発赤所見をまったく認めない
		RC（＋）	限局性に少数認める
		RC（＃）	（＋）と（＃）の間
		RC（＃）	全周性に多数認める 　附記事項：Telangiectasia（TE）があれば附記
5. 出血所見（Bleeding sign）	出血中の所見		噴出性出血（spurting bleeding） にじみ出る出血（oozing bleeding）
	止血後の所見		赤色栓（red plug） 白色栓（white plug）
6. 粘膜所見（Mucosal findings）	E		びらん（Erosion：E）
	Ul		潰瘍（Ulcer：Ul）
	S		瘢痕（Scar：S）の3つに分類し，（＋）（−）で表現する

出典／日本門脈圧亢進症研究会（代表・出月康夫）：食道静脈瘤内視鏡所見記載基準，1991．

図1　SBチューブと食道の貯留物

- マノメーター用コネクター
- 食道バルーン
- 食道吸引
- 胃吸引
- 胃バルーン
- 気道の近くに血液や分泌物が貯留する

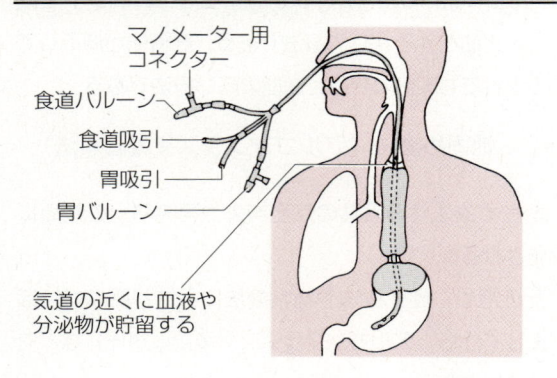

　SBチューブの構造と機能について，図1に示した．複数のチューブがまとまって1本のチューブを形成している．それぞれのチューブの機能は大別すると2つに分けられる．1つは食道や胃のバルーンを膨らませて同時にバルーンの圧を測定するためのチューブ．もう1つは食道や胃から血液や分泌物を吸引するためのチューブである．

＊7　圧迫壊死

　SBチューブで破裂した静脈瘤を圧迫して一時的に止血をするのは，非常に有用な手段である．しかし，この圧迫は静脈瘤の部分だけを圧迫するのではなく，健康な粘膜をも同時に圧迫する．圧迫している間は食道粘膜への血流も途絶えるので，長時間圧迫を継続すると健康な食道粘膜に壊死を起こし，びらんや潰瘍が形成される．

＊8　手術療法

　門脈系－下大静脈系吻合術（シャント術）と食道静脈瘤直達手術に大別される．手術療法は生体への侵襲

が大きい治療法であり，適応となる患者は限られる（肝機能が低下している患者の場合は，手術療法は適応にならない）．

マップ内の矢印①〜⑤について

①②　門脈圧亢進による静脈瘤の発生

1．門脈圧亢進の原因
原因は以下のとおり大きく3つに分けられる．
1) 肝内で閉塞している場合（肝硬変）．
2) 門脈に炎症などが起こり，閉塞する場合（バンチ症候群）．
3) 肝静脈が閉塞している場合（バッド-キアリ症候群）．

2．門脈圧亢進
　胃や腸，膵臓などからの静脈血は門脈に集まり肝臓へと流入する（➡形態機能マップ2-①）．門脈は肝臓内では毛細血管の状態で分布している（➡形態機能マップ2-②③）．肝臓で代謝と解毒がなされた血液は，肝静脈から下大静脈を経て心臓へと還流する．
　門脈から肝臓を経て下大静脈までの過程で閉塞が起こると，門脈の血液循環が滞り，門脈圧が徐々に亢進していく．

3．側副血行路に静脈瘤が発生
　門脈圧が限界まで亢進すると，門脈を通過できない血液が別の血管を経由して下大静脈（一部は上大静脈）へと流れ始める．この血管を側副血行路という．門脈圧が高いほど側副血行路を流れる血液量は増加し，静脈瘤が発生する．

③　食道静脈瘤破裂とショック

　食道静脈瘤が破裂すると大量に出血し，乏血性ショックを起こす．大量吐血や下血などが観察される場合は緊急に止血と蘇生の処置を行う．
　また，吐血が観察されなくても静脈瘤から出血している場合，血液循環量の減少を心拍出数で代償する．

図2　SBチューブ使用中の窒息

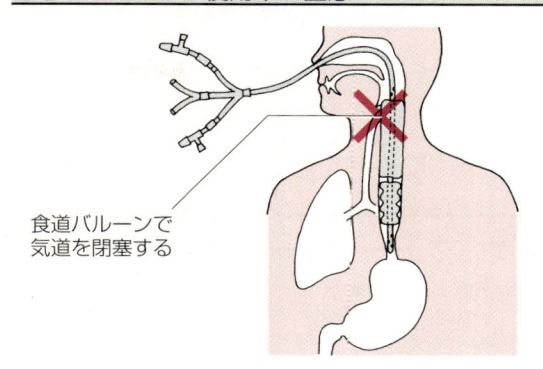

食道バルーンで気道を閉塞する

脈拍数の上昇や血圧の下降などが観察されたら，乏血性ショックを予測した処置が必要になる．

④　SBチューブ使用による血液，分泌物の誤嚥

　血液，分泌物の誤嚥（気管に入ること）が発生する場面は以下のとおりである．
1) 出血している患者に対してSBチューブを挿入する場合，嘔吐物（血液）の誤嚥をする．
2) SBチューブを使用している場合，図1の食道バルーンの上の部分に血液や分泌物が貯留するため，それらを誤嚥する可能性がある．それらを防ぐため，頻回に吸引を実施するか，持続的に吸引を実施する必要がある．

⑤　SBチューブ使用中の窒息

　食道静脈瘤を圧迫止血している場合，SBチューブが適切な部分に挿入されていれば窒息は起こらない．しかし，図2のようにSBチューブの位置がずれて上気道を圧迫した場合に窒息が発生する．
　SBチューブの位置がずれる原因は，以下のとおり．
1) 胃バルーンからの空気漏れ．
2) 胃バルーンの破裂．
3) 肝性脳症によってSBチューブを自己抜去する過程．

病態マップ 8

肝癌 hepatoma

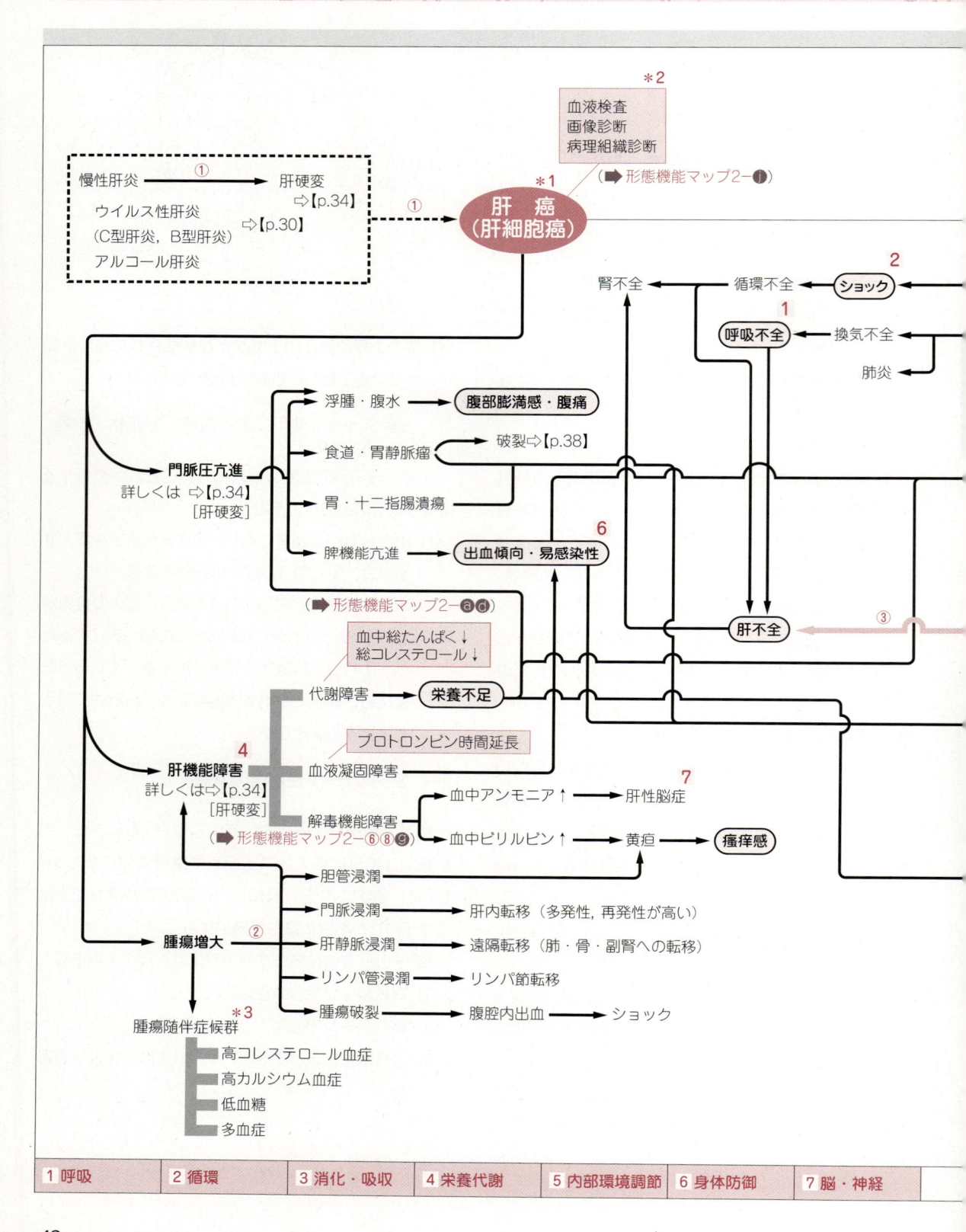

```
                                              *2
                                         血液検査
                                         画像診断
                                         病理組織診断
                                            (➡ 形態機能マップ2-❶)
  ┌─────────────────────────────┐                    *1
  │ 慢性肝炎 ──①──→ 肝硬変      │      ①      肝 癌
  │ ウイルス性肝炎      ⇨【p.34】  │ ┄┄→  （肝細胞癌）
  │ （C型肝炎，B型肝炎）          │
  │          ⇨【p.30】             │
  │ アルコール肝炎                 │
  └─────────────────────────────┘
                                                                       2
                                       腎不全 ← 循環不全 ← ショック
                                                  1
                                              呼吸不全 ← 換気不全
                                                              ← 肺炎
              ─→ 浮腫・腹水 ──→ 腹部膨満感・腹痛
              ─→ 食道・胃静脈瘤 ──→ 破裂⇨【p.38】
     門脈圧亢進
     詳しくは ⇨【p.34】
     ［肝硬変］─→ 胃・十二指腸潰瘍
              ─→ 脾機能亢進 ──→ 出血傾向・易感染性    6
                                                              肝不全 ←③
         (➡ 形態機能マップ2-ⓐⓓ)
           血中総たんぱく↓
           総コレステロール↓
              ─→ 代謝障害 ──→ 栄養不足
     肝機能障害  4
     詳しくは⇨【p.34】  プロトロンビン時間延長
     ［肝硬変］ ─→ 血液凝固障害
                                                        7
           (➡ 形態機能マップ2-ⓕⓖ)
              ─→ 解毒機能障害 ─→ 血中アンモニア↑ ─→ 肝性脳症
                              ─→ 血中ビリルビン↑ ─→ 黄疸 ─→ 瘙痒感
              ─→ 胆管浸潤
              ─→ 門脈浸潤 ──→ 肝内転移（多発性，再発性が高い）
     腫瘍増大 ② 
              ─→ 肝静脈浸潤 ──→ 遠隔転移（肺・骨・副腎への転移）
              ─→ リンパ管浸潤 ──→ リンパ節転移
              ─→ 腫瘍破裂 ──→ 腹腔内出血 ──→ ショック
              *3
     腫瘍随伴症候群
       ├ 高コレステロール血症
       ├ 高カルシウム血症
       ├ 低血糖
       └ 多血症
```

| 1 呼吸 | 2 循環 | 3 消化・吸収 | 4 栄養代謝 | 5 内部環境調節 | 6 身体防御 | 7 脳・神経 |

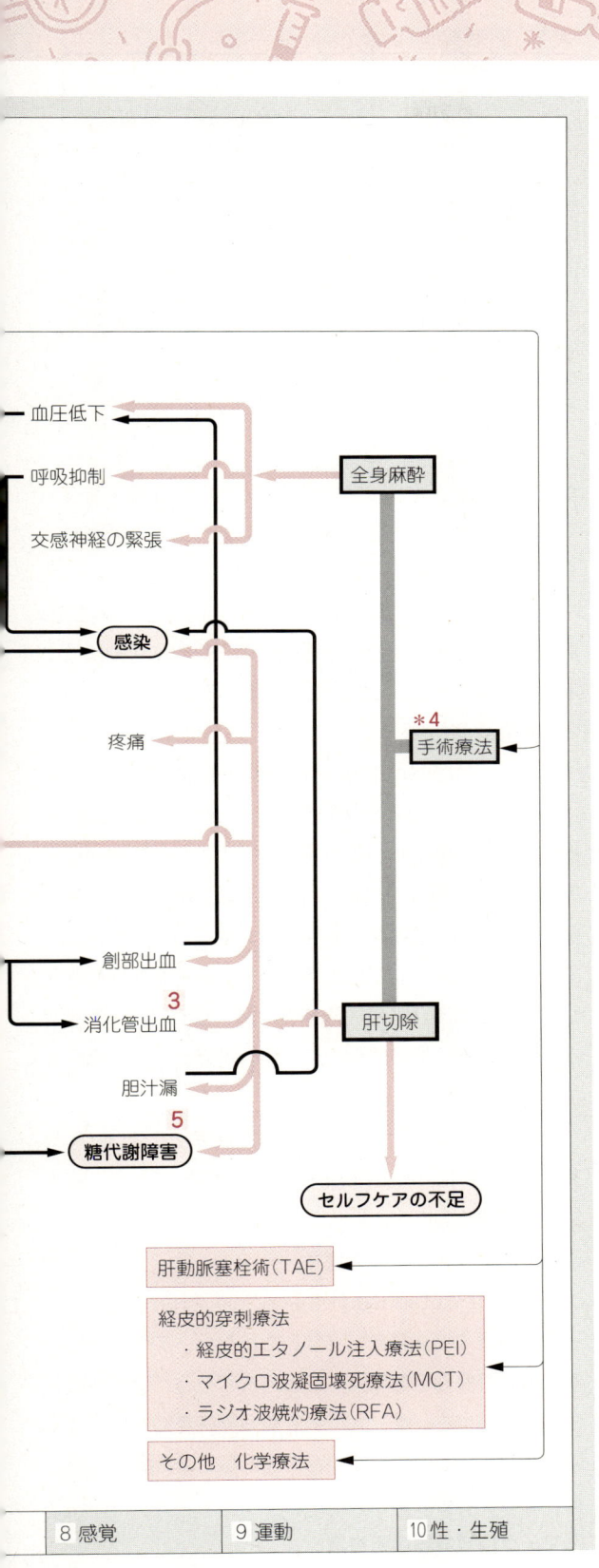

マップ内の＊1〜＊4について

＊1 肝癌

　肝癌は原発性肝癌と他臓器からの転移による転移性肝癌に分けられるが，肝臓に原発する上皮性悪性腫瘍がほとんどである．さらに，原発性肝癌は，肝細胞癌，胆管細胞癌に大別され，その他，両者の混合型や胆管嚢胞腺癌などがある．原発性肝癌のほとんどが肝細胞癌（肝癌症例中90％を占める）である．

　肝細胞癌の病期を示すものとして，原発性肝癌取扱い規約の進行度（stage）分類（表1）がある．分類は，T：腫瘍，N：リンパ節，M：遠隔転移，を組み合わせて表し4段階に分類される．

＊2 検査・診断

　肝細胞癌はほとんどが慢性肝炎や肝硬変から移行する．これらの患者を定期的に経過観察することが重要である．肝細胞癌の検査は，①血液検査（肝機能，腫瘍マーカー，貧血，凝固），②画像診断（超音波，CT，MRI，血管造影，シンチグラフィ）が行われ，診断が難しい場合は③生検による組織学的診断，が行われる．肝細胞癌で高値を示す腫瘍マーカーには，PIVKA ⅡやAFPがあり診断に有効である（➡形態機能マップ2-❶）．

＊3 腫瘍随伴症候群

　肝臓は予備力が大きいので，肝細胞癌が発生しても自覚症状は比較的少ない．初期には，肝細胞癌特有の症状はないことが多く，合併している慢性肝疾患の症状が主で，全身倦怠感，腹痛，食欲不振，腹部膨満感，体重減少などがみられる．進行してくると，発熱，肝機能低下，黄疸，腹水，腹痛や貧血がみられ，腫瘍が大きくなると触知することができる．

　さらに，腫瘍随伴症候群として，高コレステロール血症（肝癌自体による産生や，コレステロール生成のフィードバック機構の破綻が想定されている），高カルシ

8 肝癌

表1 進行度分類 (stage)

stage \ 因子	T因子	N因子	M因子
stage I	T1	N0	M0
stage II	T2	N0	M0
stage III	T3	N0	M0
stage IV A	T4	N0	M0
	T1, T2, T3, T4	N1	M0
stage IV B	T1, T2, T3, T4	N0, N1	M1

T因子：

	T1	T2	T3	T4
①腫瘍個数 単発 ②腫瘍径 2cm以下 ③脈管侵襲なし (Vp_0, Vv_0, B_0)	①②③ すべて合致	2項目合致	1項目合致	すべて 合致せず

N因子：
N0：リンパ節転移を認めない
N1：リンパ節転移を認める

M因子：
M0：遠隔転移を認めない
M1：遠隔転移を認める

出典／日本肝癌研究会編：臨床・病理 原発性肝癌取扱い規約，第4版，金原出版，2001.

表2 肝障害度 (liver damage)

項目 \ 肝障害度	A	B	C
腹水	ない	治療効果あり	治療効果少ない
血清ビリルビン値 (mg/dl)	2.0未満	2.0〜3.0	3.0超
血清アルブミン値 (g/dl)	3.5超	3.0〜3.5	3.0未満
ICG R_{15} (%)	15未満	15〜40	40超
プロトロンビン活性値 (%)	80超	50〜80	50未満

出典／日本肝癌研究会編：臨床・病理 原発性肝癌取扱い規約，第4版，金原出版，2001.

ウム血症（骨転移により破壊された骨からの放出と腫瘍から出る副甲状腺ホルモン様物質の刺激が想定されている），低血糖（腫瘍による糖の消費），赤血球増多なども認められることがある．

*4 治療

治療法は癌の進行程度と肝機能の障害程度（表2）に応じて総合的に決定される．手術療法，肝動脈塞栓術，経皮的エタノール注入療法，マイクロ波凝固壊死療法，ラジオ波焼灼療法，化学療法などがある．各種治療法には長所と短所があり，いくつかの治療法を組み合わせて治療が行われる場合が多い．

1. 手術療法

外科的に病巣部を切除する方法で，治療法のうちでは最も根治的な方法である．麻酔，手術の危険がやや高く，重症肝硬変では手術は困難である．

肝臓は肝鎌状間膜で左葉と右葉に分かれるが，外科的には胆囊と下大静脈を結ぶ線（カントリー線）で左葉と右葉とし，さらに各々を2区域（右前区域，右後区域，左外側区域，左内側区域）に分け，手術範囲を分けて表現している（図1）．

切除後の肝細胞の再生は，術後6か月が目安である．肝臓の庇護や術後出血の予防のため，徐々に活動量や範囲を拡大するように生活調整をする必要がある．

2. 肝動脈塞栓術

(TAE ; transcatheter arterial embolization)

肝臓には肝動脈と門脈から血液が流入しているが，肝細胞癌が肝動脈からのみ栄養を受けている特徴から考えられた治療法である．カテーテルを腫瘍近くの動脈まで挿入し，抗癌薬や塞栓物質（ゼラチンスポンジ細片など）を注入して血流を遮断し，癌細胞を壊死させる方法である（図2）．治療後に起こりやすい合併症として，疼痛，肝機能の悪化，急性胆囊炎，食道静脈瘤の悪化などがある．

治療適応が広く，危険性が少ない治療法であるが，完全壊死が得にくく反復治療が必要である．

3. 経皮的穿刺療法

①経皮的エタノール注入療法

(PEI ; percutaneous ethanol injection)

超音波下で癌病変部に穿刺した針から，エタノールを注入して癌細胞を壊死させる方法である．手術療法より侵襲は小さいが，大型病変や多発病変に対しては限界がある．起こりやすい合併症として，疼痛，胆管炎，肝機能の悪化などがある．

②マイクロ波凝固壊死療法

図1　肝細胞癌の肝切除術

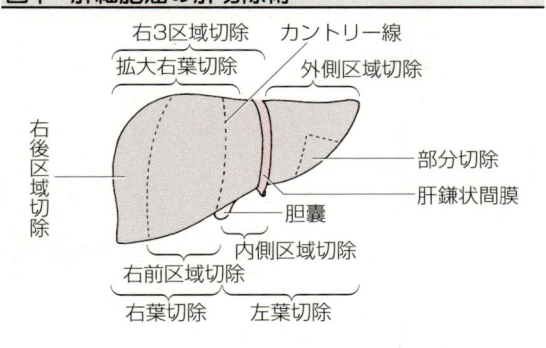

図2　肝細胞癌の肝動脈塞栓術

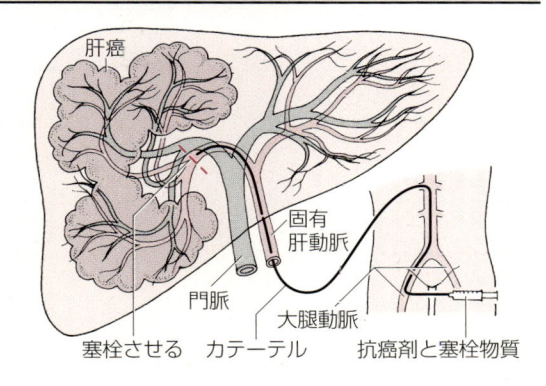

(MCT；microwave coagulation therapy)

超音波下で腫瘍に針状電極を穿刺し，マイクロ波を利用して凝固と解離を繰り返し腫瘍を壊死させる方法である．

③ラジオ波焼灼療法

(RFA；radiofrequency ablation)

超音波下で電極針を穿刺し，針の先端から周囲組織にラジオ波が流れることにより，組織のイオンが変動し発生する摩擦熱が腫瘍を壊死させる方法である．肝臓に対する侵襲が比較的少ないため，重篤な肝不全がなければ施行できる．

マップ内の矢印①〜③について

①　慢性肝炎→肝硬変→肝癌

肝細胞癌は正常な肝臓に発生するのは稀で，ウイルス性の慢性肝炎や肝硬変などの慢性肝疾患から発生してくることがほとんどである．慢性肝疾患の原因は肝炎ウイルス（C型肝炎ウイルス80％，B型肝炎ウイルス15％）の持続感染などであるため，肝炎ウイルスに感染した人が肝癌になりやすいハイリスク群となる．

肝炎ウイルスの感染経路として，①妊娠・分娩を介しての垂直感染，②血液製剤による感染，③性行為による感染，④針刺し行為による感染などがある．

②　再発および転移

肝細胞癌は血行性転移を起こしやすい．門脈に浸潤して肝内転移が起きやすいため，多発性でみつかることが多く治療後の再発も起こしやすい．早期には肝外への転移は起こりにくいが，末期には肝静脈へ浸潤し，肺・骨・副腎などに転移が起こる．

③　術後の肝不全

肝不全は手術後に起こりやすい合併症の一つである．循環不全や呼吸不全と関連して起こり，多臓器不全に陥る危険性が高い．

発生の原因には，①慢性肝疾患を合併している場合が多いため，術後の肝機能の低下，②術後出血，血圧低下，輸液量の不足などによる循環血流量の減少による肝血流量の減少，③全身麻酔後の呼吸抑制や換気不全低酸素血症，④広範囲な肝切除，⑤腹水漏出などによる低栄養状態，などがある．

病態マップ 9

胆石症 cholelithiasis

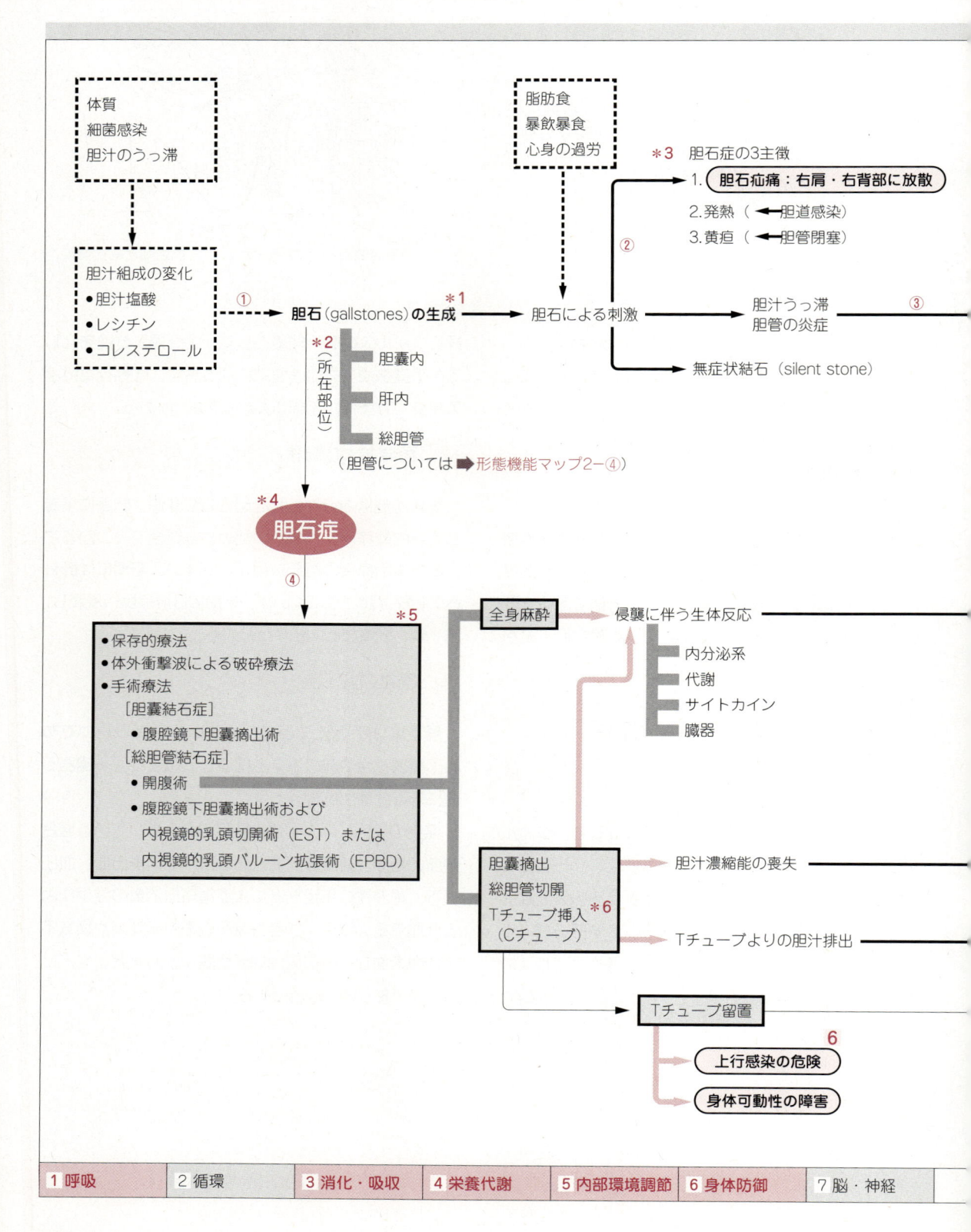

```
┌─────────────┐                    ┌─────────────┐
│ 体質        │                    │ 脂肪食      │
│ 細菌感染    │                    │ 暴飲暴食    │          *3 胆石症の3主徴
│ 胆汁のうっ滞│                    │ 心身の過労  │        1. 胆石疝痛：右肩・右背部に放散
└─────────────┘                    └─────────────┘        2. 発熱（←──胆道感染）
       ↓                                  ↓           ②   3. 黄疸（←──胆管閉塞）
┌─────────────┐                                                  
│ 胆汁組成の  │                                            胆汁うっ滞       ③
│ 変化        │   ①                    *1                 胆管の炎症
│ ・胆汁塩酸  │ ──→ 胆石(gallstones)の生成 ──→ 胆石による刺激 ──→
│ ・レシチン  │
│ ・コレステ  │        *2   ┌ 胆嚢内
│  ロール     │       (所在 ┤ 肝内                          無症状結石（silent stone）
└─────────────┘        部位)└ 総胆管
                       
                    （胆管については ➡ 形態機能マップ2-④）
                       
                      *4
                    ( 胆石症 )
                       ↓ ④
┌──────────────────────────────────┐  *5    ┌─────────┐     
│ ・保存的療法                       │       │ 全身麻酔│ ──→ 侵襲に伴う生体反応 ──
│ ・体外衝撃波による破砕療法         │       └─────────┘        ┌ 内分泌系
│ ・手術療法                         │                           │ 代謝
│   ［胆嚢結石症］                   │                           ┤ サイトカイン
│     ・腹腔鏡下胆嚢摘出術           │                           └ 臓器
│   ［総胆管結石症］                 │
│     ・開腹術                       │────┐
│     ・腹腔鏡下胆嚢摘出術および     │    │  ┌─────────┐
│       内視鏡的乳頭切開術（EST）または│   │  │ 胆嚢摘出│ ──→ 胆汁濃縮能の喪失 ──
│       内視鏡的乳頭バルーン拡張術（EPBD）│ │  │ 総胆管切開│
└──────────────────────────────────┘    │  │ Tチューブ挿入 *6
                                          └─→│ （Cチューブ）│──→ Tチューブよりの胆汁排出
                                             └─────────┘
                                                  │
                                                  ↓
                                             ┌─────────┐
                                             │ Tチューブ留置│
                                             └─────────┘
                                                  │         6
                                                  ├──→ ( 上行感染の危険 )
                                                  └──→ ( 身体可動性の障害 )
```

| 1 呼吸 | 2 循環 | 3 消化・吸収 | 4 栄養代謝 | 5 内部環境調節 | 6 身体防御 | 7 脳・神経 |

化膿性胆管炎 → 続発性胆汁性肝硬変症
　　　　　　　 肝膿瘍 → 敗血症

→ 術後合併症　セルフケアの不足
　　　　　　　呼吸器　気道クリアランス不良　1
　　　　　　　循環器
　　　　　　　消化器　腸蠕動の低下　3
　　　　　　　泌尿器

　　　　　　　　　　　　　　　3 4
→ 脂肪の消化・吸収の障害

　水分・電解質・脂肪酸の　　　　　5
　体外排出　　　　　　　→　電解質の異常
　　　　　　　　　　　　　　├ 頭痛
　　　　　　　　　　　　　　├ 悪心
　　　　　　　　　　　　　　├ 嗜眠
　　　　　　　　　　　　　　└ 痙攣

　Tチューブ抜去

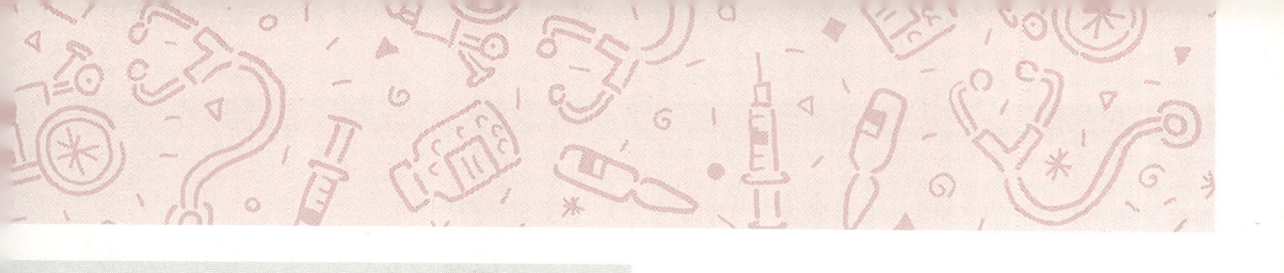

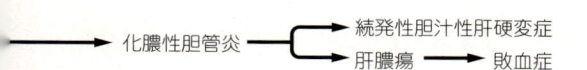

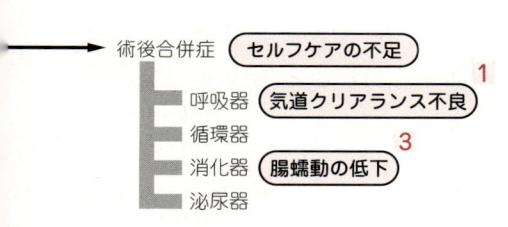

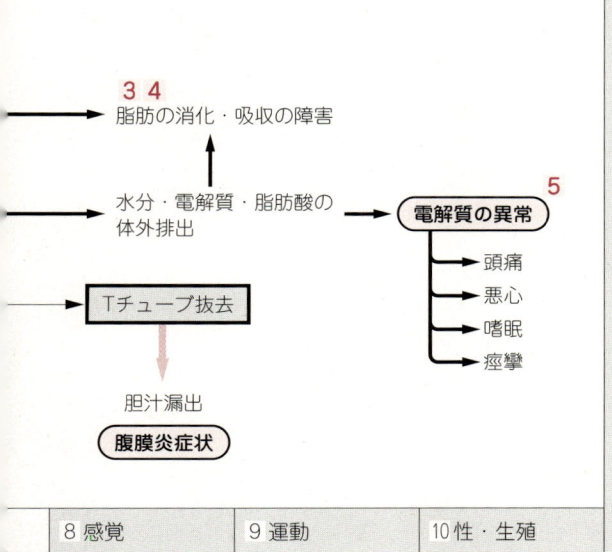

　　胆汁漏出
　　腹膜炎症状

| 8 感覚 | 9 運動 | 10 性・生殖 |

マップ内の＊1〜＊6について

＊1　胆石

　胆石とは，胆汁成分（コレステロール，胆汁酸など多様な物質を含む膠質溶液）が体質や胆汁うっ滞などの誘因により結晶し，胆道に結石（胆石）として認められるものである．

＊2　胆石の所在部位

　胆石症は，結石の所在によって，胆嚢結石，総胆管結石，肝内結石（少数であるが）に大別される．総胆管結石には，結石が総胆管内にのみあるものと胆嚢，総胆管の両者に存在するものとがある（図1）．

＊3　胆石症の症状

　胆石症の3主徴は，①疼痛，②黄疸，③発熱である．疼痛は最も代表的な症状で，激烈な発作性上腹部痛を呈し，右肩−右背部に放散する（胆石疝痛）．発作の誘因を関連図に示したが，これらに関係なく発症することも多い．

＊4　胆石症の診断

　胆石症の診断には症状とともに病歴の聴取が重要で

図1　胆石の所在部位

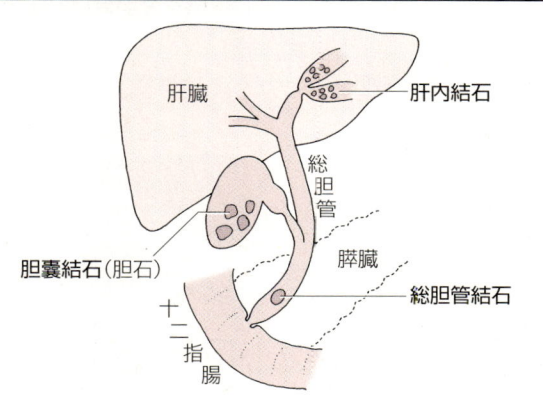

（肝臓，肝内結石，総胆管，胆嚢結石（胆石），膵臓，総胆管結石，十二指腸）

9 胆石症

ある．典型的類型として①中年（40〜50歳）forty or fifty，②婦人 female，③小太り fatty，④色白 fair の4Fが知られている．

診断に用いられる情報：
- 症状と疝痛発作の病歴
- 単純X線撮影
- 超音波診断
- 経静脈的胆管撮影法（DIC；drip infusion cholangiography）：ビリグラフィン（造影剤）の静注または点滴によって胆石を検索する．
- 経皮経肝的胆管造影法（PTC；percutaneous transhepatic cholangiography）：経皮経肝的に直接胆管を穿刺して造影する．
- 内視鏡的逆行性胆管膵管造影法（ERCP；endoscopic retrograde cholangiopancreatography）：内視鏡で乳頭部からカテーテルを総胆管内に挿入し胆道を造影する．

*5 胆石症の治療

患者の身体的・社会的条件や合併症の有無，症状，結石の部位と種類などに基づいて選択される．

1．保存的治療

脂肪食摂取を控え，過労を避ける．発作時には鎮痛薬を用いるとともに炎症症状には化学療法を行う．

胆石が小さく，胆石数が3個以内で胆嚢の機能がよいと診断される場合には，胆石破砕療法（ESWL；extracorporeal shockwave lithotripsy）が，行われる．これは体外から衝撃波（音速を超える圧力波）を発生させ胆石を崩壊させる療法である．

2．手術的治療

[胆嚢結石症]

胆嚢結石症では胆嚢摘出術が腹腔鏡下で行われる（腹腔鏡下胆嚢摘出術 laparoscopic cholecystectomy）．

[総胆管結石症：開腹術の場合（図2）]

全身麻酔下で胆嚢摘出術と総胆管切開を行い，結石除去の後，Tチューブを挿入する．胆嚢を摘出するのは，結石の原因を除去し，再発を防止するためである．

1) 総胆管剥離：総胆管を剥離し切開を加える場所を決定する．
2) 総胆管切開，砕石：図2bのように総胆管を切開する．結石が容易に見つかる場合はすぐ砕石する．

図2 総胆管結石の手術

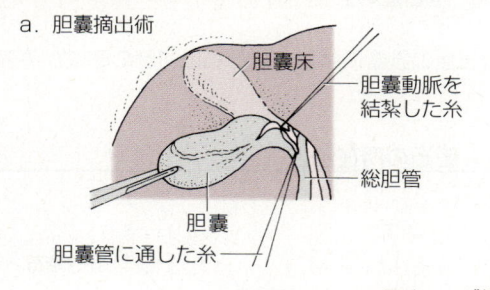

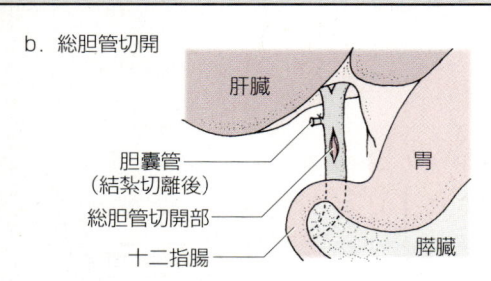

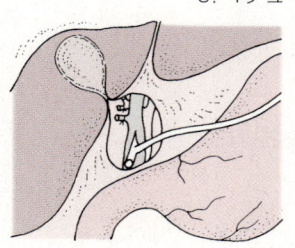

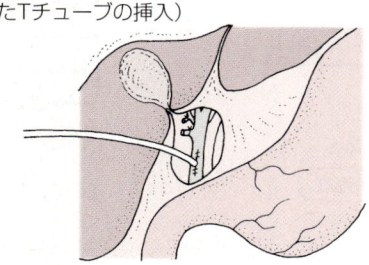

a. 胆嚢摘出術（胆嚢床，胆嚢動脈を結紮した糸，総胆管，胆嚢，胆嚢管に通した糸）

b. 総胆管切開（肝臓，胆嚢管（結紮切離後），総胆管切開部，十二指腸，胃，膵臓）

c. Tチューブ挿入（総胆管に合ったTチューブの挿入）

そうでない場合は胆道鏡を入れ，結石の数や位置を探索し，それぞれ適した器具にて砕石する．
3) 術中胆道造影：Tチューブから造影を行い，Tチューブの位置，遺残結石の有無を検索する．
4) ドレーン挿入：ウィンスロー孔に挿入する．

[総胆管結石症：開腹術に代わる方法]

腹腔鏡下胆嚢摘出術の後，内視鏡によりファーター乳頭［大十二指腸乳頭（➡形態機能マップ2-④）］を切開または押し広げて採石を行う（内視鏡的乳頭切開術 endoscopic sphyncterotomy；EST，内視鏡的乳頭バルーン拡張術 endoscopic papillary baloon-dilatation；EPBD）．

＊6　Tチューブの挿入

総胆管結石症で総胆管を切開し結石を除去した後にTチューブが挿入される（図3）．これは，ⓐ総胆管切開部を縫合した部分の浮腫のために総胆管が閉塞することを予防するためと，ⓑ切開部位からの胆汁の腹腔内流出を予防することがねらいである．

同じ目的で胆嚢管からCチューブを挿入することも多い（図4）．

マップ内の矢印①〜④について

①　結石の生成

膠質溶液である胆汁の主成分（胆汁酸塩，レシチン，コレステロール）の濃度変化によって結晶が生じるため，胆石の種類も種々であり，その種類も多様である．この結晶が胆嚢内で肉眼的な大きさに達すると結石が形成されることになる．

②　胆石症の3主徴

結石は胆管を閉鎖し胆汁流通を阻害したり，胆嚢管やファーター乳頭を刺激して疝痛発作を起こしたりする．

この疼痛は，胆石症の3主徴（疼痛，発熱，黄疸）

図3　Tチューブ

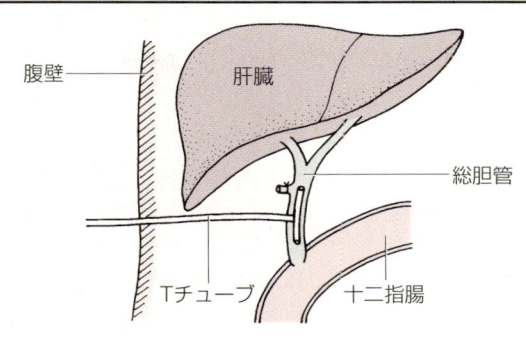

腹壁／肝臓／総胆管／Tチューブ／十二指腸

図4　Cチューブ：cystic duct（胆嚢管）から挿入

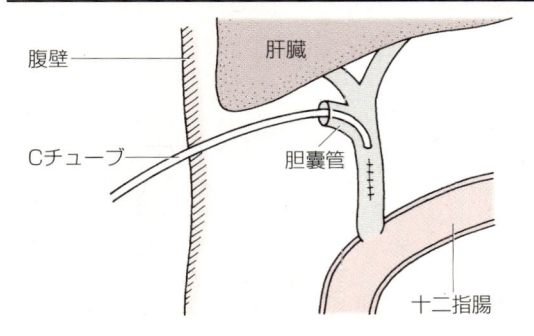

腹壁／肝臓／Cチューブ／胆嚢管／十二指腸

の一つとして特徴的であるが，虫垂炎，胃・十二指腸潰瘍の穿孔，急性膵炎との鑑別が必要である．

③　合併症

胆嚢内または胆管の結石により胆管が閉塞され胆汁がうっ滞し，胆嚢炎や胆管炎を併発する．

また，結石の圧迫によって隣接管腔臓器へ穿通することもある．これに伴う胆管との内瘻形成は十二指腸に多い．これらから胆汁性腹膜炎や上行性胆道感染を合併したり，ひいては続発性の肝硬変症に進展しうる．

④　手術の適応

胆石症は，自然経過の間に種々の合併症をきたしやすく，特に高齢者で急性胆嚢炎や高度の黄疸を伴う場合は手術による死亡例が多い．そのため現在では胆石症発作があり胆管に胆石が証明される場合に手術を行うことが多い．

心臓

形態機能マップ 3

循環系は血液を運ぶ心臓血管系とリンパを運ぶリンパ系から構成される．心臓血管系は血液を全身に送り出し，栄養素・酸素を供給するポンプ機能をもつ心臓と血液を運搬する血管から構成される．

①心臓の働き

●心臓のポンプ機能により動脈血は組織に灌流し，静脈血は心臓に還流する．血液が組織に酸素や栄養をもたらし，組織をうるおすことを灌流という．静脈血が心臓に戻ってくることを静脈還流という．

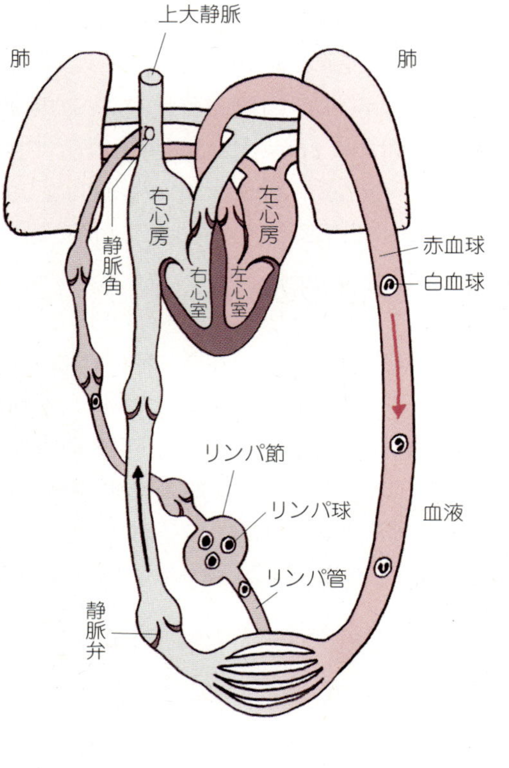

②心臓の刺激伝導系と心電図

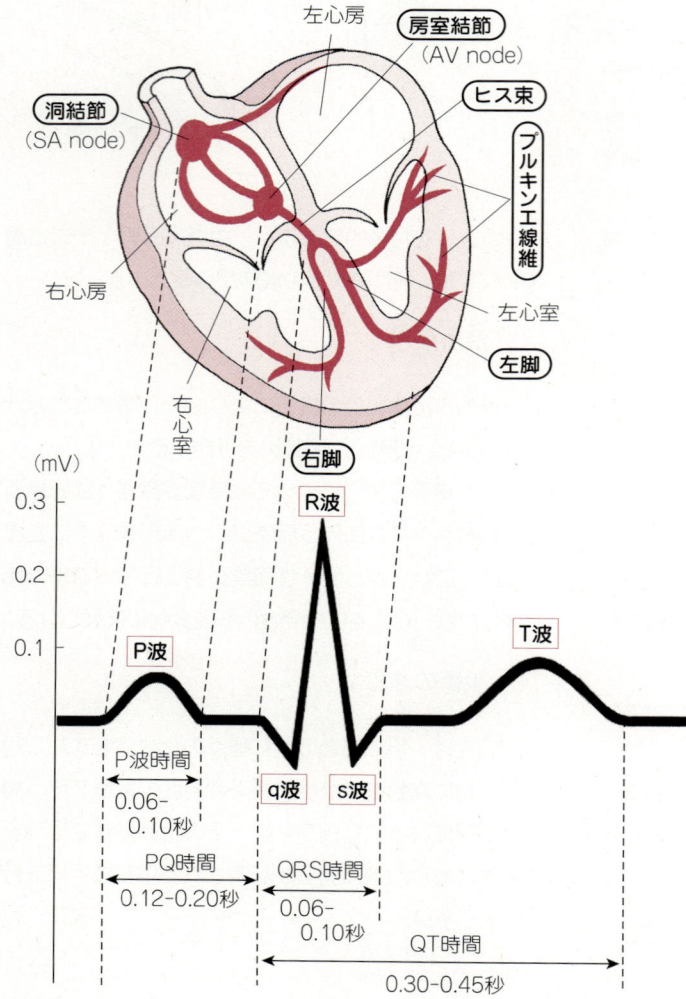

●刺激伝導系は洞結節(sinoatrial node；SA node)から始まり，房室結節(atrioventricular node；AV node)，ヒス束，左脚・右脚を経てプルキンエ線維に伝わる．刺激伝導系は神経線維ではなく特殊心筋である．

●P波は心房の興奮を表し，qRs波(QRS複合波はQ波の波が小さいときはq波，S波の波が小さいときはs波と表す)は心室の興奮を表し(房室結節からヒス束，左脚・右脚，プルキンエ線維は伝導路のため伝達時間が短い)，T波は心室の興奮が回復していく過程(心室も再分極)を表している．PQ時間は房室伝導時間を表す．

③循環中枢と心房反射による血圧の調節

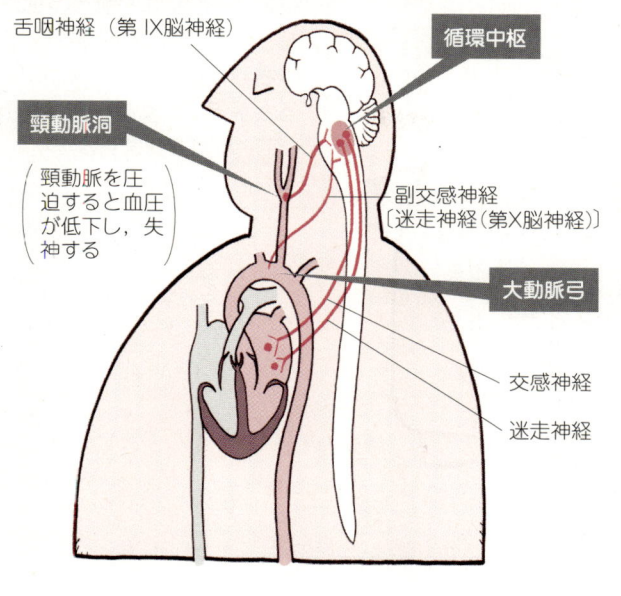

- 血圧は，循環中枢と心房反射により調節されている．延髄には，血圧を維持するための循環中枢がある．循環中枢は心臓血管中枢ともよばれ，交感神経，副交感神経などの神経系を介して血圧を制御している．
- 動脈圧が上昇すると，大動脈弓や頸動脈洞にある圧受容器の活動が高まり，延髄の循環中枢を刺激する．この刺激により脳神経である迷走神経の活動が高まり，心拍出量を減少させる．また，筋型動脈である抵抗血管の抵抗をゆるめて，末梢血管抵抗を減少させる．さらに，副腎髄質からのカテコールアミンの分泌量を減少させる．これらにより血圧は低下する．
- 右心房に還流してくる血液量が増加し，心房壁が伸展されると，大静脈の基部や右心房の入り口にある圧受容器が刺激されて，この興奮が迷走神経を介して伝えられ，心拍数が増加する．これを心房反射（ベインブリッジ反射）という．

④スターリングの心臓の法則と心収縮力

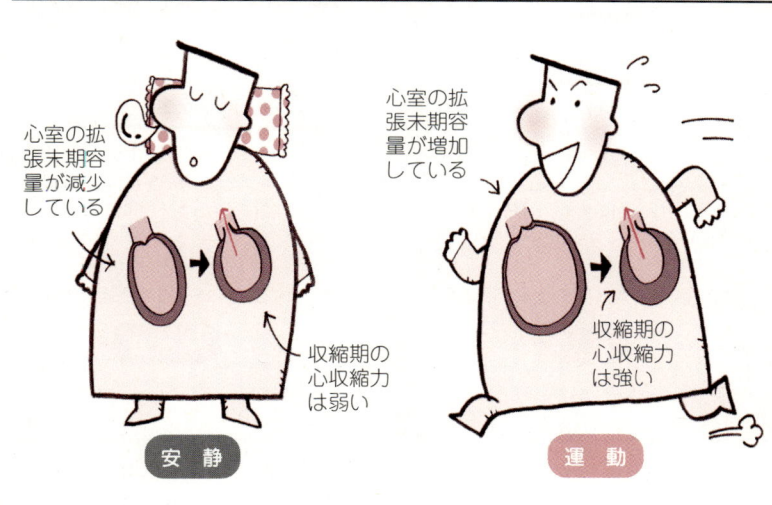

- 運動すると，エネルギー産生が亢進するために酸素消費量が増加するので，それに見合った血液を末梢に供給する必要が生じる．そのため，運動時には筋原性に心収縮力が増し，心拍出量が増え，それに伴って静脈還流量（血液が心臓に戻ってくる量）が増加する．静脈還流量が増加すると，左心室，右心室の拡張末期容量が増加し，筋原性に心筋は強く収縮し，心拍出量は増加する．これをスターリングの心臓の法則という（「筋原性に」とはホルモンや神経の調節によるのでなく，心筋の性質による，という意味である）．

⑤心収縮力を決定する静脈還流量

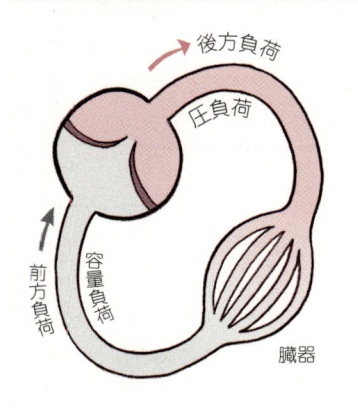

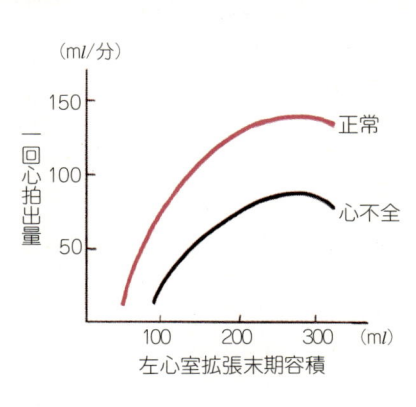

- 心筋の収縮力が障害されている心不全の場合には，拡張末期容積が上昇しても，すなわち静脈還流量が増加しても，それに見合った心拍出量が得られない．必要な血液を送り出すことができなくなれば，血液は前方にたまる．すなわち，前方の容量負荷が増える．これを前方障害という．前方とは，川にたとえていえば，流れが滞っている地点よりも上流側のことである．左心室不全による肺うっ血も，右心室不全による浮腫もこの原理によって起こる．

⑥心臓の機能が障害された左心不全と右心不全

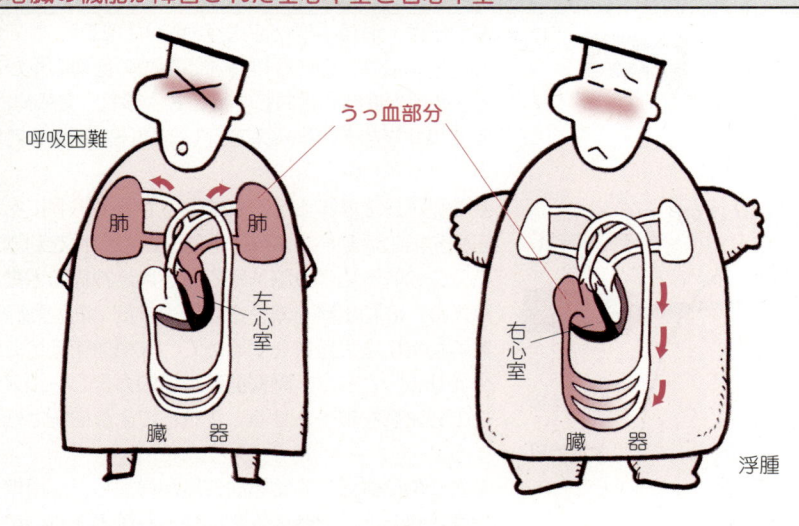

- 左心不全により肺うっ血が起こると呼吸困難が生じる．
- 右心不全により浮腫が起こると手足が太くなり皮膚が張って，肝臓が腫大する．

呼吸困難
うっ血部分
肺　肺
左心室
臓器

右心室
臓器
浮腫

⑦左心室機能が障害されたときの循環動態

- 正常時の肺循環では，静水圧と呼吸による陰圧で水分は出ていき，膠質浸透圧で水分は入ってくる．静水圧と呼吸による陰圧と，膠質浸透圧の圧差はほぼ等しい．わずかに増加した間質の水分はリンパにより回収される．
- 左心室機能が障害され，肺の血管にうっ血が起こると，静水圧と呼吸による陰圧と膠質浸透圧の圧差によって間質の水分が増加し，リンパにより回収される範囲を超えると**肺水腫**となる．

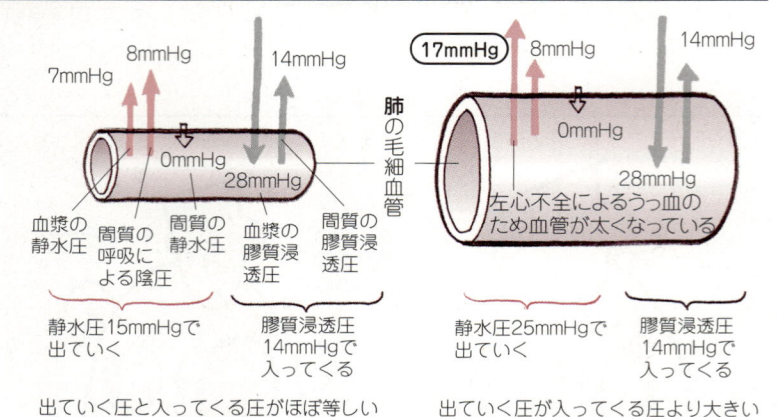

正常
肺の毛細血管
8mmHg
7mmHg
0mmHg
14mmHg
28mmHg
血漿の静水圧／間質の呼吸による陰圧／間質の静水圧／血漿の膠質浸透圧／間質の膠質浸透圧
静水圧15mmHgで出ていく
膠質浸透圧14mmHgで入ってくる
出ていく圧と入ってくる圧がほぼ等しい

肺水腫
17mmHg
8mmHg
0mmHg
14mmHg
28mmHg
左心不全によるうっ血のため血管が太くなっている
静水圧25mmHgで出ていく
膠質浸透圧14mmHgで入ってくる
出ていく圧が入ってくる圧より大きい

⑧右心室機能が障害されたときの循環動態

- 正常時の体循環では，静水圧で水分は出ていき，膠質浸透圧で水分は入ってくる．静水圧と膠質浸透圧の圧差はほぼ等しい．わずかに増加した間質の水分はリンパにより回収される．
- 右心室機能が障害され，末梢の血管にうっ血が起こると，静水圧と膠質浸透圧の圧差によって間質の水分が増加し，リンパにより回収される範囲を超えると**浮腫**となる．

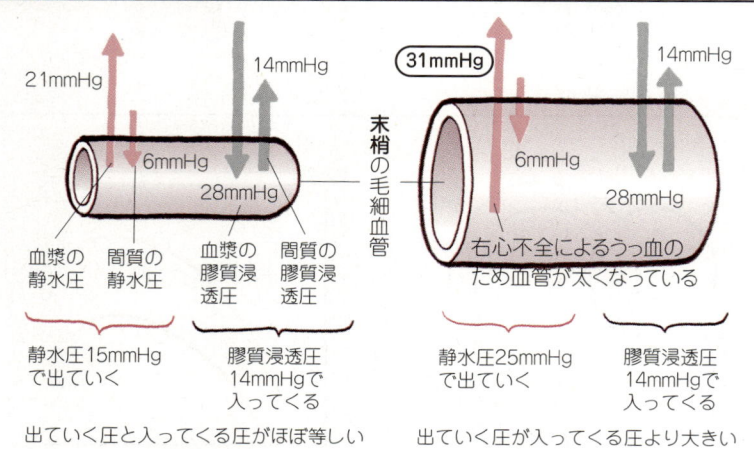

正常
末梢の毛細血管
21mmHg
6mmHg
14mmHg
28mmHg
血漿の静水圧／間質の静水圧／血漿の膠質浸透圧／間質の膠質浸透圧
静水圧15mmHgで出ていく
膠質浸透圧14mmHgで入ってくる
出ていく圧と入ってくる圧がほぼ等しい

浮腫
31mmHg
6mmHg
14mmHg
28mmHg
右心不全によるうっ血のため血管が太くなっている
静水圧25mmHgで出ていく
膠質浸透圧14mmHgで入ってくる
出ていく圧が入ってくる圧より大きい

⑨ 細胞外液の増加（浮腫と高血圧）

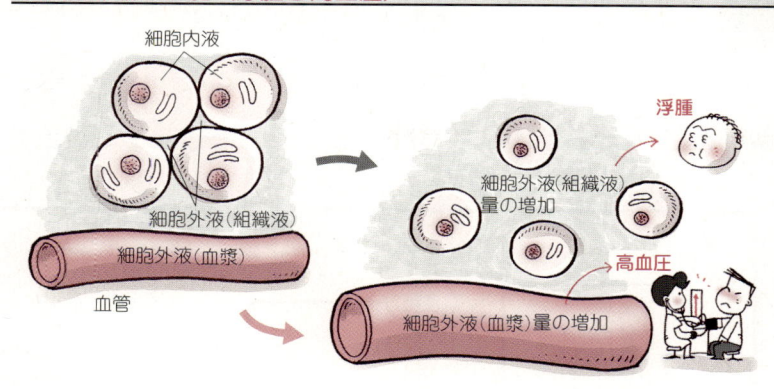

細胞内液は細胞外液（クロード・ベルナールは内部環境とよんだ）の調節により，その恒常性が維持されるが，細胞外液そのものが異常となることがある．細胞外液のうち血管内にあるものを血漿，血液外（間質）にあるものを組織液（間質液）というが，組織液の量が増加すると浮腫となり，血漿の量が増加すると高血圧になる．

⑩ 血圧を決定する因子

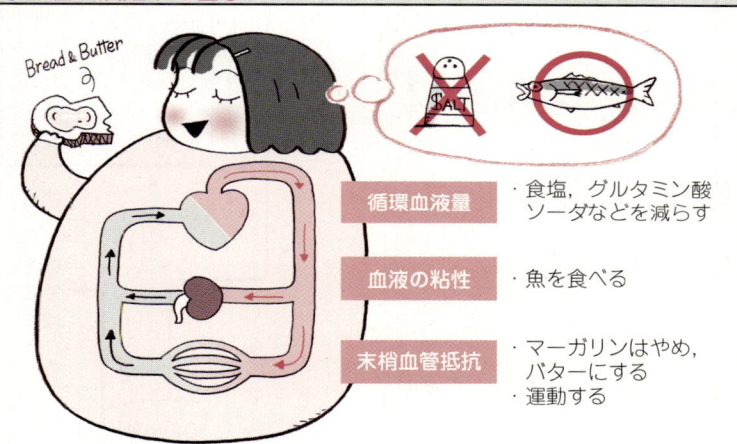

- 循環血液量　・食塩，グルタミン酸ソーダなどを減らす
- 血液の粘性　・魚を食べる
- 末梢血管抵抗　・マーガリンはやめ，バターにする
　　　　　　　・運動する

- 循環血液量の増加を防ぐには，食塩やグルタミン酸ソーダなどナトリウムの摂取量を減らすとよい．
- 血液の粘性を低下させるには，魚を食べるとよい．
- 動脈硬化を防ぐにはマーガリンを食べるのをやめて，運動するとよい（マーガリンはHDLコレステロールを減少させ，動脈硬化の原因となる）．

検査値との関連

	指標	基準値	解説
ⓐ	最高血圧 最低血圧	129mmHg以下 84mmHg以下	至適血圧は最高血圧120mmHg未満，最低血圧80mmHg未満
ⓑ	CK［クレアチンキナーゼ］*値	男性60〜200 IU/l 女性30〜180 IU/l	心筋梗塞のときには心筋細胞からの逸脱酵素として上昇する
ⓒ	LCH［乳酸脱水素酵素］	115〜245 IU/l	
ⓓ	AST（GOT） ［アスパラギン酸アミノ基転移酵素］値	3〜39 IU/l	心筋梗塞のときには心筋細胞からの逸脱酵素として上昇する

＊以前はクレアチンホスホキナーゼともよばれた．

疾患との関連

- 冠動脈が動脈硬化により狭窄して心筋に血液が供給できなくなり，心筋の壊死を起こした疾患⇒**心筋梗塞**【p.54】（左室に起これば左室不全が起こり，右室に起これば右室不全が起こる）
- 心筋の働きが悪く，必要とする心拍出量が得られない病態⇒**うっ血性心不全**【p.58】
- 大動脈が局所的に拡大し，瘤を作った疾患⇒**大動脈瘤**【p.62】
- 血圧が高いために，心，腎，脳などに動脈硬化などを引き起こす病態⇒**高血圧**【p.66】
- 刺激伝導系の障害により，正常洞調律でない病態⇒**不整脈**【p.70】
- 心室中隔の欠損のために生じた疾患⇒**心室中隔欠損症**【p.234】
- 乳幼児にみられる血管炎を伴う疾患⇒**川崎病**【p.238】（小児急性皮膚粘膜リンパ節症候群（acute febrile mucocutaneous lymphnode syndrome；MCLS）ともいう）

病態マップ 10

心筋梗塞 myocardial infarction [MI]

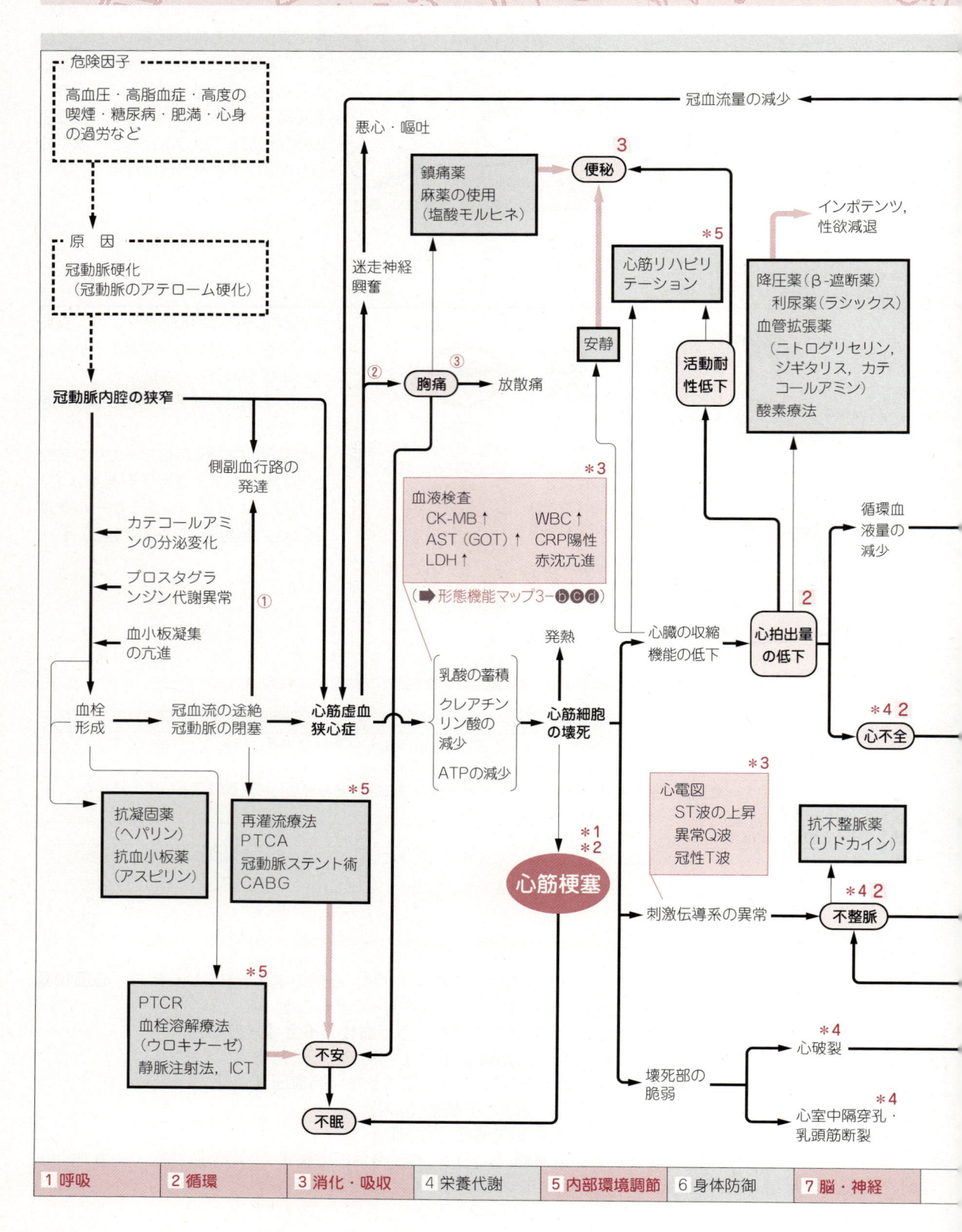

危険因子
高血圧・高脂血症・高度の喫煙・糖尿病・肥満・心身の過労など

↓

原因
冠動脈硬化（冠動脈のアテローム硬化）

↓

冠動脈内腔の狭窄

- 側副血行路の発達
- カテコールアミンの分泌変化
- プロスタグランジン代謝異常
- 血小板凝集の亢進

① → 血栓形成 → 冠血流の途絶・冠動脈の閉塞 → **心筋虚血 狭心症**

② → 胸痛 → 放散痛
③ → 胸痛

迷走神経興奮 → 悪心・嘔吐

鎮痛薬 麻薬の使用（塩酸モルヒネ）→ 便秘 ③

血液検査 *3
CK-MB↑　WBC↑
AST（GOT）↑　CRP陽性
LDH↑　赤沈亢進
（→形態機能マップ3-ⓑⓒⓓ）

乳酸の蓄積／クレアチンリン酸の減少／ATPの減少

発熱 → **心筋細胞の壊死** → *1 *2 **心筋梗塞**

抗凝固薬（ヘパリン）／抗血小板薬（アスピリン）

再灌流療法 PTCA 冠動脈ステント術 CABG *5

PTCR 血栓溶解療法（ウロキナーゼ）静脈注射法, ICT *5

→ 不安 → 不眠

心筋リハビリテーション *5
安静 → 活動耐性低下

心臓の収縮機能の低下 → **心拍出量の低下** 2

冠血流量の減少

循環血液量の減少

降圧薬（β-遮断薬）利尿薬（ラシックス）血管拡張薬（ニトログリセリン, ジギタリス, カテコールアミン）酸素療法 → インポテンツ, 性欲減退

*4 2 **心不全**

心電図 *3
ST波の上昇
異常Q波
冠性T波

刺激伝導系の異常 → *4 2 **不整脈** ← 抗不整脈薬（リドカイン）

壊死部の脆弱 → *4 心破裂
*4 心室中隔穿孔・乳頭筋断裂

---

1 呼吸　2 循環　3 消化・吸収　4 栄養代謝　5 内部環境調節　6 身体防御　7 脳・神経

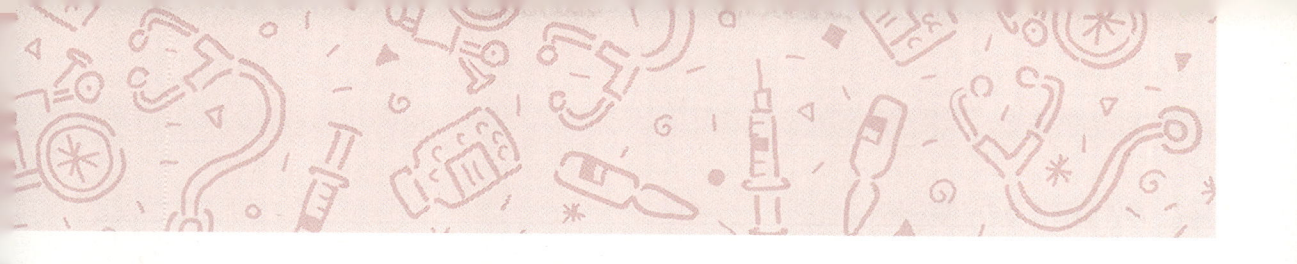

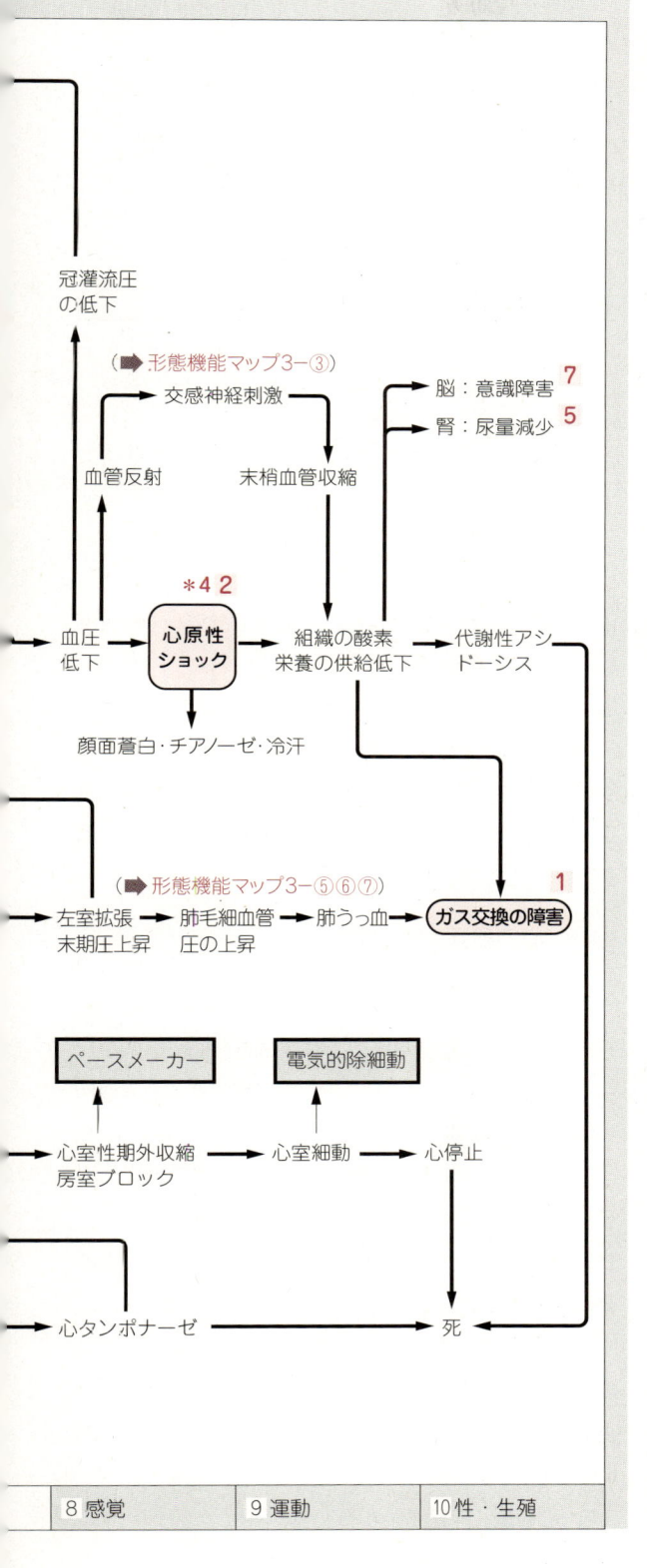

マップ内の＊1〜＊5について

＊1　心筋梗塞

　心筋の栄養血管である冠動脈（**図1**）が，動脈硬化などの原因で閉塞または狭窄し，引き起こされる疾患を虚血性心疾患といい，その代表的なものが狭心症と心筋梗塞である．これは生活習慣病の一つでもある．

　心筋梗塞では冠動脈の血流が途絶え，その血流域の心筋細胞に酸素や栄養が供給されず心筋細胞が壊死する．この冠動脈の動脈硬化を促進する要因を冠危険因子といい，高脂血症，糖尿病，喫煙，高血圧などがある．

　発病の誘因には，身体運動や精神的興奮がある．好発年齢は50〜70歳で，特に50〜60歳の男性に多い．

図1　心筋細胞を養う冠動脈

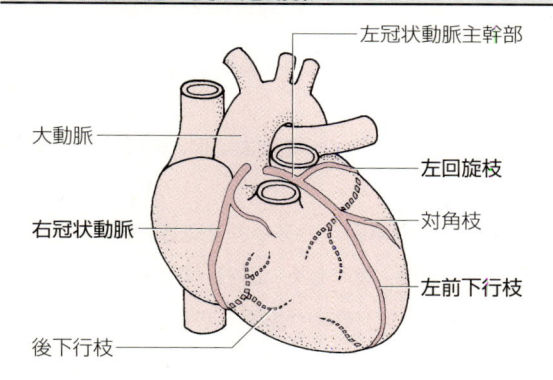

表1　心筋梗塞と狭心症の鑑別

	狭心症	心筋梗塞
病態	・一時的な心筋の虚血であり虚血がなくなれば正常に戻る	・冠状動脈に血栓があり心筋が壊死を起こしている．壊死を起こした部分は収縮力がなくなる．
胸痛	・数十秒〜2分程度（狭心痛） ・安静またはニトログリセリンの投与で消失	・30分〜数時間に及ぶ． ・ニトログリセリンの投与は無効，モルヒネ投与で鎮痛 ・高齢者や糖尿病患者の場合，無痛性のことが多い．
心電図所見	・ST下降	・ST上昇
不整脈	・まれに出現	・心室性期外収縮，心室細動，房室ブロックなど

10　心筋梗塞

図2　急性心筋梗塞の心電図変化

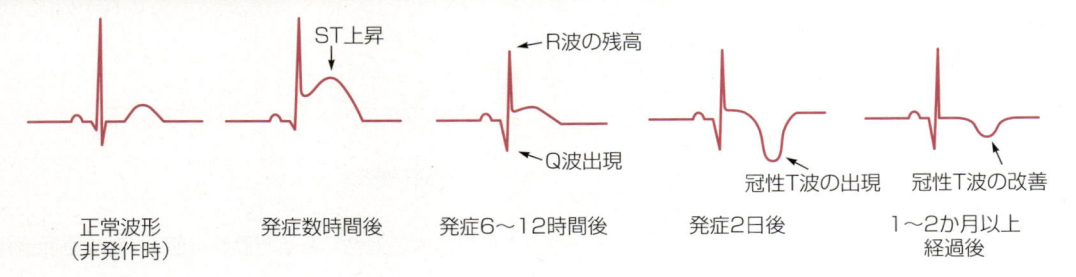

正常波形（非発作時）　　発症数時間後（ST上昇）　　発症6〜12時間後（Q波出現）　　発症2日後（R波の残高／冠性T波の出現）　　1〜2か月以上経過後（冠性T波の改善）

女性は閉経後の高齢者に多い．

＊2　心筋梗塞と狭心症の鑑別

心筋梗塞と狭心症の鑑別について表1に示す．

＊3　診断に必要な検査

1．心電図

心電図は，心筋の電気的興奮を時間的変化として記録したものである（➡形態機能マップ3-②）．その主なものには，12誘導心電図，負荷心電図，ホルター心電図がある．

心筋梗塞において，心電図は診断，経過観察上重要である．

心筋梗塞の心電図での基本的変化は，STの上昇，異常Q波，冠性T波である（図2）．これらの変化により梗塞の発生部位，経過が診断できる．通常，病棟で使われている心電図モニターでは細かい異常を読み取ることは難しい．そのため，患者から胸部症状（胸部の絞扼感，胸痛など）の訴えや明らかなモニター上の乱れが出現したら，12誘導心電図をとり鑑別する必要がある．

2．血液検査（表2）

1）白血球数・赤血球沈降速度・CK-MBで心筋の壊死と炎症を確認する．

2）血清酵素（CK-MB，AST，LDH）

臓器によって，その細胞内に含まれている酵素には違いがある．何らかの病変によって細胞が破壊されると，細胞内の酵素が血中へ逸脱する．したがって，血清中のその酵素が，正常値と比べ著しく上昇していれ

表2　心筋梗塞での血液データの経過

	発現	ピーク	正常
WBC	2〜3時間		7日
CK-MB	3〜4時間	24時間	3〜4日
AST（GOT）	6〜10時間	24〜30時間	4〜5日
LDH	12〜24時間	2〜4日	8〜14日
赤沈	2〜3日		4〜5週間

ば，その臓器が破壊されたことを意味する．（➡形態機能マップ3-❻❼❽）

3．その他

胸部X線，超音波検査，心臓核医学検査，冠動脈造影検査，動脈血ガス分析，血行動態（中心静脈圧測定・スワン-ガンツ・カテーテルによる肺動脈および肺動脈楔入圧の測定）．

＊4　心筋梗塞の合併症

急性心筋梗塞による死亡の60％が発症後1時間以内であり，その死因の90％以上は致命的不整脈である．

1．不整脈：発症後3〜5日以内に発生する心室性期外収縮，心室細動，房室ブロックなど．

2．心不全：急性期から回復期のあらゆる時期にみられる．心筋梗塞が原因の急性心不全の判定に用いられる分類に，キリップ（Killip）分類がある．心筋梗塞後の心不全に対する治療指針にForrester分類がある．

3．ショック：心原性ショック（心臓のポンプ機能の障害により急激に発症した循環系の虚脱）は，発症後24時間以内に起こることが多く，大部分は3日以内に起こる．

4．心破裂：発症直後から1週間以内．

5．心室中隔穿孔，乳頭筋断裂：発症直後から1週間以内．

＊5　心筋梗塞の治療

1. 再灌流療法
   1) 血栓溶解療法
      ① 静脈注射法：ウロキナーゼ，t-PAなどが用いられる
      ② PTCR（経皮的冠動脈血栓溶解術）
   2) PTCA（経皮的冠動脈拡張術）
   3) 冠動脈ステント術
   4) CABG（冠動脈バイパス術）
2. 心筋リハビリテーション

   冠動脈の側副血行路の発達と心筋の残存機能の維持，および早期の社会復帰を目標とする．しかし，具体的な到達目標は，発症前の患者の生活や社会的役割などを考慮することが大切である．また，看護師は再梗塞の危険が高いことを念頭において看護することが大切である．

マップ内の矢印①〜③について

①　側副血行路の発達

冠動脈の比較的太い血管には，相互連絡を保つネットワークが存在している．これを冠動脈吻合という．この左右をつなぐ血管は正常できわめて細いものであるが，血流障害（75％以上の高度の狭窄，閉塞）が起こると発達し側副血行路となる．

心筋梗塞と側副血行路の関係は？

左右の冠動脈のうち左の血管が突然に閉塞した（図3-(1)）場合，側副血行路の発達が間に合わず閉塞部位より末梢において梗塞が発生する．しかし，狭窄が徐々に発生した（図3-(2)）場合，吻合枝は発達し右からの血流により梗塞は発生しない．

図3　冠動脈吻合の発達

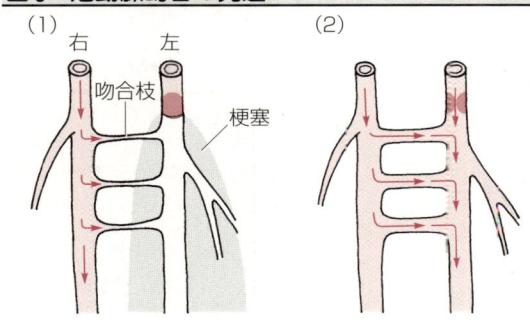

②　心筋梗塞の胸痛はなぜ起こる

心筋細胞が虚血状態になると，代謝物質（乳酸，ブラジキニンなど）が蓄積し，それが心筋，心膜，冠状動脈外壁にある交感神経終末部を刺激すると痛みが発症する．

③　放散痛はなぜ起こる

発症した痛み刺激は，内臓神経の求心性神経に伝えられ，後根→脊髄神経節→脊髄へと入る（➡形態機能マップ6-⑥）．これと同じように脊髄へ入る体性神経の支配部位の皮膚へ痛みとして投射される．これを関連痛という．さらに，非常に離れた部位の皮膚へ投射された痛みを放散痛という．

心臓に関連した体性神経は，第1〜4胸神経であるので，心筋梗塞において左肩，左上肢尺側に放散痛が発症する．

病態マップ 11

うっ血性心不全 congestive heart failure

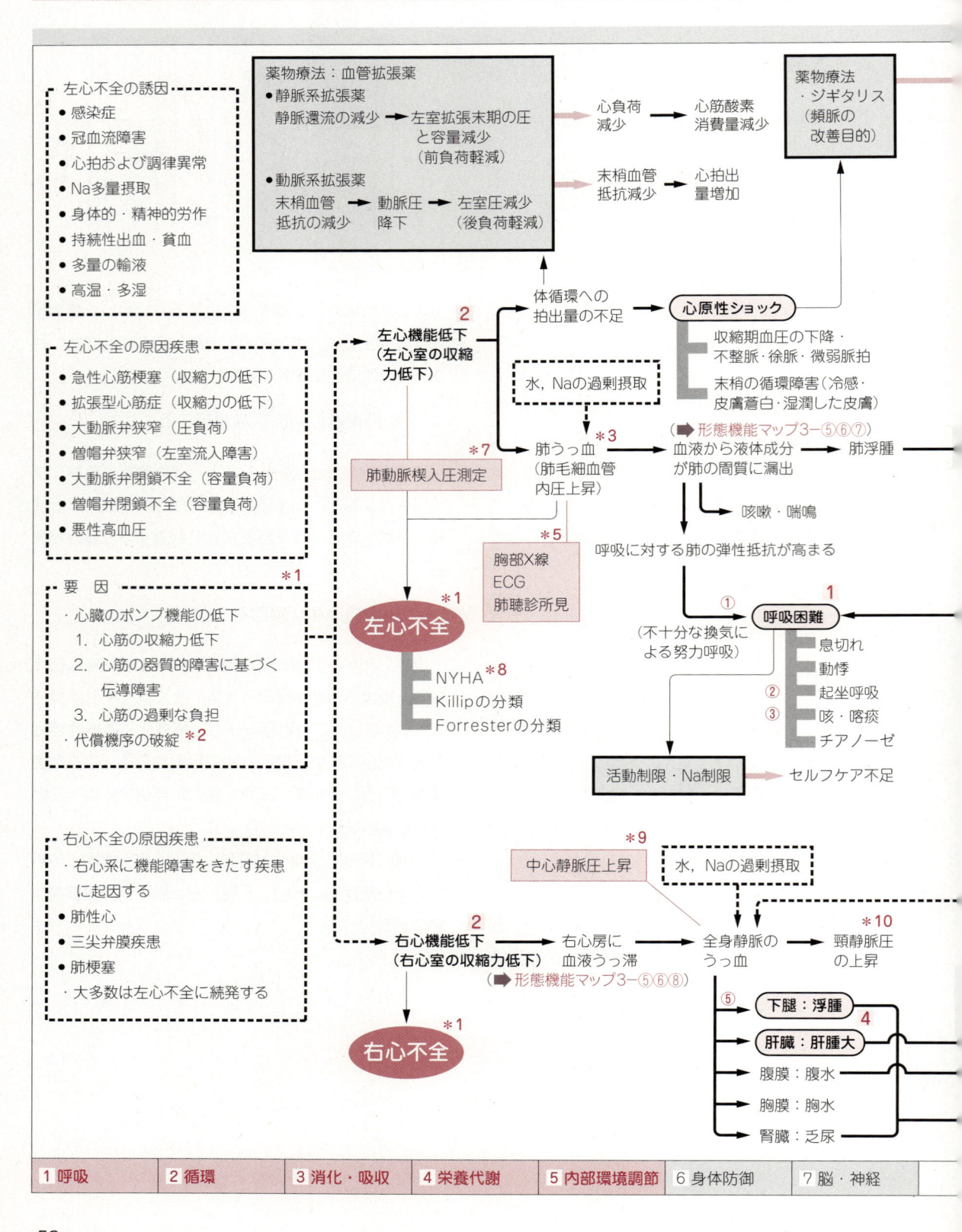

左心不全の誘因
- 感染症
- 冠血流障害
- 心拍および調律異常
- Na多量摂取
- 身体的・精神的労作
- 持続性出血・貧血
- 多量の輸液
- 高温・多湿

薬物療法：血管拡張薬
- 静脈系拡張薬
  静脈還流の減少 → 左室拡張末期の圧と容量減少（前負荷軽減）
- 動脈系拡張薬
  末梢血管抵抗の減少 → 動脈圧降下 → 左室圧減少（後負荷軽減）

心負荷減少 → 心筋酸素消費量減少

末梢血管抵抗減少 → 心拍出量増加

薬物療法
・ジギタリス（頻脈の改善目的）

左心不全の原因疾患
- 急性心筋梗塞（収縮力の低下）
- 拡張型心筋症（収縮力の低下）
- 大動脈弁狭窄（圧負荷）
- 僧帽弁狭窄（左室流入障害）
- 大動脈弁閉鎖不全（容量負荷）
- 僧帽弁閉鎖不全（容量負荷）
- 悪性高血圧

体循環への拍出量の不足 → **心原性ショック**
- 収縮期血圧の下降・不整脈・徐脈・微弱脈拍
- 末梢の循環障害（冷感・皮膚蒼白・湿潤した皮膚）

2 **左心機能低下**（左心室の収縮力低下）

水, Naの過剰摂取

*7 肺動脈楔入圧測定

*3 肺うっ血（肺毛細血管内圧上昇） → 血液から液体成分が肺の間質に漏出 → 肺浮腫

（⇒形態機能マップ3-⑤⑥⑦）

→ 咳嗽・喘鳴

呼吸に対する肺の弾性抵抗が高まる

*5 胸部X線 ECG 肺聴診所見

要因 *1
・心臓のポンプ機能の低下
  1. 心筋の収縮力低下
  2. 心筋の器質的障害に基づく伝導障害
  3. 心臓の過剰な負担
・代償機序の破綻 *2

*1 **左心不全**
NYHA *8
Killipの分類
Forresterの分類

① （不十分な換気による努力呼吸）

1 **呼吸困難**
- 息切れ
- 動悸
② 起坐呼吸
③ 咳・喀痰
- チアノーゼ

活動制限・Na制限 → セルフケア不足

右心不全の原因疾患
・右心系に機能障害をきたす疾患に起因する
- 肺性心
- 三尖弁膜疾患
- 肺梗塞
・大多数は左心不全に続発する

*9 中心静脈圧上昇　　水, Naの過剰摂取

2 **右心機能低下**（右心室の収縮力低下） → 右心房に血液うっ滞 → 全身静脈のうっ血 → *10 頸静脈圧の上昇

（⇒形態機能マップ3-⑤⑥⑧）

*1 **右心不全**

⑤ 下腿：浮腫
4 肝臓：肝腫大
- 腹膜：腹水
- 胸膜：胸水
- 腎臓：乏尿

| 1 呼吸 | 2 循環 | 3 消化・吸収 | 4 栄養代謝 | 5 内部環境調節 | 6 身体防御 | 7 脳・神経 |

[CHF]

ジギタリスが細胞膜 → 心筋細胞内の → ジギタリス → 致死的
Na-K-ATPase　　　 Ca濃度の　　 中毒　　　　 不整脈
を抑制　　　　　　　 上昇
　　　　　　　　　　　　　　　　　├ 不整脈
　　　　　　　　　　　　　　　　　├ 食欲不振・悪心・嘔吐
　　　　　　　　　　　　　　　　　└ 頭痛・不眠・抑うつ

*6
血液ガス分析
　血液のCO₂上昇
　血液のO₂低下
（→形態機能マップ4-ⓐ）

④ 全身易疲労
　 全身倦怠感

*4
急性肺水腫
呼吸面積の減少 → 体循環系の → 腎血流量低下
（ガス交換能力の低下）低い酸素状態
　　　　　　　　　　　　　　　　5
呼吸性アシドーシス　　　　　腎機能低下
呼吸中枢刺激（→形態機能マップ4-①）
（浅表性促迫呼吸）

薬物療法
　利尿薬 → 腎に → 尿量 → Na, 水の
　　　　　　作用　 増加　 排出
・軽症〜中等症のCHF：サイアサイド系利尿薬
　トリクロルメチアジド（ハイグロトン®）
・重症CHF：ループ利尿薬（速効性）
　フロセミド（ラシックス®）

乏尿：腎障害
高血圧
末梢浮腫

3
消化管・肝臓のうっ血　　　→ 低栄養状態
による消化器症状
右悸肋部不快感（肝腫大による）
⑥
食欲低下・悪心・嘔吐　　（→形態機能マップ7-⑥）
腹部膨満　　　　　　　　→ ナトリウム利尿
体液量の増加 → 体重増加（1kgの体重増加は
　　　　　　　　　　　　 水1000mlに相当）

| 8 感覚 | 9 運動 | 10 性・生殖 |

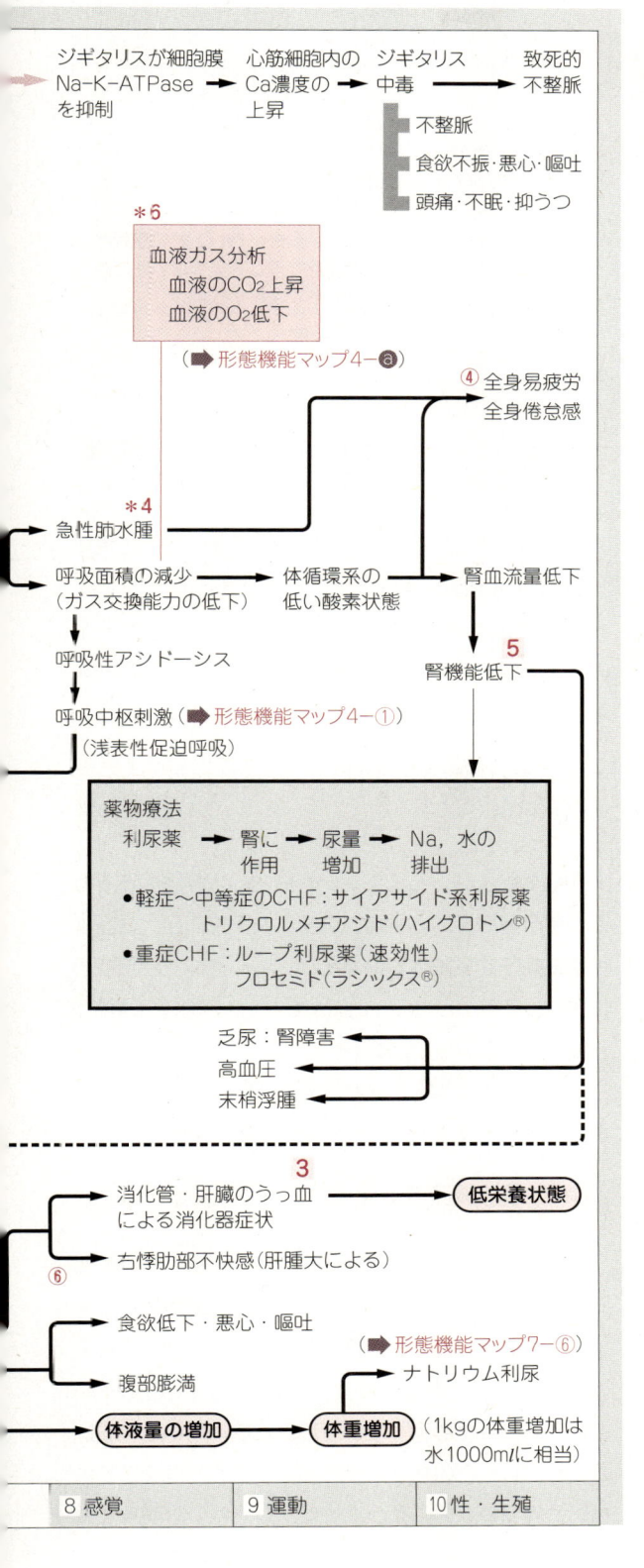

■ マップ内の＊1〜＊10について

＊1　うっ血性心不全

　様々な原因によって心臓のポンプ機能が低下することにより，肺循環や体循環にうっ血を生じ，主要臓器への血流供給が低下した病態をうっ血性心不全という．

　左心室の機能障害に基づく病態を左心不全といい，右心室の機能障害に基づく病態を右心不全という．左心不全があって肺静脈圧が上昇し，右心室に過剰な負荷がかかることにより，右心不全を起こし，両心室の機能不全に陥ったものを両心不全という．

　急激に心不全に陥ったものを急性心不全，緩徐に心不全に陥ったものを慢性心不全という．

＊2　心不全の代償機序

　心臓のポンプ機能が低下し心不全状態になると，循環状態を維持しようとして，下記のような代償機序が発現する．

　代償機序としては，①スターリングの法則（Frank-Starling機序）（→形態機能マップ3-④），②心肥大，③神経・体液性因子（カテコールアミン分泌亢進，レニン-アンギオテンシン-アルドステロン系賦活化→形態機能マップ7-⑤）がある．

＊3　肺うっ血

　左心室のポンプ機能が低下すると，左心室から十分に血液が駆出されないため，肺にうっ血が生じる．このとき，左心室拡張期圧と肺静脈圧，肺毛細血管圧が上昇する．肺毛細血管圧が25〜30mmHgを超えると，血液の液体成分は，毛細血管を通過して肺の間質に漏出し，肺うっ血が生じる．

＊4　急性肺水腫

　急性に心負荷が加わり，肺うっ血が急速に増強し，肺毛細血管圧が上昇し透過性が亢進して，血漿が肺毛細

11　うっ血性心不全

血管から肺胞内へ漏出するために起きるのが，急性肺水腫である．（→形態機能マップ3-⑦）

　左心不全が悪化し，肺うっ血が増強すると，血液および組織液を含んだ漏出液が間質にたまった状態から，さらに肺胞内にたまった状態（急性肺水腫）に移行し，淡い血性（ピンク色）の泡沫状の喀痰が喀出される．

*5　検査（胸部X線，ECG，肺聴診所見）

　胸部X線：左心不全の初期では，上肺野が暗く，下肺野が明るく見える（cephalization）が，しだいに心臓陰影は左右に拡大し，肺静脈拡張がみられる．肺静脈うっ血が高度になると肺門部陰影が増強する．間質性浮腫を生じると，右下肺野外側，横隔膜付近に細い水平線を認めることがある（Kerley B-line）．

　肺胞性浮腫を生じると，肺門部を中心に左右対称の蝶形状の陰影をみる（butterfly shadow）．

　ECG：基礎にある心疾患により種々の不整脈が認められ，左房性P波，低電位差などをみることがあるが，心不全の診断にはあまり価値はない．

　肺聴診所見：左心不全では，肺野部で湿性ラ音（moist rales）が聴かれる．肺うっ血の進行に伴って肺野全体で聴取されるようになる．心不全の重症度をみるうえで重要な所見である．

*6　血液ガス分析

　呼吸機能は，酸素ヘモグロビンをつくることであり，動脈血ガス分析を行うことで生理学的機能を知ることができる．呼吸状態および肺うっ血の程度を反映する．

　基準値→形態機能マップ4-ⓐ

　心不全ではPaO_2が低下し，$PaCO_2$が上昇し，pHが低下する（酸性に傾く）．

*7　肺動脈楔入圧

　スワン-ガンツ・カテーテルを心臓内に挿入して，心拍出量，肺動脈楔入圧を測定することによって，左右の心機能を評価することができる．肺動脈楔入圧は左房圧を反映するので，左心機能を評価する指標である．左心不全では，肺動脈楔入圧が上昇し，肺動脈圧も上昇する．

表　NYHAの心機能分類

Class Ⅰ：	心疾患はあるが身体的活動に制限がなく，日常生活では，著しい疲労，動悸，息切れ，狭心症などの愁訴は生じない．
Class Ⅱ	心疾患があり，身体活動がわずかに制限される者．安静時や軽い労作では症状はないが，やや重い労作で上記の症状が出現する者．
Class Ⅲ	心疾患があり，身体活動が著しく制限される者．安静時には症状はないが，比較的軽い日常労作でも上記の症状が出現する者．
Class Ⅳ	心疾患があり，いかなる労作でも上記の症状が出現し，または安静時でも心不全や狭心症の症状があり，これが労作で増悪する者．

*8　New York Heart Associationの心機能分類

　慢性心不全の重症度の判定にNYHAの心疾患の機能分類が用いられる（表）．

　β遮断薬は，NYHA分類のClass Ⅱ，Ⅲで収縮不全のある患者すべてに与薬され，ACA阻害薬および利尿薬と併用して用いられる．

*9　中心静脈圧（CVP；central venous pressure）

　中心静脈圧は，右房に近い胸腔内の大静脈の圧である．中心静脈圧は，平均右房圧，右室充満圧，右室拡張終末期圧を反映しているため，右心機能を評価する指標として用いられる．0点は第4肋骨の胸骨付着部から胸壁厚の上1/3の位置とする．

　基準値は5〜10cmH$_2$Oであるが，右心不全では，右心内圧が上昇するため，10cmH$_2$O以上となる．

*10　頸静脈圧の上昇

　右心不全では，頸静脈圧の上昇が生じる．右心不全では，心臓への血液還流が悪いため，頸静脈圧が上昇することで首のところに青筋が立っているように見える．このことから静脈圧が高い徴候として，"静脈怒張"とか"怒張した静脈"という用語が広く用いられている．しかし，この症状だけを強調することは適切ではない．内頸静脈の拍動が高位にあっても，外頸静脈が

まったく見えないこともあり，外頸静脈のみを観察していては頸静脈圧の上昇を正しく観察したことにはならないからである．

　右心不全で腫大した肝臓を手掌で1分間以上圧迫すると，頸静脈怒張が著明になる．これを肝－頸静脈逆流現象という．しかし，必ずしも肝臓（右上腹部）を圧迫しなくても，腹部のどの部位を圧迫しても同じ効果が得られるので，"肝－頸静脈圧逆流現象"というのは正しい表現とはいえない．

　腹部の圧迫で頸静脈圧が上昇するかどうかを観察することを腹部圧迫試験または腹部頸静脈検査という．

マップ内の矢印①～⑥について

① 呼吸困難

　左心不全の初期では，労作性呼吸困難，あるいは精神的緊張による呼吸困難が起きる．肺うっ血による呼吸困難では泡沫様の喀痰と喘鳴を伴う．

　進行すると，安静時呼吸困難や発作性夜間呼吸困難が起きる．

　発作性夜間呼吸困難は，就寝後1～2時間して突然呼吸困難をきたすものである．仰臥位によって胸郭内に血液貯留が起こっているところへ一過性の交感神経緊張などによって静脈トーヌスの増加と圧の上昇が起こるため，また睡眠による呼吸中枢抑制が起こるために，突然に呼吸困難をきたす．

　発作性夜間呼吸困難が増強すれば，喘鳴を伴い心臓喘息になることがある．

② 起坐呼吸

　起坐位をとることで，腹腔内または下半身からの静脈還流量を減少させ，心臓位より上の肺静脈圧を下げて，肺のうっ血の程度が減少して，呼吸困難が寛解する．また，起坐位をとると横隔膜が下がり，呼吸面積が広がり，呼吸困難が寛解する．左心不全の場合，患者自らが起坐呼吸の体位となる．

③ 喀　痰

　左心不全では，肺にうっ血が生じ，咳嗽，呼吸困難とともに喀痰が喀出される．

　肺うっ血が増強すると，肺の微小血管内の静水圧上昇，透過性の亢進により，血管内の血漿成分が組織内に滲出して，肺胞内にたまり，それが淡い血性（ピンク色）の泡沫状の喀痰として大量に喀出されるようになる．このようになると急性肺水腫の状態である．

④ 易疲労

　心不全では，心拍出量が低下して骨格筋への血液還流が減少するため，疲労感や四肢のだるさ，全身の倦怠感が生じる．さらに，心不全では，食欲は減退し，食塩制限もあって，血中ナトリウムが減少していて疲労感が増強される．

⑤ 浮　腫

　浮腫は，毛細血管と組織の静水圧および毛細血管と組織の膠質浸透圧の較差バランスが崩れたために起きる．右心不全では心臓のポンプ機能の低下やナトリウム，水の貯留により，静脈圧が上昇して浮腫が生じる．静脈圧が最も上昇するのは下肢なので，浮腫は下肢に最も強く生じる．浮腫の初期には，体重増加と乏尿があるため，注意して観察する．仰臥位では，身体の下側に浮腫が現れる．

　浮腫の出現は，両下肢→体幹背部→全身の順に生じるが，顔面は比較的少ない．

　浮腫があると皮膚は傷つきやすく，褥瘡もできやすい．水分出納を観察し，至適な均衡状態に保つようにする．

⑥ 肝腫大

　右心不全で体循環系にうっ血が生じると，肝臓にうっ血が生じ，肝臓が腫大する．静脈圧上昇によって，末梢の浮腫より前に肝腫大をきたす．肝腫大が進行すると，右季肋部の疼痛や黄疸が出現する．肝機能検査値では，AST，ALPなどの酵素が上昇し，ビリルビンが上昇，血清アルブミンが低下，プロトロンビン時間が延長する．

病態マップ 12

大動脈瘤 aortic aneurysms [AA]

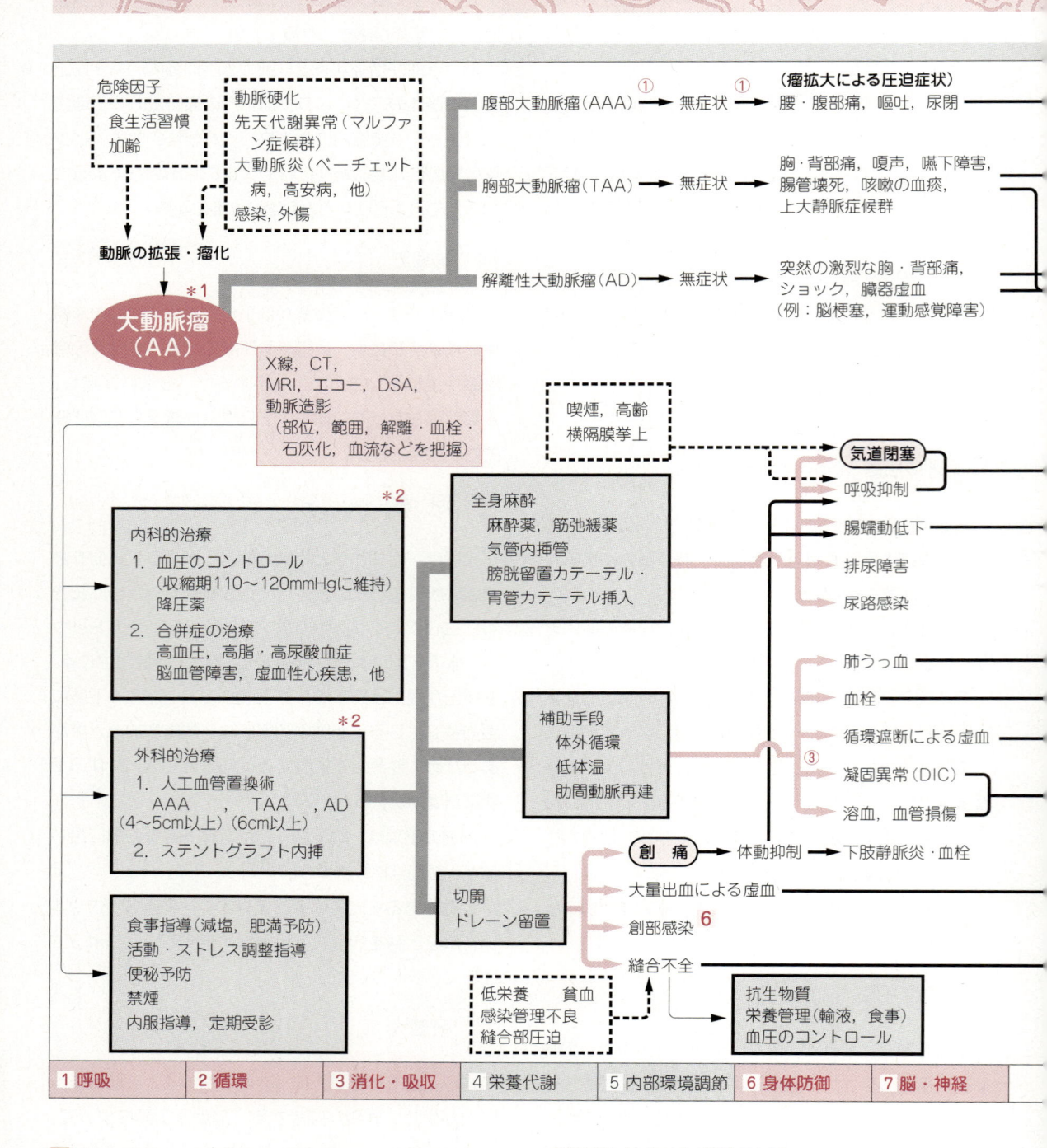

```
危険因子                動脈硬化
 食生活習慣              先天代謝異常（マルファ
 加齢                     ン症候群）
                        大動脈炎（ベーチェット
                         病，高安病，他）
                        感染，外傷
```

動脈の拡張・瘤化

↓ *1

大動脈瘤（AA）

- 腹部大動脈瘤（AAA）→ 無症状 →① （瘤拡大による圧迫症状）① 腰・腹部痛，嘔吐，尿閉
- 胸部大動脈瘤（TAA）→ 無症状 → 胸・背部痛，嗄声，嚥下障害，腸管壊死，咳嗽の血痰，上大静脈症候群
- 解離性大動脈瘤（AD）→ 無症状 → 突然の激烈な胸・背部痛，ショック，臓器虚血（例：脳梗塞，運動感覚障害）

X線，CT，MRI，エコー，DSA，動脈造影
（部位，範囲，解離・血栓・石灰化，血流などを把握）

喫煙，高齢
横隔膜挙上

気道閉塞
呼吸抑制
腸蠕動低下
排尿障害
尿路感染

内科的治療 *2
1. 血圧のコントロール
   （収縮期110〜120mmHgに維持）
   降圧薬
2. 合併症の治療
   高血圧，高脂・高尿酸血症
   脳血管障害，虚血性心疾患，他

全身麻酔
麻酔薬，筋弛緩薬
気管内挿管
膀胱留置カテーテル・
胃管カテーテル挿入

外科的治療 *2
1. 人工血管置換術
   AAA   ，TAA ，AD
   （4〜5cm以上）（6cm以上）
2. ステントグラフト内挿

補助手段
体外循環
低体温
肋間動脈再建

肺うっ血
血栓
循環遮断による虚血
③ 凝固異常（DIC）
溶血，血管損傷

創痛 ― 体動抑制 → 下肢静脈炎・血栓
大量出血による虚血
創部感染 6
縫合不全

食事指導（減塩，肥満予防）
活動・ストレス調整指導
便秘予防
禁煙
内服指導，定期受診

低栄養 貧血
感染管理不良
縫合部圧迫

抗生物質
栄養管理（輸液，食事）
血圧のコントロール

| 1 呼吸 | 2 循環 | 3 消化・吸収 | 4 栄養代謝 | 5 内部環境調節 | 6 身体防御 | 7 脳・神経 |

マップ内の＊1〜＊2について

＊1 大動脈瘤

大動脈瘤とは，大動脈が局所的に正常の血管径の1.5倍以上に拡大した状態である．

1．分類

1）**真性**：動脈壁3層（内膜・中膜・外膜）を有し，その形状は紡錘状瘤（fusiform type）と囊状瘤（saccuar type）に分類される．

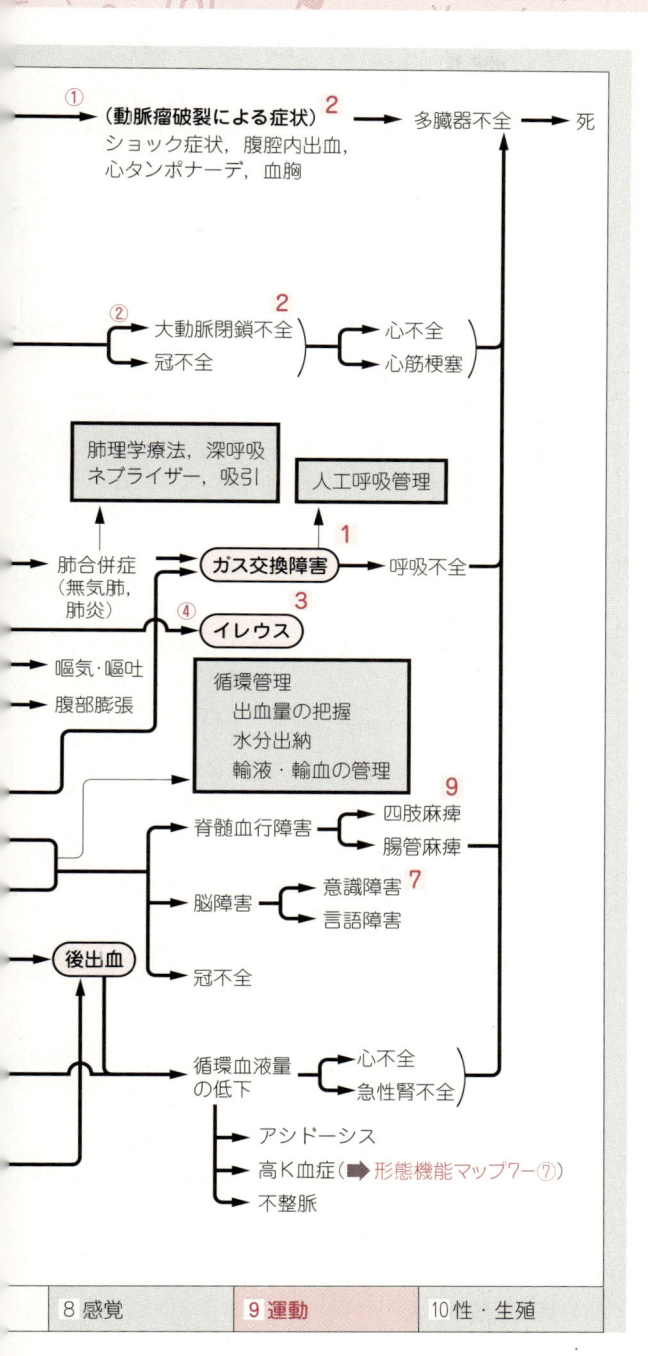

① → （動脈瘤破裂による症状）² → 多臓器不全 → 死
　ショック症状，腹腔内出血，
　心タンパナーデ，血胸

② → 大動脈閉鎖不全 ² → 心不全
　　 冠不全　　　　　　心筋梗塞

肺理学療法，深呼吸
ネブライザー，吸引　　　　人工呼吸管理

肺合併症　　→ ガス交換障害 ¹ → 呼吸不全
（無気肺，
　肺炎）
　　　　　　④ → イレウス ³

嘔気・嘔吐
腹部膨張
　　　　　循環管理
　　　　　　出血量の把握
　　　　　　水分出納
　　　　　　輸液・輸血の管理
　　　　　　　　　　　　　　　　9
　　　　脊髄血行障害 → 四肢麻痺
　　　　　　　　　　　 腸管麻痺

　　　　脳障害 → 意識障害
　　　　　　　　 言語障害　　7

後出血　冠不全

　　　循環血液量 → 心不全
　　　の低下　　　 急性腎不全

　　　　アシドーシス
　　　　高K血症（→形態機能マップ7−⑦）
　　　　不整脈

| 8 感覚 | 9 運動 | 10 性・生殖 |

2）仮性；血腫や動脈周囲組織で作られる．
3）解離性；内膜の亀裂で入口部（エントリー）が生じ，中膜内に血液が侵入，再入口部（リエントリー）は末梢側に進展する（図1）．

2．好発部位と予後

1）腹部大動脈瘤（AAA：abdominal aortic aneurysms）

大動脈瘤全体の2/3を占め，男性に多く，加齢につれ増大する．3.0cm以上を動脈瘤といい，一般に紡錘状瘤で腎動脈分岐部以下に存在する（図2）．瘤径5cm以上または5mm以上の拡大／年は破裂死のリスクが高い．

2）胸部大動脈瘤（TAA：thoracic aortic aneurysms）

上行・弓部・下行・胸腹部大動脈に分類され（図3），AAAに比し発生頻度は少なく，各々30％，30％，30％，

図1　大動脈瘤の分類

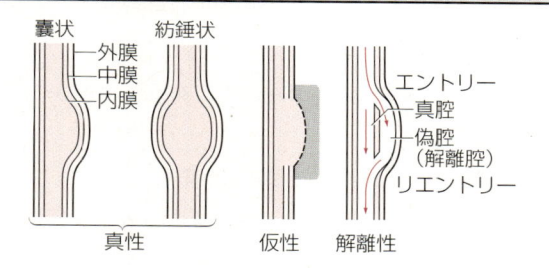

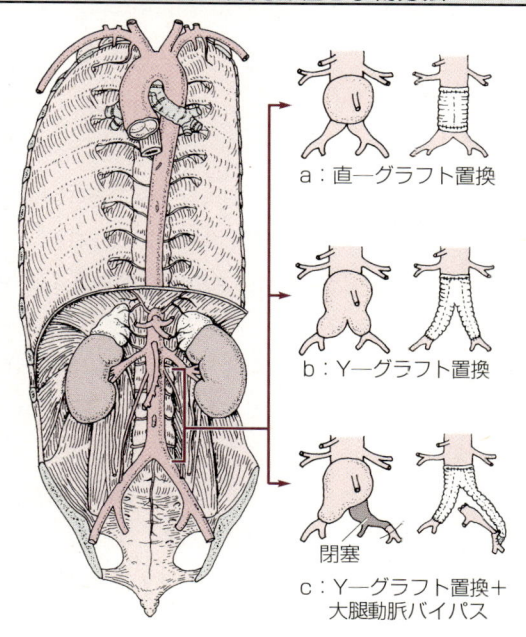

　　囊状　　紡錘状
　　　　　外膜
　　　　　中膜
　　　　　内膜
　　　　　　　　　　エントリー
　　　　　　　　　　真腔
　　　　　　　　　　偽腔
　　　　　　　　　　（解離腔）
　　　　　　　　　　リエントリー
　　真性　　　仮性　　解離性

図2　腹部大動脈瘤の好発部位と手術方法

a：直−グラフト置換

b：Y−グラフト置換

閉塞

c：Y−グラフト置換＋
　　大腿動脈バイパス

12 大動脈瘤

図3 胸部大動脈瘤の好発部位と手術方法

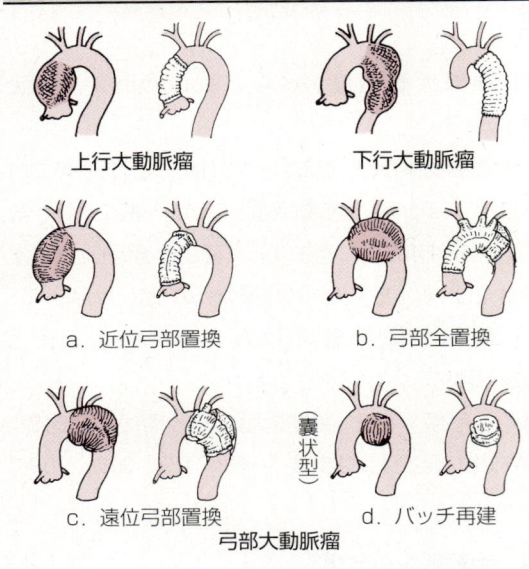

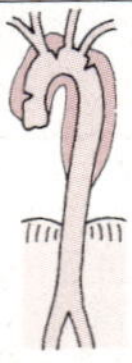

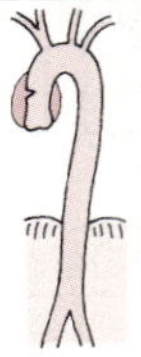

上行大動脈瘤　　下行大動脈瘤

a. 近位弓部置換　　b. 弓部全置換

c. 遠位弓部置換　　d. バッチ再建（嚢状型）
弓部大動脈瘤

図4 胸腹部大動脈瘤の好発部位

Ⅰ　Ⅱ　Ⅲ　Ⅳ

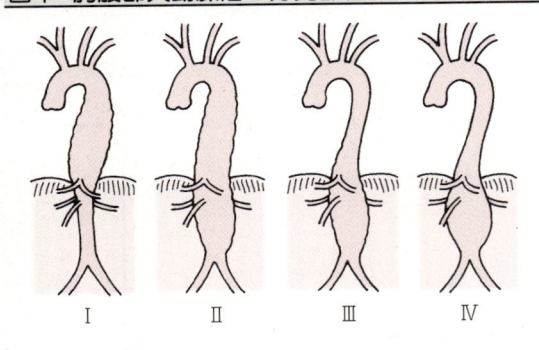

図5 解離性大動脈瘤の病型分類

		ド・ベーキー分類			スタンフォード分類
		Ⅰ型	Ⅱ型		A型
外科的治療	胸部上行大動脈	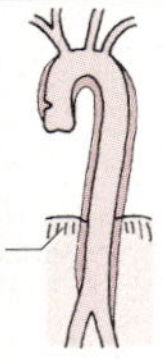 上行大動脈から左右腸骨動脈に至る全域の解離	上行大動脈に限局した解離		上行大動脈に解離が及んだもの
		Ⅲa型	Ⅲb型		B型
内科的治療	胸部下行大動脈以下	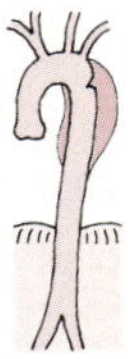 胸部下行大動脈に限局した解離	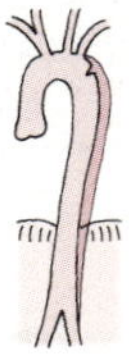 胸部下行大動脈解離が横隔膜を超えたもの		上行大動脈に解離が及んでいないもの

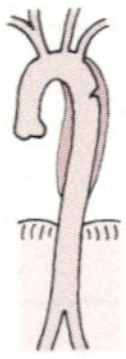

10%である．また瘤拡大率も1/3であるが，その約半数は破裂する．

胸腹部大動脈瘤について図4に示す．

3) **解離性大動脈瘤**（AD；aortic dissectin）（図5）

急性の場合の予後はきわめて不良で，発症後48時間以内で50%死亡する．慢性の場合も厳重なフォローアップが必要である．

*2 治療

1．内科的療法

瘤径が小さい場合，合併症により手術できない場合や特に血栓閉塞型大動脈解離では第一選択される．β遮断薬を中心とした降圧薬により収縮期血圧110～120mmHgに維持すること，および合併する高血圧，糖尿病，高脂血症，脳血管障害，虚血性心疾患，腎不全等の治療が重要である．

2．外科的療法

原則として，胸骨正中切開，側開胸，開腹，後腹膜切開による人工血管置換術が行われる．また最近はステントグラフト内挿術の併用や，腹部大動脈瘤では高リスク症例や高齢者に低侵襲的治療として，経カテーテル的ステントグラフト内挿術が行われている．

手術適応は，AAAでは瘤径4～5cm以上，瘤拡大速度5mm以上/6か月のもの，TAAでは合併症の存在や体外循環の必要からリスクが高く，症例に応じて決定されることが多いが，瘤径6cm以上が適応とされる（図2，3）．

1) 補助手段

術中補助手段として体外循環や低体温が用いられる．TAAにおける脳保護としては，人工心肺（選択的順行性脳灌流，逆行性脳灌流）による脳血流維持と，それを用いた全身の深部冷却で代謝を低下させる超低体温法が行われる．AAAにおける脊髄保護としては，肋間動脈再建，低体温，脳脊髄液圧の上昇で脊髄灌流

低下対麻痺発生予防のための脳脊髄液ドレナージ等が行われる.

2) ステントグラフト内挿術

ステンレスやニッケルチタニウムによる針金をジグザグあるいは輪状に形成して自己拡張能を持つステントとし，超薄型ポリエステル織布から成る人工血管で被覆，モノフィラメント糸で固定して作成される．これをカテーテル内に込め，大腿動脈，外腸骨動脈，総腸骨動脈からガイドワイヤーに沿って目的とする動脈内に挿入したらステントグラフトを押し出して自己拡張させる（図6）．

図6 血管内ステント人工血管の実際

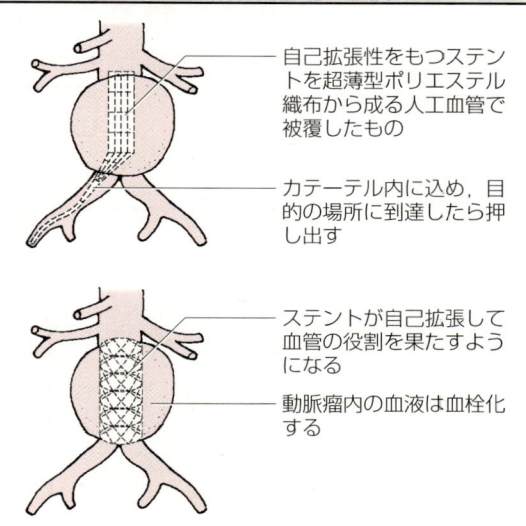

- 自己拡張性をもつステントを超薄型ポリエステル織布から成る人工血管で被覆したもの
- カテーテル内に込め，目的の場所に到達したら押し出す
- ステントが自己拡張して血管の役割を果たすようになる
- 動脈瘤内の血液は血栓化する

■ マップ内の矢印①～④について

① 大動脈瘤の症状

自覚的にも他覚的にも無症状であるが，瘤の拡大による圧迫症状が現れ，瘤破裂時にはショックとなる．

1) 胸部大動脈瘤；胸背部圧迫感，疼痛（切迫破裂時は激痛），反回神経圧迫で嗄声を起こすことがある．食道圧迫で嚥下障害を起こすことがある．交感神経星状神経節圧迫でHorner症候群，咳嗽，血痰，上大静脈症候群，瘤内血栓で脳梗塞，腸間膜動脈閉塞症，腸管壊死，四肢動脈塞栓症を起こすことがある．

2) 腹部大動脈瘤；切迫破裂時に持続性・増強性の腰・腹痛を起こす．十二指腸圧迫で嘔吐，尿管圧迫で尿閉を起こす．

3) 解離性大動脈瘤；突然の激烈な（裂かれるような）胸・背部痛があり，時にショックとなる．その痛みは解離の進展で，その部位と関連して肩甲間部，腹部，腰部へ移動する．急性心筋梗塞との鑑別が重要である．疼痛がない場合も臓器虚血で脳梗塞・意識障害，心筋梗塞，末梢チアノーゼ，乏尿・無尿，腸管壊死，下肢運動感覚障害，AST（GOT）・ALT（GPT）上昇，四肢血圧の異常が現れる場合がある．

② 大動脈閉鎖不全，冠不全

上行大動脈基部の壁拡張により大動脈弁輪も拡大して閉鎖機能が障害され大動脈閉鎖不全を起こす．それによる左心室への血液逆流が左心不全につながる．また，左右の冠状動脈も大動脈基部と大動脈弁間（Valsalva）の大動脈壁から出ていることから，大動脈閉鎖不全による大動脈への血流減少は，冠状動脈への血流減少を招き虚血性心疾患症状を呈する．これを冠不全という．

③ 凝固異常と後出血

長時間の体外循環，ヘパリンの使用，出血に対する大量輸血は，血小板，フィブリノーゲンの減少，線維素溶解現象を亢進させる．また，手術による組織挫滅は組織トロンボプラスチンの血中流入，輸血による凝固亢進物質の流入は，凝固能を亢進させる等の凝固因子障害を引き起こす．これが過度になると，播種性血管内凝固症候群（DIC）となり（→形態機能マップ12-⑥），さらに出血傾向を強め，後出血を起こす．

④ イレウス

高齢，全身麻酔，出血等による虚血，創痛による活動低下により，また腹部大動脈瘤（AAA）では開腹による機械的刺激等から，腸管麻痺が起こりやすい．

病態マップ 13

高血圧 hypertension[HT]

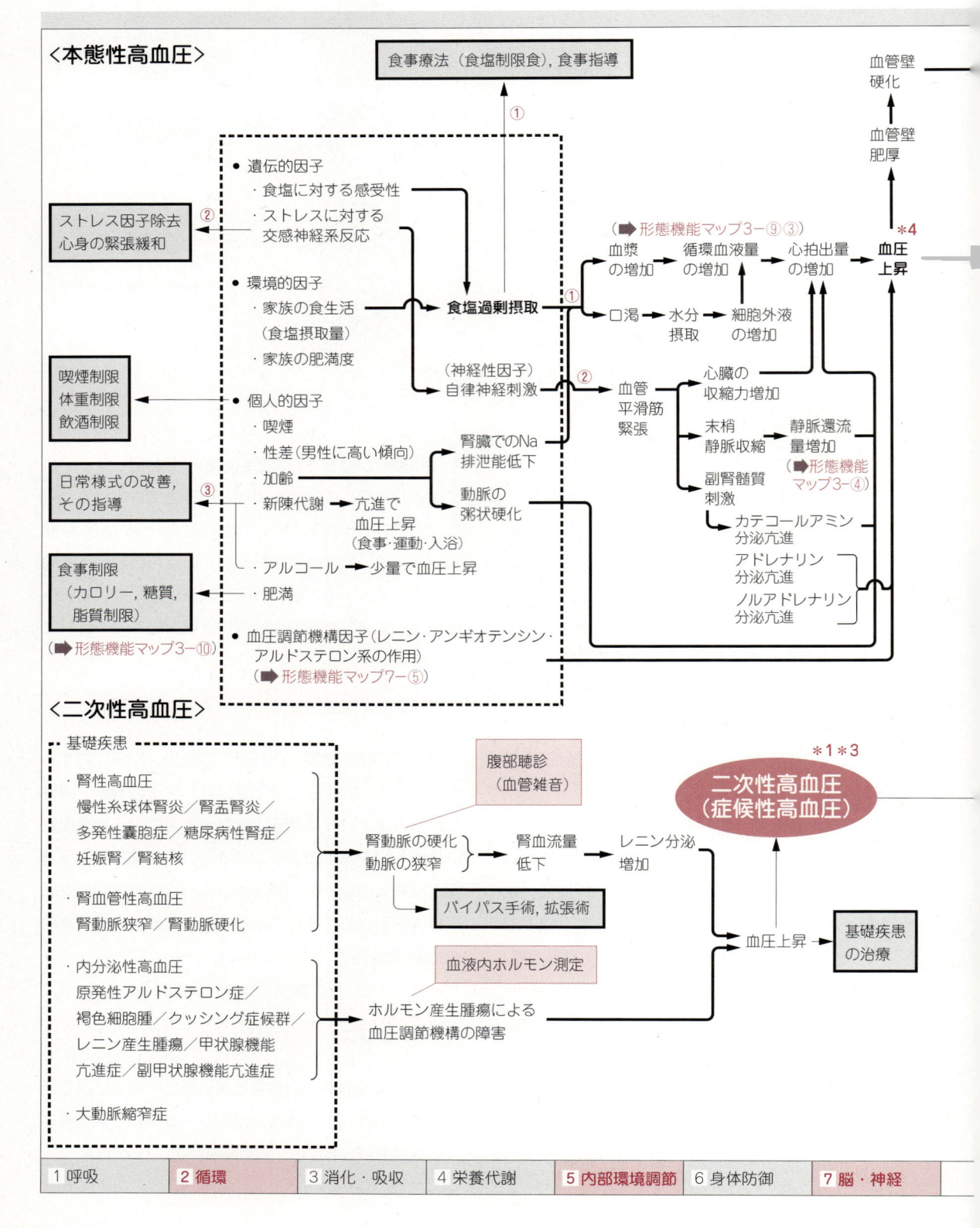

<本態性高血圧>

- 遺伝的因子
  - 食塩に対する感受性
  - ストレスに対する交感神経系反応
- 環境的因子
  - 家族の食生活（食塩摂取量）
  - 家族の肥満度
- 個人的因子
  - 喫煙
  - 性差（男性に高い傾向）
  - 加齢
  - 新陳代謝亢進で血圧上昇（食事・運動・入浴）
  - アルコール → 少量で血圧上昇
  - 肥満
- 血圧調節機構因子（レニン・アンギオテンシン・アルドステロン系の作用）
  （➡ 形態機能マップ7－⑤）
  （➡ 形態機能マップ3－⑩）

食塩過剰摂取 ①
→ 血漿の増加 → 循環血液量の増加 → 心拍出量の増加 → 血圧上昇
→ 口渇 → 水分摂取 → 細胞外液の増加
（➡ 形態機能マップ3－⑨③）

（神経性因子）自律神経刺激 ②
→ 血管平滑筋緊張
  → 心臓の収縮力増加
  → 末梢静脈収縮 → 静脈還流量増加
  → 副腎髄質刺激
    → カテコールアミン分泌亢進
    → アドレナリン分泌亢進
    → ノルアドレナリン分泌亢進
（➡ 形態機能マップ3－④）

腎臓でのNa排泄能低下
動脈の粥状硬化

→ 血管壁硬化
→ 血管壁肥厚
*4

治療・指導
- 食事療法（食塩制限食），食事指導 ①
- ストレス因子除去 心身の緊張緩和 ②
- 喫煙制限 体重制限 飲酒制限
- 日常様式の改善，その指導 ③
- 食事制限（カロリー，糖質，脂質制限）

<二次性高血圧>

- 基礎疾患
  - 腎性高血圧
    慢性糸球体腎炎／腎盂腎炎／多発性嚢胞症／糖尿病性腎症／妊娠腎／腎結核
  - 腎血管性高血圧
    腎動脈狭窄／腎動脈硬化
  - 内分泌性高血圧
    原発性アルドステロン症／褐色細胞腫／クッシング症候群／レニン産生腫瘍／甲状腺機能亢進症／副甲状腺機能亢進症
  - 大動脈縮窄症

腎動脈の硬化・動脈の狭窄 → 腎血流量低下 → レニン分泌増加 → 血圧上昇 → 基礎疾患の治療

腹部聴診（血管雑音）
バイパス手術，拡張術
血液内ホルモン測定

ホルモン産生腫瘍による血圧調節機構の障害

二次性高血圧（症候性高血圧） *1 *3

| 1 呼吸 | 2 循環 | 3 消化・吸収 | 4 栄養代謝 | 5 内部環境調節 | 6 身体防御 | 7 脳・神経 |

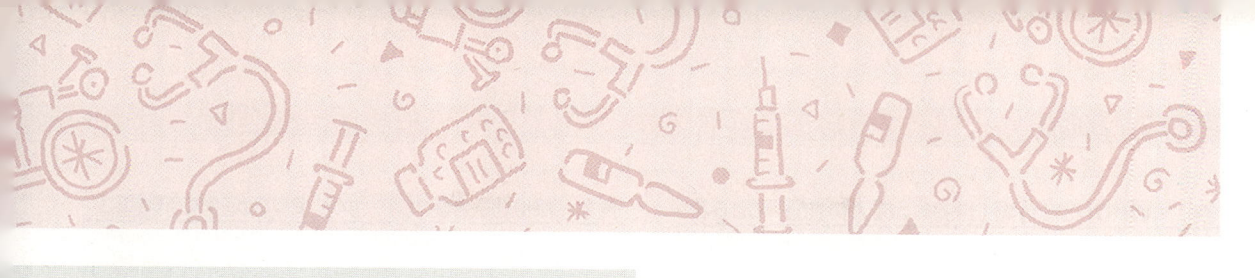

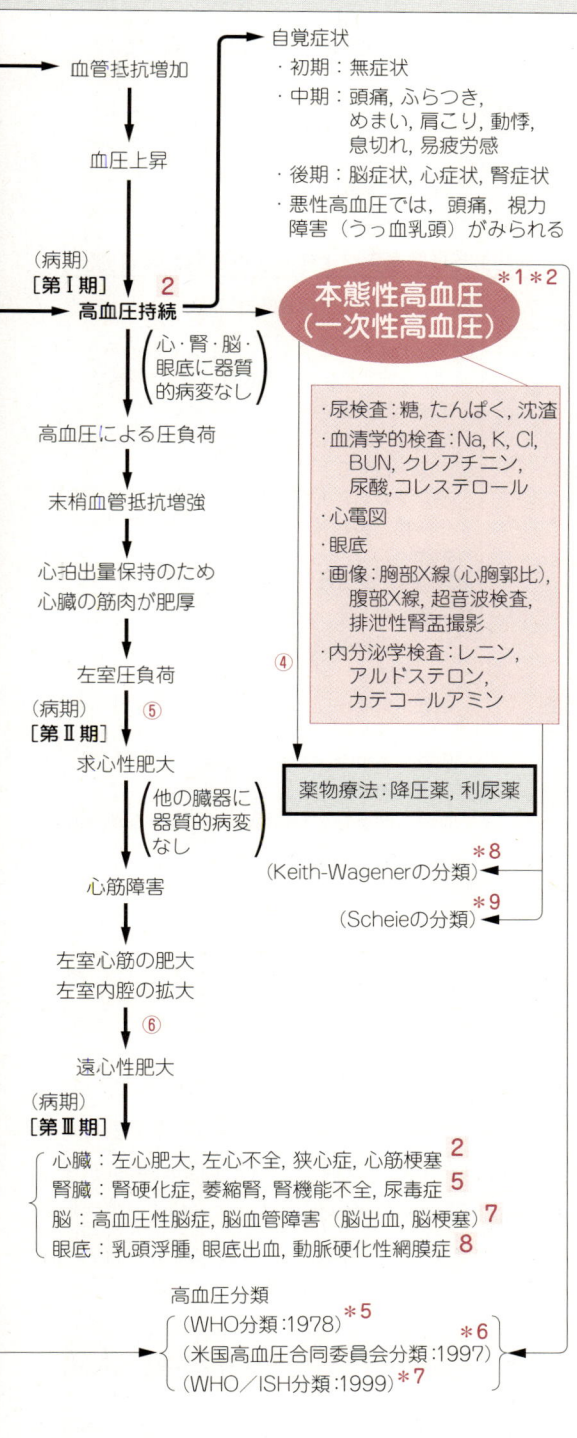

マップ内の＊1～＊9について

＊1　高血圧

血圧が正常より高い状態が長時間持続することで，心，腎，脳などの臓器に障害を併発する病態を高血圧という．高血圧には，本態性高血圧（一次性高血圧）と二次性高血圧がある．

血圧は日内変動や日差変動，季節変動，精神的緊張など，様々な条件や要素で変動する．

＊2　本態性高血圧（一次性高血圧）

基礎疾患がなく，高血圧の原因が不明のものを本態性高血圧という．高血圧の90～95％は本態性高血圧である．遺伝的因子，環境的因子，血圧調節機構因子などが相互に作用し高血圧になると考えられている．

＊3　二次性高血圧（症候性高血圧）

二次性高血圧は原因が明確な基礎疾患がある．腎性高血圧，腎血管性高血圧，内分泌性高血圧などがあり，基礎疾患の治療をすることで高血圧の治療が可能である．

＊4　血圧を規定する因子

血圧維持に影響を及ぼす因子は，①心拍出量，②末梢血管抵抗，③動脈系の血液量，④血液の粘稠度，⑤血管壁の弾力性である．血圧は「心拍出量×末梢血管の抵抗」で表される．この2つの血圧決定因子は，多くの要因が相互に作用し合って調節されている．

＊5　WHO分類

WHOは高血圧判定基準を，収縮期血圧140mmHg以下でかつ拡張期血圧90mmHg未満が正常血圧としている．近年では，高血圧判定基準は，WHOとISH（国際高血圧学会）とが共同で発表したWHO/ISHガイドライン（表1～3）が用いられている．

【マップ部分】

血管抵抗増加 → 血圧上昇

自覚症状
- 初期：無症状
- 中期：頭痛，ふらつき，めまい，肩こり，動悸，息切れ，易疲労感
- 後期：脳症状，心症状，腎症状
- 悪性高血圧では，頭痛，視力障害（うっ血乳頭）がみられる

（病期）[第Ⅰ期] ②
高血圧持続
（心・腎・脳・眼底に器質的病変なし）

↓
高血圧による圧負荷
↓
末梢血管抵抗増強
↓
心拍出量保持のため心臓の筋肉が肥厚
↓
左室圧負荷

（病期）[第Ⅱ期] ⑤
求心性肥大
（他の臓器に器質的病変なし）
↓
心筋障害
↓
左室心筋の肥大
左室内腔の拡大
↓ ⑥
遠心性肥大

（病期）[第Ⅲ期]
- 心臓：左心肥大，左心不全，狭心症，心筋梗塞 ②
- 腎臓：腎硬化症，萎縮腎，腎機能不全，尿毒症 ⑤
- 脳：高血圧性脳症，脳血管障害（脳出血，脳梗塞） ⑦
- 眼底：乳頭浮腫，眼底出血，動脈硬化性網膜症 ⑧

高血圧分類
- （WHO分類：1978）＊5
- （米国高血圧合同委員会分類：1997）＊6
- （WHO/ISH分類：1999）＊7

本態性高血圧（一次性高血圧）＊1＊2

- 尿検査：糖，たんぱく，沈渣
- 血清学的検査：Na, K, Cl, BUN, クレアチニン, 尿酸，コレステロール
- 心電図
- 眼底
- 画像：胸部X線（心胸郭比），腹部X線，超音波検査，排泄性腎盂撮影
- 内分泌学検査：レニン，アルドステロン，カテコールアミン

薬物療法：降圧薬，利尿薬

(Keith-Wagenerの分類) ＊8
(Scheieの分類) ＊9

| 8 感覚 | 9 運動 | 10 性・生殖 |

13 高血圧

表1 WHO/ISH 分類（1999）；成人の血圧判定基準

分類	収縮期血圧（mmHg）（最高血圧）	拡張期血圧（mmHg）（最低血圧）
至適血圧	< 120	< 80
正常血圧	< 130	< 85
正常高値血圧	130〜139	85〜89
グレード1高血圧（軽症）	140〜159	90〜99
サブグループ；境界域高血圧	140〜149	90〜94
グレード2高血圧（中等度）	150〜179	100〜109
グレード3高血圧（重症）	180以上	110以上
収縮期高血圧	140以上	< 90
サブグループ；境界域高血圧	140〜149	< 90

注：収縮期血圧と拡張期血圧が異なる分類に属する時は，より高い方の分類を採用する．
たとえば，収縮期血圧130，拡張期血圧100の場合は，グレード2高血圧と判定する．

表2 WHO/ISH 分類（1999）；小児、青年期の高血圧判定基準

分類		収縮期血圧（mmHg）（最高血圧）	拡張期血圧（mmHg）（最低血圧）
幼児		120以上	70以上
小学生	低学年	130以上	80以上
	高学年	135以上	80以上
中学生	男子	140以上	85以上
	女子	135以上	80以上
高校生		140以上	85以上

注：収縮期血圧と拡張期血圧が異なる分類に属する時は，より高い方の分類を採用する．

表3 WHO/ISH 分類（1999）；小児、青年期の正常高値判定基準

分類		収縮期血圧（mmHg）（最高血圧）	拡張期血圧（mmHg）（最低血圧）
小学生	低学年	120以上	70以上
	高学年	125以上	70以上
中学生	男子	130以上	70以上
	女子	125以上	70以上
高校生		130以上	75以上

表4 WHO/ISH 委員会による高血圧病期分類（1993）

第1期（stage Ⅰ）	臓器の変化を示す客観的徴候なし
第2期（stage Ⅱ）	以下の徴候を，少なくとも1つ以上認める ・左心室肥大（X線，心電図，心エコー図） ・網膜動脈の全体的ないし局所的狭窄 ・たんぱく尿および/または軽度の血漿クレアチニン濃度の上昇（1.2〜2.0mg/dl） ・超音波またはX線検査による動脈の粥状硬化所見（頸動脈，大動脈，腸骨および大腿動脈）
第3期（stage Ⅲ）	臓器障害による症状と所見を認める ・心臓：狭心症，心筋梗塞，心不全 ・脳：一過性脳虚血発作，脳卒中，高血圧性脳症 ・眼底：網膜出血と白斑（乳頭浮腫を伴う場合と伴わない場合がある） ・腎臓：血漿クレアチニン濃度2.0mg/dl以上，腎不全 ・血管：解離性大動脈瘤，症状を伴う動脈の閉塞性病変

＊6 アメリカ高血圧合同委員会分類（JNC-Ⅵ）

アメリカ高血圧合同委員会（第6次）は，正常血圧は収縮期血圧120〜129mmHgかつ拡張期血圧80〜84mmHg以下，至適血圧は＜120/80mmHgとし，より低い値に設定している．血圧のステージを，①正常高値血圧（130〜139/85〜89），②ステージⅠ（140〜159/90〜99），③ステージ2および3（≧160/≧100）に分類し，糖尿病およびその他のリスクファクターの有無によって，ライフスタイルの修正や薬物療法の適用など治療指針が定められ，軽症の高血圧患者にも，より積極的な治療と管理を行うことを奨励している．

＊7 WHO/ISH 分類

WHO/ISH（世界保健機関／国際高血圧学会）は，これまでの定義を更新して新しい血圧分類を発表した（表1〜3）．これによると，高血圧は収縮期血圧140mmHg以上または拡張期血圧90mmHg以上である．WHO/ISHによる病期分類は3期に分けられている（表4）．

＊8 キース-ウェジナー（Keith-Wagener）分類

眼底は，人体の血管を非侵襲的に直接観察しうる唯一の部位であり，血管の性状に関する情報を得ることができるので，眼底の血管の状態から高血圧の重症度

を分類し，予後を検討するために作られた（1939年）のが，キース‐ウェジナー（Keith-Wagener）分類である．正常と，第Ⅰ～Ⅳ度に分けられ，第Ⅲ，Ⅳ度は重症高血圧である．

＊9　シャイエ（Scheie）分類

眼底変化について，高血圧性変化と動脈硬化性変化を別々に，第Ⅰ～Ⅳ度に分類するものである．高血圧性変化からは細動脈の収縮の状態がわかり，動脈硬化性変化からは血圧亢進に伴う血管壁の器質的障害の程度を知ることができる．

■マップ内の矢印①～⑥について

①　食塩過剰摂取，食塩制限

食塩依存性に血圧が上昇するタイプの食塩感受性の高血圧は，食塩の摂取量に敏感に反応して血圧が上昇する．食塩を過剰に摂取すると，ナトリウムが末梢動脈壁平滑筋の緊張を高め，収縮性を亢進させる．また，口渇から水を体内に引き込むことになり，循環血液量が増加し，腎でのナトリウムの排泄も不十分となり，結果的に心拍出量が増加し，血圧を持続的に上昇させる．高血圧患者の食事療法では，食塩の制限は重要である．特に，食塩感受性高血圧のタイプの人は，減塩による降圧効果は大きい．

②　ストレス因子の除去

心身の緊張や興奮，不安，怒り，疼痛などは，生体のストレッサーとなり，交感神経が反応して，アドレナリンの分泌が亢進し，心拍数や心拍出量を増加させ，血圧が上昇する．同時にノルアドレナリンの分泌も亢進して，末梢血管の抵抗が増大し，血圧が上昇する．看護では，精神的な安寧は重要である．

③　生活様式の改善

血圧を上昇させる生活習慣因子として，肥満，身体的非活動性，アルコール摂取過多，食事の要素（塩分摂取）などがある．特に肥満は，減量することによって降圧効果が得られる．また，適度な運動も降圧効果がある．さらに心身の安静が得られるように，患者の生活を取り巻く，家族や職場などの人的・物的環境も含めて調整できるように患者と話し合い，調整の糸口を見出す．

④　薬物療法

高血圧の治療は，食事療法や生活様式の改善，心身の安静を図ることが基本であるが，これらによっても改善されない場合は薬物療法が行われる．

薬物療法は，作用機序の異なる薬剤（降圧利尿薬，Ca拮抗薬，アンジオテンシン変換酵素阻害薬，アンジオテンシンⅡレセプター拮抗薬，交感神経抑制薬など）を組み合わせて処方されることが多い．薬剤の作用・副作用を熟知して与薬し，患者が継続して正しく服用できるように，十分な説明を行う．また，自己判断で服薬を中止しないように指導する．

薬物療法の降圧目標は，成人では140/90mmHg未満に下げる．可能なら130/85mmHg未満を目標とする．若年者や糖尿病患者の場合は，正常血圧値から至適血圧値を目標値として，薬物療法を行う．

⑤　求心性肥厚：求心性肥大

高血圧による圧負荷がかかり，末梢血管の抵抗も増強するため，心拍出量を保持しようとして，心臓の筋肉が肥厚し，左室に過剰圧がかかる．このとき左室の内腔は拡大せず，心壁が肥厚するので求心性肥厚という．これは心臓の代償機序の一つである．

⑥　遠心性肥厚：遠心性肥大

求心性肥厚で心壁が肥厚するが，さらに圧が加わると，左室心筋が肥大し，ついには左室内腔が拡大する．これを遠心性肥厚という．心臓は大きくなり，重量が増し，一段と心負荷がかかる状態になる．

病態マップ 14

不整脈 arrhytmia

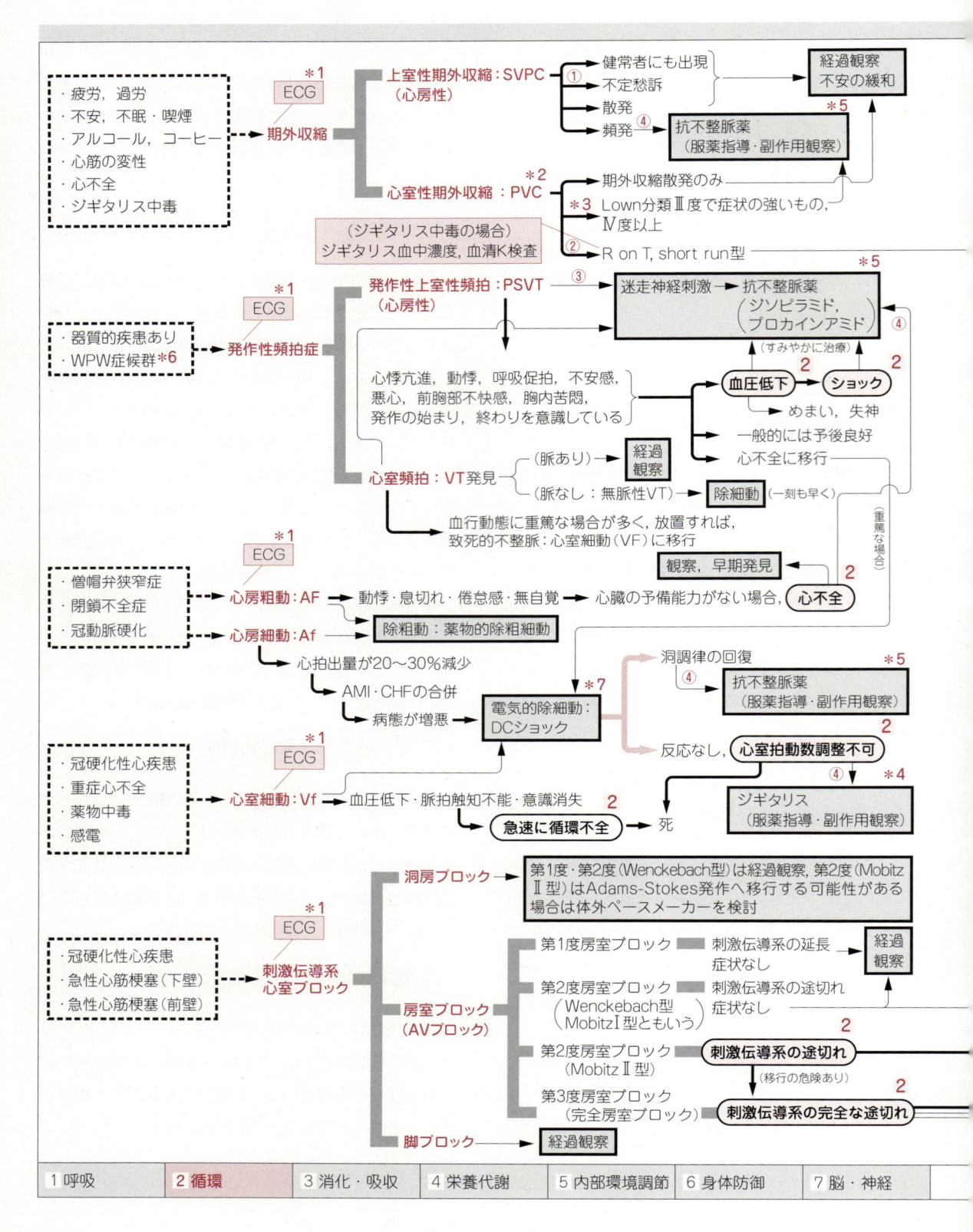

- 疲労，過労
- 不安，不眠・喫煙
- アルコール，コーヒー
- 心筋の変性
- 心不全
- ジギタリス中毒

→ ECG *1 期外収縮

- 上室性期外収縮：SVPC（心房性）
  - ① 健常者にも出現
  - 不定愁訴
  - 散発
  - 頻発 → ④ 抗不整脈薬（服薬指導・副作用観察）*5
  - → 経過観察 不安の緩和
- 心室性期外収縮：PVC *2
  - 期外収縮散発のみ
  - *3 Lown分類Ⅲ度で症状の強いもの，Ⅳ度以上
  - ② R on T, short run型

（ジギタリス中毒の場合）ジギタリス血中濃度，血清K検査

- 器質的疾患あり
- WPW症候群 *6

→ ECG *1 発作性頻拍症

- 発作性上室性頻拍：PSVT（心房性）
  - ③ 迷走神経刺激 → 抗不整脈薬（ジソピラミド，プロカインアミド）*5
  - 心悸亢進，動悸，呼吸促拍，不安感，悪心，前胸部不快感，胸内苦悶，発作の始まり，終わりを意識している
  - → 血圧低下 →2 ショック（すみやかに治療）
  - → めまい，失神
  - 一般的には予後良好
  - 心不全に移行
- 心室頻拍：VT発見
  - （脈あり）→ 経過観察
  - （脈なし：無脈性VT）→ 除細動（一刻も早く）
  - 血行動態に重篤な場合が多く，放置すれば，致死的不整脈：心室細動（VF）に移行

観察，早期発見

- 僧帽弁狭窄症
- 閉鎖不全症
- 冠動脈硬化

→ ECG *1
- 心房粗動：AF → 動悸・息切れ・倦怠感・無自覚 → 心臓の予備能力がない場合，心不全
- 心房細動：Af → 除粗動：薬物的除粗細動
  - 心拍出量が20〜30%減少
  - AMI・CHFの合併
  - 病態が増悪
  → 電気的除細動：DCショック *7
    - → 洞調律の回復
    - ④ 抗不整脈薬（服薬指導・副作用観察）*5
    - 反応なし，心室拍動数調整不可
    - ④ ジギタリス（服薬指導・副作用観察）*4

- 冠硬化性心疾患
- 重症心不全
- 薬物中毒
- 感電

→ ECG *1
- 心室細動：Vf → 血圧低下・脈拍触知不能・意識消失 →2 急速に循環不全 → 死

- 冠硬化性心疾患
- 急性心筋梗塞（下壁）
- 急性心筋梗塞（前壁）

→ ECG *1 刺激伝導系心室ブロック
- 洞房ブロック → 第1度・第2度（Wenckebach型）は経過観察，第2度（MobitzⅡ型）はAdams-Stokes発作へ移行する可能性がある場合は体外ペースメーカーを検討
- 房室ブロック（AVブロック）
  - 第1度房室ブロック → 刺激伝導系の延長 症状なし → 経過観察
  - 第2度房室ブロック（Wenckebach型 MobitzⅠ型ともいう）→ 刺激伝導系の途切れ 症状なし
  - 第2度房室ブロック（MobitzⅡ型）→ 刺激伝導系の途切れ →2
    - （移行の危険あり）
  - 第3度房室ブロック（完全房室ブロック）→ 刺激伝導系の完全な途切れ →2
- 脚ブロック → 経過観察

| 1 呼吸 | 2 循環 | 3 消化・吸収 | 4 栄養代謝 | 5 内部環境調節 | 6 身体防御 | 7 脳・神経 |

70

左側（フローチャート）

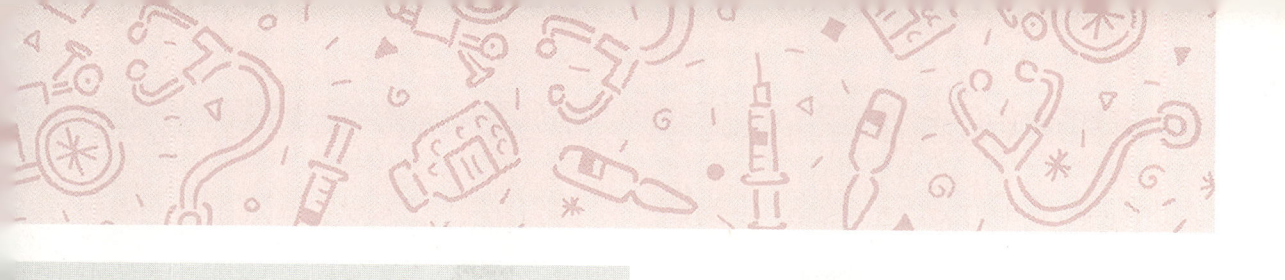

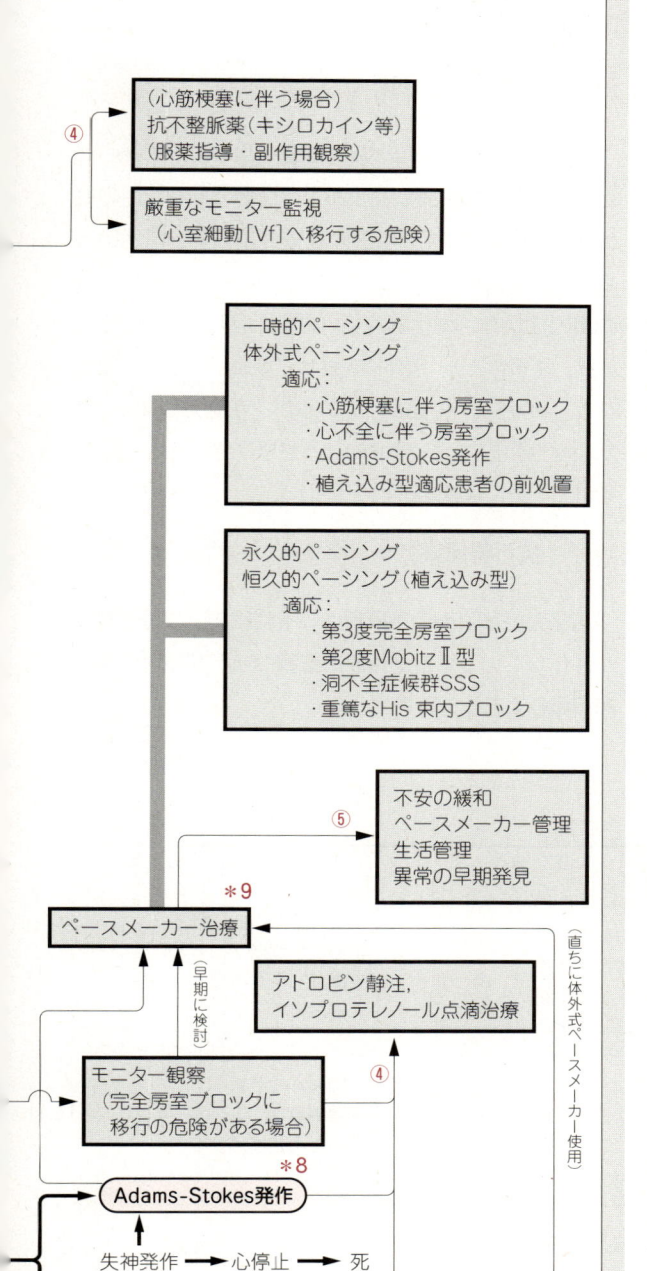

④ →
- （心筋梗塞に伴う場合）
  抗不整脈薬（キシロカイン等）
  （服薬指導・副作用観察）
- 厳重なモニター監視
  （心室細動［Vf］へ移行する危険）

一時的ペーシング
体外式ペーシング
適応：
・心筋梗塞に伴う房室ブロック
・心不全に伴う房室ブロック
・Adams-Stokes発作
・植え込み型適応患者の前処置

永久的ペーシング
恒久的ペーシング（植え込み型）
適応：
・第3度完全房室ブロック
・第2度Mobitz Ⅱ型
・洞不全症候群SSS
・重篤なHis束内ブロック

⑤ → 不安の緩和
ペースメーカー管理
生活管理
異常の早期発見

＊9
ペースメーカー治療
（早期に検討）
（直ちに体外式ペースメーカー使用）

アトロピン静注，
イソプロテレノール点滴治療
④

モニター観察
（完全房室ブロックに
移行の危険がある場合）

＊8
Adams-Stokes発作
失神発作 → 心停止 → 死
脳血流減少

| 8 感覚 | 9 運動 | 10 性・生殖 |

マップ内の＊1〜＊9について

＊1　ECG（それぞれの特徴）

1）**上室性期外収縮（SVPC）**：規則的な脈のなかでP波が早く出現するため，正常QRS波が早期に出現する．

2）**心室性期外収縮（PVC）**：P波がなく，幅の広いQRS波が早期に出現する．

3）**発作性上室性頻拍（PSVT）**：上室性の収縮が150〜250回/分の頻度で出現する．一般的にQRS波の幅は狭い．

4）**心室頻拍（VT）**：幅の広いQRS波が120〜200回/分の頻度で出現する．P波とQRS波は関連性がなく，QRS波とST-Tは識別できないことが多い．

5）**心房粗動（AF）**：洞性P波なし．心房内リエントリーによる心房興奮（F波）が，250〜350回/分の頻度で規則的に出現する．F波はのこぎり歯状を示す．F波が1回おきに伝導されるのは2：1伝導といい，伝導の頻度により3：1，4：1伝導がある．

6）**心房細動（Af）**：洞性P波なし．心房で無秩序に生じた興奮（心房細動波；f波）が，250〜400回/分の頻度で出現する．

7）**第1度房室ブロック（A-Vブロック）**：PQ（PR）間隔は一定で，0.20秒以上遅延する．QRS波，T波は正常である．

8）**第2度房室ブロック（Wenckebach型＝MobitzⅠ型）**：PQ間隔が1拍ごとに延長し，ついにはQRS波が脱落する．その後PQ間隔が正常に戻り，この周期が反復する．RR間隔は徐々に短縮する．

9）**第2度房室ブロック（MobitzⅡ型）**：PQ間隔は一定で，突然QRS波が脱落する．QRS波が1拍ごとに脱落するものを2：1房室ブロック，3つのP波に対して2拍QRS波が脱落するものを3：1房室ブロックという．

10）**第3度房室ブロック（完全房室ブロック）**：P

14 不整脈

波とQRS波は，独自のリズムで互いに無秩序に出現する．

*2 心室性期外収縮（PVC）

心室性期外収縮の発生部位およびQRS波形が一定のものを，一源性心室性期外収縮といい，2か所以上の発生部位，2種類以上のQRS波形を示すものを多源性（多形性）心室性期外収縮という．

1分間に数個以上頻発するものを多発性心室性期外収縮といい，続いて数個出現するものを連発性心室性期外収縮という．

心室性期外収縮が，基本調律と交互に出現する場合を2段脈，基本調律2心拍に対して1個出現するものを3段脈，基本調律3心拍に対して1個出現するものを4段脈という．

*3 Lown（ラウン）分類

心室性期外収縮の臨床的な重症度を示す分類に，Lown分類がある（表1）．

*4 ジギタリス製剤

ジギタリスは，心筋収縮力増強作用の目的で強心薬として，あるいは刺激発生および伝導の抑制作用の目的で，心房細動や心房粗動による頻脈の治療に用いられる．副作用にはジギタリス中毒がある．ジギタリス中毒の症状は，消化器症状（悪心・嘔吐，食欲不振，腹痛，下痢など），精神神経症状（傾眠，抑うつ，頭痛など），心症状（不整脈）であるが，完全房室ブロックや心室性頻拍など，致命的な不整脈をきたすことがあるので十分に注意する．

*5 抗不整脈薬

抗不整脈薬治療の対象者は，不整脈により循環動態が悪化している患者，重症不整脈へ進行する可能性のある患者である（表2）．

表1 心室性期外収縮のLown分類

0度	心室性期外収縮なし
Ⅰ度	散発性心室性期外収縮1拍/分または30拍/時未満
Ⅱ度	頻発性心室性期外収縮1拍/分または30拍/時以上
Ⅲ度	多源性（多形性）心室性期外収縮
Ⅳa度	連発性心室性期外収縮2連発
b度	連発性心室性期外収縮3連発以上
Ⅴ度	R on T型の心室性期外収縮，警告不整脈

表2 抗不整脈薬（Vaughan Williamsの分類）

一般名	主な商品名	用量mg/日*	主な適応	副作用，使用上の注意
クラスⅠA群				
キニジン	キニジン	200〜600	心房細動の停止，予防／上室性不整脈／心室性不整脈	伝導障害，血圧低下／心不全増悪／重症心室性不整脈／排尿障害
プロカインアミド	アミサリン	750〜2500		
ジソピラミド	リスモダン	300〜400		
シベンゾリン	シベノール	300〜400		
クラスⅠB群				
リドカイン	キシロカイン	**	心室性不整脈	精神神経症状／胃腸症状／重症不整脈は少ない
ジフェニルヒダントイン	アレビアチン	300〜600		
メキシレチン	メキシチール	300〜450		
アプリンジン	アスペノン	40〜60		
クラスⅠC群				
プロパフェノン	プロノン	150〜300	他剤に抵抗性の頻脈性不整脈	クラスⅠA群に類似
フレカイニド	タンボコール	100〜200		
ピルジカイニド	サンリズム	150〜225		
クラスⅡ群　β遮断薬			頻拍性上室性不整脈	徐脈，心不全増悪
クラスⅢ群				
クラスⅣ群 カルシウム拮抗薬，ベラパミル，ワソラン，ジルチアゼム，ヘルベッサー，ベプリシン，ベプリュール			発作性上室性頻拍症	房室伝導障害／心不全増悪

*経口　**点滴静注のみ

*6 WPW症候群

WPW症候群（Wolf-Parkinson-White syndrome）は，Wof, Parkinson, Whiteの3名の頭文字を取って命名された常染色体優性遺伝の疾患であり，発作性頻拍や心房細動を起こしうる症候群である．心房興奮波が，正規の房室伝導に加えて別の経路（副伝導路）を介して早期に心室に到達するので，早期興奮症候群ともよばれる．

心電図上の特徴は，PR間隔の短縮，QRS間隔の延長，△波陽性の3つである．

*7 電気除細動

電気除細動（DCショック；direct current counter shock）は，不整脈に対し，心筋に一時的に高電流を流して，心筋全体を同時に脱分極することで正常な洞調律に戻す治療方法である．

除細動の電極をガーゼで包み，生理食塩液に浸すか，ペーストを塗布し，電極の1つを第2肋間胸骨右縁に，他方を心尖部外側の皮膚上に十分密着して，電撃スイッチを押し電撃を与える．通電中，術者はゴム手袋を装着し，感電を防止する（図1, 2）．

適応は，心室細動（Vf）と無脈性心室頻拍（pulseless VT）である．

*8 アダムス-ストークス症候群

心原性失神の典型的なものがアダムス-ストークス症候群（Adams-Stokes syndrome）である．洞不全症候群や完全房室ブロックなど，刺激伝導系の障害による著しい徐脈または頻拍性不整脈により，心拍出量が急激に減少し脳血流が一時的に途絶え，脳の酸素供給不足により，失神発作を起こすものである．放置すると心停止する危険があるため，徐拍性の場合はペースメーカー治療が適応となる．

*9 ペースメーカー（pacemaker）

心臓の刺激伝導系に障害が起こり，心臓の自律的拍動が停止したり，著しい徐脈が生じて正常な循環動態を維持できない場合に，心臓に電気的な刺激を与え，心収縮を人工的に生じさせる治療法が人工心臓ペーシングである．

心臓ペーシングの方法として，一時的（体外式）ペーシングとペースメーカーを植え込む永久的（恒久的，植え込み式）ペーシングがある．永久的ペーシングの場合は，6～8年間でペースメーカーの電池を交換する必要がある．

ペースメーカーには，刺激発生様式別に，①固定レート型，②デマンド型，③P波同期型がある．

①固定レート型は，決められた頻度で規則的に刺激を発生する．②デマンド型は，固定レート型でみられる競合現象を避けるためのもので，ある一定の間隔で刺激が出るようにセットすると，この間隔を越えて自己調律が出現しない場合に作動するものである．③P波同期型は，P波に同期して刺激が発生するため，最も生理的状態に近い循環動態が得られるものである．

ペースメーカーが作動しているときは，特有の心電図を示す（表3, 4）．

図1 徐細動器の電極のあて方

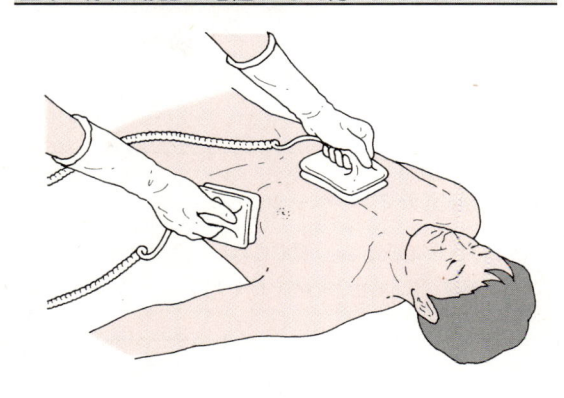

図2 徐細動の際の心電図

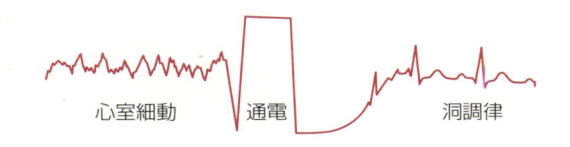

心室細動　　通電　　洞調律

14　不整脈

表3　ペースメーカーの種類

種類	説明
AAI（心房デマンドペーシング）	心房の状態を感知し，P波が現れない場合，心房(A)を刺激し，P波をつくり出す．
VVI（心室デマンドペーシング）	心室の状態を感知し，設定された一定期間内にQRS波またはP波が現れない場合，心室(V)を刺激し，ペーシングを行う．
DDD（フルオートマチックペーシング）	心房と心室の**両方**を感知し，**両方**を刺激することが可能 ① P波（心房）・QRS波（心室）を感知した場合，ペーシングを抑制 ② P波を感知しないで，QRS波を感知する場合，心房(A)ペーシングのみ行う． ③ P波を感知し，QRS波を感知しない場合，心室(V)ペーシングのみ行う． ④ 両方とも感知しない場合，心房(A)・心室(V)ともにペーシングする．

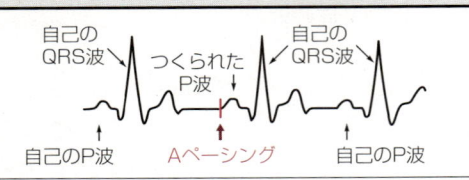

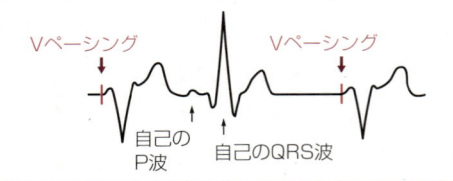

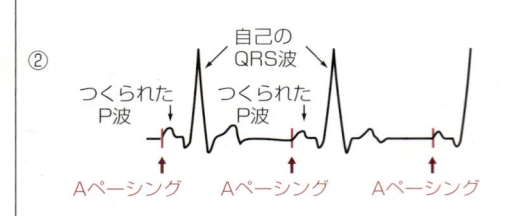

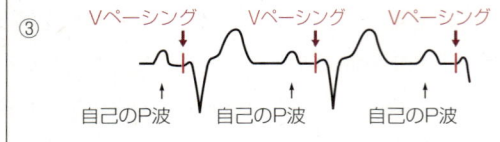

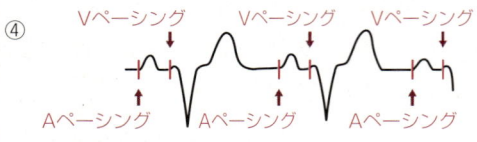

表4　ペースメーカーコード

順位	第1文字	第2文字	第3文字
意味	ペーシング（刺激）部位	センシング（感知）部位	反応様式
記号	V：心室 A：心房 D：心房・心室 S：心房または心室	V：心室 A：心房 D：心房・心室 S：心房または心室	T：同期 I：抑制 D：同期・抑制 O：なし

マップ内の矢印①～⑤について

① 不定愁訴，不安緩和

上室性期外収縮は健常者にも出現することがあり，自覚症状のないものから，ドキンとする，チクンとする，胸がつまるなどの訴えまで様々である．不整脈を自覚する患者は不安になり，不定愁訴を訴えることが多い．不定愁訴が強い場合は身体的に害が少ないことを説明し，不安感を取り除き，精神的慰安に努める．

図3　RonT型心室性期外収縮

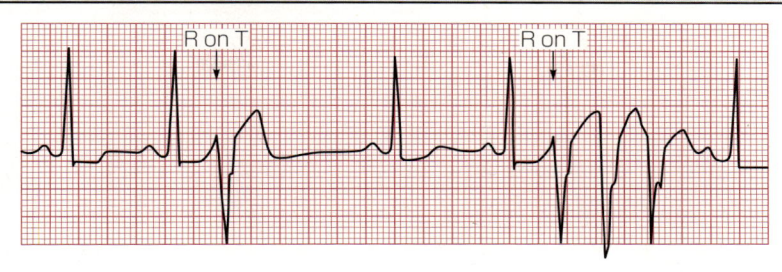

② R on T

　心室性期外収縮が，先行する心拍のT波の頂上付近に出現するものを，R on T型心室性期外収縮という．T波の頂上付近は受攻期の部分であり，この時期に心室性期外収縮が起きると，心室細動や心室頻拍を発生しやすい．急性心筋梗塞に伴うR on Tは，ただちに治療が必要である（図3）．

③ 迷走神経刺激

　上室性頻拍症では，迷走神経を刺激すると，症状が改善することがある．（➡ 形態機能マップ3-③）

　迷走神経は自律性機能を司る脳神経で，副交感神経の中心的存在である．迷走神経刺激には，①Valsalva刺激，②冷水を飲みこませる方法，③頸動脈マッサージがある．現在は，眼球圧迫法は網膜剝離の危険があること，嘔吐運動（指を喉に入れて嘔吐を誘導する方法）は吐物による誤嚥があるため，行わない．

　迷走神経刺激でも症状が改善しない場合は，抗不整脈薬を使用する．

④ 正しい与薬，服薬指導，副作用観察

　不整脈の治療薬は，刺激伝導系や心筋に作用するものが多いため，正しい量を服用しないと房室ブロックやQT延長，心室性頻拍などが出現することがある．薬効が最大になるように，血中濃度が有効な域値に一定に保たれる必要がある．また，β-遮断薬やカルシウム拮抗薬などを同時に服用すると，急激に血圧が低下することがあるため，患者への服薬指導は十分に行い，副作用の早期発見に努める必要がある．

⑤ ペースメーカー管理

　ペースメーカーの植え込みで，患者は心臓に機械が植え込まれる，もう心臓はダメなんだ，もう普通の生活はできない，といった不安や心配を抱くことになる．ペースメーカー植え込みを，患者が安心して受け入れられるように，ペースメーカーの必要性と安全性，およびペースメーカーの機械と種類，セットレートに応じて，どのようなことが起きたときにどうするのかを十分に説明し，受容してもらう．

　ペースメーカーは，外界の高周波，高電圧，磁気に反応して心収縮を抑制することがあるが，家庭の電気製品では特に問題はないため，神経質になる必要はなく通常の生活でよい．

　ペースメーカーの作動状態や電池の消耗の確認，異常の早期発見のため，自己脈拍測定を習慣化させ，定期的な受診を継続してもらう．さらに，不測の事態に備えてペースメーカー手帳を携帯してもらう．

呼吸器

呼吸器系は気道，肺，胸郭から構成される．肺は呼吸により，酸素を取り入れ，二酸化炭素を排出する（ガス交換）．

①呼吸運動のメカニズム

- 呼吸運動により，酸素（O_2）が体内に入り，二酸化炭素（CO_2）が体外に放出される．
- 延髄に**呼吸中枢**がある．呼吸中枢は常に血液ガスの濃度を化学受容器でモニターしており，血中の二酸化炭素により刺激される．換気量は自律神経によって調節される．
- 延髄は脳幹のうちでも脊髄につながる部分であり，呼吸，嚥下，嘔吐，心臓運動という生きていくために最も基本的な運動を支配する．すなわち，延髄には呼吸中枢，嚥下中枢，嘔吐中枢，心臓運動中枢などの中枢があり，これらの神経核は副交感神経の起始核である．呼吸中枢の起始核からの神経細胞は脊髄の**前角細胞**でシナプス形成し，肺の呼吸筋である肋間筋，横隔膜を神経支配する．

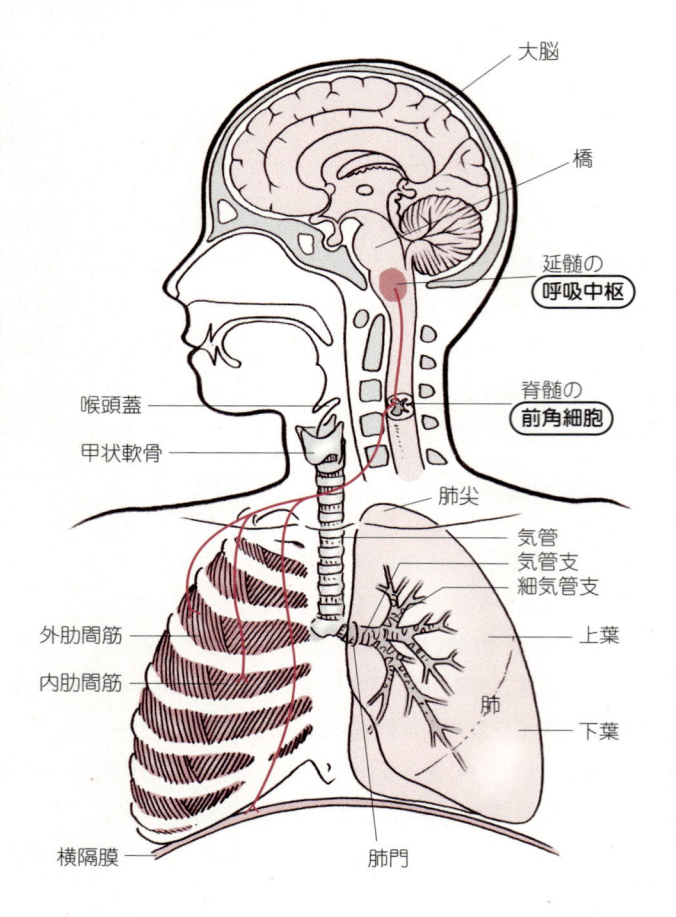

（図：大脳，橋，延髄の**呼吸中枢**，脊髄の**前角細胞**，喉頭蓋，甲状軟骨，肺尖，気管，気管支，細気管支，上葉，肺，下葉，外肋間筋，内肋間筋，横隔膜，肺門）

②肺胞の構造

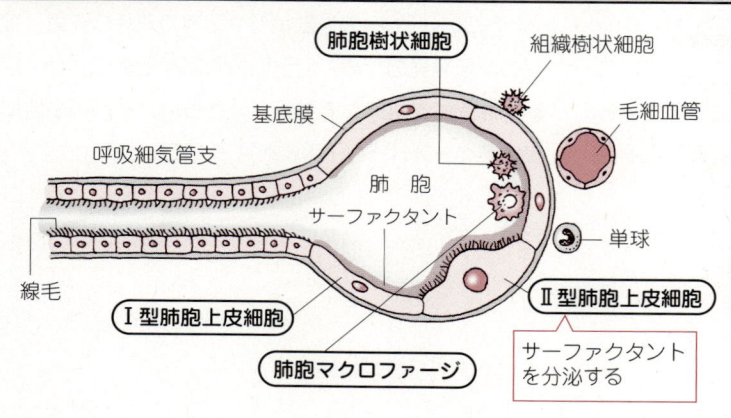

（図：肺胞樹状細胞，組織樹状細胞，基底膜，毛細血管，呼吸細気管支，肺胞，サーファクタント，単球，線毛，Ⅰ型肺胞上皮細胞，肺胞マクロファージ，Ⅱ型肺胞上皮細胞／サーファクタントを分泌する）

- 肺胞の内面はⅠ型肺胞上皮細胞が覆い，一部に存在するⅡ型肺胞上皮細胞から肺の伸展性を保つための肺胞サーファクタントが分泌される．
- 細菌・ウイルス感染症から生体を防御する粘膜免疫に関与する免疫担当細胞として，血液中に存在している単球や樹状細胞は肺胞内にも定住しており，それぞれ，肺胞マクロファージ，肺胞樹状細胞という（➡形態機能マップ12-①）．

③喉頭の構造

- 喉頭は**喉頭蓋**から**気管**までの部分をいい，**甲状軟骨**，**輪状軟骨**などにより構成される．
- 喉頭・気管は食道の前にある．
- **上気道**は鼻腔から喉頭までを指し，**下気道**は気管，気管支を指す．

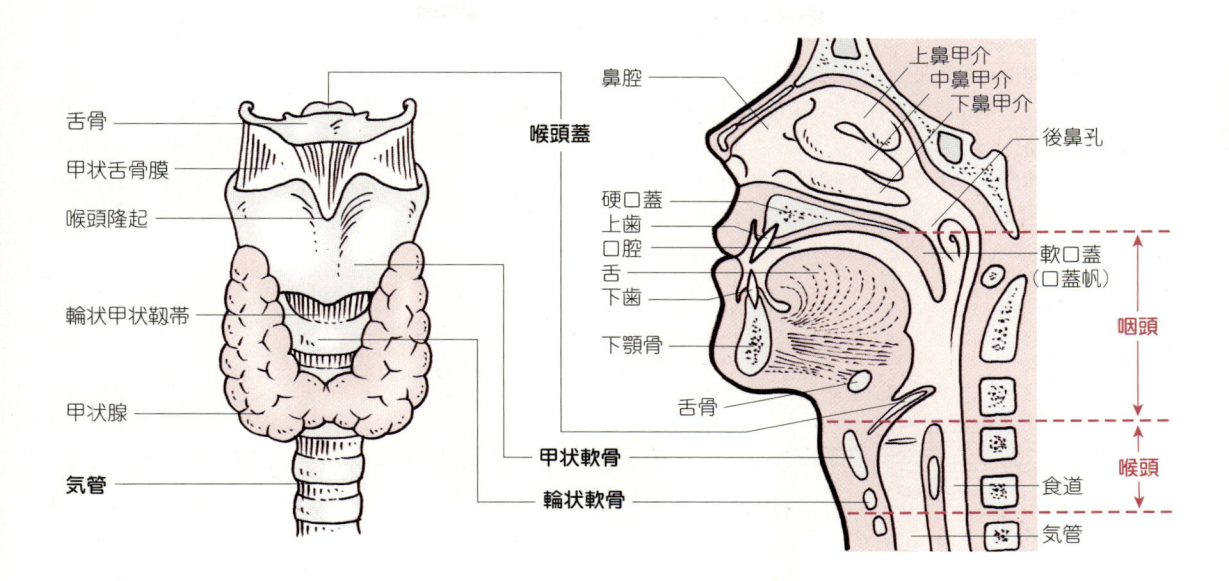

④肺における酸素と二酸化炭素の運搬

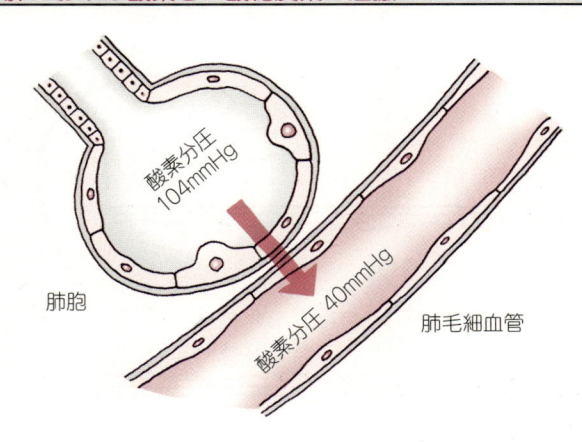

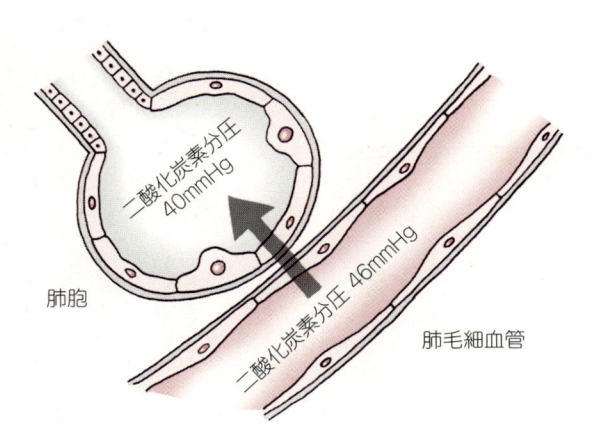

- 肺胞内の酸素分圧（肺胞気酸素分圧）は104mmHgであり，血液中の酸素分圧は40mmHgなので，酸素（O_2）は濃度勾配に従って，肺胞内から肺毛細血管へ拡散により移行する．その結果，肺毛細血管血の酸素分圧は100mmHgに上がる．
- 肺毛細血管血に移行した酸素は血液中のヘモグロビンと結合し，脳，心臓，腎臓などの末梢組織へ運ばれる．酸素はヘモグロビンの2価鉄と結合する．酸素と結合したヘモグロビンを，酸素ヘモグロビンという．
- 肺胞内の二酸化炭素分圧は40mmHgであり，肺毛細血管血中の二酸化炭素分圧は46mmHgなので，二酸化炭素（CO_2）は濃度勾配に従って，肺毛細血管血から肺胞内へ拡散により移行する．その結果，肺毛細血管血の二酸化炭素分圧は40mmHgに下がる．
- 二酸化炭素は，赤血球内の炭酸脱水酵素により炭酸（H_2CO_3）から産生され，呼気中に排出される［$HCO_3^- + H^+ \rightarrow H_2CO_3 \rightarrow CO_2 + H_2O$］．

⑤脳・心臓・腎臓などの末梢組織における酸素と二酸化炭素の運搬

- 末梢組織の酸素分圧は40mmHgであり，毛細血管中の酸素分圧は100mmHgなので，酸素（O_2）は濃度勾配に従って，血液から組織へ拡散により移行する．
- 動脈血の二酸化炭素（CO_2）分圧は40mmHgで，末梢組織の二酸化炭素分圧は45～70mmHgであるので，二酸化炭素は濃度勾配に従って組織から血液へ拡散により移行し，毛細血管血中の二酸化炭素分圧は46mmHgとなる．
- 末梢では，赤血球内の炭酸脱水酵素により，二酸化炭素（CO_2）は炭酸水素イオン［重炭酸イオンともいう］（HCO_3^-）と水素イオン（H^+）になる［$CO_2 + H_2O \rightarrow H_2CO_3 \rightarrow HCO_3^- + H^+$］．炭酸水素イオン（$HCO_3^-$）は赤血球から血漿へ拡散により移動し（$HCO_3^-$濃度は24mEq/l），血漿のpHをアルカリ性（pH7.40）に維持する役割を担う（緩衝作用）．二酸化炭素は血漿に物理的に溶解しているが，このように炭酸水素イオンとしても存在しているのである．（炭酸水素イオンを放出した赤血球には水素イオン［H^+］が残っているが，これはヘモグロビンの緩衝作用により中和される．）
- 血漿中の炭酸水素イオンは還元ヘモグロビンと反応し，肺に運ばれて，二酸化炭素として排出される．

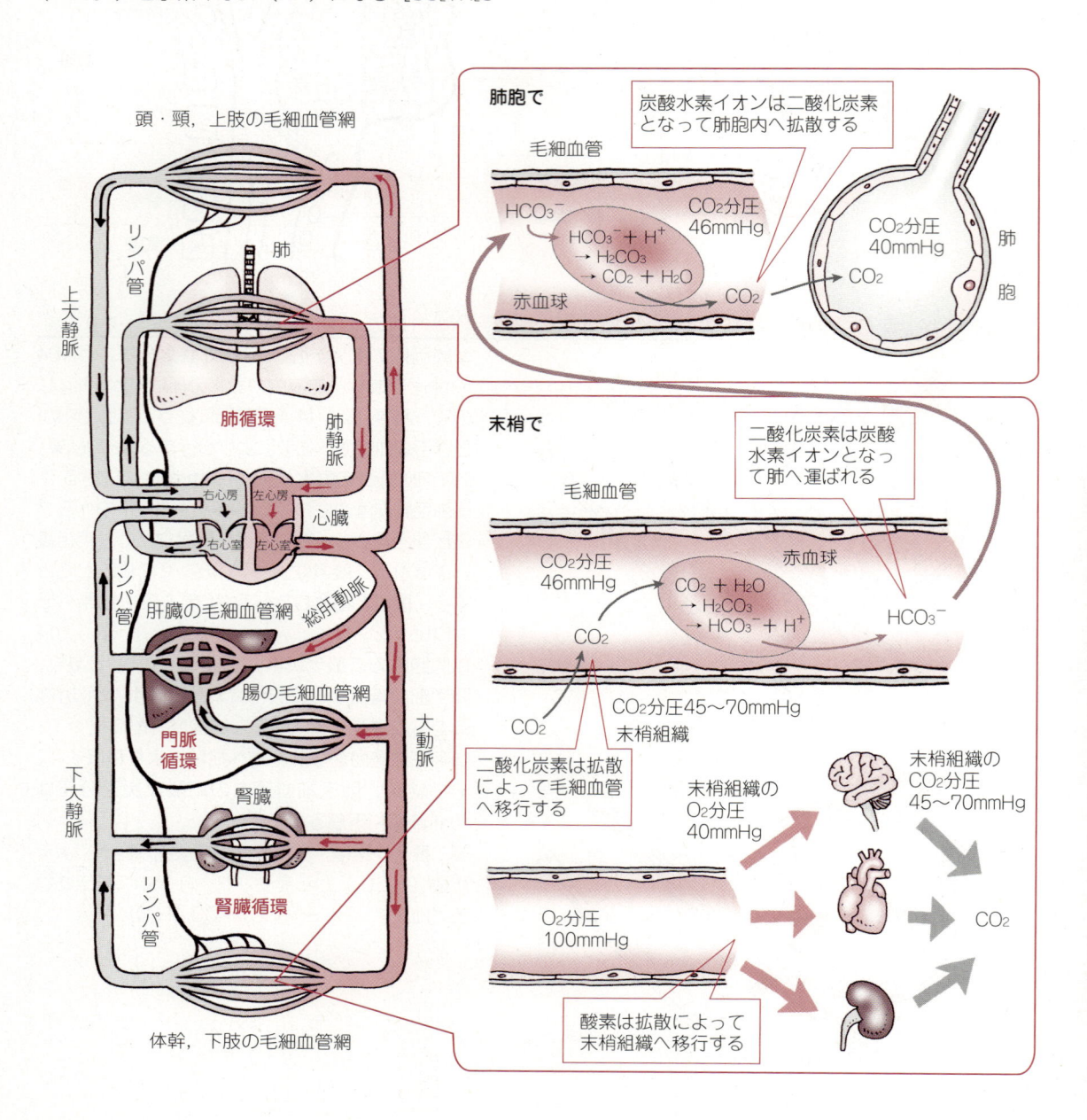

⑥ ヘモグロビン酸素解離曲線

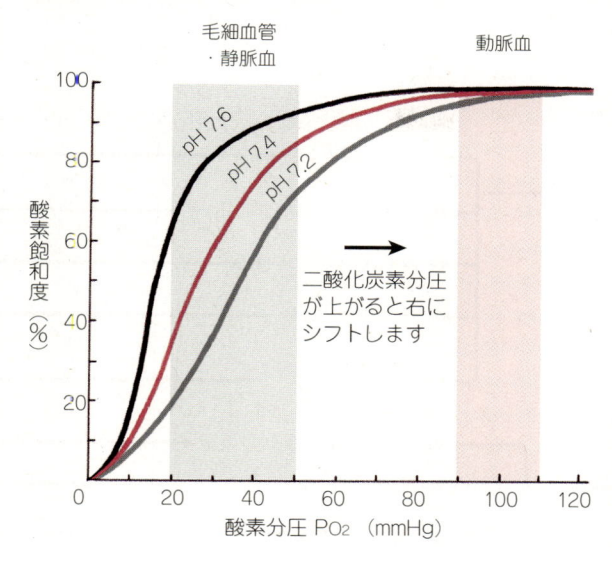

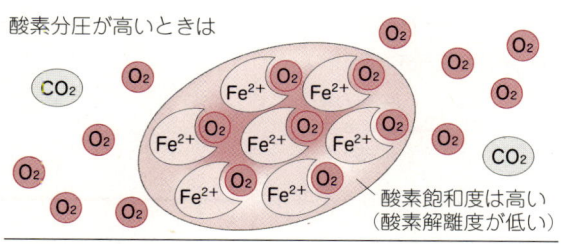

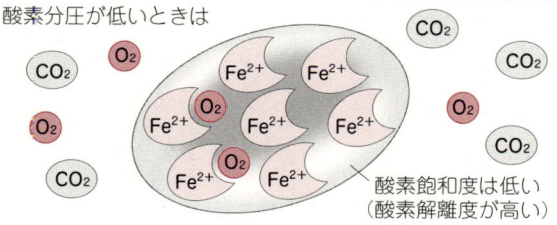

毛細血管・静脈血 / 動脈血

二酸化炭素分圧が上がると右にシフトします

酸素飽和度は高い（酸素解離度が低い）

酸素分圧が高いときは

酸素分圧が低いときは

酸素飽和度は低い（酸素解離度が高い）

- ヘモグロビンが酸素（O_2）と解離する程度は、そのヘモグロビンの存在する血漿の酸素分圧により規定される。血漿の酸素分圧が高いときにはヘモグロビンの酸素飽和度は高く（酸素解離度は低い）、酸素分圧が低いときにはヘモグロビンの酸素飽和度は低い（酸素解離度は高い）。
- 末梢の組織でpHが低くなる（＝酸性に傾く＝CO_2がHCO_3^-に比して増加する）と、酸素分圧が一定であっても、酸素飽和度が小さくなり、ヘモグロビンは酸素を放出する。すなわち、二酸化炭素分圧が高い血漿中ではヘモグロビンの解離曲線が右にシフトし、ヘモグロビンから血漿中への酸素遊離を促進する。この現象をボア効果という。この結果、末梢における組織への酸素供給が促される。
- 左のグラフに見るとおり、pH＝7.4であれば、酸素分圧が60mmHgのとき、酸素飽和度は90％となる。
- 動脈血酸素分圧、動脈血酸素飽和度はパルスオキシメーターで測定する。
- 動脈血酸素分圧（PaO_2：Pは圧pressure、aは動脈arteryを表す）は95mmHg以上を示す。
- 動脈血酸素飽和度（SpO_2：Sは飽和saturation、pはパルスオキシメトリpulse oximetryまたは末梢動脈血peripheral arteryを表す）は96％以上である。

検査値との関連

指標	基準値	解説
ⓐ 動脈血ガス分析の基準値		
pH	7.38～7.42	平均値は7.40
動脈血酸素分圧（PaO_2）	88～100mmHg	平均値は95mmHg以上。加齢により低下する
動脈血酸素飽和度（SpO_2）	96～100％	
動脈血二酸化炭素分圧（$PaCO_2$）	35～45mmHg	平均値は40mmHg
HCO_3^-（炭酸水素イオン）濃度	22～26mEq/l	呼吸性アシドーシスでは代償性に上昇
ⓑ 腫瘍マーカー		
NSE	10ng/ml以下	肺小細胞癌で増加する

疾患との関連

- 気管、気管支の上皮から生じる悪性腫瘍⇒**肺癌**【p.80】
- 肺胞壁が破壊されるために末梢の含気容量が拡大する疾患⇒**慢性肺気腫**【p.84】
- 結核菌によって起こる肺の慢性感染症⇒**肺結核**【p.88】
- 喉頭の扁平上皮から生じる悪性腫瘍⇒**喉頭癌**【p.218】

病態マップ 15

肺癌 lung cancer

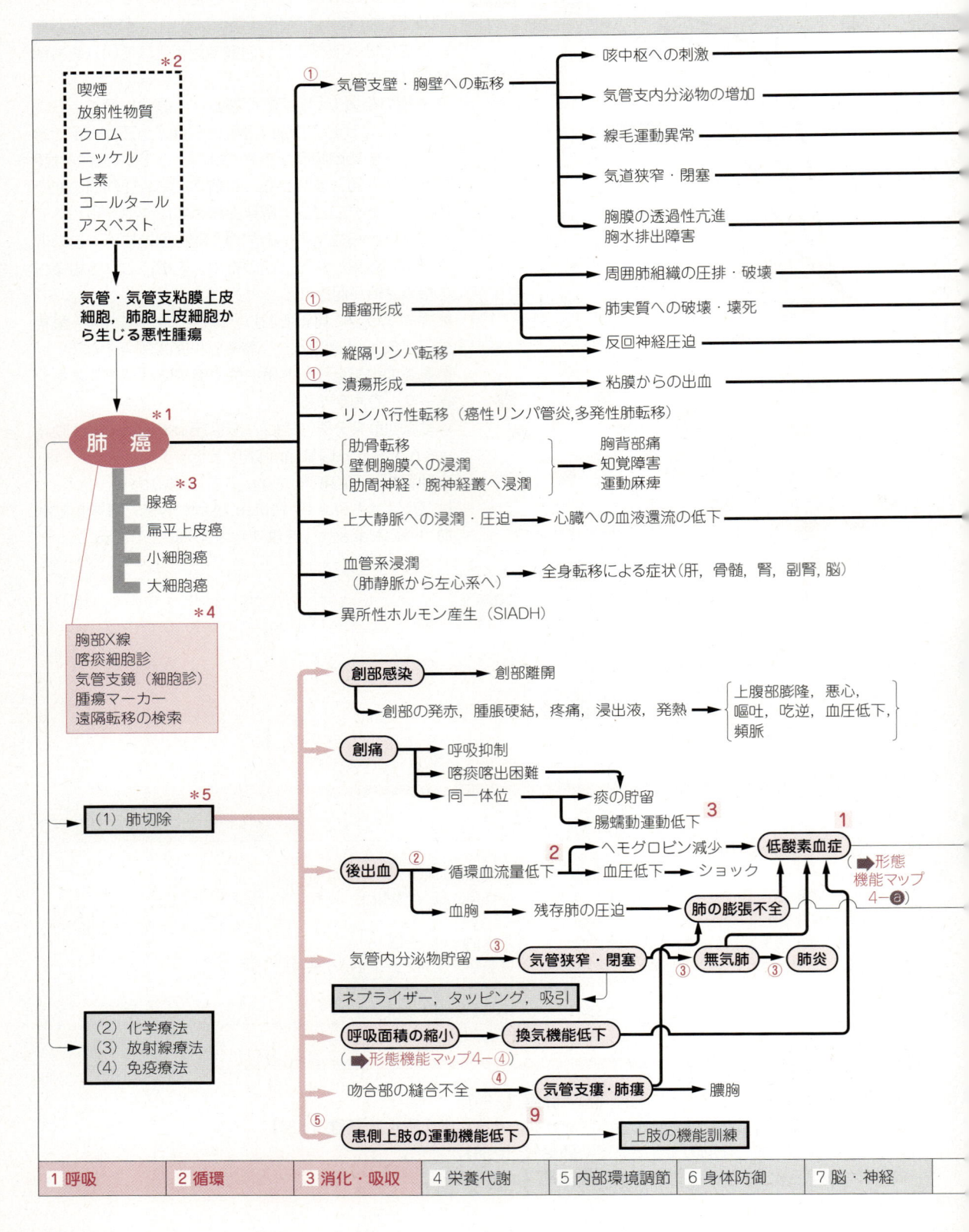

*2
- 喫煙
- 放射性物質
- クロム
- ニッケル
- ヒ素
- コールタール
- アスベスト

↓

気管・気管支粘膜上皮細胞，肺胞上皮細胞から生じる悪性腫瘍

↓

肺癌 *1

*3
- 腺癌
- 扁平上皮癌
- 小細胞癌
- 大細胞癌

*4
- 胸部X線
- 喀痰細胞診
- 気管支鏡（細胞診）
- 腫瘍マーカー
- 遠隔転移の検索

① 気管支壁・胸壁への転移 →
- 咳中枢への刺激
- 気管支内分泌物の増加
- 線毛運動異常
- 気道狭窄・閉塞
- 胸膜の透過性亢進／胸水排出障害

① 腫瘍形成 →
- 周囲肺組織の圧排・破壊
- 肺実質への破壊・壊死
- 反回神経圧迫

① 縦隔リンパ転移

① 潰瘍形成 → 粘膜からの出血

リンパ行性転移（癌性リンパ管炎，多発性肺転移）

肋骨転移／壁側胸膜への浸潤／肋間神経・腕神経叢へ浸潤 →
- 胸背部痛
- 知覚障害
- 運動麻痺

上大静脈への浸潤・圧迫 → 心臓への血液還流の低下

血管系浸潤（肺静脈から左心系へ） → 全身転移による症状（肝，骨髄，腎，副腎，脳）

異所性ホルモン産生（SIADH）

(1) 肺切除 *5

創部感染 → 創部離開
　創部の発赤，腫脹硬結，疼痛，浸出液，発熱 → [上腹部膨隆，悪心，嘔吐，吃逆，血圧低下，頻脈]

創痛 →
- 呼吸抑制
- 喀痰喀出困難 → 痰の貯留
- 同一体位 → 腸蠕動運動低下　3

後出血 ② → 循環血流量低下　2 →
- ヘモグロビン減少
- 血圧低下 → ショック
→ 血胸 → 残存肺の圧迫 → 肺の膨張不全

低酸素血症　1（➡形態機能マップ4-ⓐ）

気管内分泌物貯留 ③ → **気管狭窄・閉塞** → **無気肺** ③ → **肺炎**
　ネブライザー，タッピング，吸引

呼吸面積の縮小 → **換気機能低下**
（➡形態機能マップ4-④）

吻合部の縫合不全 ④ → **気管支瘻・肺瘻** → 膿胸

⑤ **患側上肢の運動機能低下** 9 → 上肢の機能訓練

(2) 化学療法
(3) 放射線療法
(4) 免疫療法

| 1 呼吸 | 2 循環 | 3 消化・吸収 | 4 栄養代謝 | 5 内部環境調節 | 6 身体防御 | 7 脳・神経 |

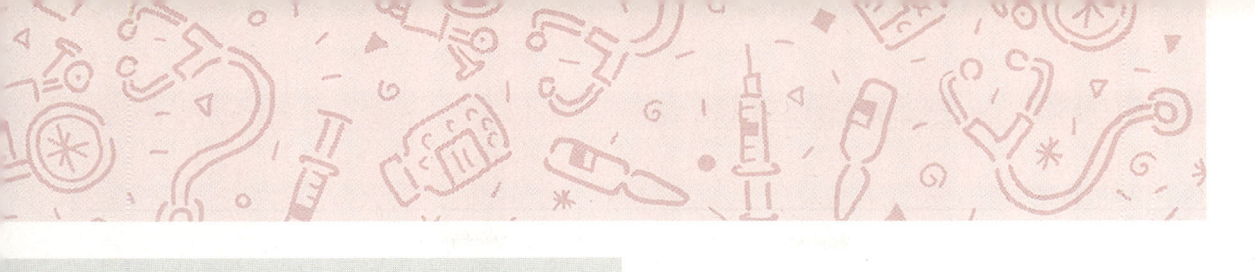

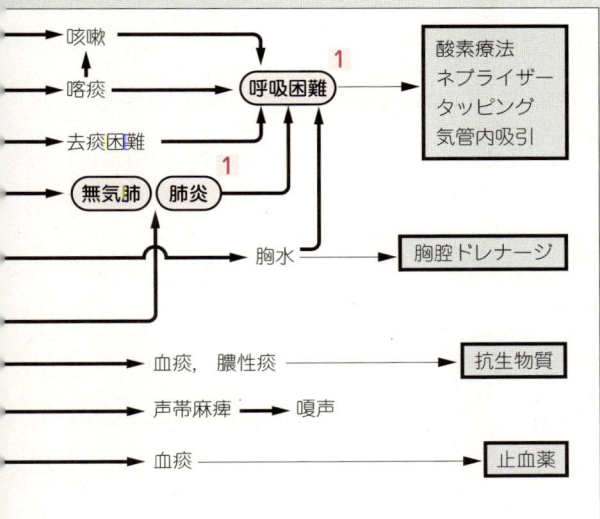

```
→ 咳嗽 ──────┐
→ 喀痰 ──────┼──→ 呼吸困難 ──1──→ 酸素療法
              │          ↑              ネブライザー
→ 去痰困難 ──┘          │              タッピング
                          │              気管内吸引
→ 無気肺  肺炎 ──1
              ↑
              胸水 ──────→ 胸腔ドレナージ

→ 血痰, 膿性痰 ──────→ 抗生物質

→ 声帯麻痺 ──→ 嗄声

→ 血痰 ─────────────→ 止血薬


→ 上大静脈症候群
  （上半身浮腫）



                    ──→ 酸素療法

                    ──→ 胸腔ドレーン挿入
```

| 8 感覚 | **9 運動** | 10 性・生殖 |

マップ内の*1〜*5について

*1 肺癌（表1）

気管・気管支粘膜上皮細胞（基底細胞，気管支腺細胞），肺胞上皮細胞から生じる悪性腫瘍を肺癌とよぶ．

肺癌には早期肺癌があり，以下のように定義される．

早期肺癌の定義
- 末梢部：亜区域気管支より末梢発生で直径2cm以下．
- 肺門部：区域気管支より中枢の気管支から発生し，病理組織学的に気管支壁に限局．

肺癌は癌の死亡率の第1位で，増加率も高い．また，治癒手術成績も胃癌，乳癌，子宮癌に比べて悪く，早期発見は難しい．

*2 病因

免疫学的には喫煙との関係が深い（扁平上皮癌，小細胞癌）．喫煙本数/日と，喫煙期間（年）の積で表されるブリンクマン指数（Brinkman index；喫煙指数）が400以上の場合は肺癌発生の危険が大きい．その他の因子としては放射性物質，アスベスト，クロム，ベリリウム，ニッケルなどがある．

*3 分類

組織学的に扁平上皮癌（squamous cell carcinoma），腺癌（adenocarcinoma），小細胞癌（small cell carcinoma），大細胞癌（large cell carcinoma）に大別され，男性には扁平上皮癌が，女性には腺癌が多い．

腺癌（51.4％）：末梢肺野に発生し，腫瘍の中心部に瘢痕形成するものが多い．血行性，リンパ行性転移が多い（肝，腎，骨，脳）．予後は扁平上皮癌より悪く，小細胞癌よりよい．

扁平上皮癌（28.9％）：肺門部の太い気管支に発生し，喫煙との関係が深い．発育が遅く，転移も少なく，ほか

15 肺癌

表1 TNM病期分類

					〈要約〉
潜伏がん	TX	N0	M0	TX	細胞診のみ陽性
0期	Tis	N0	M0	T1	腫瘍の最大径3cm以下
ⅠA期	T1	N0	M0	T2	腫瘍の最大径3cm以上，主気管支への進展が気管支分岐部から2cm以上離れている，臓側胸膜への浸潤，部分的な無気肺
ⅠB期	T2	N0	M0		
ⅡA期	T1	N1	M0		
ⅡB期	T2	N1	M0	T3	胸壁・横隔膜・心膜・縦隔胸膜への浸潤，主気管支への進展が気管支分岐部から2cmより近い，一側全肺の無気肺
	T3	N0	M0		
ⅢA期	T1	N2	M0	T4	縦隔・心臓・大血管・気管支分岐部・気管・食道・椎骨への浸潤，同一肺葉内の複数の腫瘍結節，悪性滲出液
	T2	N2	M0		
	T3	N1, N2	M0	N1	同側気管支周囲，同側肺門
ⅢB期	any T	N3	M0	N2	同側縦隔，気管支分岐部
	T4	any N	M0	N3	対側縦隔または肺門，斜角筋前，鎖骨上
Ⅳ期	any T	any N	M1	M1	遠隔転移，複数の肺葉の腫瘍結節

＊T：原発巣の大きさと浸潤程度，N：所属リンパ節転移の有無と広がり，M：遠隔転移の有無

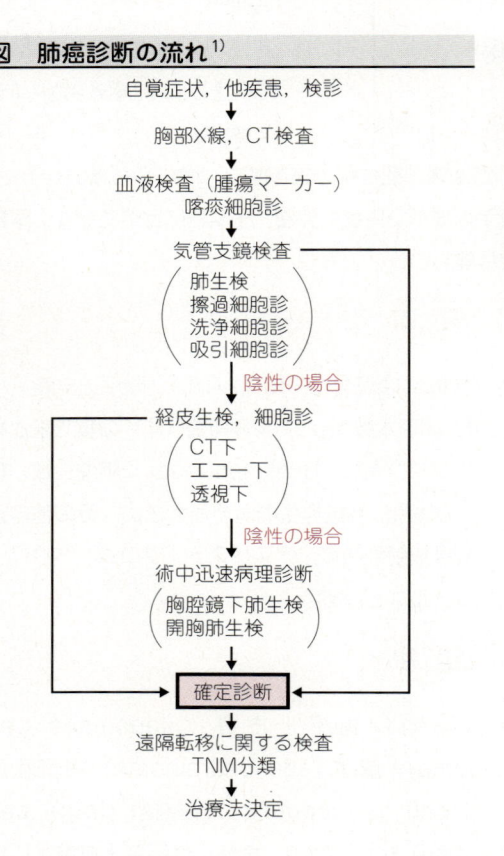

図 肺癌診断の流れ[1]

自覚症状，他疾患，検診
↓
胸部X線，CT検査
↓
血液検査（腫瘍マーカー）
喀痰細胞診
↓
気管支鏡検査
（肺生検／擦過細胞診／洗浄細胞診／吸引細胞診）
↓陰性の場合
経皮生検，細胞診
（CT下／エコー下／透視下）
↓陰性の場合
術中迅速病理診断
（胸腔鏡下肺生検／開胸肺生検）
↓
確定診断
↓
遠隔転移に関する検査
TNM分類
↓
治療法決定

表2 肺癌の遠隔転移の症状と検査[1]

	症　状	検　査
悪液質	全身倦怠感，体重減少	
脳転移	意識障害，頭痛，嘔吐，麻痺	［頭部検査］MRI，CT
骨転移	疼痛，運動障害（下肢の麻痺）	［骨検査］全身骨シンチグラフィ，MRI
肺転移	血痰，呼吸困難	［胸部検査］CT，MRI
肝転移	全身倦怠感，腹水	［腹部検査］CT，超音波検査
腎転移	血尿	
		［全身の検査］FDG-PET

の組織型に比べて予後がよい．

小細胞癌（12.5％）：肺門部に発生し，喫煙との関係が深い．進行・転移が速く，予後は最も悪い．手術適応はほとんどなく，化学療法，放射線療法を行う．

大細胞癌（5.3％）：末梢肺野に発生し，発育が速い．予後は扁平上皮癌より悪いが，小細胞癌よりよい．

＊4 検　査（図）

胸部X線検査，喀痰細胞診，気管支鏡（擦過細胞診），気管支造影，肺血管造影，リンパ節生検，腫瘍マーカー（CEA，SCC，NSE➡形態機能マップ4-ⓑ），遠隔転移の検索（CT，RI検査，超音波検査：表2）など．

＊5 治　療

治療としては，手術療法，放射線療法，化学療法，免疫療法などがある．これらは，組織型，進展の度合，患者の全身状態，精神状態，年齢などを考慮して，総合的に判断される．そのなかでも手術療法は治療の柱であり，病態マップでは手術療法について示した．

術式としては，肺全摘除術，肺葉切除術，肺区域切除術，肺部切除術などがある．

マップ内の矢印①～⑤について

① どんな症状が出るのか

全国肺癌登録の分析によると肺癌の初発症状は以下のように報告されている．

咳（49.3％），痰（23.7％），血痰（19.0％），胸痛（15.8％），呼吸困難（6.3％），やせ（5.8％），発熱（9.8％），嗄声（4.0％），無症状（17.5％）．

症状は原発巣の位置によって差があり，末梢肺野型では無症状に進行することが多い．肺門型では早期に咳，痰がみられる．これは，この部分に咳に関与する神経が豊富で，癌の浸潤がこれを刺激するからである．また，肺門部に発生しやすい扁平上皮癌は，性質として気管支粘膜に浸潤し，びらん潰瘍を形成しやすいため，痰，血痰を起こす．さらに，太い気管支に発生するので，区域あるいは肺葉性の閉塞性肺炎を起こすこともあり，発熱，咳，痰などの肺炎症状を呈する．

- 咳，痰：気管支壁，胸壁への刺激が迷走神経や感覚神経を介して延髄の脳幹網様体の咳中枢に伝えられ，咳を起こす．痰は生理的範囲を超え，気道の分泌で，咳を伴って排出される．
- 胸背部痛：壁側胸膜，縦隔洞，太い血管への刺激で発生する．限局性胸痛は，壁側胸膜や肋骨，胸骨への浸潤や転移を示す．背部痛は脊椎骨や肋骨への浸潤や転移を示す．
- 嗄声：原発巣が左肺門部にあるか，リンパ節転移が反回神経に浸潤すると，左声帯麻痺を起こし嗄声を生じる．また，パンコースト型肺癌が，右下咽頭神経を圧迫ないし浸潤すると右声帯麻痺を起こし嗄声を生じる．
- 呼吸困難：太い気管支の圧迫や閉塞のほかに無気肺や胸水の貯留などのときにみられる．
- 上大静脈症候群：上大静脈から心臓への還流がせき止められ，静脈圧が上昇するために起こる．
- 無気肺および肺炎：区域気管支，葉気管支，主気管支に発生した腫瘍が，気道内腔を閉塞すると末梢は無気肺となる．さらに，狭窄して貯留した分泌物に感染をきたすと閉塞性肺炎を生じる．
- パンコースト症候群：肺尖部に発生した肺癌が肋間神経，上腕神経叢，交感神経などに浸潤すると，肩および上腕の疼痛を示す．

② 後出血の危険性

胸腔内の血管，胸壁，肺実質から出血する．特に，胸膜外肺剥離やリンパ節郭清を行った場合には後出血を起こしやすく，血腫や血胸になることがある．出血物が胸腔内で凝固すると，胸腔ドレーンからの出血量の測定ができなくなるためショック状態になることもある．また，残存肺も拡張しにくくなるので低酸素血症になり，呼吸困難を引き起こす．このような場合は酸素療法を行うとともに，胸腔ドレーンの管理を確実に行うことが大切である．

③ 無気肺，肺炎はなぜ起こるのか

全身麻酔，気管内挿管，手術操作によって気管支粘膜が刺激され，気管内分泌物が排出される．術中の気管内分泌物の吸引が不十分だったり，術後の喀痰喀出が不十分だったりすると気管支が閉塞され，無気肺となる．肺炎はこの無気肺に感染を起こし発病する場合が多い．無気肺は自力の排痰ではなかなか改善が難しいので，予防的ケアが重要である．

④ 気管支瘻，肺瘻はなぜ起こるのか

気管支瘻は，気管支断端の縫合不全によって起こる．これは，気管支断端の血流が不良であったり，胸腔内の貯留液のために治癒が遅れた場合に生じる．

肺瘻は，残存肺の胸膜に損傷がある場合に起こる．自然に閉塞するものが多いが，場合によっては残存肺の拡張を妨げる．気管支瘻や肺瘻に感染が加わると膿胸になる場合がある．

⑤ 上肢の運動制限はなぜ起こるのか

僧帽筋，大菱形筋，広背筋，前鋸筋などを切断することに加えて，手術中の体位の関係で筋の萎縮や機能低下を起こしやすい．また，術後は疼痛と不安のために，患者は上肢を動かすことに消極的になりやすい．

文献
1) 星永進：肺がんの理解，クリニカルスタディ，25（4）：47，2004．

病態マップ 16

慢性肺気腫 chronic pulmonary emphysema

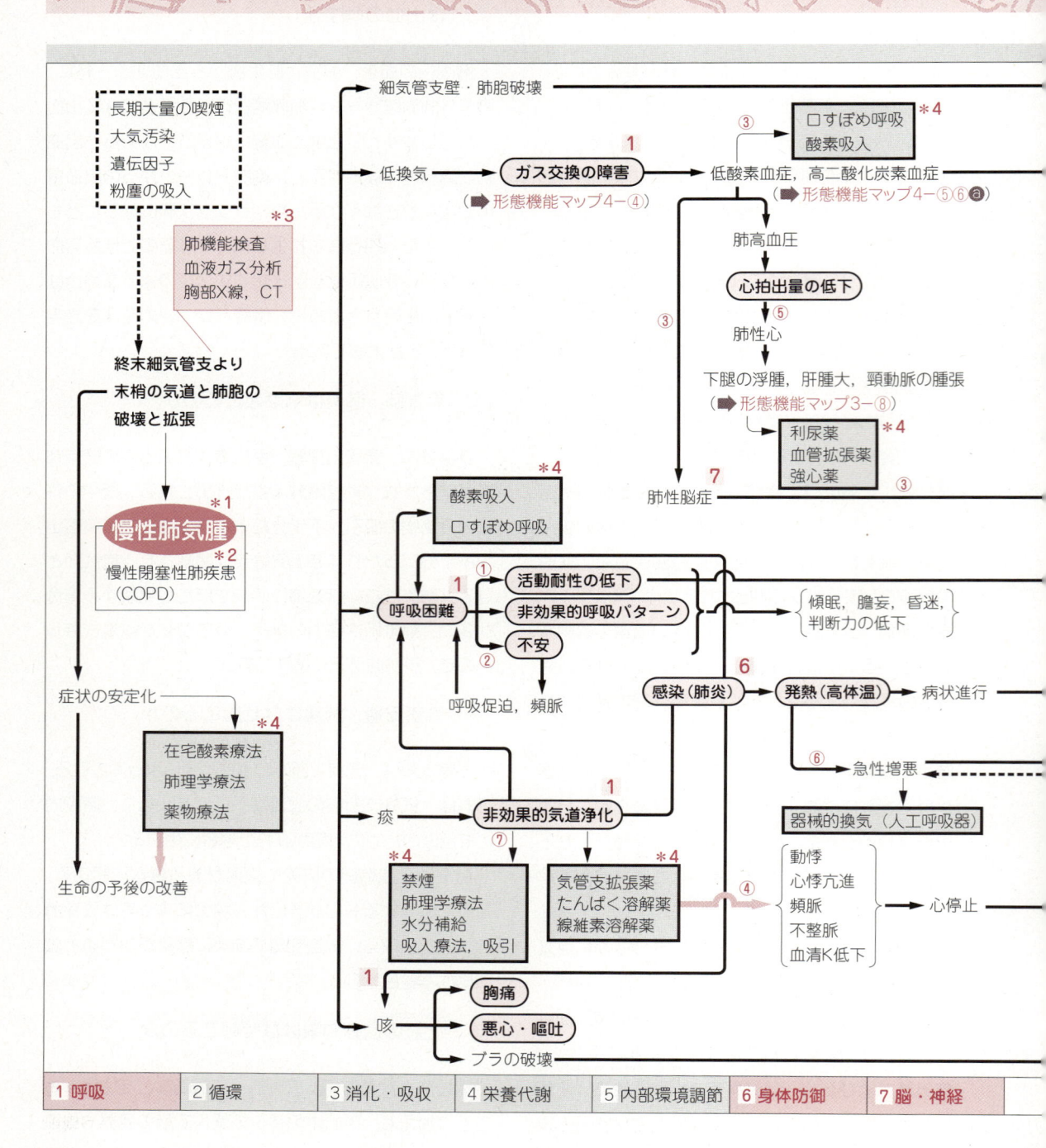

長期大量の喫煙
大気汚染
遺伝因子
粉塵の吸入

*3
肺機能検査
血液ガス分析
胸部X線，CT

終末細気管支より末梢の気道と肺胞の破壊と拡張

細気管支壁・肺胞破壊

低換気 → **ガス交換の障害** 1（→形態機能マップ4−④）

③ → 口すぼめ呼吸／酸素吸入 *4

低酸素血症，高二酸化炭素血症（→形態機能マップ4−⑤⑥ⓐ）

肺高血圧 → **心拍出量の低下** ⑤ → 肺性心

下腿の浮腫，肝腫大，頸動脈の怒張（→形態機能マップ3−⑧）

利尿薬／血管拡張薬／強心薬 *4

慢性肺気腫 *1
*2 慢性閉塞性肺疾患（COPD）

症状の安定化

在宅酸素療法／肺理学療法／薬物療法 *4

生命の予後の改善

③ 肺性脳症

酸素吸入／口すぼめ呼吸 *4

呼吸困難 1
① 活動耐性の低下
② 非効果的呼吸パターン
③ 不安

呼吸促迫，頻脈

傾眠，譫妄，昏迷，判断力の低下

感染（肺炎） → 6 発熱（高体温） → 病状進行

⑥ → 急性増悪

器械的換気（人工呼吸器）

痰 → **非効果的気道浄化** 1

⑦ 禁煙／肺理学療法／水分補給／吸入療法，吸引 *4

気管支拡張薬／たんぱく溶解薬／線維素溶解薬 *4

動悸／心悸亢進／頻脈／不整脈／血清K低下 → ④ → 心停止

1 咳 → 胸痛／悪心・嘔吐／ブラの破壊

| 1 呼吸 | 2 循環 | 3 消化・吸収 | 4 栄養代謝 | 5 内部環境調節 | 6 身体防御 | 7 脳・神経 |

マップ内の＊1〜＊4について

＊1 慢性肺気腫

肺気腫は，呼吸細気管支壁または肺胞壁が破壊され，終末細気管支より末梢の気腔が異常に拡張した病態である．明らかな線維症は伴わないと定義され，病型は汎細葉型，小葉中心型，遠位細葉型の3基本型に分けられる．含気腔の異常拡張，すなわち肺の過膨張により，胸郭は拡大する．肺胞壁の破壊により肺弾性は減少し，末梢気

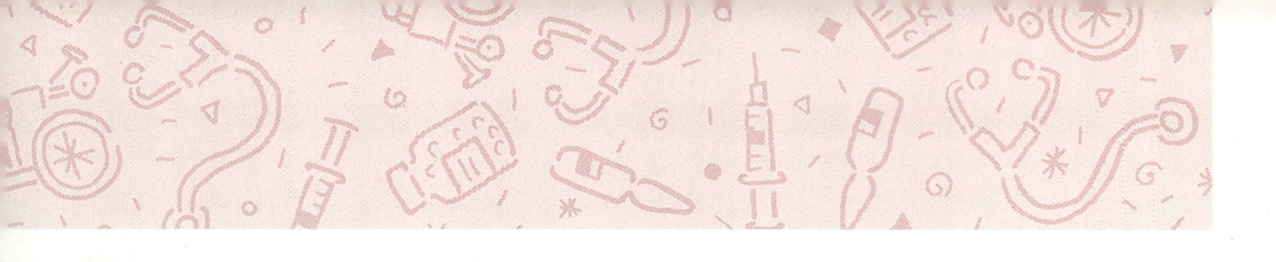

*2 慢性閉塞性肺疾患（COPD）

2001年4月に発表された国際ガイドラインGOLD (Global Initiative for Chronic Obstructive Lung Disease) によれば，慢性閉塞性肺疾患（COPD）は，「完全に可逆的ではない気流閉塞を特徴とする疾患である．この気流閉塞は通常進行性で，有害な粒子またはガスに対する肺の異常な炎症反応に伴って生じる」と定義されている．また，COPDは「たばこ等の有害ガス，粒子によって引き起こされる肺気腫，末梢気道病変により閉塞性換気障害を呈する慢性非特異性肺疾患」とも言い換えられ，世界の死亡原因の第4位で，1999年からはわが国の死亡原因10位となっている．

疫学調査 [肺疾患疫学調査会により行われたNICE Study : Nippon COPD Epidemiology Study, 2001年] では，COPDの定義をFEV$_{1.0}$/FVC＜70％とすると，40歳以上の男女において推定された有病率は8.5％（男性13.1％，女性4.4％）であり，喫煙は有病率を決定する最も重要な因子であった．わが国の平均喫煙率は30％である．喫煙者の20％以上がCOPDになると推測されており，今後ますます患者は増加し，近いうちに日本でも欧米並みに死亡原因の上位にくることが考えられる．

*3 診断のための検査

1) **肺機能検査**：1秒率70％以下．1秒量（FEV$_{1.0}$）・努力肺活量（FVC）の減少．全肺気量（TLC）・残気量（RV）・機能的残気量（FRC）の増加．

2) **血液ガス分析**：Pao$_2$の低下とPaco$_2$の上昇．コンプライアンスの増加．

3) **胸部X線写真・CT・その他**：X線透過度の亢進，横隔膜の低位平坦化と胸郭前後径の増加．肺胞腔の拡大と末梢血管陰影の減少．打診での鼓音や呼気終末での乾性ラ音．

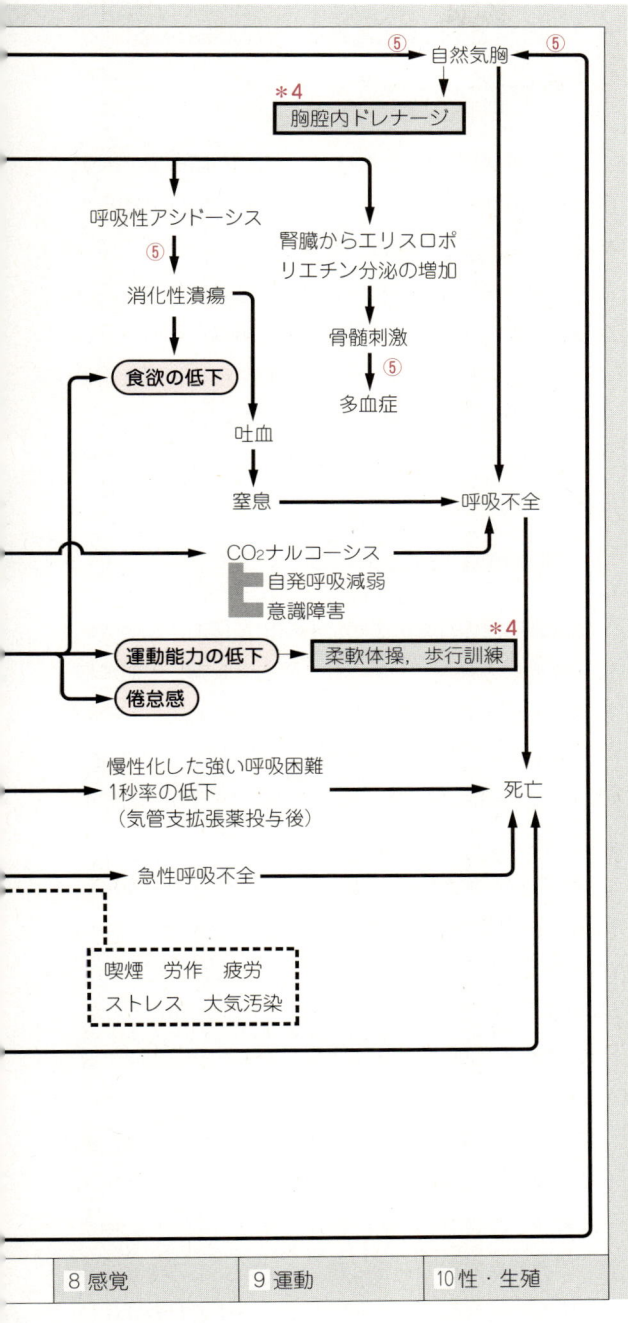

道閉塞が起こりやすくなる．この疾患は60歳以降の男性に圧倒的に多く，喫煙や大気汚染が発症の重要な因子となる．また，先天的にたんぱく分解酵素阻害物質であるα$_1$-アンチトリプシンが欠損している家系では，高率に慢性肺気腫が生じることが知られている．

*4　治療について

　病態の進展を抑えるためには禁煙が必要である．そのうえで，下記の治療を行う．

　1) **薬物療法**：気管支拡張薬（テオフィリン製剤，β_2刺激薬，抗コリン薬）．去痰薬．ステロイド薬．

　2) **酸素療法**：鼻カニューレで1～2l/分投与する（吸入酸素濃度は最低限で使用し，50％以下となるようにする）．パルスオキシメーターで動脈血酸素飽和度（Spo_2）を測定し，酸素の供給状態を管理する．在宅酸素療法の適応については「Pao_2が55mmHg以下の者，およびPao_2が60mmHg以下で睡眠時または運動負荷時に著しい低酸素血症をきたす者であって，医師が在宅酸素療法が必要であると認めた者」（1994年厚生省告示）とされている．

　3) **吸入療法**：ハンドネブライザーを用いた粘液溶解薬や気管支拡張薬の吸入．超音波ネブライザーを用いた蒸留水による加湿．

　4) **肺理学療法**：体位ドレナージ，スクイージング，タッピング，振動法（マッサージ器使用）．呼吸訓練（腹式呼吸，口すぼめ呼吸）．運動療法（歩行訓練が主）．緊張緩和運動．

　5) **人工呼吸器管理**：治療してもPao_2を40mmHg以上，$Paco_2$を75mmHg以下，pHを7.25以上に維持できない急性増悪時に適応となる．

マップ内の矢印①～⑦について

① 呼吸困難と活動耐性の低下

　慢性肺気腫患者は特に労作のない通常の状態でも低酸素状態にあり，労作で酸素消費量が高まることにより，呼吸困難を引き起こしやすい．呼吸困難状態が持続的に増強すると，呼吸機能の低下はもちろん循環機能，運動機能など全身的な生理機能の低下をまねき，活動エネルギーの減少（活動耐性の低下）が生じる．このため，日常生活における排泄や食事行動，休息や睡眠，移動のほか家事や仕事などに支障をきたす．

　慢性的な呼吸機能障害をもつ患者では，一般に息切れがあるため活動範囲が狭まり，日常生活は消極的になりやすい．柔軟体操，歩行訓練などで基礎体力のアップを図り，生活の質を高めることが必要である．

② 不安について

　急激な呼吸困難や安定状態からの急性増悪は，緊張度の高い急性期ケアが必要となり生命の危機にさらされる．このような状態にある患者は，呼吸困難に伴う苦痛や死への恐怖とともに，日常生活動作が障害されたり，治療に伴う拘束状態による影響などもあり不安や恐怖心をもちやすい．そして不安は自律神経を刺激し呼吸や心拍数を促進し，さらに呼吸困難を増強させる結果となる．この悪循環を断ち切るためには心の安静が大切である．

③ 酸素療法とCO_2ナルコーシス

　低酸素血症のために生じた心拍出量増加，呼吸数増加（➡形態機能マップ4-①），肺血管収縮，赤血球増多などを改善する目的で酸素吸入が行われる．1日12～16時間の酸素療法は，肺性心，肺高血圧，多血症，夜間低酸素血症，不整脈（⇨【p.70】）を予防するのに有用である．

　最適な酸素流量は，パルスオキシメーターを使用し動脈血酸素飽和度（Spo_2）を測定し調整する．Spo_2は96％以上を正常とし，めやすとしてSpo_2が93％では，Pao_2はおよそ70mmHg，Spo_2が90％では，Pao_2はおよそ60mmHgである．（➡形態機能マップ4-⑥ⓐ）

　肺気腫の患者は，重症化すると慢性的に低酸素血症と高二酸化炭素血症の状態にあることが多く，このような場合，呼吸中枢（➡形態機能マップ4-①）の換気刺激は低酸素血症の刺激に頼っている．この状態で高濃度の酸素を与えると，低酸素による換気刺激は失われ換気が減少する．そうするとますますCO_2が蓄積し，CO_2ナルコーシスを起こす危険性があるので低流量を守る．一般的に$Paco_2$が上昇すると換気量は平行して増加する．しかし，$Paco_2$が70mmHgを超えるとかえって呼吸は抑制される．このように高二酸化炭素血

症があり，自発呼吸の減弱，意識障害を伴う状態をCO_2ナルコーシスという．

④ 気管支拡張薬と不整脈について

薬物療法の1つに気管支拡張薬の使用があるが，そのなかの$β_2$刺激薬は交感神経を刺激するため，副作用として動悸，頻脈，不整脈，悪心，嘔吐などが起こりやすい．また，最悪の場合は心停止をきたすこともある．

⑤ 合併症について

1）肺性心：慢性閉塞性肺疾患（COPD）においては肺胞性低換気の結果，肺胞気中のO_2分圧が低下し，CO_2分圧が上昇するため，低酸素血症，アシドーシスをきたしている．これらにより生じる肺血管攣縮による肺血管抵抗の増大と既存の肺血管床の解剖学的・器質的変化などが加わり，肺高血圧症が引き起こされる．さらに肺高血圧症の急激な悪化による右室仕事量の増加が主因となり右室心筋の代謝障害，拡張，収縮不全が引き起こされ，最終的には肺性心となる．

2）自然気胸：肺気腫では細気管支壁は破壊性変化を示し大きなブラを形成する傾向がある．激しい咳や努責によりブラが破れ，気胸を起こす．呼吸予備能力のない患者にとっては重篤な呼吸不全となり，緊急に処置を行わなければ死に至ることもある．

3）消化性潰瘍：低酸素血症や高二酸化炭素血症による呼吸性アシドーシス（血液のpHが酸性に傾くこと，すなわちHCO_3^-に比してCO_2が増えた状態であり，これはH^+濃度が高まった状態である ➡ 形態機能マップ4-⑤，7-⑧）を補正する機序で胃液への水素イオン（H^+）の分泌が亢進するために，潰瘍が生じやすくなる．出現頻度は，約20～30％である．

4）多血症：低酸素血症により腎臓からエリスロポエチン（➡ 形態機能マップ12-①）が増加し，骨髄を刺激するため赤血球が増える．

⑥ 急性増悪について

すでに破壊された肺胞壁を修復することや肺弾性の低下を回復することは困難である．そのため，慢性肺気腫の根治的療法はなく，病変の進展を防ぐことが基本となる．1秒量は正常な人でも加齢とともに確実に低下するが，慢性肺気腫患者は，喫煙，大気汚染，粉塵などの刺激や気管支炎などの炎症により，白血球から放出されるたんぱく分解酵素で，肺胞の間質たんぱく，弾性線維，膠原線維が破壊され，肺気腫が進行し，慢性呼吸不全となる．感染が加われば，さらに気腫化が加速され，時には急性呼吸不全に陥ることもある．

急性増悪を引き起こさないためにも，日頃から気道の浄化を心がけ，栄養を摂り，体調を整えて，感染を起こさないように注意していくことが大切である．また，急性増悪因子には感染のほかに，労作，疲労，ストレス，喫煙などがあるため，生活スタイルの見直しや空気汚染などの生活環境の見直しなども必要となる．

⑦ 肺理学療法のプログラム

慢性肺気腫は安定した状態であっても徐々に進行していく疾患であるが，残存している呼吸機能を維持することで病状の進行を遅らせることは可能である．呼吸筋力と心筋機能の向上により，非可逆的な肺病変による機能障害を代償できる可能性があるため肺理学療法は大切である．慢性肺気腫患者は横隔膜の動きが悪いため，効率の悪い胸式呼吸になりがちである．腹筋と横隔膜を訓練し効率のよい腹式呼吸を習得することが必要である．また，口すぼめ呼吸は細気管支のつぶれを防ぎ，肺にとらえ込まれている空気を呼出するのに役立つ．

肺理学療法には，体位ドレナージとスクイージング，タッピング法などがあり，痰の喀出を促し，気道を清浄化し換気を改善する．

文献
1) 植木純，他：診療の背景と動向；COPDの疫学と診療の現状，EBMジャーナル，4(4)：10～17，2003.
2) 巽浩一郎：COPDをめぐる臨床のエビデンス，どのような検査所見がCOPD治療の指標となるか，EBMジャーナル，4(4)：32～37，2003.

病態マップ 17

肺結核 pulmonary tuberculosis

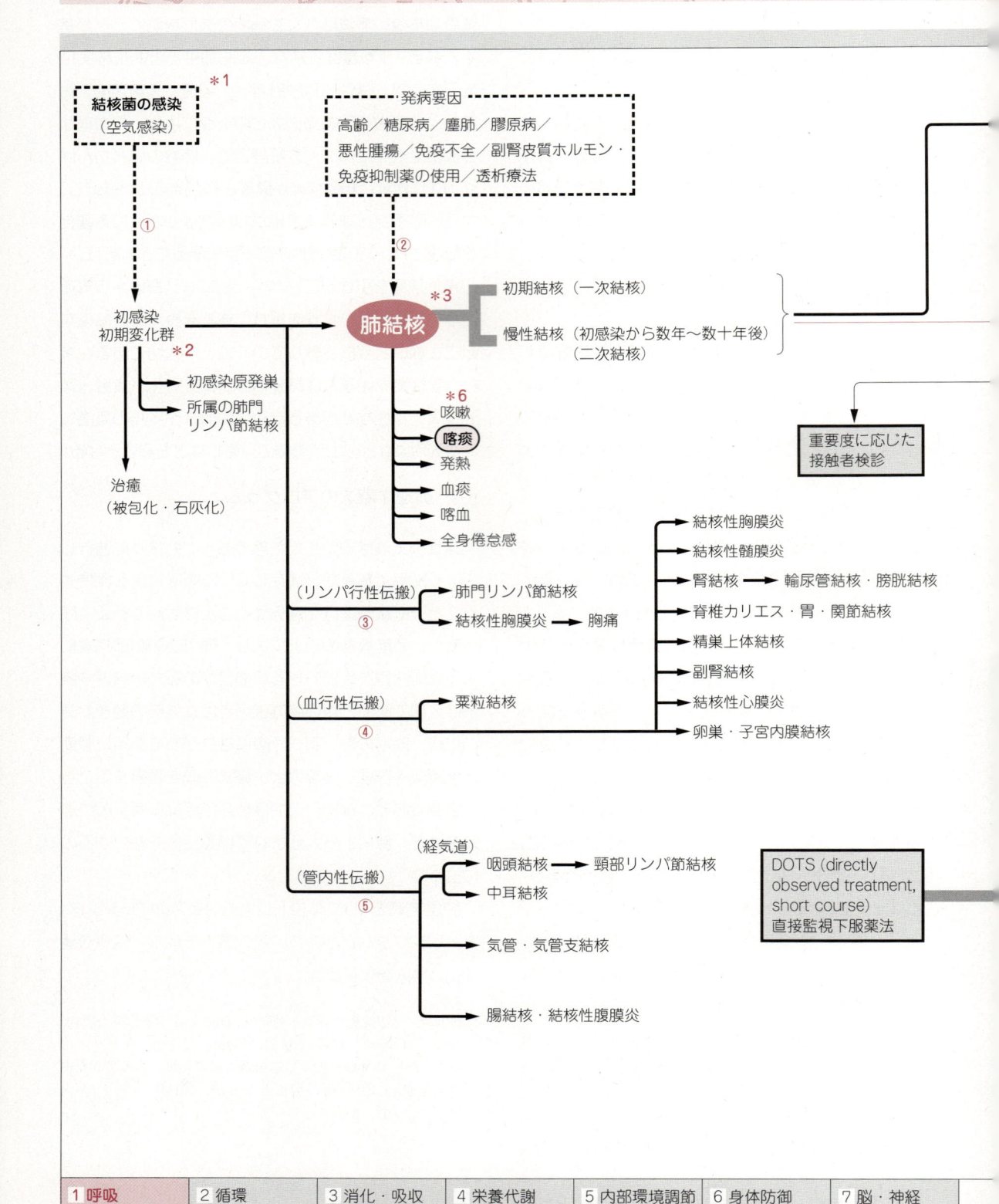

```
結核菌の感染  *1                発病要因
(空気感染)                     高齢／糖尿病／塵肺／膠原病／
                              悪性腫瘍／免疫不全／副腎皮質ホルモン・
                              免疫抑制薬の使用／透析療法
        ①                            ②
                                              初期結核(一次結核)
  初感染                       肺結核 *3
  初期変化群                                    慢性結核(初感染から数年〜数十年後)
        *2                                    (二次結核)
        → 初感染原発巣
        → 所属の肺門                     *6
          リンパ節結核                  → 咳嗽                        重要度に応じた
                                      → 喀痰                        接触者検診
  治癒                                 → 発熱
  (被包化・石灰化)                      → 血痰
                                      → 喀血
                                      → 全身倦怠感
                                                         → 結核性胸膜炎
                                                         → 結核性髄膜炎
    (リンパ行性伝搬) → 肺門リンパ節結核                    → 腎結核 → 輸尿管結核・膀胱結核
         ③          → 結核性胸膜炎 → 胸痛                → 脊椎カリエス・胃・関節結核
                                                         → 精巣上体結核
    (血行性伝搬)    → 粟粒結核                            → 副腎結核
         ④                                               → 結核性心膜炎
                                                         → 卵巣・子宮内膜結核

    (管内性伝搬)    (経気道)
         ⑤         → 咽頭結核 → 頸部リンパ節結核         DOTS (directly
                   → 中耳結核                           observed treatment,
                                                       short course)
                   → 気管・気管支結核                   直接監視下服薬法

                   → 腸結核・結核性腹膜炎
```

| 1 呼吸 | 2 循環 | 3 消化・吸収 | 4 栄養代謝 | 5 内部環境調節 | 6 身体防御 | 7 脳・神経 |

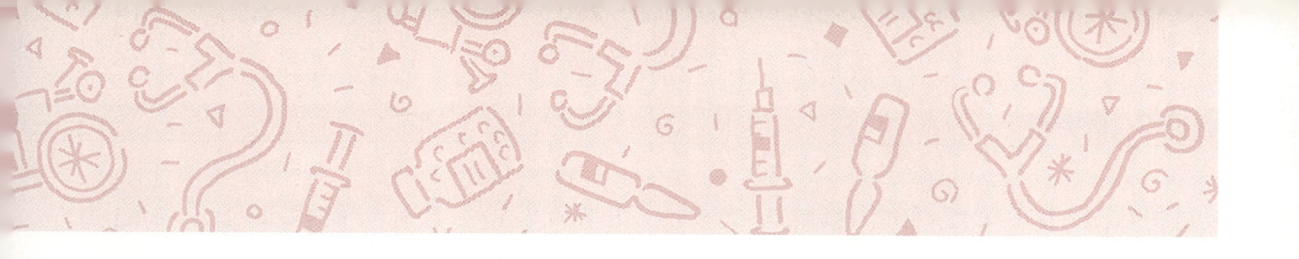

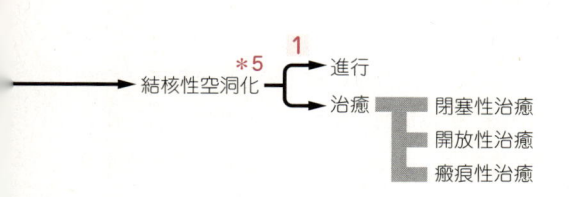

```
                    *5    1 → 進行
               →結核性空洞化 ┤      ┌閉塞性治癒
                          └治癒 ─┼開放性治癒
                                 └瘢痕性治癒
```

*4
- 問診・視診・胸部聴打診
- 胸部X線検査（単純2方向）
- 喀痰菌検出（喀痰［塗抹検査・培養検査］・胃液・気管支肺胞洗浄液）
- ツベルクリン反応
- 経気管支肺生検（TBLB）
- 胸部CT

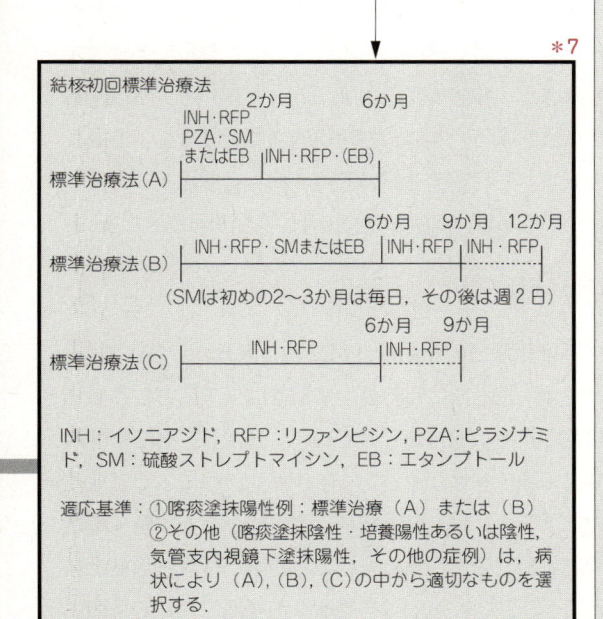

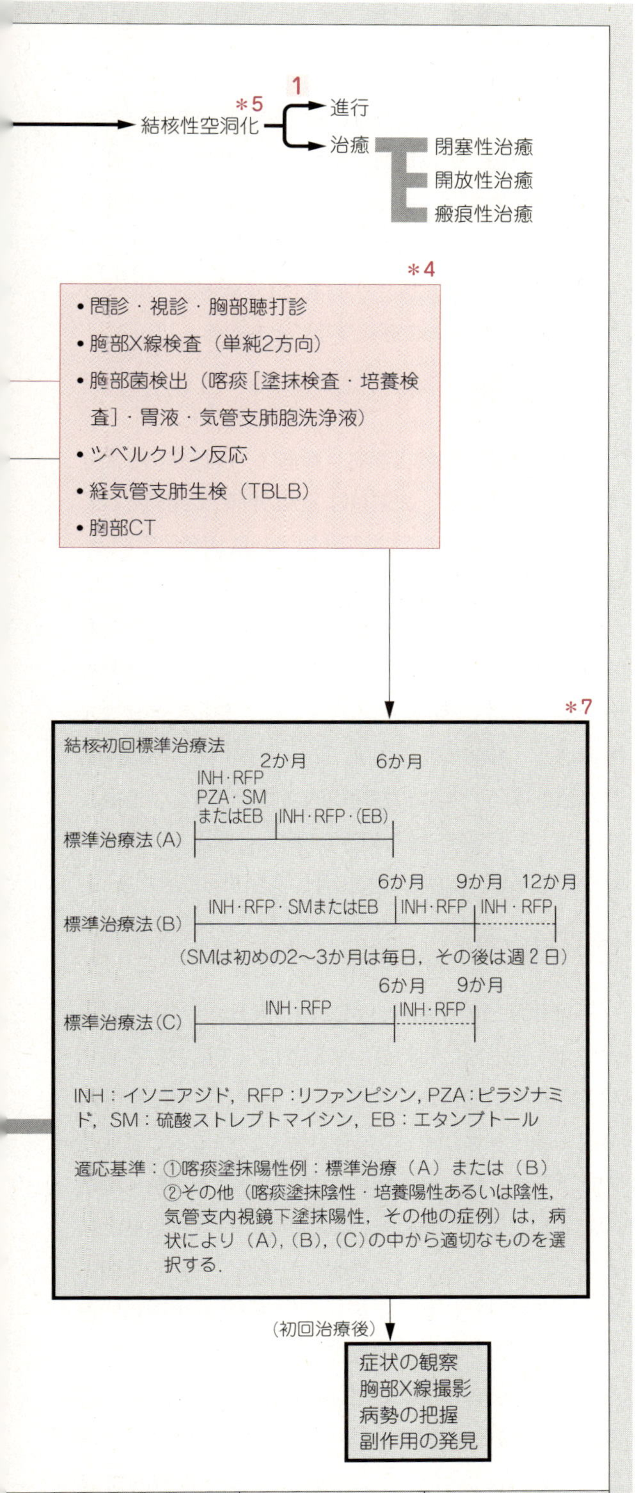

*7

結核初回標準治療法

```
                    2か月        6か月
               INH・RFP
               PZA・SM
               またはEB   INH・RFP・(EB)
標準治療法(A) ├──────────┼──────────┤

                          6か月    9か月   12か月
               INH・RFP・SMまたはEB │INH・RFP│INH・RFP
標準治療法(B) ├──────────────────┼─────┼─────┤
              （SMは初めの2〜3か月は毎日，その後は週2日）

                          6か月    9か月
               INH・RFP          INH・RFP
標準治療法(C) ├─────────────────┼─────┤
```

INH：イソニアジド，RFP：リファンピシン，PZA：ピラジナミド，SM：硫酸ストレプトマイシン，EB：エタンブトール

適応基準：①喀痰塗抹陽性例：標準治療（A）または（B）
②その他（喀痰塗抹陰性・培養陽性あるいは陰性，気管支内視鏡下塗抹陽性，その他の症例）は，病状により（A），（B），（C）の中から適切なものを選択する．

（初回治療後）
症状の観察
胸部X線撮影
病勢の把握
副作用の発見

| 8 感覚 | 9 運動 | 10 性・生殖 |

マップ内の＊1〜＊7について

＊1　結核菌感染の危険度

　結核は抗酸菌属に属する M.tuberculosis により起こる．結核菌の感染経路は空気感染であり，なかでも診断・治療前の感染者が咳をしたときの飛沫の吸入は危険である．吸入された菌が呼吸細気管支腔まで入り込み，肺胞マクロファージ（→形態機能マップ4-②）に貪食されれば感染は成立する（貪食されなければ，気管支や細気管支の線毛運動により機械的に気道から排除される）．感染を規定する要因は排菌量（ガフキー）と咳（持続月数）であり，その積が10以上になると危険性が高くなる．教員や医療従事者のように，人に接触する職業人は多くの人を感染させやすく，デンジャーグループといわれる．今日では若者の集団感染も問題になっている．

＊2　初期変化群

　初期変化群は，初感染による初感染原発巣と，肺門リンパ節（所属リンパ節）病変をいう．肺門リンパ節病変は，原発巣でマクロファージに貪食されその中で増殖した結核菌が，マクロファージの死滅により気腔内に放出され，リンパの流れに沿って肺間質リンパ管に入り込み肺門リンパ節に浸入し，病変を形成したものである．この初期変化群は，被包化，石灰化などの経過を経てよく治癒するので，結核菌の感染を受けても大部分の人は発病することなく一生を送る．一部の人に初感染原発巣や肺門リンパ節に進行性の病変が形成されるが，これを初期結核という．

＊3　肺結核

　肺結核は肺の感染症であり，肺門リンパ節結核，結核性胸膜炎，粟粒結核も肺結核の一病型として扱う．
　結核が国民病といわれ死因第1位であった時代が去って久しいが，現在も年間約5万人の発生があり，わが国

17 肺結核

の最多感染症である．また，近年，HIV感染，ステロイド療法，ホルモン療法に起因する免疫不全による肺結核の再発という新たな問題も加わり，油断が許されない疾患である．

結核性病巣は滲出性反応（結核菌の肺胞侵入による肺胞の充血，浮腫，中心の凝固壊死）から繁殖性反応（類上皮細胞肉芽腫形成），増殖性反応（病巣が被膜で包まれる）を経て，硬化性反応（瘢痕性収縮）に至る．

結核の発病は初感染に引き続き，初期変化群自体の悪化による初期結核と，初感染から数年〜数十年を経て発病する慢性結核があり，多くは後者である．

*4 検査・診断

肺結核が診断されるまでのプロセスは，問診，視診，聴打診，胸部単純X線撮影を経て結核菌検査，ツベルクリン反応，生検などを実施し診断を確定する．これらの検査中，胸部X線検査，結核菌検査，ツベルクリン反応は最重要である．X線検査は肺結核病巣の発見には感度の高い検査であり，迅速に行うことができる．病巣部は一側または両側の肺後上部（S_1，S_2）に多い．病巣は浸潤，空洞，結節，散布，硬化，あるいは胸膜の肥厚，縦隔変位，肺門挙上など，新旧様々な変化が混在する．

しかし，HIV感染患者の場合は肺結核患者の典型例は示さないことが多く，臨床上の特徴は多臓器病変の頻度が飛躍的に増えることと，肺結核でも，胸部X線画像上，病理上で必ずしも上葉優位でなく，空洞形成や被包化傾向は乏しいこと，肺門リンパ節腫大をみるなどの特徴がある．

ツベルクリン反応について，BCG未接種者の陽性，既接種者の強陽性は感染が考えられるが，感染後4〜6週間以内は陰性の場合が多いので注意を要する．また，麻疹などの感染症，ホジキン病（⇨【p.208】）などのリンパ系疾患，低栄養や免疫抑制薬などの投与時には，反応が減弱するので結核菌感染の指標となりにくい．

結核菌検査による結核菌の検出は，肺結核の決定的診断となり，塗抹検査と培養検査が行われる．

塗抹検査の判定は「0号＝500倍拡大で全視野に検出菌がない」〜「10号＝1視野に101以上，無数」のガフキー号数で行われる．

*5 結核性空洞化

空洞化とは，乾酪壊死部の軟化融解と排除による組織欠損である．乾酪壊死は病巣の中心部に生じる乾燥性凝固壊死であり，結核菌，組織崩壊物，線維素を含む．これはやがて融解，誘導気管支を介して排除され空洞化する．空洞化は，空洞表面での結核菌の増殖が開始されると感染源に転化することもある．

*6 症　状

咳嗽，喀痰，血痰，発熱，胸痛は，肺結核の5大症状といわれている．肺結核は健康診断時に発見されることもあるが，最近では70％以上が症状発見である．感冒が治りにくいという訴えで発見されることも多い．5大症状の他に全身倦怠感，食思不振，るいそう等を自覚症状とすることもあり，一律ではない．症状のなかでは，咳嗽，喀痰の主訴が多いが，激しい症状はまれである．肺結核はSchub（シューブ）という段階的な進展をする．すなわち持続的進展ではなく，進展後の安定，一定期間をおいて再度進展（悪化）するというものであり，症状もこれに伴い変動することが多い．

*7 治　療

肺結核治療の原則は，過去の「大気，安静，栄養」という入院治療に代わり，今日では外来における抗結核薬の投与に変化してきている．しかし，喀血や発熱などの臨床症状があったり，疾病や治療によって免疫力低下をきたしている場合，合併症がある場合，薬剤の副作用，耐性が認められる場合などは入院治療となることが多い．治療は初回標準治療法に準じて早期に結核菌を陰性化に導くために，4剤併用による初期強化療法が採用される．したがって，疾病の進展，再燃を防止し，患者が感染源にならないために，正しい服薬の指導，副作用と薬剤耐性への対応が最も重要な課題となる．また，副作用の早期発見のために諸検査が行われる．

表　抗結核薬の使用法と主な副作用

抗結核薬	略号	標準的な使用法	主な副作用
イソニアジド	INH	0.2〜0.5g/日	末梢神経炎，肝機能障害
リファンピシン	RFP	0.45g/日	インフルエンザ様症状，肝機能障害，胃腸障害，血小板減少症
硫酸ストレプトマイシン	SM	1g/回　2または3回/週	平衡障害，聴力障害
エタンブトール	EB	0.75〜1.0g/日	視力障害
ピラジナミド	PZA	1.2〜1.5g/日	肝機能障害，胃腸障害，関節痛
エチオナミドまたはプロチオナミド	TH	初回0.3g以降漸増0.5〜0.7g/日	胃腸障害，肝機能障害

抗結核薬と主な副作用については表参照.

なお，病変の限局した多剤耐性結核患者，副作用により化学療法が不可能な患者，慢性膿胸患者，気管支結核による気管支狭窄患者は外科的療法の対象となる.

マップ内の矢印①〜⑤について

①　結核菌の感染

肺結核は健康診断によって発見されることは少なく，自覚症状による発見が多い．自覚症状のなかでも咳による頻度が高く，2週間以上にわたる咳嗽は結核を疑う必要がある．結核患者からの飛沫感染の認識は患者にも周囲の人にもあることが多く，感染源はむしろ結核と診断されてない家族や職場の人になる場合が多い．筆者は，出産後の微熱，全身倦怠感，頭痛などの症状があり，回復過程の遅れた褥婦が実は結核であり，家族内感染であったという経験をしたことがある．したがって，咳嗽の続いている人との接触があったかなどの問診は重要である.

②　発病要因

肺結核は，結核菌とヒトとの力関係で発病する．すなわち，菌量と菌の存在する環境の中にヒトがどのような状態で，どのくらいの期間存在したかということである．菌量と期間については前述のとおりであるが，ヒトの状態が発病の要因になることは，糖尿病，塵肺，免疫不全，免疫抑制薬の使用，透析療法，その他，手術後，化学療法中の患者，あるいは高齢者など抵抗力減弱の因子が認められる患者の場合，発病しやすくなる．HIV感染者では結核の発病はきわめて高くなり，健常者の6倍以上との指摘がある.

③　リンパ行性伝搬

原発病巣自体が大きくなったり，初感染リンパ節病変も乾酪性病変を形成すると，リンパの流れに沿って波状的に所属のリンパ節を侵していく.

④　血行性伝搬

肺門リンパ節，縦隔内リンパ節病変の形成やリンパ行性に胸管内に結核菌が侵入すると，静脈角から血流にのって全身に散布される.

⑤　管内性伝搬

咽頭結核，中耳結核は経気道的に伝搬する．腸結核は大量の結核菌を嚥下したり，大量でなくても頻回に嚥下すると消化管を経由して伝搬する．また腸壁リンパに侵入することもある.

脳・脊髄

形態機能マップ 5

神経系は中枢神経系と末梢神経系から構成される．中枢神経系は脳と脊髄から構成される．末梢神経系は脳神経と脊髄神経と自律神経から構成される．脳は大脳，小脳，間脳，脳幹から構成される．脳幹は中脳，橋，延髄から構成される（間脳を含めることがある）．神経系により高次脳機能と，感覚機能，筋肉運動が可能となる．また，神経系は内分泌系と並んで，多種の内臓の総合調節を行う．

①中枢神経系

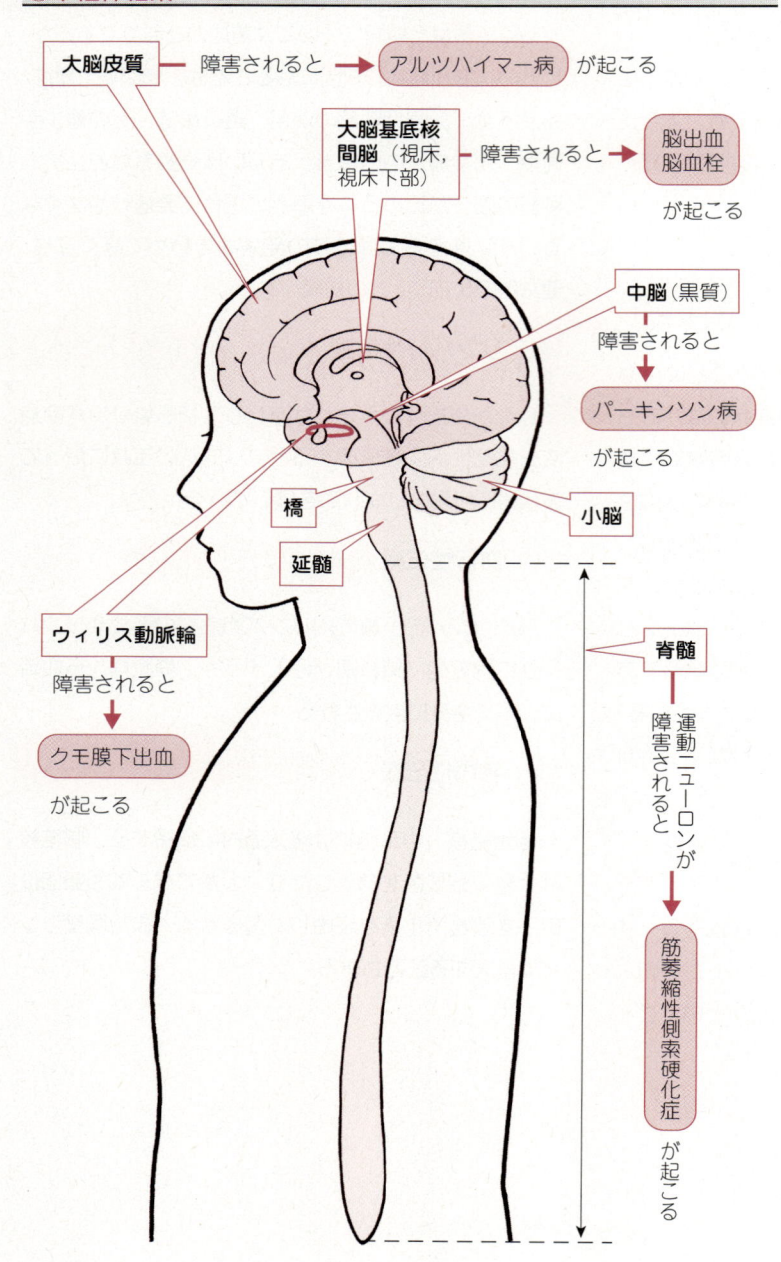

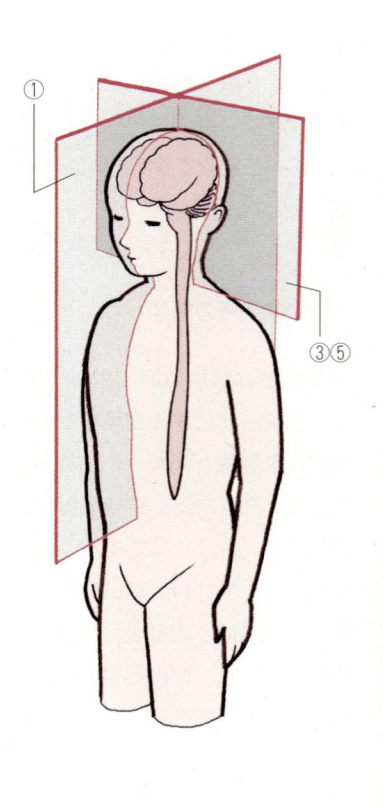

- **大脳皮質** 障害されると → アルツハイマー病 が起こる
- **大脳基底核 間脳（視床，視床下部）** 障害されると → 脳出血 脳血栓 が起こる
- **中脳（黒質）** 障害されると → パーキンソン病 が起こる
- 橋
- 延髄
- 小脳
- **ウィリス動脈輪** 障害されると → クモ膜下出血 が起こる
- **脊髄** 運動ニューロンが障害されると → 筋萎縮性側索硬化症 が起こる

- ●中枢神経系は大脳，間脳（視床，視床下部），中脳，橋，延髄，脊髄，小脳から構成されている．
- ●脳幹（中脳，橋，延髄）には呼吸中枢，循環中枢があり，生命維持に必要な部位である．

② 大脳の機能

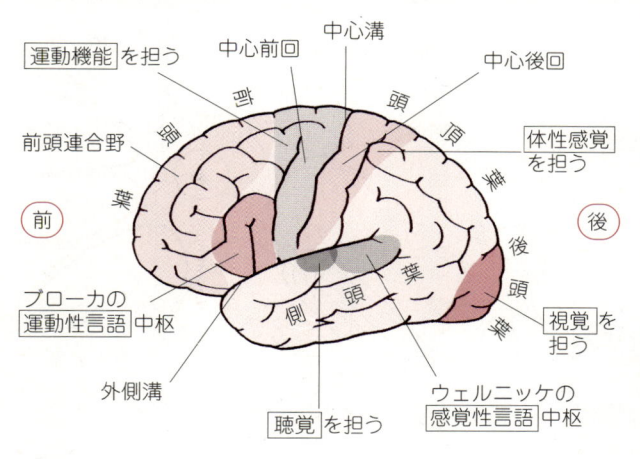

- 大脳は表層の大脳皮質（灰白質，神経細胞体の集まり）と大脳髄質（白質，神経線維の集まり）から構成される．大脳は溝により，前頭葉，頭頂葉，後頭葉，側頭葉に分けられる．
- 大脳皮質は領域ごとに異なる機能をもっている．前頭葉では情報の統合・計算が行われる．中心前回は運動機能を，中心後回は体性感覚機能をつかさどる．側頭葉は聴覚機能を，後頭葉は視覚機能をつかさどる．
- ブローカの**運動性言語中枢**が障害されると，運動性失語となり，言葉の理解はできるが，言葉の表出ができない．ウェルニッケの**感覚性言語中枢**が障害されると，感覚性失語となり，言葉の理解ができない．

③ 大脳基底核，大脳辺縁系，大脳皮質

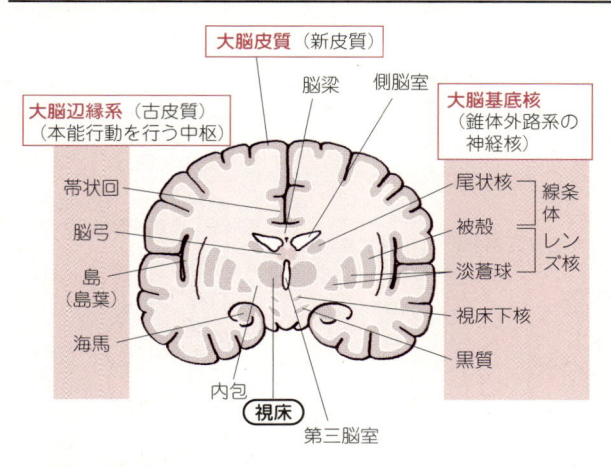

- 大脳基底核（大脳核ともいう）は大脳の深部にある灰白質で，尾状核，被殻，淡蒼球，視床下核，黒質から構成されている．尾状核と被殻は線条で連絡しているので，尾状核と被殻を合わせて線条体という．被殻と淡蒼球はレンズ状をしているので，被殻と淡蒼球を合わせてレンズ核という．**大脳辺縁系**（古皮質）は海馬，脳弓，乳頭体，帯状回，島から構成されている．大脳基底核，大脳辺縁系，**大脳皮質**（新皮質）の順に脳は進化した．
- 脳の中心にある**視床**は，第三脳室の壁をつくり，外側は内包で囲まれた灰白質である．知覚伝導路の中継を行い，また知覚の反射運動の中枢である．

④ 脳を包む膜

- 頭蓋骨の下には硬膜があり，硬膜の下にはクモ膜がある．クモ膜の下には軟膜があるが，クモ膜と軟膜の間の**クモ膜下腔**には血管が走っている．

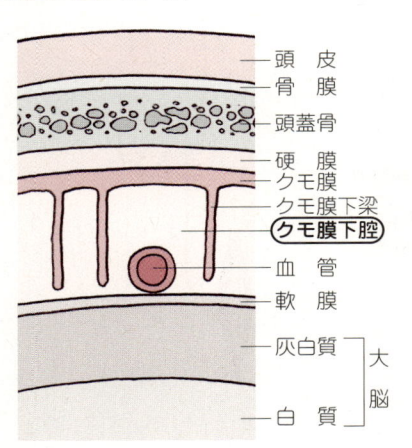

⑤ クモ膜下出血と脳出血

- クモ膜下出血では，クモ膜下腔と脳室に出血が起こる．
- 脳出血は脳の実質の白質部分（深部）に出血が起こる．脳出血の好発部位は視床，被殻，小脳，橋である．視床，被殻の脳出血は内包に障害をもたらし，運動麻痺が起こる．

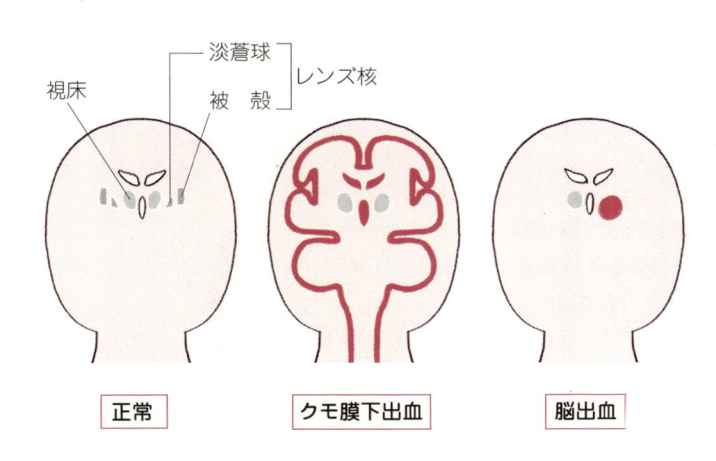

⑥ 神経膠（グリア）細胞と脳腫瘍

- 中枢神経系の神経組織は神経細胞と神経膠（グリア）から構成される．
- 神経膠（グリア）細胞は神経細胞を支持し，栄養を与え，代謝を行う．次の3種のグリア細胞がある．**星状膠細胞**は血管壁に伸びた突起で代謝を行い，グルコース以外の物質が脳実質に移行しないよう血液脳関門を形成する．**稀突起膠細胞**は髄鞘を形成する．**小膠細胞**は脳内のマクロファージとして働き，自然免疫を担う．
- 頭蓋内腫瘍を脳腫瘍という．頭蓋内に存在する組織から発生する原発性の腫瘍をいうことが多いが，頭蓋内に転移した腫瘍を含めることがある．星状膠細胞，稀突起膠細胞，小膠細胞などのグリア細胞から発生する神経膠腫（glioma グリオーマ）が最も多い．

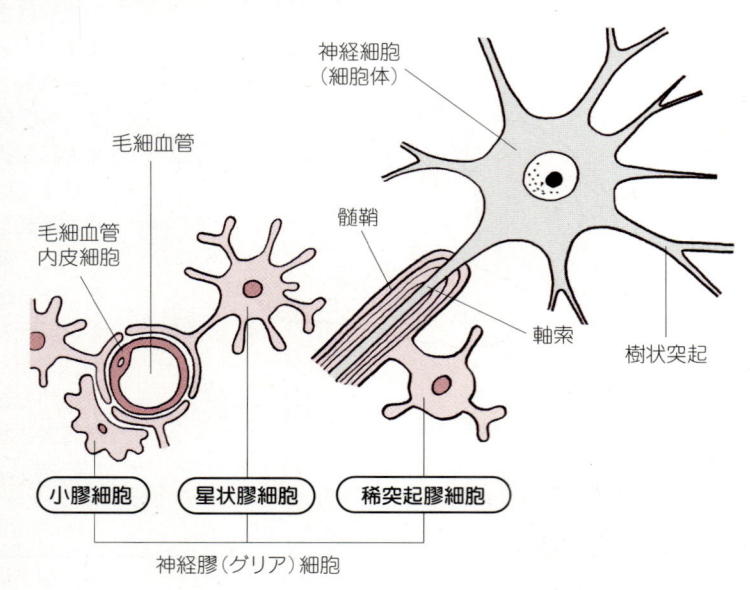

⑦ 下行性伝導路［錐体路と錐体外路］

- 中枢神経系の異なる高さの部位間を連絡する投射伝導路には，上行性伝導路と下行性伝導路がある．伝導路は神経路ともいう．
- 上行性伝導路は知覚刺激が末梢神経を経て小脳，視床，大脳皮質に連絡する神経路である．
- 逆に，脳から運動神経への指令は下行性伝導路により行われる．これは錐体路と錐体外路に分けられる．**錐体路**［皮質脊髄路と皮質延髄路（皮質核路）］は，大脳皮質運動野の錐体細胞から始まる下行性伝導路である．筋肉の随意運動を制御している．脳出血，脳梗塞などで内包が障害されると錐体路が障害され，大脳皮質からの抑制がなくなり，運動麻痺，痙直（痙縮）が起こり，腱反射は亢進する．**錐体外路**は，錐体路以外の下行性伝導路［赤核脊髄路，橋小脳路，皮質橋核路，皮質視床路，視床線条体路，淡蒼球赤核路］で，不随意運動の調節を行っている．錐体外路が障害されると，筋の固縮（強剛，硬直）が起こる．
- パーキンソン病は，錐体外路の中継核の1つである**黒質**が変性し，筋の固縮，振戦が起こる．

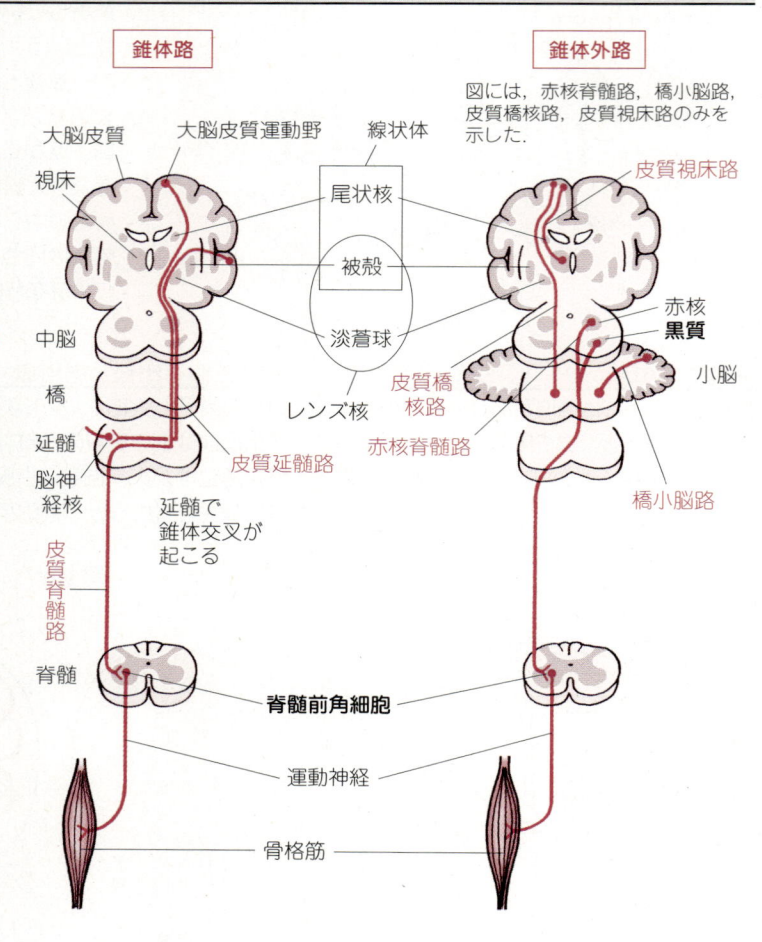

⑧筋萎縮性側索硬化症

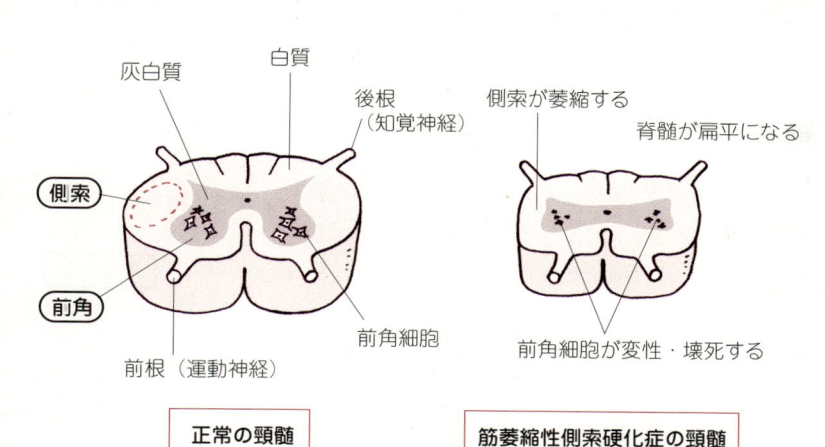

正常の頸髄／筋萎縮性側索硬化症の頸髄

ラベル：灰白質、白質、後根（知覚神経）、側索が萎縮する、脊髄が扁平になる、側索、前角、前根（運動神経）、前角細胞、前角細胞が変性・壊死する

- 筋萎縮性側索硬化症（ALS）は，パーキンソン病，アルツハイマー病とともに，三大進行性神経変性疾患であり，慢性進行的に運動神経が障害されていく運動ニューロン疾患である．
- 筋萎縮性側索硬化症では，運動神経の軸索がある脊髄の**側索**と**前角**がやせて硬くなっている．運動麻痺は存在するが，感覚神経，自律神経は障害されない．

⑨アルツハイマー病

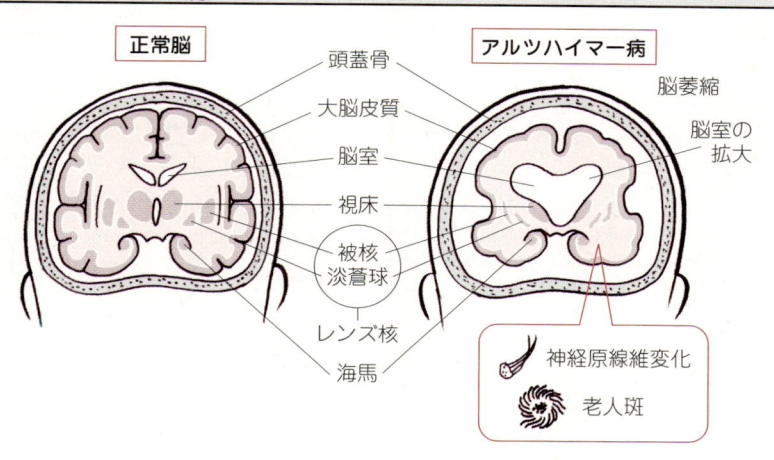

正常脳／アルツハイマー病

ラベル：頭蓋骨、大脳皮質、脳室、視床、被核・淡蒼球、レンズ核、海馬、脳萎縮、脳室の拡大、神経原線維変化、老人斑

- アルツハイマー病は老人性痴呆を起こす．脳萎縮を起こし，脳室の拡大，神経原線維変化，老人斑がみられる．

検査値との関連

指標	基準値	解説
ⓐ 髄液		
外観	無色透明	
液圧	70～150mmH₂O	
細胞数	5個/μl以下	細胞の種類は単核球，好中球は0個/μl
たんぱく定量	15～45mg/dl	
糖定量	50～75mg/dl	血糖値の60～70％程度
Cl⁻定量	120～125mEq/l	

疾患との関連

- 脳血栓，脳塞栓などの血流障害により，脳組織が壊死を起こす疾患⇒**脳梗塞**【p.96】
- クモ膜下腔に出血が起こり，頭痛，頭蓋内圧の上昇を起こす疾患⇒**クモ膜下出血**【p.100】
- 頭蓋内に生じた（多くの場合，原発性の）腫瘍⇒**脳腫瘍**【p.104】
- 脊髄の側索と，前索が障害され，慢性進行性に運動神経が障害される疾患⇒**筋萎縮性側索硬化症**【p.108】
- 大脳基底核の黒質の神経細胞の変性により，振戦，筋固縮，寡動（動きの少ないこと）などの錐体外路症状を生じる疾患⇒**パーキンソン病**【p.112】

病態マップ 18

脳梗塞 cerebral infarction

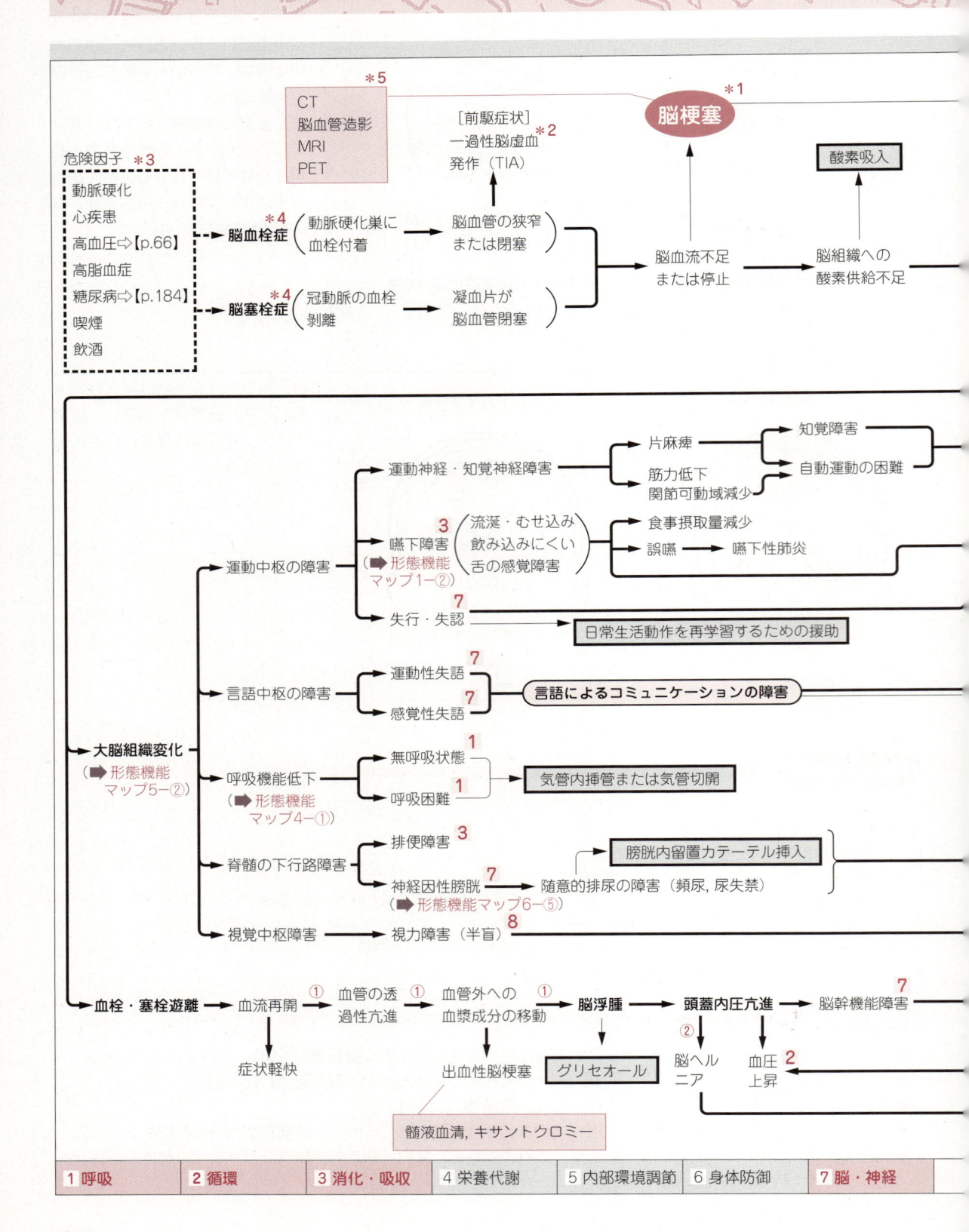

危険因子 *3
- 動脈硬化
- 心疾患
- 高血圧 ⇨【p.66】
- 高脂血症
- 糖尿病 ⇨【p.184】
- 喫煙
- 飲酒

*5 CT / 脳血管造影 / MRI / PET

[前駆症状] *2 一過性脳虚血発作（TIA）

*1 **脳梗塞** → 酸素吸入

*4 **脳血栓症**（動脈硬化巣に血栓付着）→ 脳血管の狭窄または閉塞

*4 **脳塞栓症**（冠動脈の血栓剥離）→ 凝血片が脳血管閉塞

→ 脳血流不足または停止 → 脳組織への酸素供給不足

大脳組織変化（➡形態機能マップ5-②）

- 運動中枢の障害
  - 運動神経・知覚神経障害 → 片麻痺 → 知覚障害 / 筋力低下 関節可動域減少 → 自動運動の困難
  - 嚥下障害 3（➡形態機能マップ1-②）（流涎・むせ込み／飲み込みにくい／舌の感覚障害）→ 食事摂取量減少 / 誤嚥 → 嚥下性肺炎
  - 失行・失認 7 → 日常生活動作を再学習するための援助
- 言語中枢の障害
  - 運動性失語 7
  - 感覚性失語 7
  → 言語によるコミュニケーションの障害
- 呼吸機能低下（➡形態機能マップ4-①）
  - 無呼吸状態 1
  - 呼吸困難 1
  → 気管内挿管または気管切開
- 脊髄の下行路障害
  - 排便障害 3
  - 神経因性膀胱 7（➡形態機能マップ6-⑤）→ 随意的排尿の障害（頻尿，尿失禁）→ 膀胱内留置カテーテル挿入
- 視覚中枢障害 → 視力障害（半盲）8

血栓・塞栓遊離 → 血流再開
- ① 血管の透過性亢進 → ① 血管外への血漿成分の移動 → ① 脳浮腫 → 頭蓋内圧亢進 → 脳幹機能障害 7
- → 症状軽快
- → 出血性脳梗塞
- 脳浮腫 → グリセオール
- 頭蓋内圧亢進 → ② 脳ヘルニア / 血圧上昇 2
- 髄液血清，キサントクロミー

| 1 呼吸 | 2 循環 | 3 消化・吸収 | 4 栄養代謝 | 5 内部環境調節 | 6 身体防御 | 7 脳・神経 |

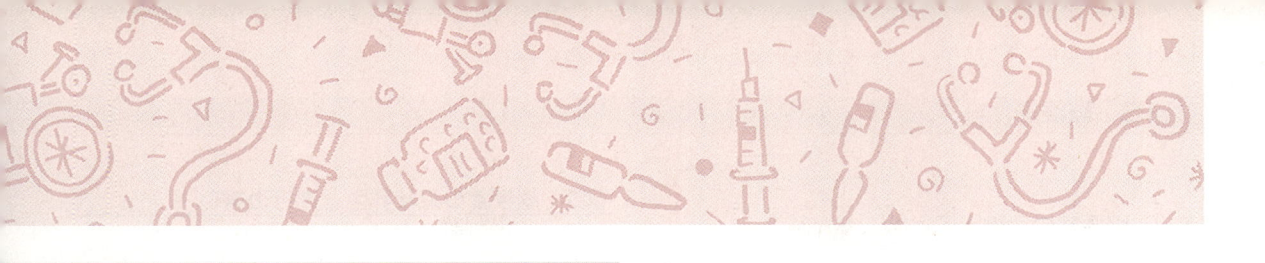

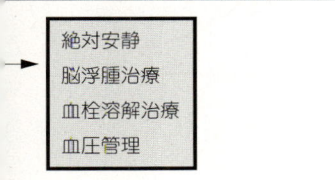

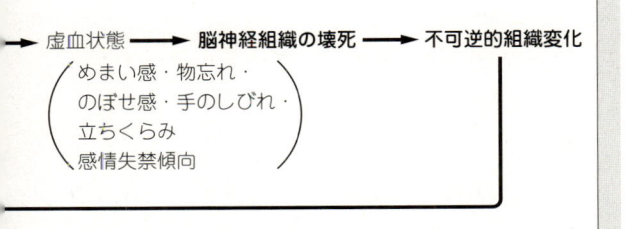

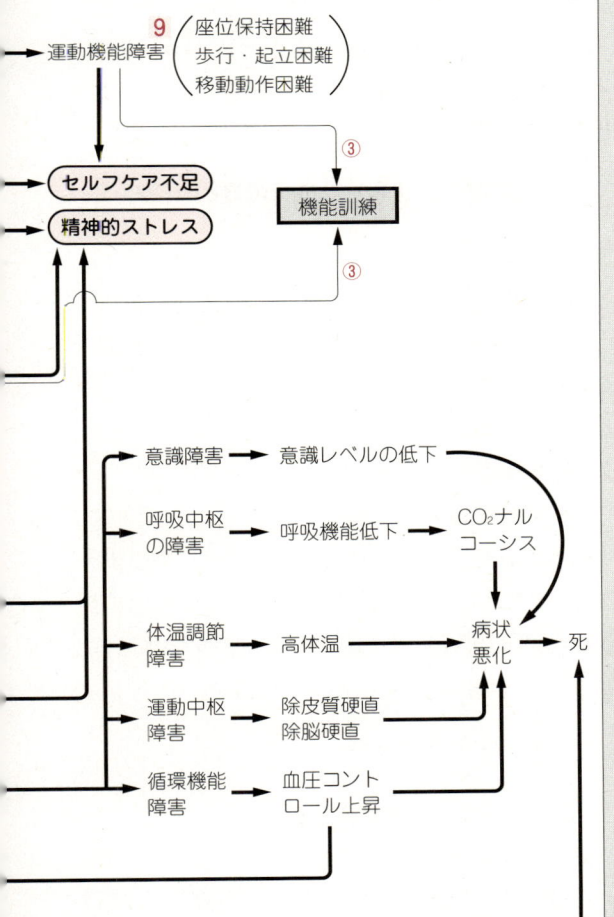

```
絶対安静
脳浮腫治療
血栓溶解治療
血圧管理
```

→ 虚血状態 → 脳神経組織の壊死 → 不可逆的組織変化

（めまい感・物忘れ・
のぼせ感・手のしびれ・
立ちくらみ
感情失禁傾向）

運動機能障害 ⑨（座位保持困難
歩行・起立困難
移動動作困難）
→ ③ 機能訓練

→ セルフケア不足
→ 精神的ストレス
③

意識障害 → 意識レベルの低下
呼吸中枢の障害 → 呼吸機能低下 → CO_2ナルコーシス
体温調節障害 → 高体温
運動中枢障害 → 除皮質硬直 除脳硬直
循環機能障害 → 血圧コントロール上昇

→ 病状悪化 → 死

8 感覚　　9 運動　　10 性・生殖

マップ内の＊1～＊5について

＊1　脳梗塞（図1）

　脳血管の血流障害（脳血栓，脳塞栓）により，脳組織が壊死を起こすことをいう．

　脳梗塞はその成因によって，脳血栓と脳塞栓に分類される．しかし，脳血栓症か脳塞栓症か区別しない場合もあり，そのような場合は脳梗塞という．

　脳血管疾患のなかでも，脳出血による死亡は1960年以降急激に低下しているが，脳梗塞による死亡は1980年頃まで上昇したあと，人口10万対50前後で推移している．

＊2　脳梗塞に前ぶれはあるのか

　脳血栓症の場合は，一過性脳虚血発作（transient ischemic attack；TIA）（めまい感，立ちくらみ，物忘れ，感情失禁傾向，一側の手のしびれなど）が何回かあって脳梗塞の発作につながることがある．一時的な小さな発作でも，放置せずに医師の診察を受けることが脳梗塞発作の予防にもなる．

　しかし脳塞栓症は，脳血栓症とは違い，何の前ぶれもなく突然発症する．

図1　脳梗塞の発生

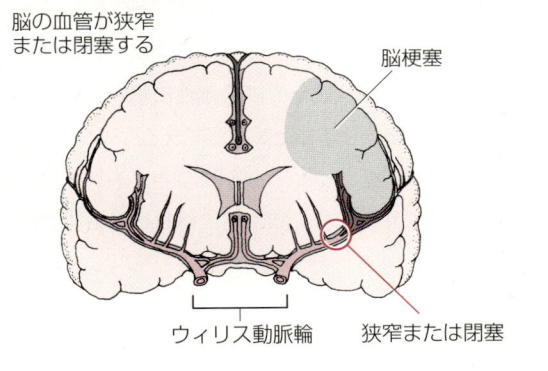

脳の血管が狭窄
または閉塞する

脳梗塞

ウィリス動脈輪　　狭窄または閉塞

18 脳梗塞

＊3　脳梗塞の危険因子とは

　高齢になると脳の動脈硬化が進み脳梗塞になる危険も増えてくる．特に脳卒中になりやすい家系であればその危険性も高くなる．危険因子を知っていることにより予防することができる．

1．高血圧
　収縮期血圧および拡張期血圧の上昇とともに脳梗塞になる率は増えてくる．収縮期高血圧は大動脈や大きな動脈の弾性組織が障害されたうえに加齢に伴う変化も加わり，動脈が伸縮性を失うために起こってくる．
　高血圧を治療した人たちと未治療の人たちで比較した結果，治療した人たちの脳卒中にかかる率が少ないことが疫学的に証明されている．

2．高脂血症
　総コレステロールの中のLDLコレステロール（悪玉コレステロール，低比重リポたんぱくコレステロール）が多く，HDLコレステロール（善玉コレステロール，高比重リポたんぱくコレステロール）が少ないことも，危険因子である．

3．糖尿病
　糖尿病の病態は，インスリン作用の不足によりグルコースを細胞内に取り込むことができず，慢性の高血糖状態となることである．慢性の高血糖状態は，腎や網膜の細小血管病変，末梢神経障害，高度の動脈硬化症などを引き起こす．糖尿病の人は血管の動脈硬化も進みやすいので，脳梗塞にかかる危険率が高く，糖尿病のない人の4〜5倍も脳梗塞，特に脳血栓症になりやすい．

4．動脈硬化
　動脈硬化には，特に粥状硬化（アテローム硬化）の関与が大きい．粥状硬化では線維性に肥厚した内膜の深い部分に脂肪が沈着した粥腫ができる．
　粥状硬化が進行すると，血管の内腔が狭くなるため，血栓を生じやすくなり，狭窄部に付着し動脈を閉塞する．

5．喫　煙
　タバコに含まれるニコチンには，自律神経刺激作用があり，心血管系の機能変化をもたらす．さらにニコチンは，血液の粘性を高めて血流を障害する作用がある．その結果，心臓への血液量が十分に確保されないと同時に脳に循環する血液の量も減少するため，動脈硬化の既往歴のある者には大きな危険因子となる．

図2　脳梗塞の症状発生と進行の違い

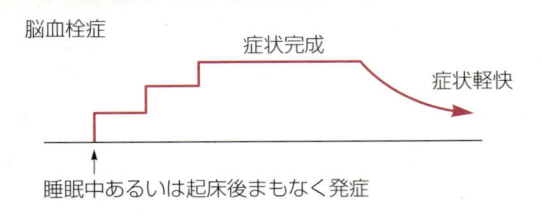

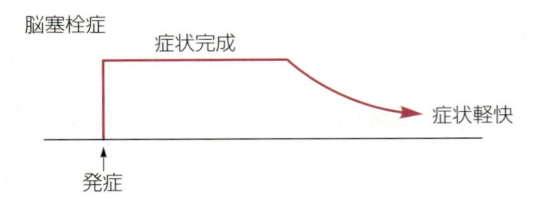

脳血栓症　　症状完成　　症状軽快
睡眠中あるいは起床後まもなく発症

脳塞栓症　　症状完成　　症状軽快
発症

＊4　脳梗塞の症状発生と進行の違い（図2）

1．脳血栓症
　朝，目覚めた時に片麻痺などに気づくことが多い．
　症状は段階状に進行し，数時間から数日間の経過で発症する．この間，状態の改善と急性悪化とが交互に現れながら進行する．

2．脳塞栓症
　発作は昼夜問わず起こる．
　症状の発現は急速であり，症状がすぐに完成する．脳血栓症と異なり，太い血管が詰まれば重症化する．また再開通の現象により脳浮腫や出血性梗塞なども加わって，1週間以内に死亡することもある．

＊5　診断のための検査

1．CT（コンピュータ断層撮影）
　病巣の広がりがわかる．
　脳梗塞直後は梗塞の部分は写し出されず，2〜3日の経過を経て梗塞部分が黒っぽく写し出される．

2．脳血管造影
　閉塞されている部分，血管の変化がわかる．

図3 脳血栓・塞栓の再灌流時の影響

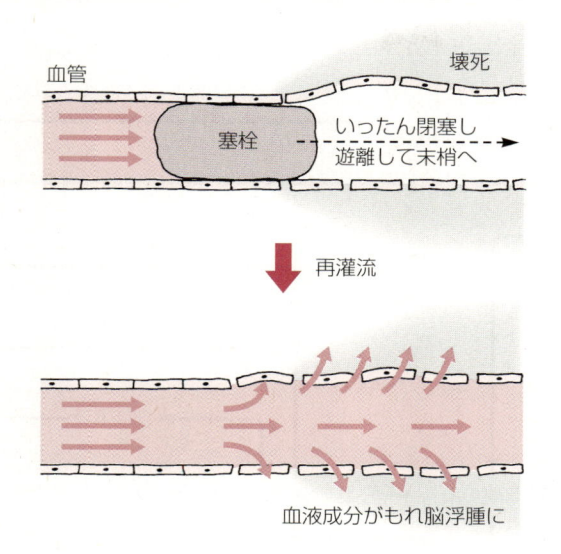

図4 脳ヘルニア

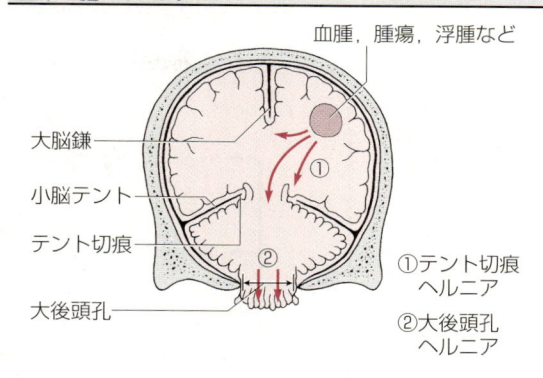

3. **MRI（磁気共鳴画像法）**

　脳幹の細かい病巣を描き出せるのが特徴である．

4. **PET（ポジトロン断層撮影）**

　循環血流量や酸素消費量など脳の循環・代謝の変化をブラウン管に写し出すことができる．

5. **その他**

　糖負荷試験，高比重リポたんぱくHDLの低下，脳波の検査がある．

■マップ内の矢印①〜③について

① 脳血栓症・脳塞栓症で血流が再び開通しても問題となるのはなぜか（図3）

　分・秒単位で開通すれば大きな問題はない．しかし，血栓・塞栓が遊離して末梢に移動したとしても，一時的に閉塞していた血管から先の脳組織はすでに壊死に陥っている．そのため，血液が再び流れても弱くなった血管から血液成分が漏れ脳浮腫となる．また，その部分から出血して出血性梗塞となる．

② 頭蓋内圧亢進と脳ヘルニア（図4）

　大脳は，小脳テントの比較的硬い膜で仕切られているが，脳のむくみがひどくなると頭蓋内圧が亢進し下の脳幹や小脳を上から押すようになる．脳幹には呼吸や血圧の中枢がある（➡形態機能マップ4-①）ため，ここが圧迫され機能障害が起こると，呼吸が止まり，生命はきわめて危険な状態となる．

　脳ヘルニアは，いったん発生すると，その後の進行，増悪が急速なため，たとえ早期に発見され，適切な治療がなされても救命できるとは限らない．それゆえ，何よりもその発生を予防することが大切である．

③ リハビリテーション

　リハビリテーションは人間らしく生きる権利の回復であり，残された能力を最大限に回復させ，発揮させることが目的である．

　脳梗塞の場合のリハビリテーションは発作直後から始めることが望ましいとされている．麻痺した手足はそのまま放っておくと，関節が硬くなり変形してくる．そのため，発作直後は他動運動による麻痺肢の拘縮予防，健肢の筋萎縮予防が必要である．また，実用肢にするためには，初めから良肢位にすることが大切である．

病態マップ 19 クモ膜下出血 subarachnoid hemorrhage

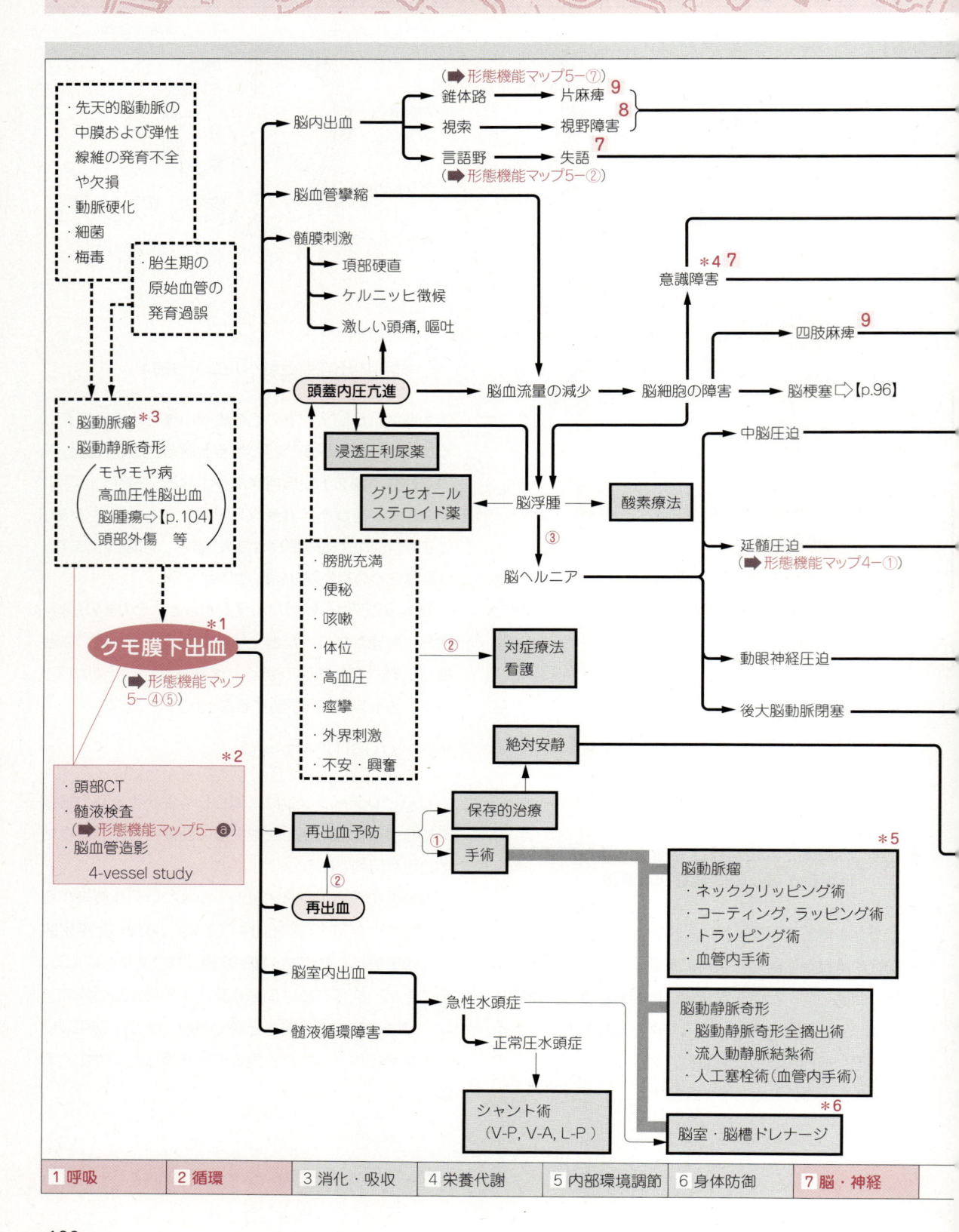

原因・誘因

- 先天的脳動脈の中膜および弾性線維の発育不全や欠損
- 動脈硬化
- 細菌
- 梅毒
- 胎生期の原始血管の発育過誤

→ 脳動脈瘤 *3
  - 脳動静脈奇形
    - モヤモヤ病
    - 高血圧性脳出血
    - 脳腫瘍 ⇨【p.104】
    - 頭部外傷 等

→ **クモ膜下出血** *1
（➡ 形態機能マップ5-④⑤）

*2
- 頭部CT
- 髄液検査（➡ 形態機能マップ5-ⓐ）
- 脳血管造影 4-vessel study

症状・経過

脳内出血
- 錐体路 → 片麻痺 9（➡ 形態機能マップ5-⑦）
- 視索 → 視野障害 8
- 言語野 → 失語 7（➡ 形態機能マップ5-②）

脳血管攣縮

髄膜刺激
- 項部硬直
- ケルニッヒ徴候
- 激しい頭痛, 嘔吐

→ **頭蓋内圧亢進** → 脳血流量の減少 → 脳細胞の障害 → 脳梗塞 ⇨【p.96】

誘因：
- 膀胱充満
- 便秘
- 咳嗽
- 体位
- 高血圧
- 痙攣
- 外界刺激
- 不安・興奮

脳浮腫 → 酸素療法
③ 脳ヘルニア
- 中脳圧迫
- 延髄圧迫（➡ 形態機能マップ4-①）
- 動眼神経圧迫
- 後大脳動脈閉塞

意識障害 *4 7
四肢麻痺 9

脳室内出血
髄液循環障害
→ 急性水頭症 → 正常圧水頭症 → シャント術（V-P, V-A, L-P）

治療・看護

浸透圧利尿薬
グリセオール
ステロイド薬

② 対症療法看護

再出血予防 ①
- 絶対安静
- 保存的治療
- 手術

② 再出血

*5 脳動脈瘤
- ネッククリッピング術
- コーティング, ラッピング術
- トラッピング術
- 血管内手術

脳動静脈奇形
- 脳動静脈奇形全摘出術
- 流入動静脈結紮術
- 人工塞栓術（血管内手術）

*6 脳室・脳槽ドレナージ

---

1 呼吸　2 循環　3 消化・吸収　4 栄養代謝　5 内部環境調節　6 身体防御　**7 脳・神経**

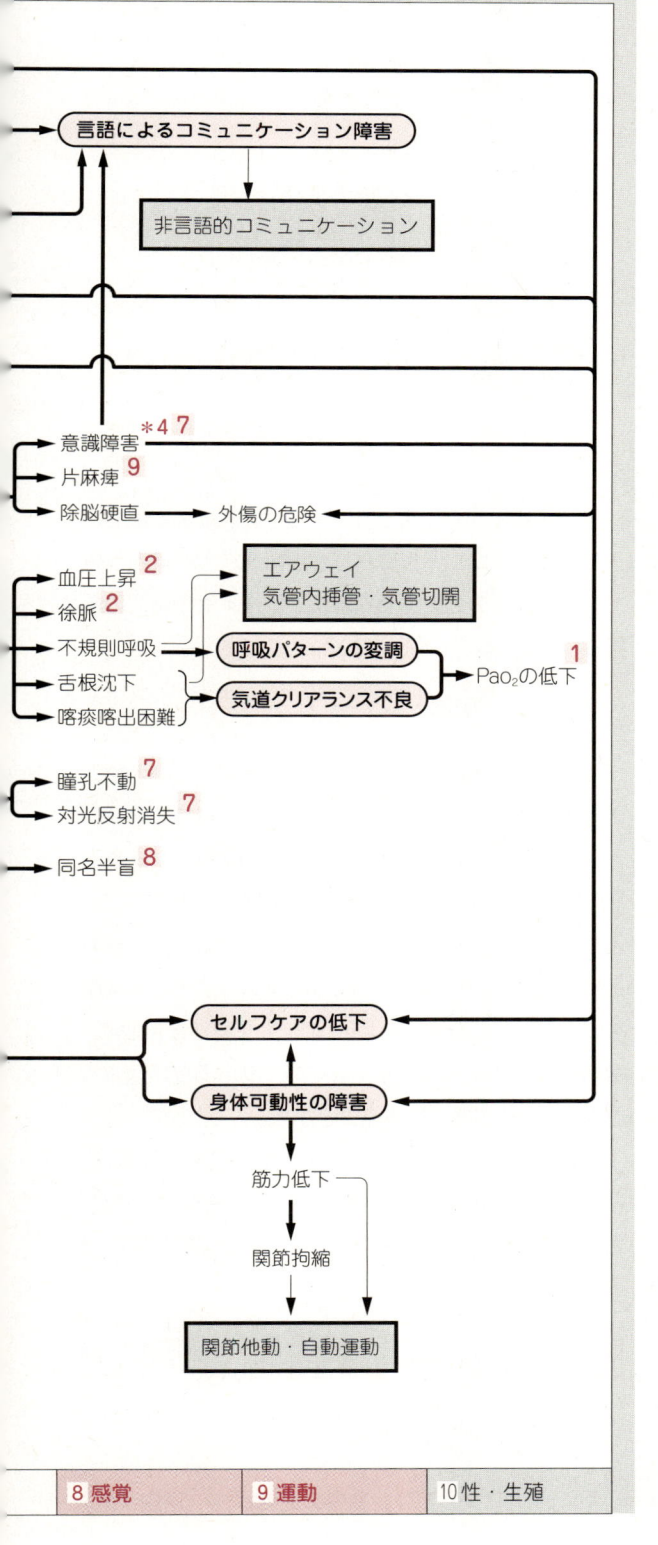

```
─→ 言語によるコミュニケーション障害
         ↓
    非言語的コミュニケーション

─→ 意識障害 *4 7
─→ 片麻痺 9
─→ 除脳硬直 → 外傷の危険 ←

─ 血圧上昇 2 →  エアウェイ
─ 徐脈 2        気管内挿管・気管切開
─ 不規則呼吸 →
─ 舌根沈下       呼吸パターンの変調 → Pao₂の低下 1
─ 喀痰喀出困難    気道クリアランス不良

─→ 瞳孔不動 7
─→ 対光反射消失 7

─→ 同名半盲 8

            セルフケアの低下
                ↓
            身体可動性の障害
                ↓
            筋力低下
                ↓
            関節拘縮
                ↓
            関節他動・自動運動
```

| 8 感覚 | 9 運動 | 10 性・生殖 |

マップ内の＊1～＊6について

＊1　クモ膜下出血

クモ膜下出血は，広義には外傷性出血，脳腫瘍による出血，脳内出血がクモ膜下腔へ漏出したものも含め，頭蓋内での出血が脳実質を覆うクモ膜下腔（→形態機能マップ5-④）にひろがる出血をいう．一般的にクモ膜下腔の血管病変が原因となることが多く，脳動脈瘤の破裂によるものが約70％，脳動静脈奇形からの出血が約10％，その他の原因やモヤモヤ病によるものが約20％を占める．クモ膜下出血では，脳実質の破壊をあまり生じないため，ほとんどの例で麻痺はみられない．本項および病態マップにおいては主に，動脈瘤と脳動静脈奇形について述べる．

＊2　クモ膜下出血が疑われる場合に

まず，頭部CTが行われる．クモ膜下出血が脳室内に及んでいるか（脳室内流入）の判断もできる．腰椎穿刺は，CTが出現する以前においては，必須の検査法であったが，クモ膜下出血による頭蓋内圧亢進状態において脳ヘルニアを誘発する危険性と，穿刺時の疼痛により再出血（再破裂）の危険性があることから，最近ではほとんど行われない．しかし，頭部CT上に変化が認められず，臨床症状でクモ膜下出血が強く疑われる場合には実施される．腰椎穿刺により，髄液が血性またはキサントクロミー（黄褐色髄液）と判断されれば，クモ膜下出血と診断される．クモ膜下出血と判断された場合，4血管造影（4-vessel study：すなわち左右頸動脈・左右椎骨動脈造影）が施行され，原因疾患を検索する．

＊3　脳動脈瘤の好発部位（図1）

浅野[1]によると，岐阜大学医学部附属病院において1980～1994年に確認された破裂動脈瘤患者576名中の瘤の発生部位は，内頸動脈（IC）170例（29.5％），前大脳動脈（ACA）209例（36.3％），中大脳動脈（MCA）

19 クモ膜下出血

図1 脳動脈瘤の好発部位[1]

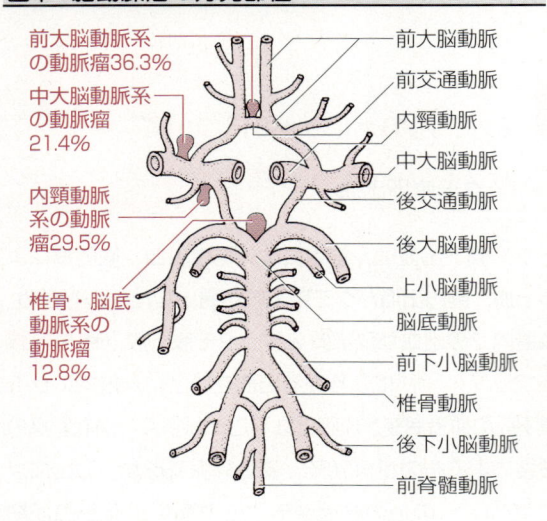

- 前大脳動脈系の動脈瘤 36.3%
- 中大脳動脈系の動脈瘤 21.4%
- 内頸動脈系の動脈瘤 29.5%
- 椎骨・脳底動脈系の動脈瘤 12.8%

（前大脳動脈，前交通動脈，内頸動脈，中大脳動脈，後交通動脈，後大脳動脈，上小脳動脈，脳底動脈，前下小脳動脈，椎骨動脈，後下小脳動脈，前脊髄動脈）

図2 持続脳室ドレナージ

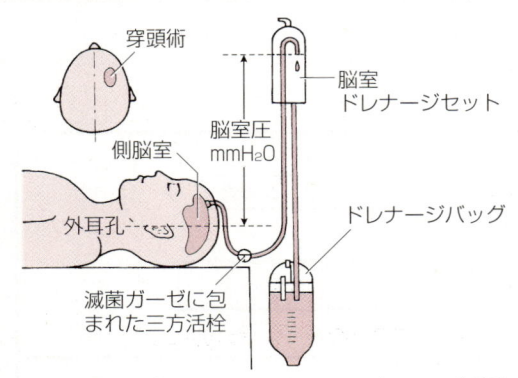

（穿頭術，側脳室，外耳孔，滅菌ガーゼに包まれた三方活栓，脳室圧 mmH₂O，脳室ドレナージセット，ドレナージバッグ）

脳槽ドレナージについては，ドレナージチューブが脳槽部に挿入される．体外のチューブ類は脳室ドレナージの場合と同じである．

123例（21.4%），椎骨・脳底動脈（V-B）74例（12.8%）であった．

*4 クモ膜下出血患者の意識障害

患者の状態を知るうえにおいて，観察は重要な位置を占める．なかでも，意識状態の観察は，患者の予後を推察するに重要な指針となる．意識障害の程度（意識レベル）を客観的に評価できるよう，3－3－9度法や，グラスゴー・コーマスケールが一般的に使用される．クモ膜下出血においては，発症時に一過性の意識障害が現れることがあるが，比較的短時間で回復する．意識障害が持続する場合には，予後が悪いことが多い．また，頭蓋内圧亢進に由来する脳ヘルニアが発生すると，急速に意識レベルが低下する．

*5 手 術

動脈瘤の破綻が原因のクモ膜下出血の保存的治療では，再出血の危険が常に存在する．再出血を起こした場合には，患者の予後はいっそう悪くなることは明らかである．そのため，再出血の予防には早期手術として開頭術を行い，根治を図るのが最善の方法である．手術は動脈瘤柄部のクリッピングが理想的であるが，瘤と周辺血管の位置関係によっては，やむをえずラッピング，トラッピング術に終わることもある．手術に際しては，脳内血腫の除去も同時に行われる．

近年，経皮的に血管カテーテルを動脈瘤部にまで挿入し，マイクロコイルにより塞栓術を行う血管内手術が，テント下の動脈瘤や高齢者，予後不良の場合に選択されることが多くなっている．

*6 脳室・脳槽ドレナージ

手術実施の場合，頭蓋内圧のコントロール（水頭症の改善）や脳室内出血の除去のために，持続脳室ドレナージを同時に施行することがある（図2）．クモ膜下腔への出血は脳槽部での髄液循環を妨げ水頭症の原因となり，また脳血管周辺の血塊からの血管収縮物質の流出が原因といわれている脳血管攣縮（クモ膜下出血後4～7日頃に発生し，脳梗塞を生ずることにより，意識低下や片側麻痺を引き起こす）の予防のために，脳槽ドレナージも留置することがある．

ドレナージチューブが，頭蓋内外と交通していることや，髄液が細菌繁殖に好都合の環境となりうるので，ガーゼ交換や排液バッグの交換は，厳重な無菌操作が要求される．

マップ内の矢印①～③について

① 脳動脈瘤の手術時期

手術時期については，患者の術前状態（意識状態，

髄膜刺激症状，巣症状，生命徴候）によって決定される．日本脳卒中学会（http://www.jsts.gr.jp/jss08.html）が策定した「脳卒中治療ガイドライン　2004」によれば，脳動脈瘤が原因のクモ膜下出血において，再出血予防処置としての手術（血管内手術を含む）は，出血後72時間以内の早期に行うことを推奨している．それは72時間以内に再出血予防処置が行われた場合の脳血管攣縮の発生率や予後の治療成績，在院日数などが，72時間以降に行った場合より優れているからである．

　病院搬送時に出血後72時間を経過している場合には，脳血管攣縮の時期が過ぎるのを待って再出血予防処置を行う．また，脳内血腫や急性水頭症を合併している場合に脳室ドレナージ術を先行して行って症状の改善を待つことや，循環・呼吸器合併症を有している患者の場合に全身状態が整うまで手術を待つこともある（待機手術）．いずれにせよ，再出血予防処置（手術）がされるまでは常に再出血の危険があり，治療・看護ではその予防に最大の努力が払われる．

② 再出血時の死亡率と再出血予防

　脳動脈瘤の破裂によるクモ膜下出血の場合，初回発作（出血）で約50％が死亡するか，重篤な後遺症を残すこととなるが，幸いにして生存しえた者も，再び破裂した場合（再出血または再発作）には，さらに25〜30％が死亡する．脳動脈瘤の再出血の危険性は，初回発作後24時間以内が最大であり，3週間にわたり急激に減少するものの，6か月以内に約50％が再出血を起こす．ただし，脳動静脈奇形における急性期の再出血率は低いが，初回出血後，最初の1年間の再出血率が約18％とする報告もある．

　クモ膜下出血患者の急性期治療は，手術適応のいかんにかかわらず再出血の防止に主眼がおかれる．再出血と頭蓋内圧亢進の因子に対し，以下のような治療・援助が必要となる．

　1）できれば個室に収容し，テレビやラジオ，面会者の制限をする．窓はカーテンなどで遮蔽し，室内灯も暗くして，低刺激の環境となるように配慮する．

　2）絶飲食とし，輸液またはIVHが施行される．輸液には頭蓋内圧亢進に対する治療薬や降圧薬，再出血を予防する抗線維素溶解薬（抗プラスミン薬）も使用されるので，確実な投与管理（輸液速度，使用時間，注射針固定，副作用の観察など）が必要となる．

　3）発症直後は再出血をきたすことが多いため，侵襲的な検査や処置は避けることが望ましい．また，意識状態が良い患者には，不安や興奮を取り除くための鎮静薬や頭痛の軽減のための鎮痛薬が使用されることがあるが，意識障害について観察しにくくなるため，バイタルサイン他，全身的な変化に注意する．

　4）排泄行為はベッド上で行う．意識障害のある患者には膀胱留置カテーテルを挿入する．また，排便時の努責を避けるために緩下薬の投与もされるが，浣腸は再出血，脳ヘルニアを生じやすいため禁忌である．

　5）体位については，ベッド頭部を10〜15度挙上し，血液や脳脊髄液の頭部うっ滞を避ける．

　6）痙攣は，血管障害，出血，頭蓋内圧亢進，脳浮腫，脳ヘルニアなどが原因で起こるが，痙攣発作によりさらに頭蓋内圧・血圧が上昇する．発作時には抗痙攣薬投与，酸素吸入が行われる．また，気道確保，吐物の誤飲予防，咬舌・咬口唇予防を行う必要がある．なお，脳動静脈奇形においては，痙攣発作で初発するものが多い．

③ 脳ヘルニア

　病態マップに示した種々の条件により，頭蓋内圧亢進をきたすが，頭蓋内圧が上昇しつづけると最悪の状態である脳ヘルニアに至る．その予防のために，バイタルサイン・意識レベル（＊4参照），瞳孔などの観察を経時的に行う必要がある．また，頭蓋内圧を低下させるマンニトールなどの浸透圧利尿薬の確実な投与や，脳室・脳槽ドレナージの管理が重要となる．手術をしたからといっても，クモ膜下出血の程度によりその予後は変化するため，全身状態の観察が重要である．

文献
1）浅野好孝：破裂脳動脈瘤によるクモ膜下出血の臨床的研究(1)，岐阜大学医学部紀要，44(1)：215〜229，1996．

病態マップ 20
脳腫瘍 brain tumor

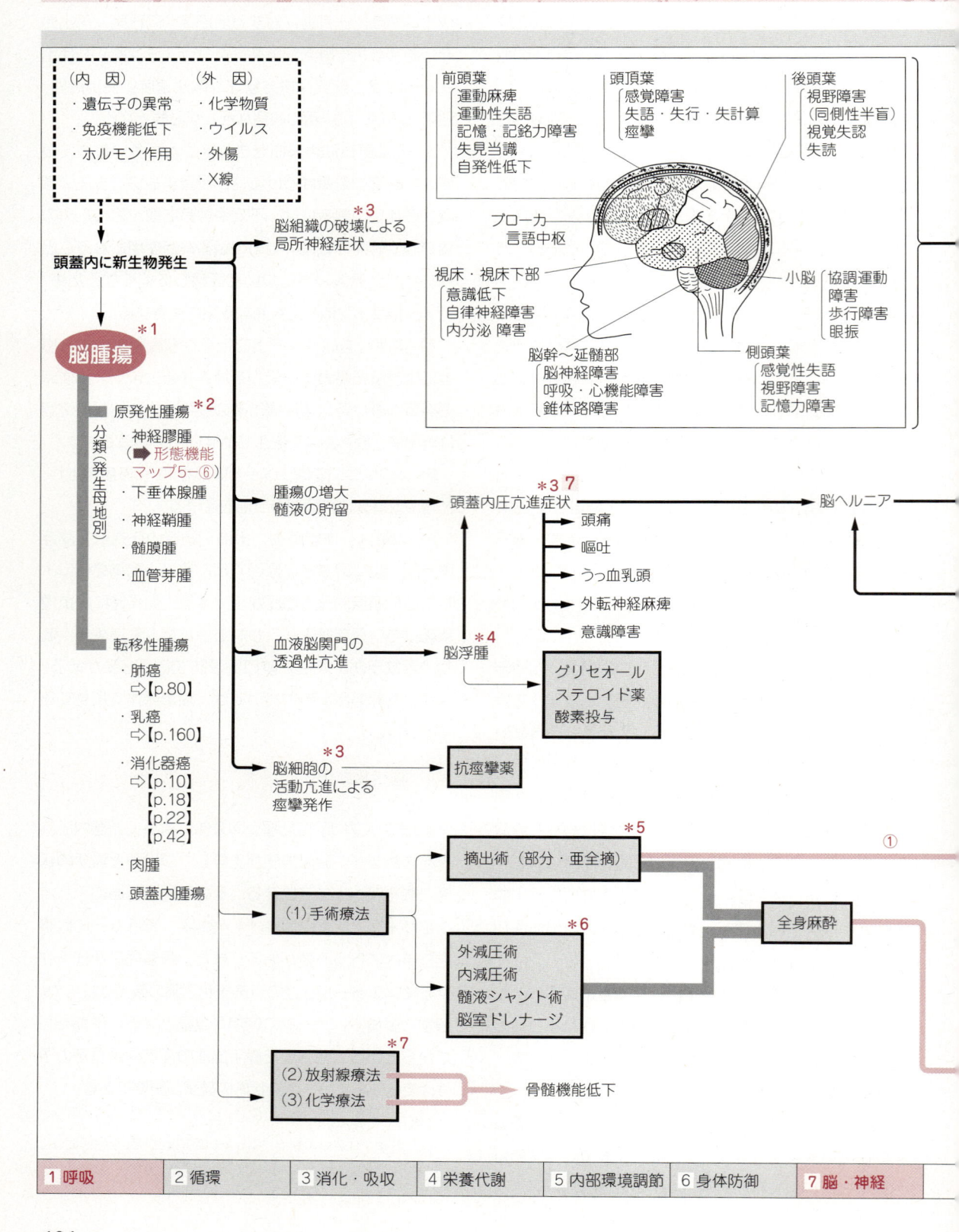

（内因）
- 遺伝子の異常
- 免疫機能低下
- ホルモン作用

（外因）
- 化学物質
- ウイルス
- 外傷
- X線

↓

頭蓋内に新生物発生 → 脳組織の破壊による局所神経症状 *3 →

前頭葉
- 運動麻痺
- 運動性失語
- 記憶・記銘力障害
- 失見当識
- 自発性低下

頭頂葉
- 感覚障害
- 失語・失行・失計算
- 痙攣

後頭葉
- 視野障害（同側性半盲）
- 視覚失認
- 失読

ブローカ言語中枢

視床・視床下部
- 意識低下
- 自律神経障害
- 内分泌障害

小脳
- 協調運動障害
- 歩行障害
- 眼振

脳幹〜延髄部
- 脳神経障害
- 呼吸・心機能障害
- 錐体路障害

側頭葉
- 感覚性失語
- 視野障害
- 記憶力障害

脳腫瘍 *1

分類（発生母地別）

原発性腫瘍 *2
- 神経膠腫（→形態機能マップ5-⑥）
- 下垂体腺腫
- 神経鞘腫
- 髄膜腫
- 血管芽腫

転移性腫瘍
- 肺癌 ⇒【p.80】
- 乳癌 ⇒【p.160】
- 消化器癌 ⇒【p.10】【p.18】【p.22】【p.42】
- 肉腫
- 頭蓋内腫瘍

腫瘍の増大・髄液の貯留 → 頭蓋内圧亢進症状 *3 *7 → 脳ヘルニア
- 頭痛
- 嘔吐
- うっ血乳頭
- 外転神経麻痺
- 意識障害

血液脳関門の透過性亢進 → 脳浮腫 *4
→ グリセオール／ステロイド薬／酸素投与

脳細胞の活動亢進による痙攣発作 *3 → 抗痙攣薬

(1) 手術療法
- 摘出術（部分・亜全摘）*5
- 外減圧術／内減圧術／髄液シャント術／脳室ドレナージ *6
→ 全身麻酔 ①

(2) 放射線療法
(3) 化学療法 *7 → 骨髄機能低下

---

1 呼吸　2 循環　3 消化・吸収　4 栄養代謝　5 内部環境調節　6 身体防御　7 脳・神経

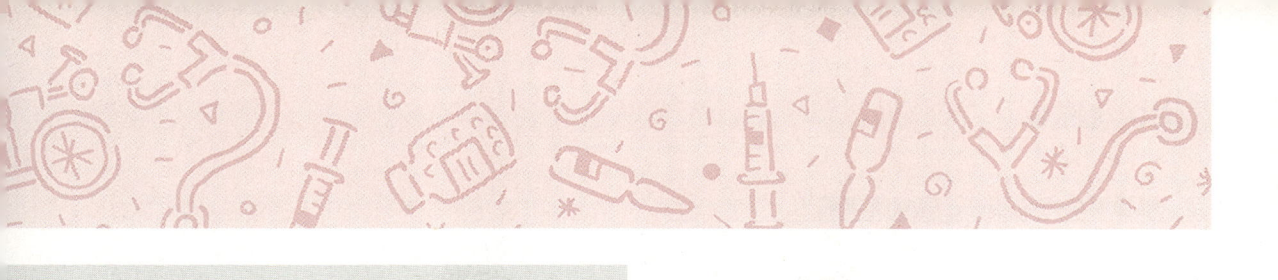

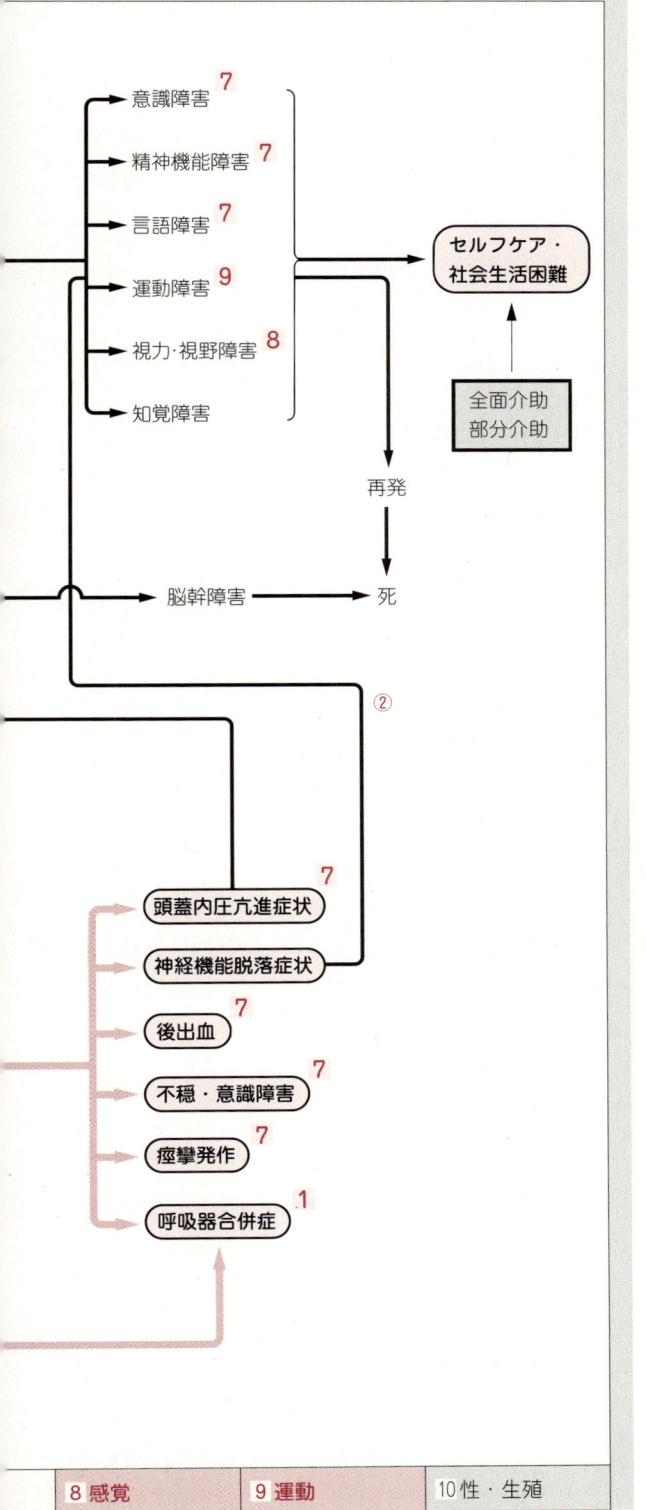

マップ内の＊1～＊7について

＊1 脳腫瘍の病態生理

脳腫瘍は，頭蓋内に発生する腫瘍や転移性の腫瘍をいう．普通，球状に発育するが骨や大脳鎌のような硬い組織にまで達すると形を変える．また，び漫性に発育し，浸潤していくものもある．脳腫瘍は，圧迫，伸展，浸潤によって脳を障害し，①脳浮腫，②頭蓋内圧亢進，③局所的神経障害，④痙攣，⑤下垂体機能障害，⑥髄液循環障害といった病態生理学的変化が起こる．

分 類

一般的に発生母地を基礎に分類されている（表1）．

この他，組織学的に悪性と良性，脳実質内および実質外といった分類がある．組織学的に良性と考えられる腫瘍でも，摘出に広範囲の組織を切除しなければならないような脳深部にあるとか，橋や延髄のような生命中枢部にあれば手術は不可能である．その場合には，良性腫

表1　主な脳腫瘍の発生頻度（46,464例，1984～1993年）

脳腫瘍の種類	発生頻度（％）
原発性脳腫瘍	82.4
神経膠腫 glioma	21.5
星状細胞腫 astrocytoma	6.5
悪性星状細胞腫 malignant astrocytoma	4.1
膠芽腫 glioblastoma	7.4
稀突起膠腫 oligodendroglioma	0.9
上衣腫 ependymoma	0.7
脈絡叢乳頭腫 choroid plexus papilloma	0.3
その他の神経膠腫	1.6
髄芽腫 medulloblastoma	1.0
神経鞘腫 schwannoma	8.9
髄膜腫 meningioma	21.7
血管芽腫 hemangioblastma	1.5
胚細胞腫瘍 germ cell tumor	2.5
下垂体腺腫 pituitary adenoma	14.3
頭蓋咽頭腫 craniopharyngioma	2.8
悪性リンパ腫 malignant lymphoma	2.2
その他または不明	6.0
転移性脳腫瘍	17.6

脳腫瘍全国集計調査報告，2000による．

20　脳腫瘍

図　脳腫瘍の好発部位と高頻度年齢[1]

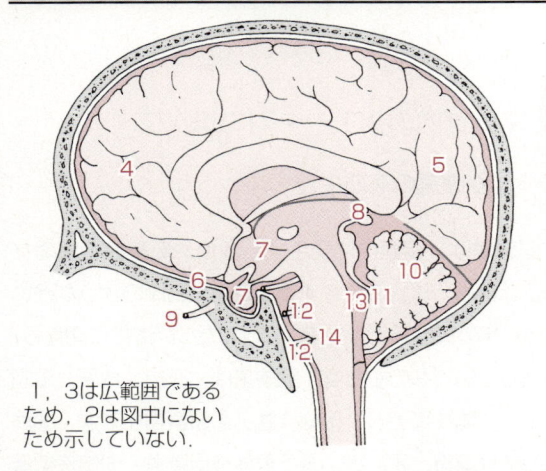

1，3は広範囲であるため，2は図中にないため示していない．

	好発部位	種類	高頻度年齢
1	頭蓋骨全域	頭蓋骨腫瘍	小児，成人
2	傍矢状洞・大脳鎌	髄膜腫	成人
3	大脳半球全域	神経膠腫	成人
		髄膜腫	成人
4	前頭葉	神経膠腫	成人
5	後頭葉	神経膠腫	成人
6	蝶形骨縁	髄膜腫	成人
7	第3脳室，下垂体部	下垂体腺腫	成人
		頭蓋咽頭腫	小児
		上衣腫	小児
8	松果体	胚細胞腫	小児
		奇形腫	小児
9	視神経	星状細胞腫	小児
10	小脳半球	星状細胞腫	小児
		血管芽腫	小児
11	小脳虫部	髄芽腫	小児
12	小脳橋角部（脳神経）	聴神経鞘腫	成人
13	第4脳室	上衣腫	小児
14	脳幹	神経膠腫	小児，成人

瘍はゆっくり大きくなり，頭蓋内圧亢進をきたし，神経障害，脳ヘルニアを経て，最後には死亡する．

*2　神経膠腫（glioma）

　脳実質組織を構成するグリア細胞（➡形態機能マップ5-⑥）から発生する腫瘍で，脳腫瘍全国集計調査報告（表1）によれば，全脳腫瘍の21.5%を占める．わが国の神経膠腫の種類別頻度も表1に示されている．このうち神経膠芽腫（glioblastoma）は成人の，星状細胞腫（astrocytoma）は小児の悪性腫瘍である．神経膠腫は，成人ではテント上に，小児ではテント下（小脳）に発生する傾向にある．通常浸潤性に発育し，手術により完全に摘出するのは困難である．

診断・検査

1) CT：最も重要な検査で，各種の神経膠腫について特徴的な所見が得られる．

2) MRI磁気共鳴画像：CTより画像が鮮明．脳の構造物が明瞭に描出される．特に脳深部，脳幹，脊髄の腫瘍診断に有用．

3) 脳血管造影：腫瘍種類の診断，手術方法，手技決定のために行う．

*3　症　状

1) 局所神経症状：発生部位の腫瘍による脳組織の直接の破壊と，圧迫による神経巣症状である．前頭葉，頭頂葉，側頭葉，後頭葉，小脳，脳幹，視床下部などの局所の神経症状が出現する．

2) 頭蓋内圧亢進症状：腫瘍の増大，髄液循環障害による髄液の貯留で頭蓋内圧が亢進して起こる．頭痛，嘔吐，うっ血乳頭（視神経乳頭の浮腫性腫脹），外転神経麻痺，意識障害などが主要症状である．

　頭痛は，静脈洞または血管を刺激，圧迫，牽引することにより，朝に強いことが多い．

　嘔吐は頭蓋内圧亢進や脳幹の圧迫により，延髄にある嘔吐中枢が刺激されて起こる．

3) 痙攣発作：腫瘍に惹起されて脳細胞が活動亢進状態となり，これにより大脳皮質下灰白質組織から痙攣が発生する．

*4　脳浮腫

　脳実質内に水を主体とする液体が異常に貯留した状態をいうもので，その結果，脳組織容積の増大をきたすもの．脳浮腫が強ければ頭蓋内圧は亢進し，脳ヘルニアを起こして生命の危機となる．脳浮腫軽減のためにグリセオール，プレドニン，酸素が投与される．

発生の機序

1) 血液脳関門（blood brain barrier, BBB）の透過性亢進によって，血清成分が脳毛細血管外に漏出することにより生じる（脳腫瘍，脳内出血，頭部外傷に

多い）．
2）脳実質細胞の代謝の障害で生じる．
3）脳血流低下に伴って脳組織水分が増加する．
4）脳血流が一時低下した後，脳血流が再開した場合にみられる脳組織水分量の増加．
5）水頭症に伴ってみられ，脳室周囲組織水分量の増加による．

＊5　摘出術

脳腫瘍の摘出には開頭術を行う．神経膠腫では全摘出は難しく，部分摘出か亜全摘となる．

＊6　外減圧術，内減圧術，髄液シャント術，脳室ドレナージ

腫瘍が多量に摘出できない場合，場所によっては付近の脳組織を切除することにより，頭蓋内圧を下げる（内減圧術）．術中減圧できなかったり，浮腫が強い場合，硬膜形成術と頭蓋骨弁除去により，頭皮下に余裕を作り減圧を図る（外減圧術）．腫瘍による閉塞性水頭症の場合は，髄液路のバイパス（シャント）術が行われる．脳腫瘍からの出血が脳室に穿破した場合や，その他緊急時，脳室腹腔シャントができない際に，脳室ドレナージが行われる．

＊7　放射線療法，化学療法

神経膠腫の術後の再発は必至である．その悪性度により予後の推定と術後の補助療法が決定される．

通常は放射線の術後照射が行われることが多く，成人では1回線量2Gy，1日1回，5～6週間，総線量50～60Gyくらいが標準である．近年，コバルト60を線源とするガンマナイフと高エネルギーX線によるライナックなどの機器を用いて，腫瘍だけに当たるようにして大量の放射線を照射する方法が普及している．多方向から集中的に照射するため，直径2～3cmの小さな腫瘍が適応であり，主に小型の聴神経腫瘍，転移性腫瘍，松果体腫瘍などに用いられている．

化学療法は，ニトロソウレア系薬剤（ACNU）が多く使用され，その他ビンクリスチン，シスプラチン，ブレオマイシン，5-FU誘導体，メソトレキセートなども使われる．化学療法薬単独使用より放射線療法との併用が効果が大きい．

マップ内の矢印①，②について

①　摘出術後の症状

手術により最終的に神経膠腫の組織学的診断が下され，予後が予測できる．悪性度と同時にどの程度腫瘍を摘出できるかが予後に影響する．部分摘出により一時的に症状は軽快するが，ほとんどは再発する．

術後は脳浮腫による頭蓋内圧亢進症状，切除した範囲の神経機能脱落症状が出る．頭蓋内圧亢進の徴候や，運動，感覚と脳神経障害や意識の変化をみることが重要である．また，後出血により血腫が形成されると，頭蓋内圧が亢進し，痙攣発作が起きると脳浮腫が助長される．したがって意識レベルの低下，対光反射の低下，瞳孔不同（アニソコリー），運動麻痺，バイタルサインの変動など，頭蓋内圧亢進の徴候に注意し，早期発見と対処を行う．

また，硬膜下ドレーンや，チューブ類が挿入されるが，不穏・見当識障害によるチューブ類の抜去など，外傷の危険性がある．さらに，全身麻酔による呼吸器合併症の可能性も同時に考える必要がある．

②　神経機能脱落症状

神経膠腫の患者は，腫瘍を部分もしくは亜全摘で切除される．摘出が不可能で放射線療法などの治療を受けても腫瘍の再発や増大は免れない．したがって局所神経症状が多く出現し，頭蓋内圧亢進症状が徐々に進むことによって，意識障害，精神機能障害，言語障害，運動障害，視力・視野障害，知覚障害など，多くの複雑な障害をもつことになる．その結果，セルフケア能力が低下し，社会生活が困難となる．再発による症状が進行すれば死の転帰をとる．

文献
1）山浦晶，田中隆一，児玉南海雄編：標準脳神経外科学，第9版，2002．

病態マップ 21
筋萎縮性側索硬化症 amyotrophic

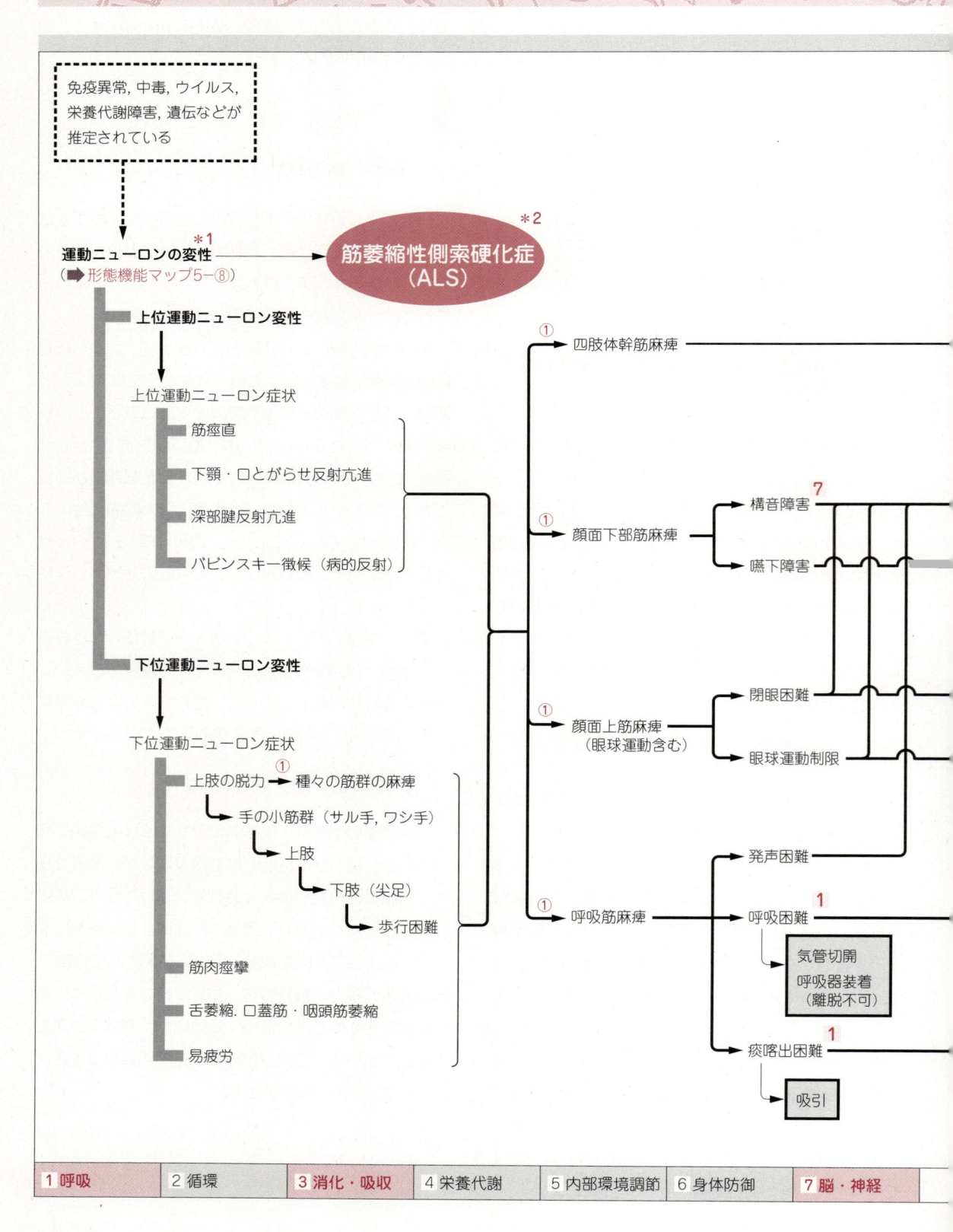

免疫異常, 中毒, ウイルス, 栄養代謝障害, 遺伝などが推定されている

運動ニューロンの変性 *1
（➡ 形態機能マップ5-⑧）
→ 筋萎縮性側索硬化症（ALS） *2

上位運動ニューロン変性
↓
上位運動ニューロン症状
- 筋痙直
- 下顎・口とがらせ反射亢進
- 深部腱反射亢進
- バビンスキー徴候（病的反射）

下位運動ニューロン変性
↓
下位運動ニューロン症状
- 上肢の脱力 ① → 種々の筋群の麻痺
  - 手の小筋群（サル手, ワシ手）
  - 上肢
  - 下肢（尖足）
  - 歩行困難
- 筋肉痙攣
- 舌萎縮, 口蓋筋・咽頭筋萎縮
- 易疲労

① 四肢体幹筋麻痺

① 顔面下部筋麻痺
→ 構音障害 7
→ 嚥下障害

① 顔面上筋麻痺（眼球運動含む）
→ 閉眼困難
→ 眼球運動制限

→ 発声困難

① 呼吸筋麻痺 → 呼吸困難 1
→ 気管切開 呼吸器装着（離脱不可）
→ 痰喀出困難 1
→ 吸引

| 1 呼吸 | 2 循環 | 3 消化・吸収 | 4 栄養代謝 | 5 内部環境調節 | 6 身体防御 | 7 脳・神経 |

lateral sclerosis [ALS]

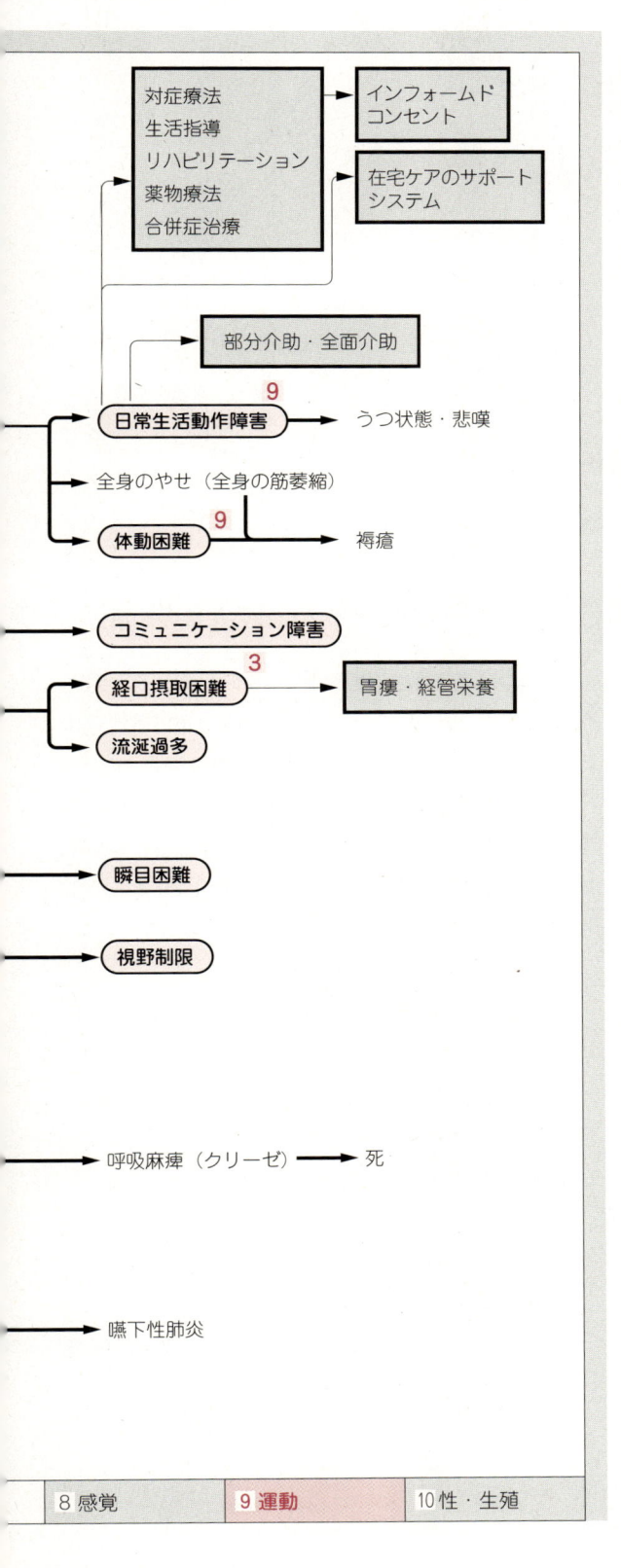

マップ内の＊1〜＊2について

＊1　運動ニューロンの変性疾患

　筋萎縮性側索硬化症（ALS）は，慢性進行性に運動神経が障害されていく疾患である．脊髄の側索と前角（運動神経の軸索が走っているところ）がやせて硬くなる．（→ 形態機能マップ5-⑧）

　ニューロンは神経単位のことであり，1つの神経細胞の細胞体と，これから伸びる樹状突起，神経突起（または軸索突起）という2種類の突起から構成される（図1）．

対症療法／生活指導／リハビリテーション／薬物療法／合併症治療 → インフォームドコンセント／在宅ケアのサポートシステム

部分介助・全面介助

日常生活動作障害⁹ → うつ状態・悲嘆

全身のやせ（全身の筋萎縮）

体動困難⁹ → 褥瘡

コミュニケーション障害

経口摂取困難³ → 胃瘻・経管栄養

流涎過多

瞬目困難

視野制限

呼吸麻痺（クリーゼ）→ 死

嚥下性肺炎

図1　ニューロンの模式図（下位運動ニューロンを例に）

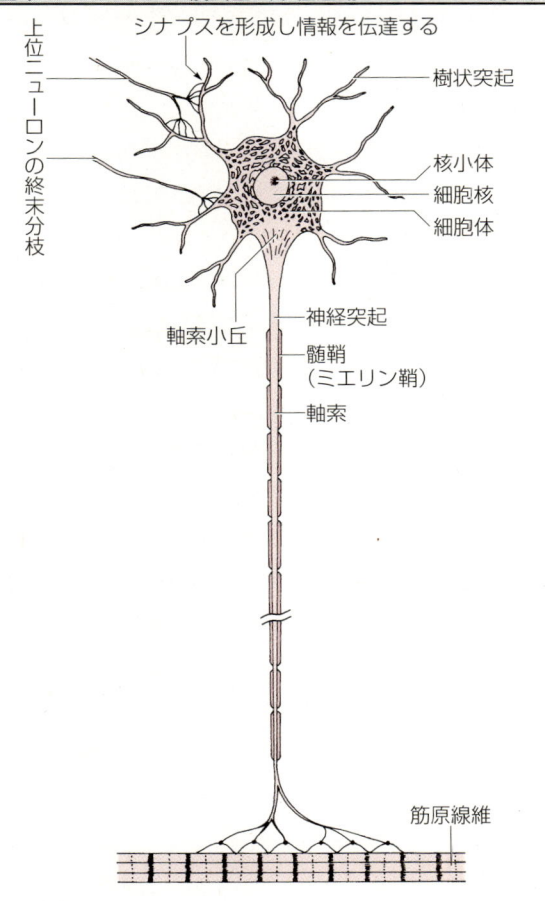

シナプスを形成し情報を伝達する／上位ニューロンの終末分枝／樹状突起／核小体／細胞核／細胞体／軸索小丘／神経突起／髄鞘（ミエリン鞘）／軸索／筋原線維

| 8 感覚 | 9 運動 | 10 性・生殖 |

21 筋萎縮性側索硬化症

図2 体部位局在を人間像化した図 (PenfieldおよびRasmussenによる)

●体運動領野の体部位局在を人間像化した図

●体知覚領野の体部位局在を人間像化した図

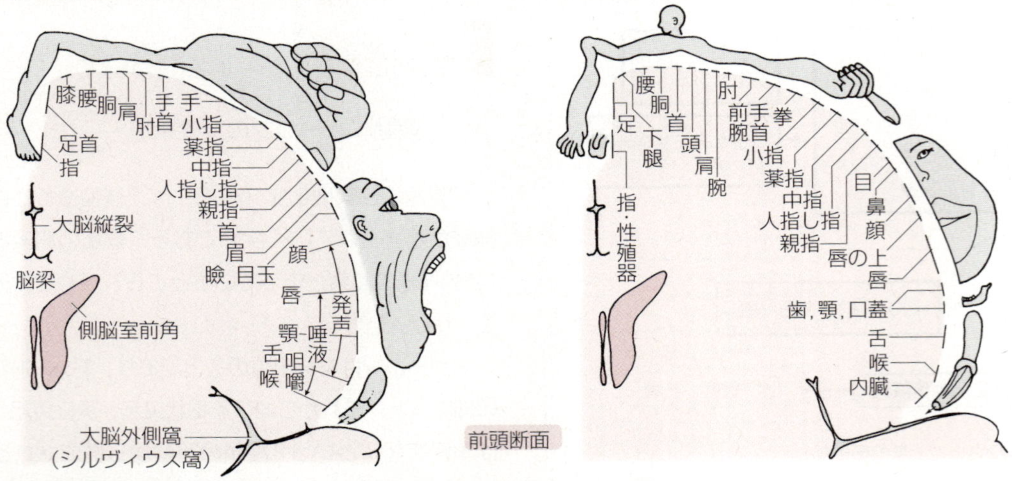

体運動領野を構成する大錐体細胞（ベッツ細胞）から生じた軸索は皮質脊髄路となる．

運動ニューロンは大脳皮質の運動野に分布する神経細胞（図2の左側に体運動領野の体部位局在を示す）から末梢に伸びる神経線維の束である．

上位運動ニューロン（錐体路）は，大脳の前頭葉（中心前回）の運動皮質細胞から脊髄前角細胞（➡形態機能マップ5-⑦）に接続するまでのニューロンで，中枢神経系である．

下位運動ニューロンは，脊髄前角細胞から筋肉の接続部までのニューロンで，末梢神経系である．

運動ニューロン疾患は運動神経系のみが侵される変性疾患であり，図3にその種類をあげる．

ALSの病態生理では，脊髄側索の萎縮，脊髄前角細胞の変性・脱落（➡形態機能マップ5-⑧）が特徴である．大脳皮質の特に中心前回の萎縮が肉眼的に明らかである．運動皮質にある大錐体細胞（ベッツ細胞）の数，大きさの減少，脳幹では外眼筋を支配する運動ニューロン以外の運動ニューロンの脱落がある．脊髄では，大型の運動ニューロン消失と錐体路（➡形態機能マップ5-⑦）の変性がみられる．

*2 ALSの疫学・予後・診断のための検査

ALSの発症年齢は平均55歳（16～77歳）で，男性に多い（男：女＝1.6：1.0）．発生頻度は世界各地でほぼ一定で，人口10万対2～7人の有病率である．

予後はきわめて不良で，5年以内に重度の呼吸障害をきたし，死亡することが多い．呼吸器による補助呼吸が維持され，合併症が少なければ10～20年に及ぶ長期生存例もある．

〔診断のための検査〕

1) 脳脊髄液（➡形態機能マップ5-ⓐ）：原発性ALSの場合は正常
2) 血清検査：CK値（クレアチンキナーゼ）（➡形態機能マップ3-ⓑ）は軽度上昇
3) ミエログラフィ：脊髄の太さは正常
4) CTスキャン：正常
5) 筋生検：神経原性変化
6) 筋電図：神経原性変化

頸椎症，脳幹腫瘍，筋ジストロフィー，多発性筋炎との鑑別が必要である．

図3　障害部位による運動ニューロン疾患・筋疾患の分類

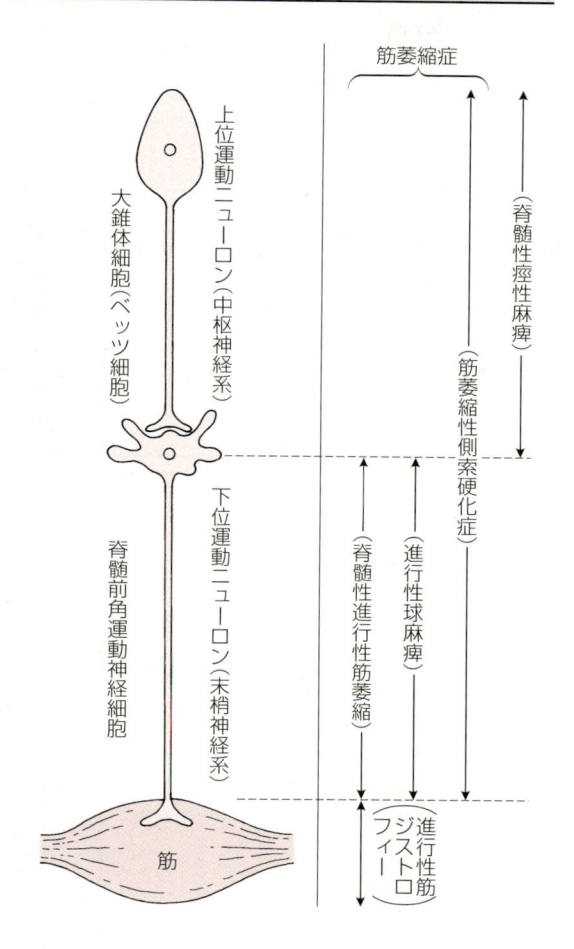

（図：上位運動ニューロン（中枢神経系）＝大錐体細胞（ベッツ細胞），下位運動ニューロン（末梢神経系）＝脊髄前角運動神経細胞，筋。右側に障害範囲を示す矢印：筋萎縮症，脊髄性痙性麻痺，筋萎縮性側索硬化症，脊髄性進行性筋萎縮，進行性球麻痺，進行性筋ジストロフィー）

マップ内の矢印①について

① 運動麻痺による運動機能障害

　ALSでは，筋群の麻痺・萎縮が手，前腕，下肢から始まり，球麻痺や最終的には全身の筋の麻痺・萎縮をきたす．知能や感覚機能は侵されない．麻痺が現れる筋群の順序や筋群ごとの麻痺の進行速度は患者によって様々である．

　1．四肢体幹筋群は，皮質脊髄路（錐体路）（➡形態機能マップ5-⑦）を上位ニューロンとし，頸髄・胸髄・腰髄・仙髄の前角運動神経細胞を下位ニューロンとする筋群で，これらの障害により四肢体幹部の運動麻痺が起こり，巧緻運動，歩行などができなくなる．最も早く麻痺に気づく筋群であるが，完全麻痺にはなりにくいのが特徴である．

　2．球筋群（外眼筋を除く橋・延髄脳運動神経支配筋群）は，顔面下部筋群と顔面上部筋群に分けられる．これらの麻痺は，呼吸筋群の麻痺と接近して現れることが多い．

　1）顔面下部筋群の上位ニューロンは皮質橋路や皮質延髄路（➡形態機能マップ5-⑦）であり，下位ニューロンは運動脳神経のⅤ，Ⅶ，Ⅸ，Ⅹ，Ⅺ，Ⅻである．ここが侵されると発声・発語機能が障害され，コミュニケーションに支障が生じるとともに，咀嚼・嚥下機能が障害され経口摂取が困難になる．また，首をまっすぐに保っていられなくなる．

　2）顔面上部筋群の上位ニューロンは皮質橋路であり，下位ニューロンは運動脳神経のⅤ，Ⅶである．ここが侵されると，閉眼困難，瞬目困難が起こり，まぶしい，涙が止まらない，瞬きによるコミュニケーションができない，などの問題が生じる．

　3．呼吸筋群は，延髄呼吸ニューロン群（➡形態機能マップ4-①）を上位ニューロンとし，頸髄から出る横隔膜神経細胞，胸髄から出る肋間神経細胞を下位ニューロンとする．この障害により，肺胞の換気を行う胸郭運動が困難になる（→呼吸器装着）．また，胸郭運動ができないことは発声困難をもたらし，コミュニケーションに支障をきたす．

　4．外眼筋群をつかさどっているのは前頭眼野から中脳・橋被蓋にいたる神経，および運動脳神経のⅢ，Ⅳ，Ⅵである．従来，この筋群は障害されないと言われてきたが，呼吸筋群麻痺後に麻痺が多く認められることがわかってきた．眼運動制限，眼瞼下垂，複視がその症状である．

病態マップ 22 パーキンソン病 Parkinson's disease

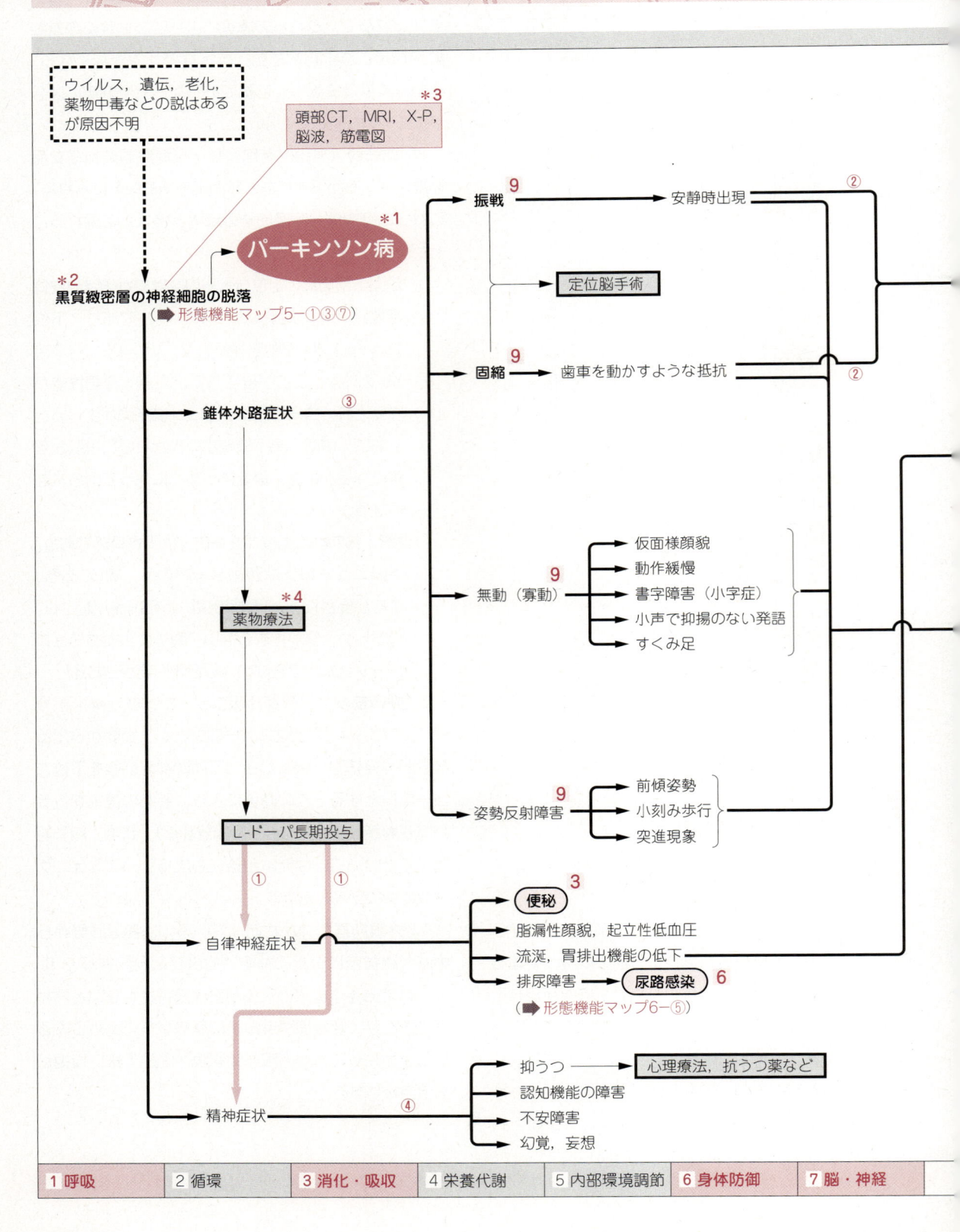

- ウイルス，遺伝，老化，薬物中毒などの説はあるが原因不明
- 頭部CT，MRI，X-P，脳波，筋電図 *3

パーキンソン病 *1

*2 黒質緻密層の神経細胞の脱落
（➡ 形態機能マップ5-①③⑦）

錐体外路症状 ③

*4 薬物療法

L-ドーパ長期投与
① ①

自律神経症状
- 振戦 9 → 安静時出現 ②
  └ 定位脳手術
- 固縮 9 → 歯車を動かすような抵抗 ②
- 無動（寡動）9
  - 仮面様顔貌
  - 動作緩慢
  - 書字障害（小字症）
  - 小声で抑揚のない発語
  - すくみ足
- 姿勢反射障害 9
  - 前傾姿勢
  - 小刻み歩行
  - 突進現象

自律神経症状
- 便秘 3
- 脂漏性顔貌，起立性低血圧
- 流涎，胃排出機能の低下
- 排尿障害 → 尿路感染 6
（➡ 形態機能マップ6-⑤）

精神症状 ④
- 抑うつ → 心理療法，抗うつ薬など
- 認知機能の障害
- 不安障害
- 幻覚，妄想

| 1 呼吸 | 2 循環 | 3 消化・吸収 | 4 栄養代謝 | 5 内部環境調節 | 6 身体防御 | 7 脳・神経 |

マップ内の＊1～＊5について

＊1　パーキンソン病

　パーキンソン病の原因は不明であるが，遺伝や環境要因などが考えられている．黒質のメラニン含有神経細胞の脱落によって，ドパミンの代謝障害が生じる疾患である．振戦，筋固縮，無動（寡動），姿勢反射障害の錐体外路症状を生じる．

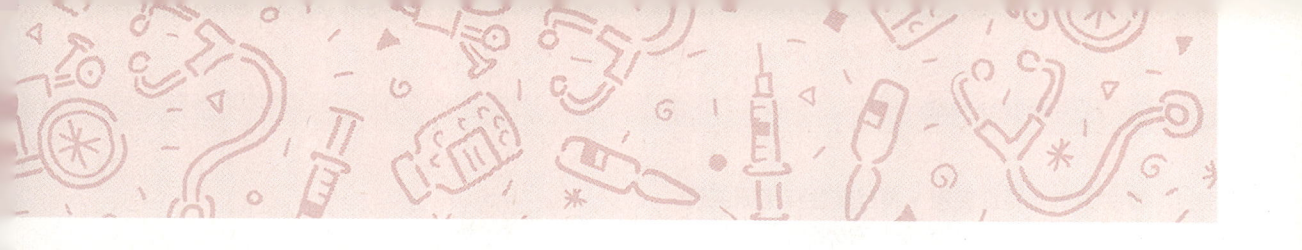

　薬物療法（L-ドーパ）を行うことにより，比較的長期間コントロールできるが，根治的治療法は今のところない進行性の神経変性疾患である．二次的な合併症である肺合併症や尿路感染などが原因となり死に至る場合もある．

　50～60代の中高年齢で好発する．加齢に伴い増加し，65歳以下人口の0.3%，65歳以上人口の3%がパーキンソン病である．

＊2　黒質緻密層の神経細胞の脱落

　中脳の黒質の緻密層にあるメラニン含有神経細胞の脱落が，著明に見られるのが特徴である．神経伝達物質ドパミン含有細胞と，脳幹の橋被蓋部の蒼斑核のノルアドレナリン含有細胞の変性脱落（死滅）が起こると，黒質-線条体においてドパミンが極端に減少し，青斑核-中枢神経領域においてはノルアドレナリンが減少する．このドパミンやノルアドレナリンは，神経伝達物質である．錐体外路（➡形態機能マップ5-⑦）の経路である黒質-線条体内においてドパミンが減少することによって，刺激伝達に何らかの異常（アセチルコリンの作用の亢進など）が生じるものと考えられている．レビー小体が出現するのも特徴の一つである．

＊3　診　断

　日本では，パーキンソン病の診断は，厚生労働省特定疾患・神経変性疾患調査研究班のパーキンソン病診断基準（表1）を用いる．頭部CTやMRI，X-P上正常で

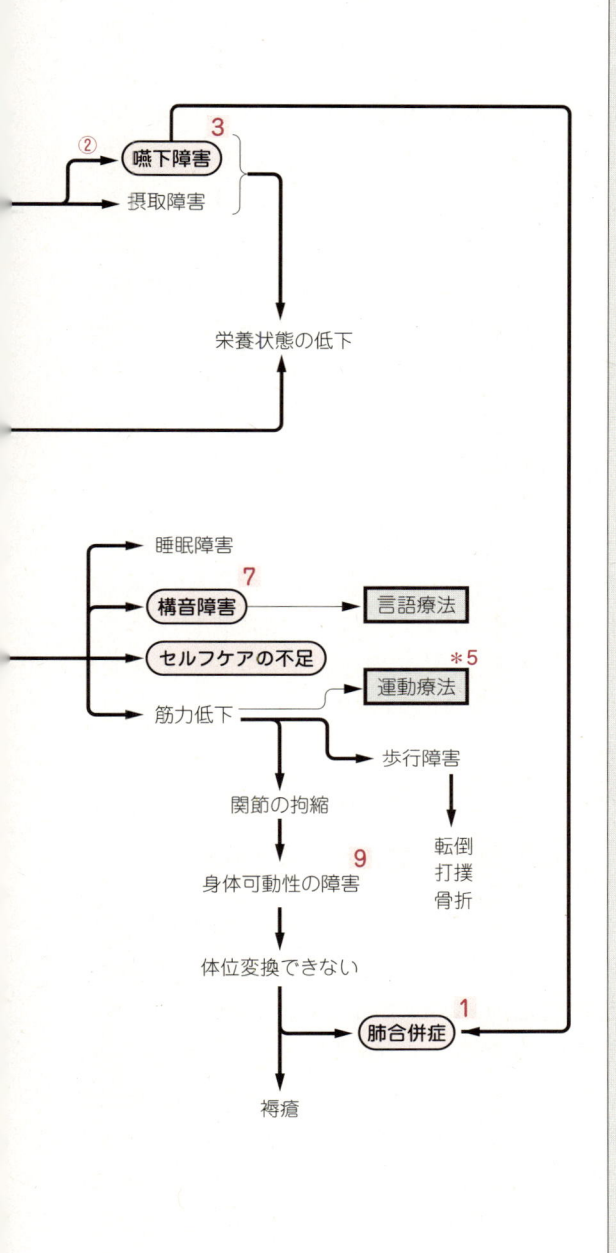

22 パーキンソン病

表1　厚生労働省特定疾患・神経変性疾患研究班　パーキンソン病診断基準（1995年）

Ⅰ．自覚症状
　（1）安静時のふるえ（四肢または顎に目立つ）
　（2）動作がのろく拙劣
　（3）歩行がのろく拙劣

Ⅱ．神経所見
　（1）毎秒4～6回の安静時振戦
　（2）無動・寡動：仮面様顔貌
　　　　　　　　　　低く単調な話し声
　　　　　　　　　　動作の緩徐・拙劣
　　　　　　　　　　臥位からの立ちあがり動作など姿勢
　　　　　　　　　　変換の拙劣
　（3）歯車現象を伴う筋固縮
　（4）姿勢・歩行障害：前傾姿勢
　　　　　　　　　　　歩行時に手の振りが欠如
　　　　　　　　　　　突進現象
　　　　　　　　　　　小刻み歩行
　　　　　　　　　　　立ち直り反射障害

Ⅲ．臨床検査所見
　（1）一般検査に特異的な異常はない
　（2）脳画像（CT，MRI）に明らかな異常はない

Ⅳ．鑑別診断
　（1）脳血管障害のもの
　（2）薬物性のもの
　（3）その他の脳変性疾患

〈診断の判定〉次の①～⑤のすべてを満たすものを，パーキンソン病と診断する．
　①経過は進行性である
　②自覚症状でいずれか1つ以上がみられる
　③神経所見でいずれか1つ以上がみられる
　④抗パーキンソン病薬による治療で，自覚症状・神経所見に明らかな改善がみられる
　⑤鑑別診断で，上記のいずれかでもない

〈参考事項〉診断上，次の事項が参考となる
　①パーキンソン病では神経症候に左右差を認めることが多い
　②深部反射の著しい亢進，Babinski徴候陽性，初期からの高度の痴呆，急激な発症はパーキンソン病らしくない所見である
　③脳画像所見で，著明な脳室拡大，著明な大脳萎縮，著明な脳幹萎縮，広範な白質病変などはパーキンソン病に否定的な所見である

あることが多く，診断の決め手となる検査はない．パーキンソン病様の症状を生じる変性疾患の除外，類似疾患の除外，L-ドーパの効果などで判断する．

症状進行度は，Hoehn & Yahr（ホーン・ヤール）の重症度分類が用いられる（表2）．症状は様々であり，初期で症状が少ない場合は判断が難しい．

*4　薬物療法

パーキンソン病は薬物による治療効果が比較的高い．黒質-線条体におけるドパミン（➡形態機能マップ9-⑨）の低下を改善するためには，ドパミンの補充が効果的である．ドパミンは血液-脳関門を通過しないため，ドパミンの前駆物質であるL-ドーパを経口投与する．L-ドーパはドーパ脱炭酸酵素阻害薬とともに用いられる．L-ドーパ投与開始や量は，自覚症状や進行状況，副作用などによって調節される．その他の薬剤として，ドパミン受容体刺激薬（ドパミンアゴニスト），ドパミン代謝改善薬や抗コリン薬，ドパミン放出促進薬（塩酸アマンタジン），MAO（モノアミン酸化酵素）阻害薬などがある．

*5　運動療法

パーキンソン病の運動障害により，ADLが低下し，廃用症候群，心肺機能の低下などが起こってくる．これらを予防するために，定期的に運動療法を行うことが大切である．可能な限りADLの自立に努め，QOLを高めていくことが必要である．

マップ内の矢印①～④について

①　L-ドーパの長期投与による副作用

L-ドーパの副作用として，不随意運動（ジスキネジア，ジストニア），精神症状，胃腸症状（嘔気，嘔吐），自律神経症状，wearing-off現象，on-off現象，すくみ現象，効果減弱などがある．wearing-off現象とは，L-ドーパの薬効時間が短くなり，服用後1～2時間で効果がなくなる現象である．on-off現象とは，L-ドーパの服用時間に関係なく，症状の急激な悪化や改善が起こることである．L-ドーパの服用が長期化すると，wearing-off現象，on-off現象，すくみ現象が出現する．これらの副作用がみられた場合，L-ドーパの効果を判定し，ドパミンアゴニストなど多剤を併用し，L-ドーパの量を調節する．

表2 Hoehn & Yahr の重症度分類

Hoehn & Yahr の重症度分類		生活機能障害度（異常運動疾患調査研究班）	
stage I	一側性障害で体の片側だけの振戦，固縮を示す．軽症例である．	I度	日常生活，通院にほとんど介助を要さない．
stage II	両側性の障害で，姿勢の変化がかなり明確となり，振戦，固縮，寡動～無動とも両側にあるため日常生活がやや不便である．		
stage III	明らかな歩行障害がみられ，方向転換の不安定など立ち直り反射障害がある．日常生活動作障害もかなり進み，突進現象もはっきりとみられる．	II度	日常生活，通院に介助を要する．
stage IV	起立や歩行など日常生活動作の低下が著しく，労働能力は失われる．		
stage V	完全な廃疾状態で，介助による車椅子移動または寝たきりとなる．	III度	日常生活に全面的な介助を要し，歩行，起立不能．

注）厚生労働省特定疾患対策の治療対象疾患として認定されるのは，Yahr のIII度，生活機能障害度II以上である．

② 嚥下障害

筋固縮による嚥下障害と，振戦による摂取障害があり，食事の摂取量が低下する．また，精神症状による食欲低下が摂取量をさらに減少させ，栄養状態が不良になることが考えられる．

③ 錐体外路症状

発症時期を特定することはできないが，気づくのは振戦による例が比較的多い．一側性の上肢または下肢に出現し，やがては両側性となる．振戦は安静時にみられ，精神的緊張でさらに増強する．筋固縮は，関節を伸展させるときに歯車のような抵抗を感じる．無動（寡動）は，動作が鈍くなる．姿勢反射障害は立ち直り反射ともいわれ，姿勢を崩したときに体勢を整える反射が障害されることをいう．立位時独特の前屈姿勢をとる．

④ 精神症状

パーキンソン病は，ドパミンだけでなく他の神経伝達物質も障害される．また，L-ドーパなどの薬物の副作用により，抑うつや認知機能の障害，不安障害，幻覚・妄想などの精神症状が生じる．さらに，振戦や仮面様顔貌など個人の客観的外観が変化することや，予後に対する心理的なストレスが精神症状を悪化させることも考えられる．活動低下や闘病意欲を低下させないためにも，これらの精神症状に対しての対応は大切である．

文献
1) 水里美邦，近藤智善編：よくわかるパーキンソン病のすべて，永井書店，2004.

骨・関節・末梢神経

形態機能マップ 6

運動器系は骨格系と骨格筋から構成される．骨は骨格として臓器を支え，関節は骨との接続を介して運動機能をつかさどる．末梢神経は，脳神経と脊髄神経と自律神経から構成される．脳神経と脊髄神経（合わせて脳脊髄神経ともよばれる）は，それぞれ運動神経と知覚神経から構成される．脳脊髄神経は，内臓機能をつかさどる自律神経と対比して，運動・感覚をつかさどる体性神経である．

①全身骨格

- 身体の骨格は頭蓋骨（頭蓋ともいう），体幹，上肢，下肢から構成される．
- 頭蓋骨は脳頭蓋と顔面頭蓋から構成される．
- 体幹は脊柱と胸郭から構成される．
- 上肢は上肢帯［肩甲骨と鎖骨］と自由上肢［上腕，前腕，手根骨，中指骨，指骨］から構成される．
- 下肢は下肢帯［寛骨（腸骨と恥骨と坐骨）］と自由下肢［大腿，下腿，足根骨，中足骨，足の指骨］から構成される．なお骨盤は寛骨と脊柱［第5腰椎，仙骨，尾骨］から構成される．

④大腿骨

- 高齢者では骨粗鬆症のため，大腿骨頸部骨折［大腿骨頸部骨折（狭義）と大腿骨転子部骨折］を起こしやすい．大腿骨頸部は血行に乏しく，また関節内では骨膜がないので，偽関節，壊死を起こしやすい．

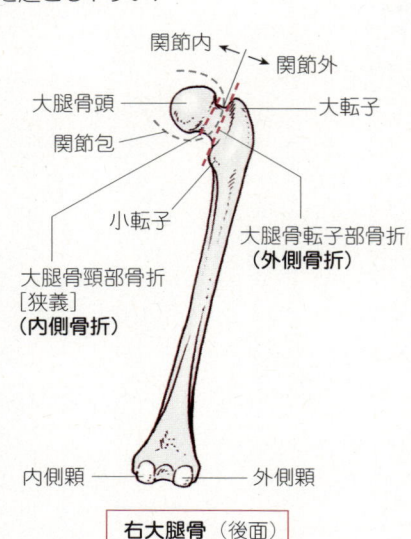

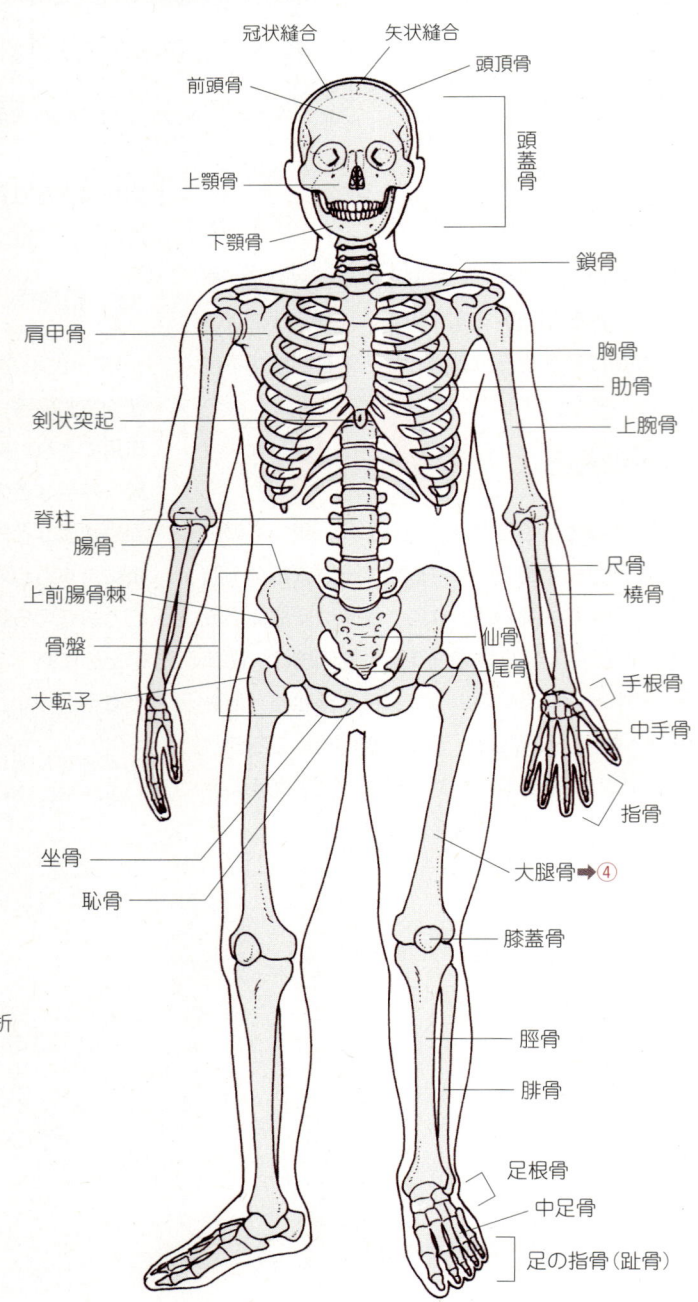

右大腿骨（後面）

関節内／関節外／大腿骨頭／大転子／関節包／小転子／大腿骨転子部骨折（外側骨折）／大腿骨頸部骨折［狭義］（内側骨折）／内側顆／外側顆

冠状縫合／矢状縫合／前頭骨／頭頂骨／上顎骨／頭蓋骨／下顎骨／鎖骨／肩甲骨／胸骨／肋骨／剣状突起／上腕骨／脊柱／腸骨／尺骨／上前腸骨棘／橈骨／骨盤／仙骨／尾骨／大転子／手根骨／中手骨／指骨／坐骨／恥骨／大腿骨→④／膝蓋骨／脛骨／腓骨／足根骨／中足骨／足の指骨（趾骨）

②脊柱

●脊柱は**脊椎骨**（脊椎あるいは椎骨ともいう）により構成される．7個の頸椎，12個の胸椎，5個の腰椎，5個の仙椎，3〜6個の尾椎がある．頸神経は第一頸椎の上から第一頸神経出が出て，第七頸椎の下から第八頸神経出が出るので8本ある．

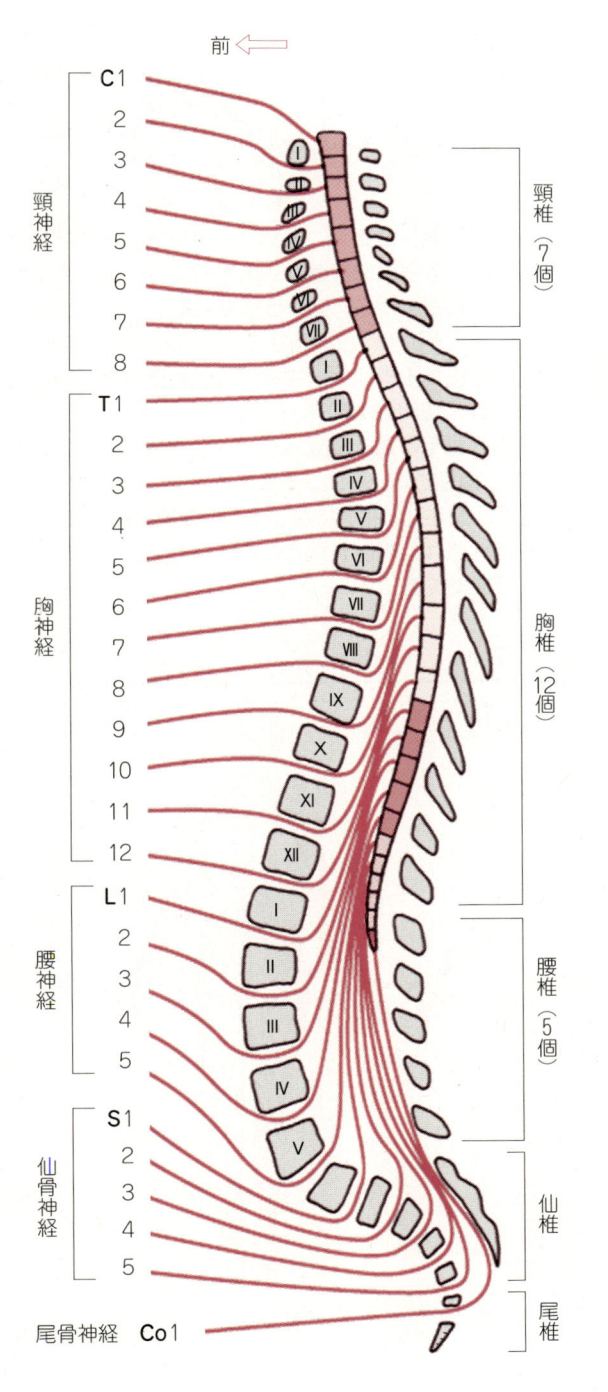

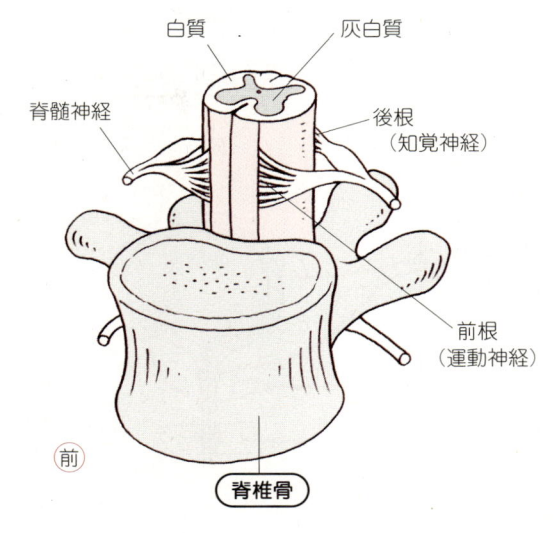

③椎骨と椎間板（椎間板ヘルニア時の）

●椎間板ヘルニアは，**椎間板**の髄核が線維輪から脱出して脊髄を圧迫する．このため，運動麻痺，疼痛が起こる．

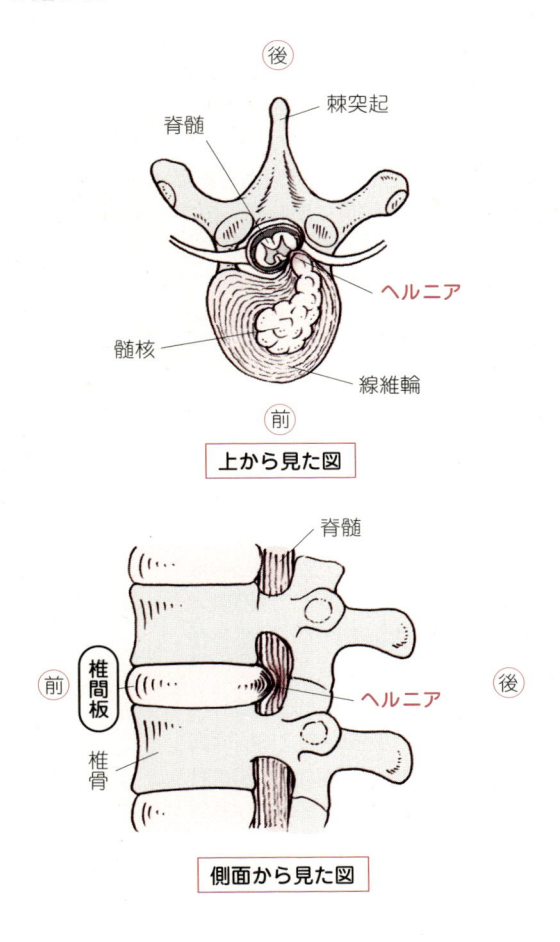

上から見た図

側面から見た図

⑤ 排尿に関与する神経

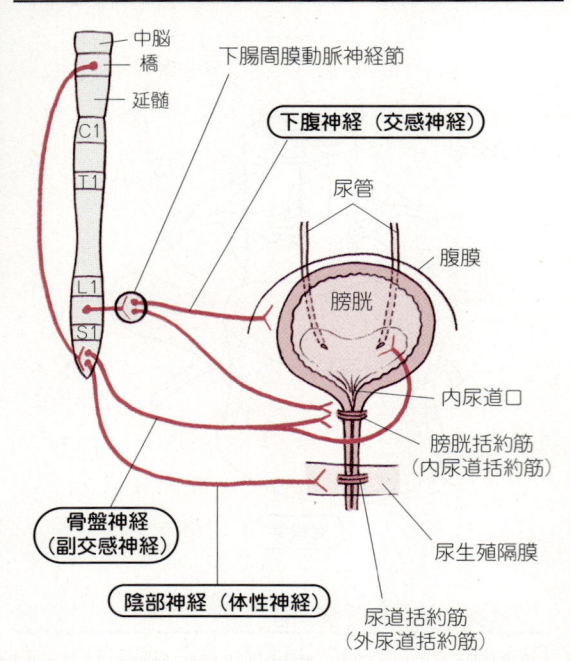

（図：排尿に関与する神経系。中脳・橋・延髄、C1、T1、L1、S1、下腸間膜動脈神経節、下腹神経（交感神経）、骨盤神経（副交感神経）、陰部神経（体性神経）、尿管、腹膜、膀胱、内尿道口、膀胱括約筋（内尿道括約筋）、尿生殖隔膜、尿道括約筋（外尿道括約筋））

- 副交感神経である**骨盤神経**が興奮すると膀胱は収縮し，膀胱括約筋は弛緩し，尿は膀胱から尿道へ排出される．交感神経である**下腹神経**が興奮すると膀胱は弛緩し，膀胱括約筋は収縮するので，尿は膀胱にたまったままである．尿道括約筋は体性神経である**陰部神経**支配である．仙髄にある排尿中枢は，橋にある上位の排尿中枢により制御されている．
- 脊髄損傷などにより神経伝導路が障害されると，排尿に関与する自律神経の機能が障害され，排尿障害が起こる．

- 体性感覚の伝導路では，脊髄下位からの線維が内側に，上位からの線維が外側に層構造を保って配列し，延髄，視床，大脳皮質の一次性体性感覚野へ投射される．
- 体表面の帯状をなす一定領域（ヘッド head 帯）からの感覚神経は同じ高さの後根から脊髄に入る．これを皮膚分節という．感覚麻痺がある場合，皮膚分節を利用して脊髄神経の損傷部位を知ることができる．

⑥ 体性感覚路

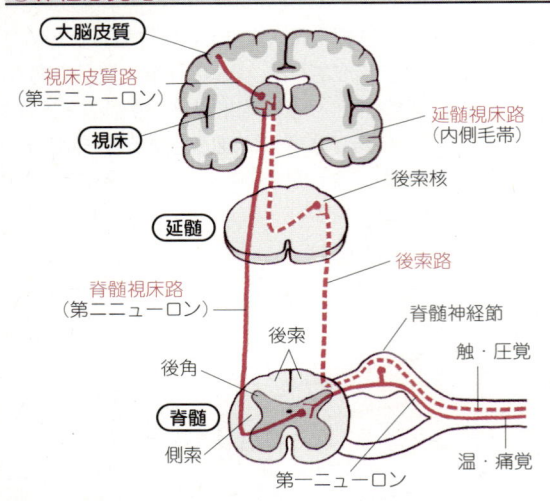

（図：大脳皮質、視床皮質路（第三ニューロン）、視床、延髄視床路（内側毛帯）、後索核、脊髄視床路（第二ニューロン）、後索路、後索、後角、側索、脊髄、第一ニューロン、脊髄神経節、触・圧覚、温・痛覚）

- **脊髄視床路**：温度覚，痛覚は，後角でニューロンを変えてから反対側に交差し，側索を上行して視床に達する．脊髄から視床へ向かう経路であるので，これを脊髄視床路という．伝導路はこのように方向性を示す．ここから出た線維は，内包を経て大脳皮質の知覚中枢に終わる（視床皮質路）．
- **後索内側毛帯路**：触覚，圧覚は，後索を上行し（**後索路**），延髄でニューロンを変える．その線維は延髄で反対側へ交差し，視床に達する（**延髄視床路**）．ここから出た線維は，内包を経て大脳皮質の知覚中枢に終わる（**視床皮質路**）．

⑦ 皮膚分節の知覚図

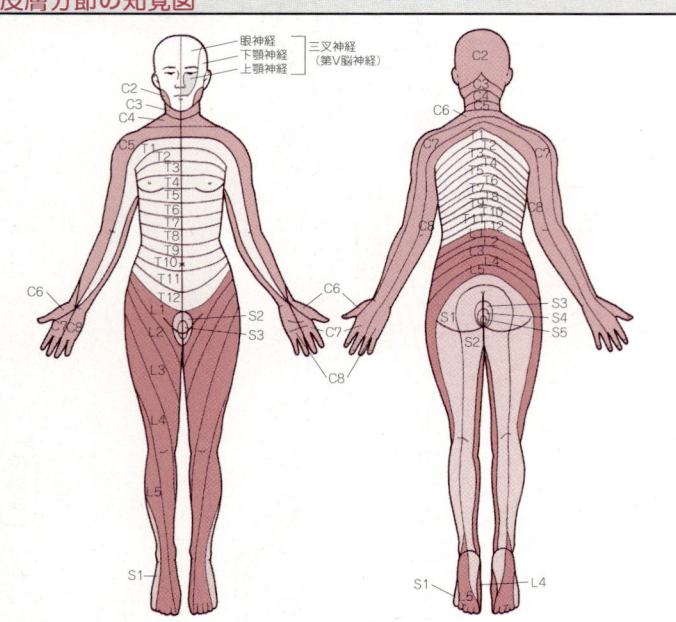

（図：皮膚分節（デルマトーム）の前面・後面図。眼神経、上顎神経、下顎神経（三叉神経＝第V脳神経）、C2〜C8、T1〜T12、L1〜L5、S1〜S5）

脊髄神経の頸神経cervical nerveはC（C1からC8の8対），胸神経thoracic nerveはT（T1からT12の12対），腰神経lumbar nerveはL（L1からL5の5対），仙骨神経sacral nerveはS（S1からS5の5対）で表す．T4は乳頭線，T7は剣状突起，T10は臍，T12は鼠径部に相当する．

⑧関節リウマチ

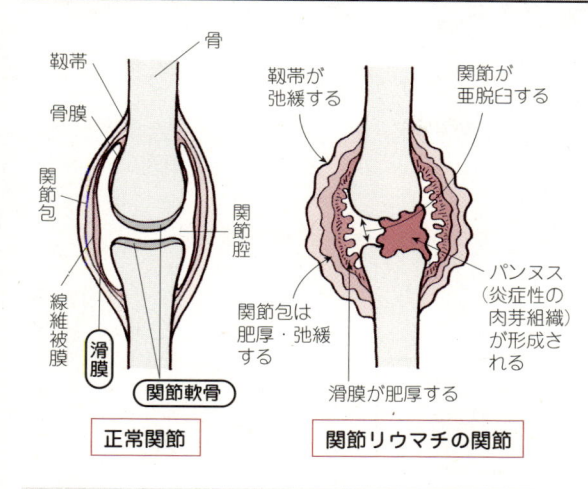

●関節面は，**関節軟骨**という薄い軟骨層で覆われており，この部分には骨膜がない．関節腔は上皮組織に似た細胞層である**滑膜**（滑膜細胞）で覆われ，関節液（滑液ともいう）で満たされている．
●関節リウマチは自己免疫疾患（Ⅲ型アレルギーが関与する➡形態機能マップ15-③）であり，関節リウマチの関節では滑膜に無菌性の炎症が起き（滑膜炎），パンヌスが形成される．パンヌスは関節軟骨と骨を破壊する．
●無菌性の炎症は，自然免疫担当細胞が炎症性サイトカイン[腫瘍壊死因子（tumor necrosis factor；TNF），インターリューキン1（interleukin 1；IL-1）]を産生し，T細胞が自己組織を障害するため起こる．リウマトイド因子が陽性となる．治療には，疾患修飾性抗リウマチ薬（disease modifying anti-rheumatic drugs；DMARDs）を用いる．

⑨痛風

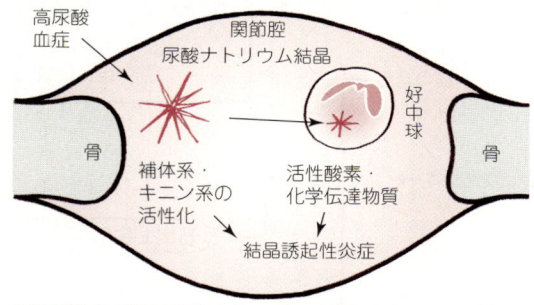

●過剰な尿酸は尿酸ナトリウム結晶となり，関節腔，腎臓に蓄積し，痛風発作を起こす．痛風発作は母趾（足の母指）の基関節に起こる激しい痛みである．
●尿酸ナトリウム結晶は好中球に貪食される．好中球は活性酸素，プロスタグランジンなどの化学伝達物質を放出する．また，尿酸ナトリウム結晶は，補体系，キニン系を活性化する．これらのため結晶誘発性の無菌性炎症が起こる．

⑩骨粗鬆症

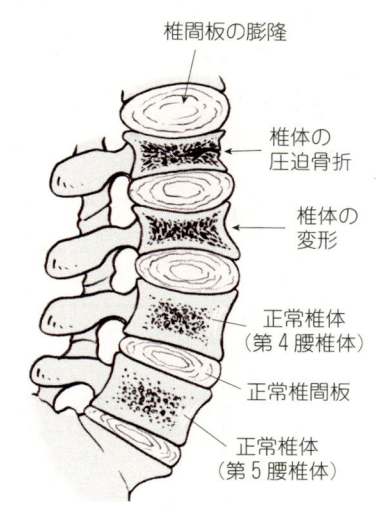

●粗鬆は，「もろい」という意味である．骨粗鬆症は骨を形成している組織が吸収され減少し，もろくなった状態である．[骨梁（海綿骨）の構成成分であるカルシウムが溶けてしまうことを骨の吸収という．]

検査値との関連

	指　標	基準値	解　説
ⓐ	RA因子	陰性	関節リウマチ70〜80％の患者で陽性となる．関節リウマチではリウマトイド因子（リウマチ因子ともいう，rheumatoid factor；RA因子）が陽性となる
ⓑ	血清尿酸（Uric Acid；UA）値	男2.9〜6.9mg/dl，女1.8〜5.2mg/dl	7.0mg/dl以上は高尿酸血症という

疾患との関連

●椎間板内の髄核が線維輪から押し出されて神経を圧迫する疾患⇒**腰椎椎間板ヘルニア**【p.120】
●脊髄に外力が加わり，脊椎の脱臼骨折がみられると，脊髄に圧迫や挫創が起こるために生ずる病態⇒**脊髄損傷**【p.124】（臨床症状は障害レベル以下に，横断麻痺が出現する．外傷性脊髄損傷は外力が瞬間的に加わるため，麻痺は重度で予後は悪い）
●大腿骨の頸部に起こった骨折⇒**大腿骨頸部骨折**【p.128】
●多関節炎を起こす自己免疫性疾患⇒**関節リウマチ**【p.132】

病態マップ 23 腰椎椎間板ヘルニア

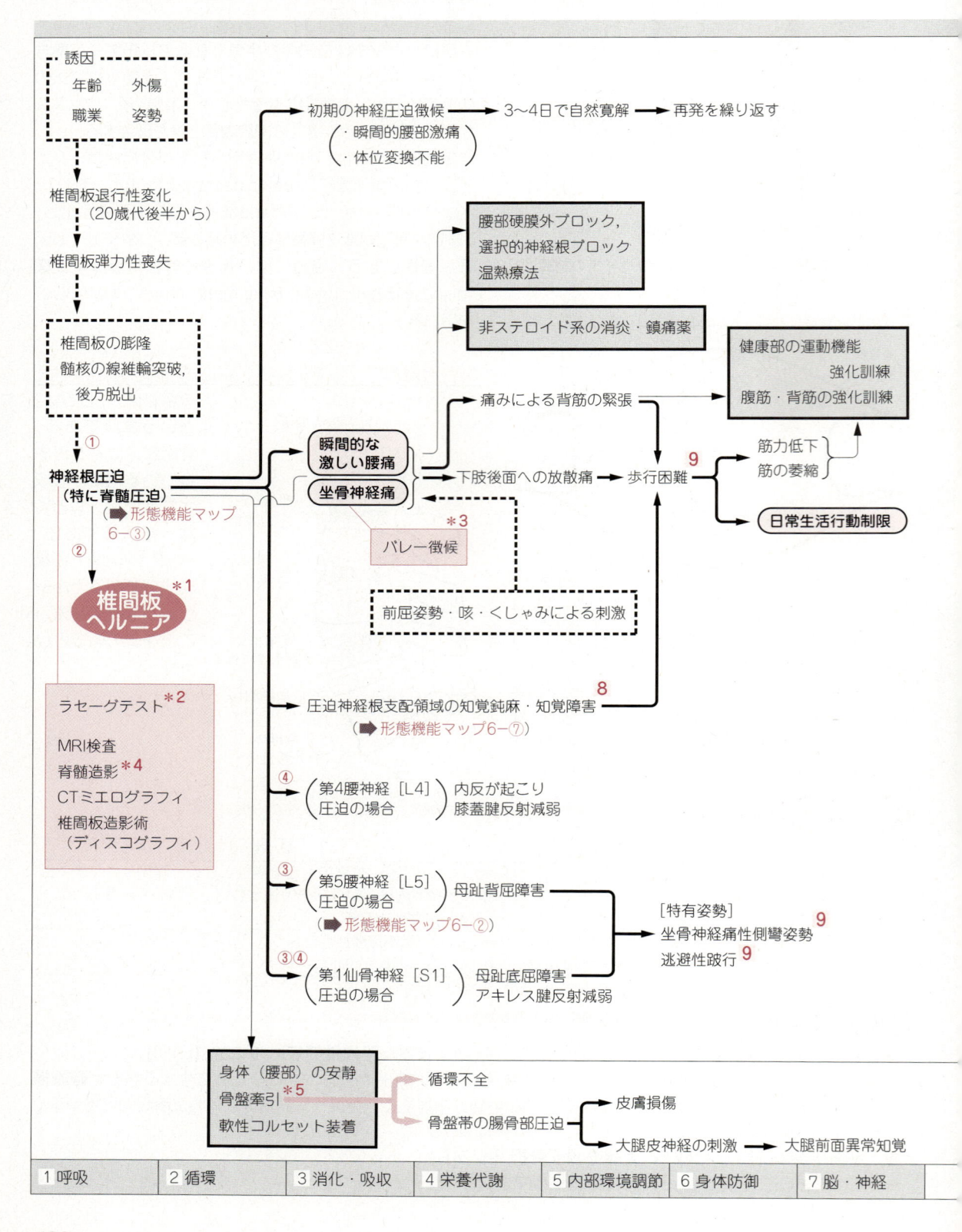

```
誘因
年齢  外傷
職業  姿勢
   ↓
椎間板退行性変化
（20歳代後半から）
   ↓
椎間板弾力性喪失
   ↓
椎間板の膨隆
髄核の線維輪突破，
後方脱出
   ↓ ①
神経根圧迫
（特に脊髄圧迫）
（➡ 形態機能マップ 6-③）
   ↓ ②
椎間板ヘルニア *1

ラセーグテスト *2
MRI検査
脊髄造影 *4
CTミエログラフィ
椎間板造影術
（ディスコグラフィ）
```

- 初期の神経圧迫徴候 → 3〜4日で自然寛解 → 再発を繰り返す
  - ・瞬間的腰部激痛
  - ・体位変換不能

- 腰部硬膜外ブロック，選択的神経根ブロック　温熱療法
- 非ステロイド系の消炎・鎮痛薬

- 瞬間的な激しい腰痛
- 坐骨神経痛
- 痛みによる背筋の緊張
- 下肢後面への放散痛 → 歩行困難 9
- バレー徴候 *3
- 前屈姿勢・咳・くしゃみによる刺激

- 健康部の運動機能強化訓練
- 腹筋・背筋の強化訓練
- 筋力低下／筋の萎縮
- 日常生活行動制限

- 圧迫神経根支配領域の知覚鈍麻・知覚障害 8
  （➡ 形態機能マップ 6-⑦）

- ④ 第4腰神経［L4］圧迫の場合：内反が起こり、膝蓋腱反射減弱
- ③ 第5腰神経［L5］圧迫の場合：母趾背屈障害（➡ 形態機能マップ 6-②）
- ③④ 第1仙骨神経［S1］圧迫の場合：母趾底屈障害、アキレス腱反射減弱

- ［特有姿勢］
  - 坐骨神経痛性側彎姿勢 9
  - 逃避性跛行 9

- 身体（腰部）の安静
- 骨盤牽引 *5
- 軟性コルセット装着
  - → 循環不全
  - → 骨盤帯の腸骨部圧迫 → 皮膚損傷
  - → 大腿皮神経の刺激 → 大腿前面異常知覚

| 1 呼吸 | 2 循環 | 3 消化・吸収 | 4 栄養代謝 | 5 内部環境調節 | 6 身体防御 | 7 脳・神経 |

disc herniation

```
手術適応の判断
 1. 膀胱直腸傷害，高度な筋力低下などの
    神経所見の増悪
 2. 入院加療による3〜4週間の保存的治療
    で効果なし
 3. 脊髄造影，MRIでヘルニア存在の確認
 4. 早期に社会復帰が必要

         ↓           ⑤↓
      マーキング     体位変換練習
         *6         
                ↓
手術                *7
 1. ラブ法（Love法）（椎弓侵入法）
 2. 椎弓切除術
 3. 椎弓切除術またはラブ法による後側方
    固定術
 4. 前方経路による椎体固定法
 5. 腹膜外路小切開による前側方髄核摘出術
 6. 経皮的髄核摘出術
```

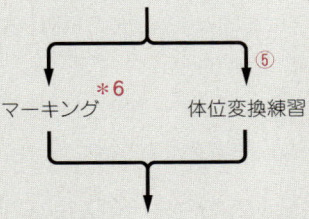

尿閉
椎間板炎
神経根損傷
癒着性脊髄炎

⑥
下肢の運動・知覚確認
　脊髄神経：前根＝運動支配
　　　　　　後根＝知覚支配

| 8 感覚 | 9 運動 | 10 性・生殖 |

■ マップ内の＊1〜＊7について

＊1 椎間板ヘルニア

椎間板ヘルニアは，椎間板内の髄核が線維輪の縦断裂口から押し出されたりすることによって神経を圧迫する疾患である（➡形態機能マップ6-③）．30〜50代の壮年男性に好発する．

椎間板は上下隣接椎体を連結する弾力性のある線維軟骨で，終末板，線維輪，髄核から成り立っている．その機能は，①可動作用，②緩衝作用，③脊椎の安定・支持作用である．

第5腰椎前後の椎間板には，全体重の60％の負荷がかかっている．前屈運動では，その負荷は4〜5倍に増強する．このため椎間板ヘルニアの好発部位は，第4〜5腰椎（L4/5）および第5腰椎〜第1仙椎（L5/S1）の椎間板である．

なお，椎間板の水分含有量は，年齢とともに変化する（新生児88％，18歳80％，70歳69％）．

＊2 ラセーグテスト（Lasègue test）

坐骨神経を構成する第4，5腰神経（L4，5），第1，2仙骨神経（S1，2）のいずれかが障害（圧迫）された患者にはラセーグ徴候がみられ，腰椎椎間板ヘルニアの有力な診断根拠となる．ラセーグ徴候とは，仰臥位で股関節・膝関節とも90度の屈曲位をとり，その姿勢から他動的に下腿を持ち上げ膝を伸展させようとすると，下腿後面の疼痛のために伸展不可能となる現象である．この現象の有無を確認するテストをラセーグテストという．

仰臥位で伸展させた下肢を，伸展させた状態のまま他動的に持ち上げる下肢伸展挙上テスト（SLRテスト；straight leg raising test）もある．目的はラセーグテストと同じである．疼痛のため挙上不可能なら陽性である．

ほかに第2，3，4腰神経（L2，3，4）の障害をみる大腿神経伸展テスト（FNSテスト；femoral nerve

23 腰椎椎間板ヘルニア

stretch test）も用いられる．

＊3 バレー徴候（Valleix point）

坐骨神経痛は，坐骨神経支配域に放散する痛みが大腿後面から下腿足部に及び，腰痛を伴う．殿部上方または下方で圧迫されると，放散性の疼痛がある．神経走行中の筋，または骨管から神経が体表に近く出るところを，外部から圧迫を加えると激しい痛みがみられる．このような点をバレー圧痛点といい，坐骨神経痛の診断に利用される．

＊4 脊髄造影（myelography）

脊髄クモ膜下腔に造影剤を注入し，その通過状態でX線診断を行う方法である．椎間板ヘルニアの場合は，腰椎穿刺法で行う．

操作は医師が無菌操作で行い，看護師は介助する．

造影剤はイソビスト，オムニパークなどの水溶性のものを用い，初め1～2ml，総量で約10ml使用する．

造影剤注入後，頭部側を約20～30度高く傾斜させて，硬膜管の下端部まで造影剤を充満させ，根囊像をよく描写して，X線造影を行う．

まず，側臥位のままで前屈位，中間位，後屈位の側面像を投影し，次いで腹臥位にして，障害高位と考えられる部位に透視を合わせ，P→A像，左右の斜位像，さらに仰臥位でのA→P像を撮影する．

検査後は，頭部を高くし（ベッドアップ30度程度），約8時間ベッド上安静を保ち，髄膜刺激症状（頭痛，頭重，悪心，発熱など）の有無を観察する．

＊5 骨盤牽引

椎間板ヘルニアの保存的療法として用いられ，安静，筋弛緩，鎮痛などを目的とする．

腰背筋群の緊張をとり，腰椎前彎を少なくして椎間後方を広げるような体位とする．そのため，ベッドを10～20度挙上し，膝窩部に枕を入れるか，ギャッジアップして，体位を固定する．

牽引用ベルトは，両側にロープのついたヘルトラックを使用し，持続牽引時の重錘は3～4kg，1対を使用する．牽引効果を上げるときは足台を入れて，対抗牽引を行う．

コルセットは体型に合ったものを選び，脊柱，腸骨稜に正しく合わせ，身体にピッタリと装着させ，腰部で緊迫固定し，紐で結ぶ．胃部を強く締めつけないように注意する．コルセットによって腸骨や仙骨部が圧迫されるので，フェルトなどで保護する．

膝の屈曲の程度，上半身の下肢に対する角度は牽引力に影響するので，体位に注意する．

＊6 マーキング

椎間板ヘルニアにおける手術部位の位置決めのことで，手術当日の朝，医師が行う．

18Gの注射針やキルシュナー鋼線を棘突起に注入して，X線撮影を行い，位置を決めておく．

＊7 ラブ法（Love法）（椎弓侵入法）

椎間板ヘルニアの一般的手術方法である．後方から椎弓間に侵入して，髄核摘出によってヘルニアを切除する．

マップ内の矢印①～⑥について

① 原　因

椎間板ヘルニアは，何らかの要因で椎間板が膨隆し，髄核が線維輪を破って後方に脱出することによって起こる神経根の圧迫であり，圧迫されている神経根の支配領域（➡形態機能マップ6-⑦）の知覚鈍麻や知覚障害がおもな病態であり，背筋が緊張することで，激しい腰痛や坐骨神経痛が出現するものである．

② 診　断

症状に基づいて行う高位診断（表）とともに，画像による補助診断で鑑別診断する．

③ 母趾の運動障害

L4/5の椎間板ヘルニアが起こって第5腰神経（L5）が圧迫されると（➡形態機能マップ6-②），母趾の背

表 腰椎椎間板ヘルニアの高位診断のポイント

腰部神経系検査	疼痛部位	感覚障害	筋力低下	腱反射異常		障害（圧迫）された神経根	ヘルニアを起こした椎間板
FNSテスト陽性	腰部，殿部，大転子部，大腿前面，膝	大転子部から大腿前面，膝内側	大腿四頭筋	膝蓋腱反射	⇒	L3	L2/3
ラセーグテストまたはSLRテスト陽性	腰部，殿部外側，下腿内側	大腿外側から下腿内側	大腿四頭筋（前脛骨筋）	膝蓋腱反射	⇒	L4	L3/4
ラセーグテストまたはSLRテスト陽性	腰部，殿部，下腿外側，足背，母趾	下腿前外側から足背内側	長母趾伸筋（長趾伸筋）	（アキレス腱反射）	⇒	L5	L4/5
ラセーグテストまたはSLRテスト陽性	腰部，殿部，下腿後面，足外側	下腿後外側から足外側	下腿三頭筋（大殿筋）	アキレス腱反射	⇒	S1	L5/S1

屈が障害され，踵で立てなくなる．

第1仙骨神経が圧迫されると，母趾の底屈が障害され，つま先立ちができなくなる．

④ 腱反射の減弱

第4腰神経（L4）が障害されると膝蓋腱反射が，第1仙骨神経が圧迫されると，アキレス腱反射が減弱する．

⑤ 術前の体位変換の練習

手術後の創部および腰部の安静を保持するために，注意事項に従って体位変換の練習を術前に行っておく．

仰臥位から側臥位への体位変換時に，身体をねじらない（体幹をねじらない）ようにする．体幹をねじると，創部への強い外力が加わり安静が保持できない．また，神経根への刺激症状が増強する．

そのために，上体と骨盤が同時に働くように指導する．上肢と下肢の力を有効に使えるように練習する．

手術後の第1回のガーゼ交換の時に，医師の立ち会い補助のもとに，体位変換を行う．第2回以降は看護師の介助で行う．病日14日頃から，患者が1人で体位変換を行うように指導する．

⑥ 下肢の運動・知覚の確認

手術侵襲による障害が発現していないか，下肢の運動と知覚を観察する．

下肢への神経は，腰神経叢と仙骨神経叢から分かれ出ている．腰神経叢は腰椎（L1〜4）から出た神経が集まるところで，腰の筋肉に枝を出して，大腿神経，外側大腿皮神経などに枝分かれして，下肢の運動と知覚を分担する．

脊髄神経には前根と後根があり，脊髄の前外方から前根が，後外方から後根が出ている．前根は，前柱細胞から出る遠心性神経突起が通り，末梢の骨格筋に分布して，運動をつかさどる．後根には，知覚性の求心性神経細胞が通り，皮膚や筋からの知覚性の刺激を脊髄に伝える働きがある（➡形態機能マップ6-②）．前根が遠心性（運動性）神経，後根が求心性（知覚性）神経であることを，ベル-マジャンディ（Bell-Magendie）の法則という．

病態マップ 24

脊髄損傷 spinal cord injury

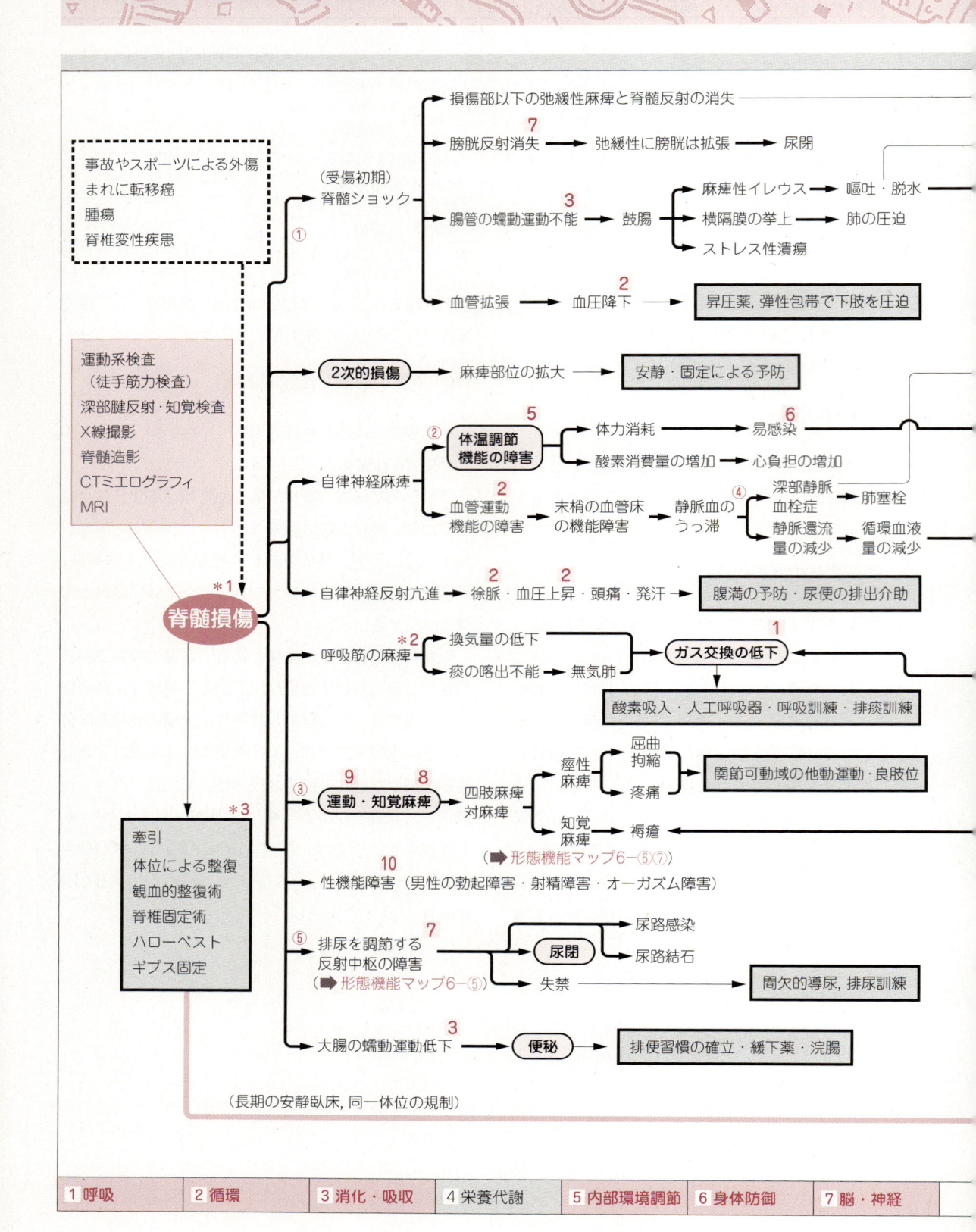

原因
- 事故やスポーツによる外傷
- まれに転移癌
- 腫瘍
- 脊椎変性疾患

検査
- 運動系検査（徒手筋力検査）
- 深部腱反射・知覚検査
- X線撮影
- 脊髄造影
- CTミエログラフィ
- MRI

脊髄損傷 *1

治療 *3
- 牽引
- 体位による整復
- 観血的整復術
- 脊椎固定術
- ハローベスト
- ギプス固定

① （受傷初期）脊髄ショック
- 損傷部以下の弛緩性麻痺と脊髄反射の消失
- 膀胱反射消失 [7] → 弛緩性に膀胱は拡張 → 尿閉
- 腸管の蠕動運動不能 [3] → 鼓腸 → 麻痺性イレウス → 嘔吐・脱水
  - 横隔膜の挙上 → 肺の圧迫
  - ストレス性潰瘍
- 血管拡張 → 血圧降下 [2] → 昇圧薬, 弾性包帯で下肢を圧迫

2次的損傷
- 麻痺部位の拡大 → 安静・固定による予防

② 自律神経麻痺
- 体温調節機能の障害 [5] → 体力消耗 → 易感染 [6]
  - 酸素消費量の増加 → 心負担の増加
- 血管運動機能の障害 [2] → 末梢の血管床の機能障害 → 静脈血のうっ滞 ④ → 深部静脈血栓症 → 肺塞栓
  - 静脈還流量の減少 → 循環血液量の減少
- 自律神経反射亢進 → 徐脈・血圧上昇・頭痛・発汗 [2] → 腹満の予防・尿便の排出介助

呼吸筋の麻痺 *2
- 換気量の低下 → ガス交換の低下 [1]
- 痰の喀出不能 → 無気肺
- 酸素吸入・人工呼吸器・呼吸訓練・排痰訓練

③ 運動・知覚麻痺 [9][8]
- 四肢麻痺
- 対麻痺
  - 痙性麻痺 → 屈曲拘縮／疼痛 → 関節可動域の他動運動・良肢位
  - 知覚麻痺 → 褥瘡
  （➡ 形態機能マップ6-⑥⑦）

⑩ 性機能障害（男性の勃起障害・射精障害・オーガズム障害）

⑤ 排尿を調節する反射中枢の障害 [7]
（➡ 形態機能マップ6-⑤）
- 尿閉 → 尿路感染／尿路結石
- 失禁 → 間欠的導尿, 排尿訓練

大腸の蠕動運動低下 [3] → 便秘 → 排便習慣の確立・緩下薬・浣腸

（長期の安静臥床, 同一体位の規制）

| 1 呼吸 | 2 循環 | 3 消化・吸収 | 4 栄養代謝 | 5 内部環境調節 | 6 身体防御 | 7 脳・神経 |

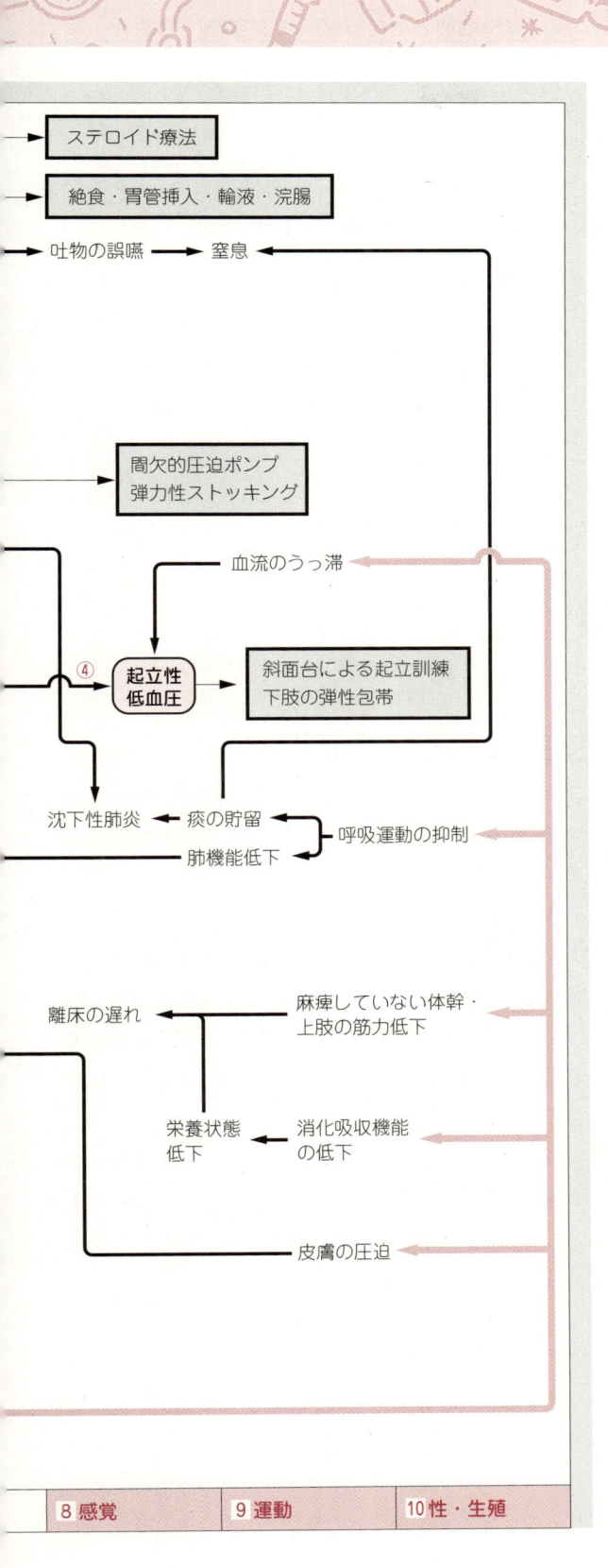

マップ内の＊1〜＊3について

＊1 脊髄損傷

　脊椎の脱臼や骨折により脊髄支配機能が損傷を受け，対麻痺や四肢麻痺になった状態をいう．損傷レベル（障害部位）は頸髄（C1〜8），胸髄（T1〜12），腰髄（L1〜5），仙髄（S1〜5）で示す（たとえば第1頸髄［C1］は第1頸神経［C1］が出入りする脊髄の部分を指す）（図，表および➡形態機能マップ6-②）．

　神経の完全な遮断による完全損傷と神経の接続が残存している不完全損傷がある．

＊2 呼吸筋の麻痺

　呼吸は横隔膜（C4），上部肋間筋（T6）などの運動で行われる．C3以上の障害では，呼吸筋完全麻痺により，横隔膜運動もできなくなり，人工呼吸器の使用が必要となる．C4〜T6の障害では上部肋間筋の麻痺により，横隔膜のみの呼吸運動となる．換気量が少なく呼気と痰の喀出力が弱くなるため，無気肺や肺炎が起こりやすくなり，肺理学療法による呼吸訓練，排痰訓練が必要となる．

＊3 観血的整復術

　脱臼して嵌合している関節突起部を切除し，脊髄腔の除圧と整復固定を行う．

マップ内の矢印①〜⑤について

① 脊髄ショック

　受傷初期の反射能低下状態である．頸髄や上位胸髄など，上位運動ニューロンの障害で起こりやすい．

　骨格筋運動反射をはじめ膀胱直腸反射・性反射・内臓運動反射など，すべての反射が消失する．腱伸展反射・皮膚反射も消失し，障害レベル以下は弛緩性麻痺となる．膀胱は拡張・弛緩し尿閉となる．腸管蠕動運動も

24 脊髄損傷

図 脊髄髄節と機能

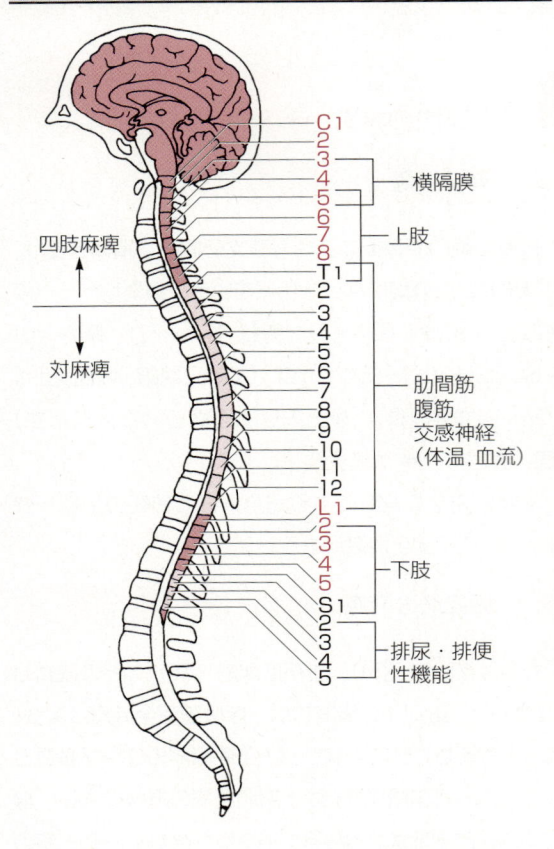

- 横隔膜: C1〜4
- 上肢: C5〜T1
- 四肢麻痺 / 対麻痺
- 肋間筋・腹筋・交感神経（体温，血流）: T1〜L1
- 下肢: L2〜S1
- 排尿・排便・性機能: S2〜5

表 脊髄髄節とその支配下の主要筋・機能

脊髄節	主要筋	運動機能
C1, 2	頸部筋群	頭部のコントロール
C3, 4	横隔膜	吸息
C5, 6	三角筋	肩屈曲・外転
	上腕二頭筋	肘屈曲
C6, 7	手根伸筋	手背屈
	上腕回内筋	前腕回内
C7, 8	上腕三頭筋	肘伸展
	総指伸筋	指伸展
C8, T1	浅指屈筋	指屈曲
	母指対立筋	母指対立
	手骨間筋	指の内転・外転
T2〜6	肋間筋	努力性吸息・呼息
T6〜12	肋間筋	努力性呼息
	腹筋	呼息・体幹屈曲
L1〜3	腸腰筋	股屈曲
	股内転筋	股内転
L3, 4	大腿四頭筋	膝伸展
L4, 5, S1	中殿筋	股外転
	前脛骨筋	足背屈
L5, S1, 2	大殿筋	股伸展
	下腿三頭筋	足底屈
S2〜4	肛門括約筋	排便コントロール
	膀胱括約筋	排尿コントロール

不能となる．障害レベル以下の血管は拡張し，血圧が下降する．脊髄ショック期から回復するのに短くて数時間，通常1〜6週間くらいかかる．

　受傷直後は，損傷部位を絶対安静にし，医師により整復・固定が行われる．また，受傷直後の浮腫の予防や，神経細胞障害を最小限にするためにステロイド療法が行われる．呼吸障害には，酸素吸入や人工呼吸器が使用される．血圧低下には，下肢の高挙や体位変換を行う．麻痺性イレウスの予防のために絶食とし，胃管挿入による胃内容物の持続吸引が行われる．尿閉には，留置カテーテルが挿入され，水分出納の観察も行う．

② 体温調節機能の障害

　体温調節機能の障害は，T6以上の対麻痺・四肢麻痺患者に起こる．時に体温が40℃を超えることもある．発汗や血管の拡張収縮の調節など，自律神経麻痺からくる体温調節機能の障害による．時に昏迷状態などの意識障害や強いふるえなどを呈する．

　体温の激しい変動により，電解質のバランスのくずれや全身の衰弱，心臓の負担の増大，心機能の低下，意識障害が現れる．また，抵抗力の低下により感染しやすくなる．そのため長期臥床や痰の貯留，肺換気量の減少に関連した上気道感染や，尿路感染を起こしやすい．

　環境の温度調節が大切で，空調による室温調整や掛け物の調節，氷のう・氷枕による全身の冷却などを行う．酸素吸入や輸液療法，浮腫を取り除くためのステロイド薬の与薬も行われる．

③ 運動・知覚麻痺

　脊髄ショック期を過ぎると，脊髄の損傷レベル以下の運動麻痺と知覚麻痺が明確になる．

　運動麻痺は大脳の運動中枢と脊髄の神経結合の断絶により，随意運動が不能になる．不全麻痺の場合，部

分的に収縮可能部分が残存し，ゆるやかな筋力回復がみられる．知覚麻痺も不完全損傷の場合，損傷部位によって感覚が残存する．

　障害部位ごとの運動機能の回復・維持のゴールは以下のとおりである．C4の損傷は生存可能な最高レベルの損傷である（それより上位の頸髄［C1～3］の損傷は，呼吸筋である横隔膜が麻痺するため呼吸停止となる）．完全な四肢麻痺であるが，口や頭の動きで電動器具の一部利用は可能である．日常生活は全面介助となる．C6の四肢麻痺では肩関節・肘関節・手関節の運動が可能であり，自助具を利用したベッド上での移動・洗面・食事・更衣の一部が自立できる．また，車椅子の操作も可能である．C7の四肢麻痺では，車椅子での日常生活はほぼ自立できる．T6の対麻痺では上部体幹も安定し，上部肋間筋を使った呼吸ができるため，呼吸機能も増大する．T12の対麻痺では，長下肢装具を装着しての松葉杖歩行も可能となり，車椅子スポーツが十分できる．

　損傷部位以下の知覚は，麻痺していて疼痛を感じないはずであるが，四肢麻痺患者の上肢痛にみられるように，幻肢覚のような疼痛を伴うことが多い．治療として，神経ブロックや鎮痛薬が与薬される．精神的な影響を受けて疼痛が増強するため，十分な睡眠や，精神を安定させるようなかかわりが重要である．また，早期に運動を開始することも効果があるといわれている．

　知覚麻痺により，皮膚の圧迫や循環障害による痛みを感じないため褥瘡が発生しやすくなっている．

　麻痺による屈曲拘縮も重要な合併症である．肩関節・肘関節・股関節・趾関節・指関節は，特に拘縮を起こしやすい．変形拘縮により，可能なはずの日常生活の自立の到達レベルを下げてしまうこともありうる．また高度な変形拘縮に対しては手術療法も行われる．変形拘縮の予防のため，受傷直後より良肢位（機能肢位）をとり，麻痺肢の関節可動域の他動運動を行う．

④ 深部静脈血栓症，起立性低血圧

　T6以上の高位の損傷では，脊髄ショック期を過ぎても，自律神経の障害により，血管緊張の低下，血管床の拡張による血液のうっ滞が起こり，血圧が低下する．

　血流のうっ滞により深部静脈血栓症が生じやすくなる．静脈血栓が遊離すると，肺動脈の閉塞による肺塞栓を起こす．これは生命の危機に直結する．静脈血のうっ滞の予防として，間欠的圧迫ポンプの使用や弾力性ストッキングの着用，下肢の高挙，他動運動を早期から行う．

　また，回復期の起立性低血圧も，離床を遅らせる原因となる．これは起立によって腹部臓器や下肢に血液が貯留し，循環血液量の減少，心拍出量の低下によって起こる．座位保持時間を延ばし，斜面台による起立訓練を行う．このとき，弾性包帯を下肢に巻いて下肢の血流のうっ滞を予防することも効果がある．

⑤ 排尿障害（膀胱障害）

　排尿機能を調節する反射中枢はS2～4にあるため，脊髄損傷患者のほとんどに膀胱障害がみられる．脊髄ショック期は弛緩性膀胱になるが回復に従い，損傷部位によって反射性膀胱か弛緩性膀胱になる．

　反射性膀胱は，仙髄より上位の損傷で起こり，仙髄の排尿中枢が健全で排尿反射が存在する．下腹部を軽く叩打したり，殿部・会陰部・大腿部を刺激する引きがね現象（トリガーポイント）により，排尿反射を利用した訓練を行う．

　弛緩性膀胱は排尿脊髄中枢（S2～4，馬尾神経）の損傷で起こり，排尿筋の緊張が低下し，排尿反射が消失しているため膀胱内にいくら尿が貯留しても排尿反射が起こらない．手圧による排尿訓練を行う．

　尿路合併症として，尿路感染症と尿路結石がある．尿路感染症は，導尿操作や尿の残留，粘膜の感染防御機構の低下により起こりやすい．尿路結石（⇨【p.148】）は，尿の停滞，粘膜の損傷，血中のカルシウム，リンの尿中への排泄の増加によって起こる．これらは水腎症や腎盂腎炎の誘因となる．

病態マップ 25 大腿骨頸部骨折 fracture of the femoral

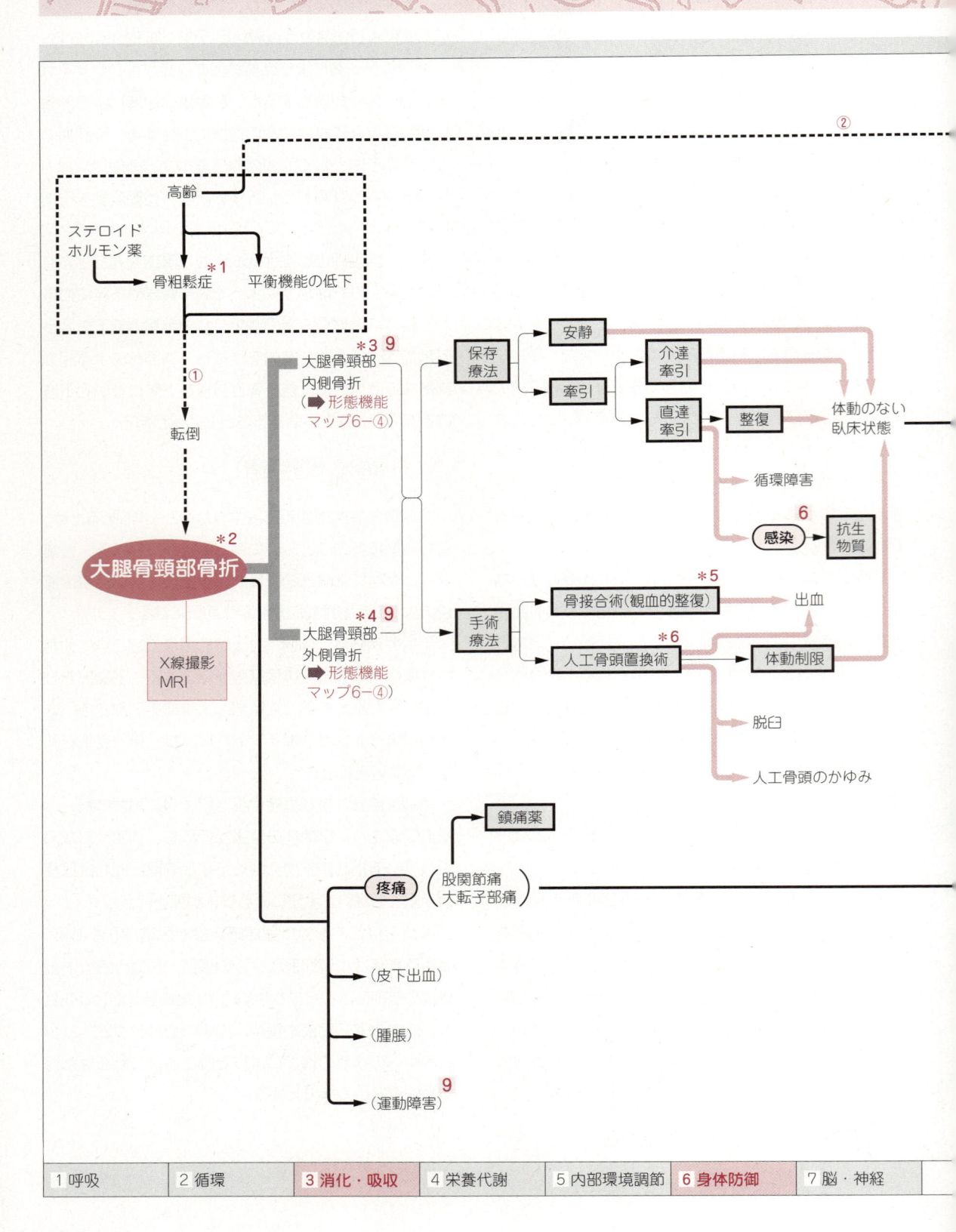

- 高齢
- ステロイドホルモン薬 → *1 骨粗鬆症
- 平衡機能の低下
- ① 転倒
- *2 大腿骨頸部骨折
  - X線撮影 MRI
  - *3 9 大腿骨頸部内側骨折（→形態機能マップ6-④）
  - *4 9 大腿骨頸部外側骨折（→形態機能マップ6-④）
- 保存療法
  - 安静
  - 牽引
    - 介達牽引
    - 直達牽引 → 整復
  - → 体動のない臥床状態
  - 循環障害
  - 感染 6 → 抗生物質
- 手術療法
  - 骨接合術（観血的整復） *5 → 出血
  - 人工骨頭置換術 *6 → 体動制限
  - 脱臼
  - 人工骨頭のかゆみ
- 疼痛（股関節痛、大転子部痛）→ 鎮痛薬
- （皮下出血）
- （腫脹）
- （運動障害）9

②

| 1 呼吸 | 2 循環 | 3 消化・吸収 | 4 栄養代謝 | 5 内部環境調節 | 6 身体防御 | 7 脳・神経 |

neck

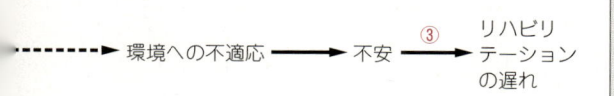

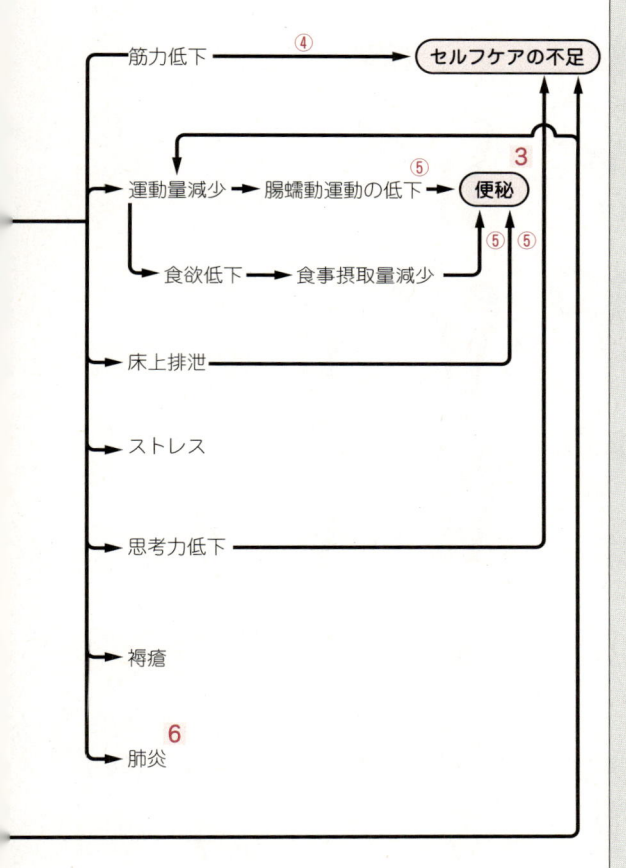

```
┈┈▶ 環境への不適応 ──→ 不安 ──③──→ リハビリ
                                    テーション
                                    の遅れ

    筋力低下 ────④────────→ ┌セルフケアの不足┐
                            │              │
    運動量減少 → 腸蠕動運動の低下 ⑤ →┌便秘┐ 3
                                  ⑤  ⑤
      └ 食欲低下 → 食事摂取量減少 ─┘

─→ 床上排泄

─→ ストレス

─→ 思考力低下

─→ 褥瘡

─→ 肺炎 6
```

| 8 感覚 | 9 運動 | 10 性・生殖 |

マップ内の＊1〜＊6について

＊1　骨粗鬆症

　高齢になると，カルシウムなどの吸収能力が低下する一方，骨のカルシウム沈着やコラーゲンの生成能力も低下するため骨量が減少する．その結果，骨が脆くなり，骨折や変形・疼痛をきたすものを骨粗鬆症という．脊椎（圧迫骨折），大腿骨頸部，橈骨下端や上腕骨頸部などに骨折を生じやすい（➡形態機能マップ6-⑩）．

　骨粗鬆症は閉経期以後の女性に頻度が高く，閉経後の性ホルモン（エストロゲン）の不足が原因となっている．また，副腎皮質ステロイドホルモンの副作用で骨粗鬆症となる場合も多い（➡形態機能マップ8-⑤，9-⑧）．

＊2　大腿骨頸部骨折

　高齢者に頻発する骨折の1つである．骨折線が関節包内にある場合を内側骨折，外にある場合を外側骨折という（図1）．

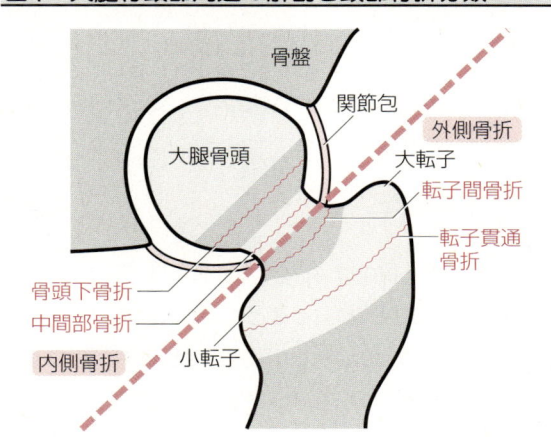

＊3　大腿骨頸部内側骨折のGardenの分類（図2）

stageⅠ：不全骨折で外転位をとる安定型
stageⅡ：完全骨折，転位のないもの
stageⅢ：完全骨折，骨頭の部分転位

図1　大腿骨頸部周辺の解剖と頸部骨折分類

骨盤／関節包／外側骨折／大腿骨頭／大転子／転子間骨折／転子貫通骨折／骨頭下骨折／中間部骨折／内側骨折／小転子

25 大腿骨頸部骨折

図2　大腿骨頸部骨折のGarden分類法

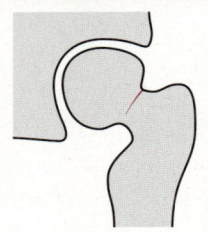

不全骨折で
外転位をとる安定型
stage I

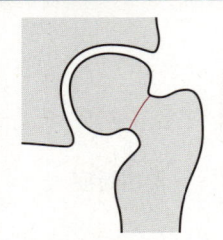

完全骨折で
転位のないもの
stage II

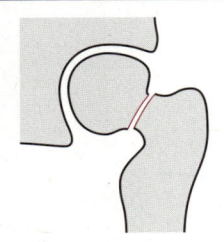

完全骨折で
骨頭の部分転位
stage III

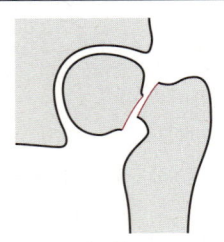

完全骨折で
完全転位
stage IV

図3　大腿骨頸部外側骨折（1～3：安定型，4～6：不安定型）[1]

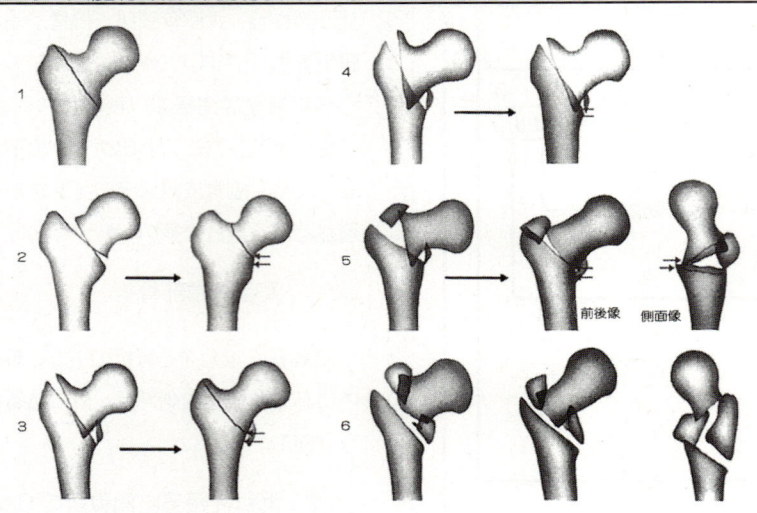

stage IV：完全骨折，完全転位

stage IおよびIIは骨頭の血流が保持されている可能性が大きいが，stage IIIおよびIVでは骨頭の栄養血管が断裂し，癒合不全や大腿骨頭壊死を起こしやすい．

＊4　大腿骨頸部外側骨折の分類

骨折部が安定であるか否かにより，安定型と不安定型に分けられる（図3）．

＊5　骨接合術

内側骨折のGarden stage II，IIIでは，スクリューによる内固定法が行われることが多い（図4）．

外側骨折では，enderpin固定が手術侵襲が小さく，骨癒合が早いという点で適応が多い（図5）．

＊6　人工骨頭置換術

内側骨折のGarden stage IVでは，高齢者の場合，骨萎縮を考え人工骨頭置換術を行うことが多い（図6）．

マップ内の矢印①～⑤について

①　高齢者の骨折

老化に伴い，筋力低下，運動速度の低下，反応時間の延長などが起こり，非常に転倒しやすい状況となる．さらに，骨量の減少により骨が脆くなっているため，転倒することによって骨折を生じやすい．

②　高齢者にとっての環境変化

老年期における適応は，環境の変化に合わせて自分

図4 スクリューによる内固定法（手術後）[1]
Garden stage Ⅲ

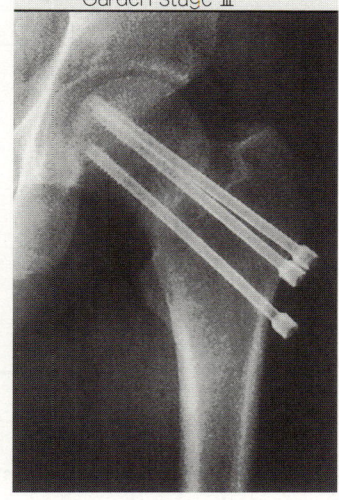

図5 enderpin固定（手術後）[1]

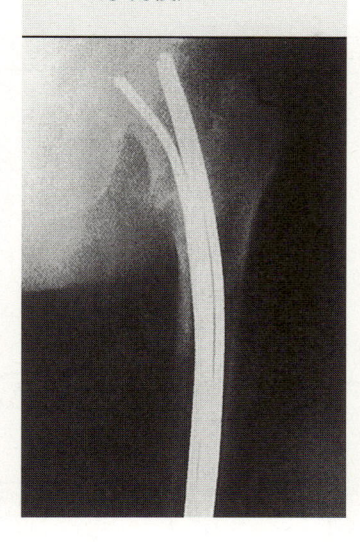

図6 人工骨頭置換術（手術後）[1]
Garden stage Ⅳ

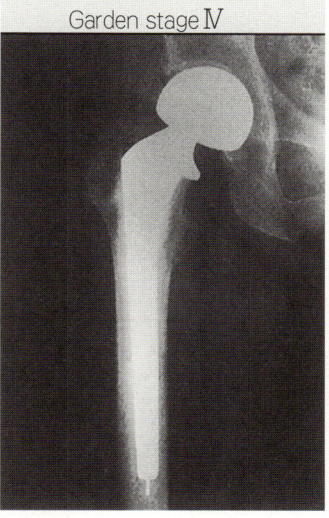

を変えるというよりも，それまでの自分の価値観や体験で乗り切ろうとするのが特徴である．そのために，未経験のことに対して従来の自分のやり方が通らないためにイライラしたり，他人との人間関係を悪くしたりしやすい．入院による生活環境の変化が，高齢者にとっては非常に大きなストレスとなることを考慮し，できる限り入院前の生活習慣に近づけるような援助も必要である．

③ 早期リハビリテーションの必要性

大腿骨頸部骨折の場合，治療には安静が必要であるため，筋力低下が起こることは避けられない．そのため，早期からのリハビリテーションは重要となる．しかし，高齢者の場合，特に疼痛や不安などのため，リハビリテーションに積極的に参加できないことが多い．離床の遅れは，闘病意欲の低下やさらに筋力低下をまねくことにもつながるため，根気強く働きかけ，リハビリテーションが進むよう援助する必要がある．

④ セルフケアの不足

治療に伴う安静のため，日常生活に介助が必要な状況となる．患者は，創痛や倦怠感のため，身体を動かすことに不安をもったり，依存的傾向を示すことも多い．その結果，患者自身ができることまでも介助に依存することになる．日常生活を自力で行えないことは，遠慮の気持ちや自己の無力感を助長することにもつながる．また，運動量の減少は筋力低下につながる．したがって，日常生活の自立を徐々に促すような援助が必要である．セルフケア活動は，食事，入浴・清潔，更衣・整容，排泄の4つの面に分けて考え，それぞれについて患者がどの程度参加できるかを明らかにし，レベルに応じた援助を行っていく必要がある．

⑤ 便 秘

治療に伴う安静のため，数日間はベッド上で排泄することを余儀なくされる．高齢者は健康時であっても腸蠕動運動は弱まっているが，ベッド上安静による運動量の減少により，さらに腸蠕動運動の低下が起こる．また，ベッド上での排泄は精神的苦痛が伴い，十分な腹圧がかけられないことから，さらに排便しにくい状況となる．便秘は，食欲不振を招き食事摂取量の低下から，ますます排便しにくくなるといった悪循環を引き起こすことも考えられるため，排便を促す援助が必要である．

文献
1) 長谷川和寿：大腿骨頸部骨折の診断・治療，クリニカルスタディ，16（2）：105，1995．

病態マップ 26
関節リウマチ rheumatoid arthritis

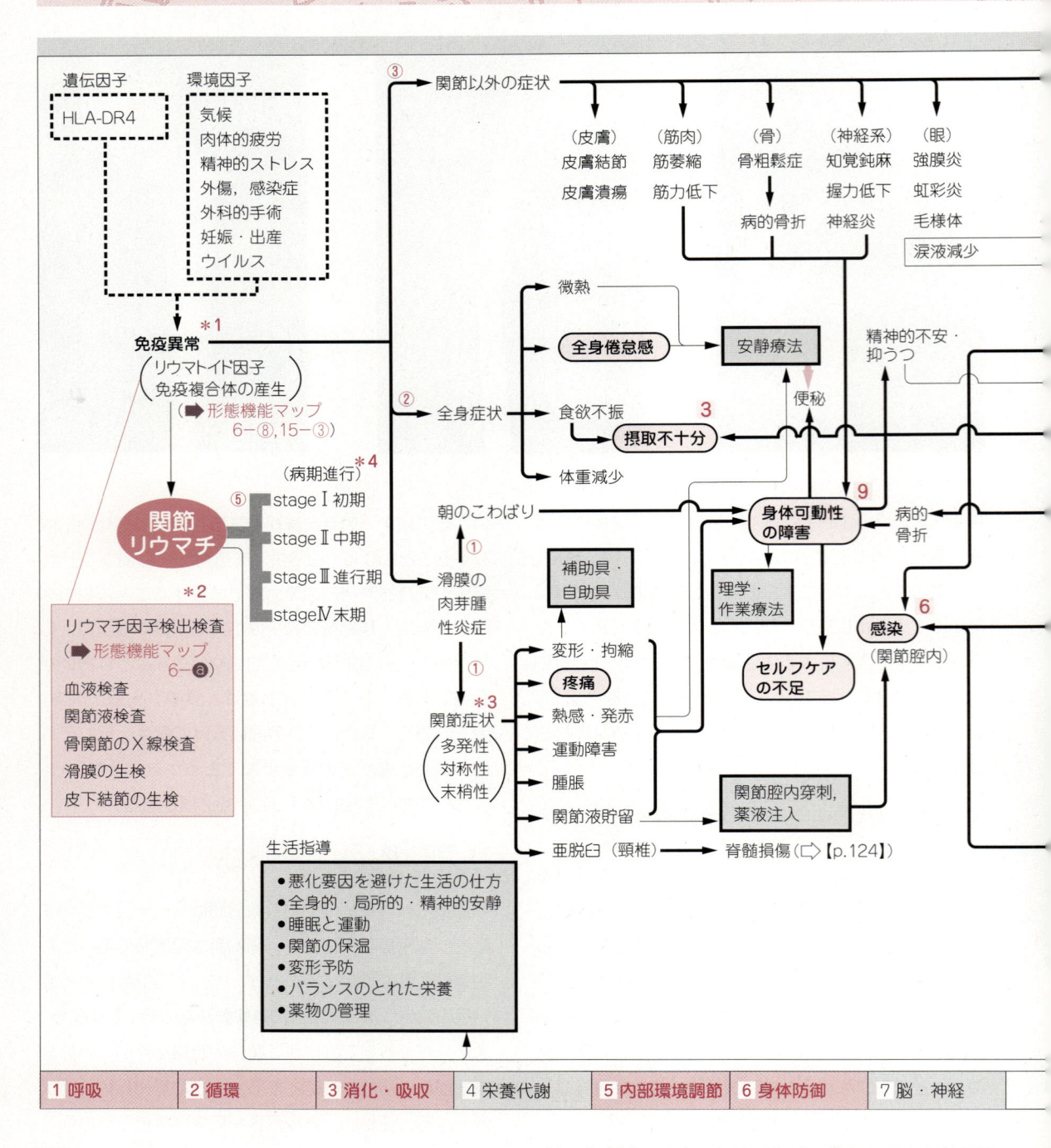

遺伝因子
HLA-DR4

環境因子
気候
肉体的疲労
精神的ストレス
外傷, 感染症
外科的手術
妊娠・出産
ウイルス

免疫異常 *1
（リウマトイド因子
免疫複合体の産生）
（➡形態機能マップ 6-⑧, 15-③）

（病期進行）*4
⑤
- stage I 初期
- stage II 中期
- stage III 進行期
- stage IV 末期

関節リウマチ

*2
リウマチ因子検出検査
（➡形態機能マップ 6-ⓐ）
- 血液検査
- 関節液検査
- 骨関節のX線検査
- 滑膜の生検
- 皮下結節の生検

③ 関節以外の症状
- （皮膚）皮膚結節／皮膚潰瘍
- （筋肉）筋萎縮／筋力低下
- （骨）骨粗鬆症 → 病的骨折
- （神経系）知覚鈍麻／握力低下 → 神経炎
- （眼）強膜炎／虹彩炎／毛様体／涙液減少

② 全身症状
- 微熱
- 全身倦怠感 → 安静療法
- 食欲不振
- 摂取不十分 3
- 体重減少

便秘

精神的不安・抑うつ

朝のこわばり

① 滑膜の肉芽腫性炎症 *3

① 関節症状（多発性／対称性／末梢性）
- 変形・拘縮 → 補助具・自助具
- 疼痛
- 熱感・発赤
- 運動障害
- 腫脹
- 関節液貯留 → 関節腔内穿刺，薬液注入
- 亜脱臼（頸椎）→ 脊髄損傷（➡【p.124】）

身体可動性の障害
→ 理学・作業療法
→ セルフケアの不足

病的骨折

6 感染（関節腔内）

生活指導
- 悪化要因を避けた生活の仕方
- 全身的・局所的・精神的安静
- 睡眠と運動
- 関節の保温
- 変形予防
- バランスのとれた栄養
- 薬物の管理

| 1 呼吸 | 2 循環 | 3 消化・吸収 | 4 栄養代謝 | 5 内部環境調節 | 6 身体防御 | 7 脳・神経 |

マップ内の*1～*4について

*1 関節リウマチ（RA）とは

　関節リウマチは, 多発性関節炎を主症状とする慢性・全身性の疾患である（表1）. 遺伝因子と環境因子, 免疫異常（リウマトイド因子, 免疫複合体の産生➡形態機能マップ15-③）が関与している自己免疫疾患と考えられるが, いまだ原因不明である.

　長年にわたり, 再燃と寛解を繰り返しながら, 関節

しばしば生命を脅かし，血管炎を伴うものを，悪性関節リウマチとよび，予後は不良である．

*2 関節リウマチの検査

表2に示す．

*3 関節リウマチで主に侵される関節

関節リウマチで多く侵される手の関節を図に示す．それ以外の全身の関節では頸，肩，肘，股，膝，足，足

(消化器系)
- 唾液分泌障害
- 口内乾燥

(呼吸器系) 1
- 胸膜炎
- 間質性肺炎
- 肺線維症

(心・血管系) 2
- 心嚢炎
- 心筋炎
- 動脈の血管炎

(腎臓)
- 慢性腎盂炎
- 腎アミロイドーシス
- 腎硬化症

シェーグレン症候群 ← (消化器系)
悪性関節リウマチ ← (呼吸器系)(心・血管系)
腎不全 5 ⇨【p.144】
死

心理療法

- 胃潰瘍 ⇨【p.14】
- 精神障害
- 骨粗鬆症
- ムーンフェイス
- 尋常性痤瘡
- 易感染
- 糖尿病
- 高血圧
- 低K血症
← 副腎皮質ステロイド薬

- 皮膚瘙痒
- 口内炎
- 造血器障害
← 免疫抑制薬

- 胃腸障害
- 肝障害
- 浮腫
- 発疹
← 疾患修飾性抗リウマチ薬（DMARDs）
← 非ステロイド性抗炎症薬

薬物療法 ④

| 8 感覚 | 9 運動 | 10 性・生殖 |

表1 関節リウマチの診断基準（ARA1987年改定）

基準項目	定　義
(1) 朝のこわばり	少なくとも1時間以上続くこと．
(2) 3関節領域以上の関節炎	3つ以上の関節の腫脹，関節液の貯留．
(3) 手の関節炎	手関節，MCP（中手指関節）またはPIP（近位指節間関節）の腫脹．
(4) 対称性の関節炎	対称性に関節炎が同時に認められる．
(5) リウマトイド結節	皮下結節（骨突出部または関節周囲の伸側）．
(6) 血液リウマトイド因子	正常対照群が5%以下の陽性率を示す方法での異常値．
(7) X線像の変化	手関節または指のX線前後像でRAに典型的な変化（関節もしくはその周囲にエロジオン，限局性骨萎縮）．

7項目中4項目以上陽性であれば関節リウマチと診断される．第1～第4項目は少なくとも6週間以上持続していること．

表2 関節リウマチの検査

1. 血液検査
    1) 免疫検査：リウマトイド因子（RF），抗核抗体，免疫複合体，免疫グロブリン，補体，HLA抗原，抗シトルリン抗体
    2) 炎症検査：C反応性たんぱく（CRP），赤血球沈降速度
    3) 末梢血検査：赤血球数，白血球数，血小板，血色素，血清鉄，MMP-3（matrix metalloproteinase-3）
2. 画像検査
    骨関節のX線検査，MRI
3. 関節鏡検査（滑膜の生検）
4. 関節液検査（混濁度，ムチン凝塊テスト，たんぱく量）
5. 皮下結節の生検
6. 心・肺臓の所見（心電図など）

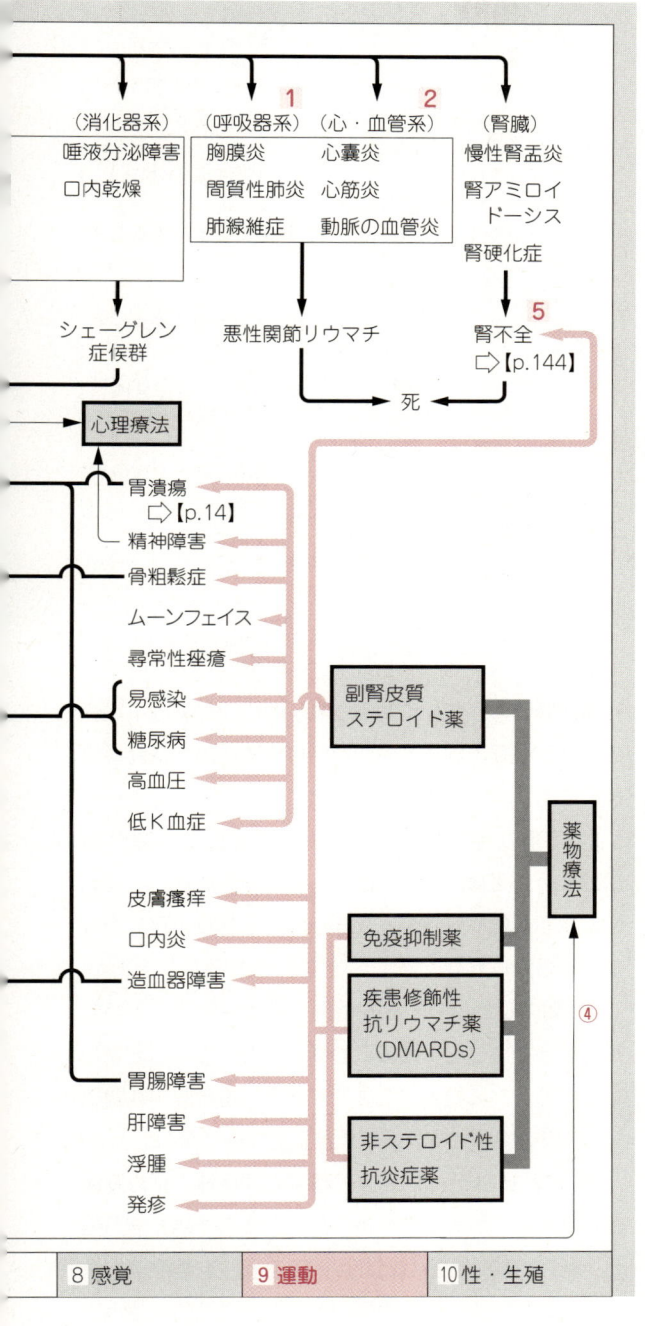

の変形や強直などによる機能障害へと進行するのを特徴とする．有病率は全人口の約0.5～1%と推定され，女性に多く男性の約3倍で，好発年齢は30～50歳代である．

関節リウマチの中で，特に関節外症状が難治性で，

26 関節リウマチ

図 関節リウマチで主に侵される関節

RA：関節リウマチで多く侵される関節
OS：変形性関節炎で多く侵される関節

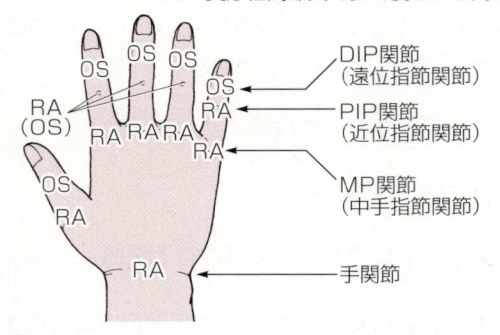

- DIP関節（遠位指節関節）
- PIP関節（近位指節関節）
- MP関節（中手指節関節）
- 手関節

指の関節が多く侵される．

*4 関節リウマチの病期（進行度）の分類基準

表3に示す．

マップ内の矢印①〜⑤について

① 関節症状と朝のこわばり

表3　関節リウマチの病期（進行度）の分類基準（ARA）

stage Ⅰ 初期
*1. X線上に骨破壊像はない．
2. X線学的に骨多孔症はあってもよい．
stage Ⅱ 中期
*1. X線学的に軽度の軟骨下骨の破壊を伴うかあるいは伴わない骨多孔症がある．軽度の軟骨破壊はあってもよい．骨破壊像はあってもよい．
*2. 関節運動は制限されていてもよいが関節変形はない．
3. 関節周辺の筋萎縮がある．
4. 皮下結節および腱鞘炎のごとき関節外軟部組織の病変はあってもよい．
stage Ⅲ 進行期
*1. 骨多孔症のほかにX線学的に軟骨および骨の破壊がある．
*2. 亜脱臼，尺骨側偏位，あるいは過伸展のような関節変形がある．線維性または骨性強直を伴わない．
3. 高度の筋萎縮がある．
4. 皮下結節および腱鞘炎のような関節外軟部組織の病変はあってもよい．
stage Ⅳ 末期
*1. 線維性あるいは骨性強直がある．
2. それ以外はstage Ⅲの基準を満たす．

*印のある基準項目は，特にその病期あるいは進行度に患者を分類するために必ずなければならない項目である．

　関節リウマチに必ず伴い，慢性で多発性，末梢性，さらに対称性の関節炎を特徴とする（*3参照）．関節症状は腫脹・発赤・熱感・圧痛，関節の運動制限などを伴う．そのため関節リウマチ患者は，精神的な不安，抑うつ傾向や神経症的傾向を示すことがある．病理学的所見として，まず滑膜に変化がみられる（➡形態機能マップ6-⑧）．自己免疫性の反応によるもので，滑膜に炎症が生じ，腫脹して刺激性となり痛みを伴う．線維性の変化が起こり滑膜の過形成が認められる．炎症反応は他の関節組織に広がり骨まで至る．さらに靭帯や腱に及び組織は瘢痕化して短縮し，変形・亜脱臼・拘縮が生じる．軟骨の変性が進むと骨棘が形成されて関節の動きが制限される．このような変化は最初は，小関節の局所疾患であるが，荷重関節に及ぶ．

　1）指：尺側偏位，白鳥の首変形，ボタン穴変形，ハンマー趾変形などの変形がみられ，ボディイメージの障害を引き起こしやすい．

　2）手指・手関節・肘関節・肩関節：変形・機能障害により，つまみ動作，回内や回外動作が障害され，洗顔動作が困難になる．屈曲外転動作の制限で結髪動作や洗髪動作が著しく制限され，セルフケアの不足への援助が必要となる．病変が頸椎まで及ぶと脊髄損傷が起こる．

　3）下肢：足指や各関節の屈曲・拘縮，筋萎縮や荷重のために疼痛が増強し起立・歩行困難をきたす．転倒による外傷や骨折などがきっかけとなり，寝たきりになる場合もある．

　4）朝のこわばり：朝覚醒時，指を屈伸させる時に感じるこわばりを"朝のこわばり"という．指を動かしているうちに軽減または消失する．持続時間は関節リウマチの活動性を推定する目安となる（表1）．

　5）リハビリテーション・精神心理療法：罹患関節の疼痛除去，可動域の維持・改善，変形予防，筋力強化，残存機能の改善などが目的である．安静療法による2次障害の予防や身体可動性の障害の予防，セルフケアの維持・拡大のため重要である．局所の変形・拘縮に対して，スプリント・サポーターなどを装着し，局所の安静を保持したリハビリテーションが望まれる．炎症の強いときは安静にし，炎症が減少し始めたら運動を行い関節を十分動かす．またリウマチ体操につい

て家庭でも継続して行えるように指導する．ボディイメージの障害や精神的不安・抑うつからくる思考過程の変調に対して，精神心理療法は重要である．

② 全身症状

全身倦怠感，微熱，食欲不振，体重減少，顔面蒼白，貧血などがある．初発症状は，関節症状を主とするが，全身症状が先行することもある．全身症状が先行する場合は，関節症状を伴っているのが特徴である．この時期は，安楽の変調や栄養の摂取量の不足などによる体力の消耗や思考過程の変調が問題となる．したがって，痛みや倦怠感を緩和するとともに，全身的・局所的・精神的安静が得られるように支援する．

③ 関節以外の症状

1) **皮膚**：皮下結節が肘などの刺激を受けやすい部位に認められ，潰瘍・壊死を起こす．

2) **筋肉・骨・神経系**：筋萎縮による筋力低下，骨粗鬆症からの病的骨折の合併，手指の知覚鈍麻，握力の低下などによって身体可動性の障害が起こる．

3) **呼吸器**：胸膜炎・間質性肺炎・肺線維症の他，塵肺性病変（Caplan症候群）・肺血管炎・肺高血圧症などが起こるので，胸部X線検査のフォローが重要である．

4) **心臓・血管系**：全身の動脈に血管炎を起こし，心臓（心囊炎・心筋炎）・肺（胸膜炎・肺臓炎）・腸穿孔など重要臓器の病変を伴い死亡することがある．これを悪性関節リウマチとよぶ．

5) **腎臓**：慢性腎盂腎炎・腎アミロイドーシス・腎硬化症などから腎不全に至る．

6) **消化器系**：唾液の減少，口内の乾燥，涙液の分泌低下からシェーグレン症候群を合併すると，感染しやすく，粘膜や皮膚の損傷を起こしやすい．

7) **眼**：上強膜炎・強膜炎を起こし，虹彩炎を伴った場合は失明の危険もある．

④ 薬物療法

炎症に直接作用するものと，免疫異常に作用するものがある．いかに副作用を発現させずに症状をコントロールするかが要点である．

1) **非ステロイド性抗炎症薬**：原則として，1剤与薬を行い，相互干渉作用に注意して併用する．主な副作用として，胃腸障害を起こしやすい．

2) **疾患修飾性抗リウマチ薬（DMARDs）**：DMARDsは炎症を抑える作用はないが，免疫異常を修飾することによって，関節リウマチの活動性をコントロールする薬剤である．最近ではDMARDsを主体にした治療が積極的に行われている．DMARDsは，その作用機序から免疫調整薬ともよばれる．免疫調整薬は，正常の免疫機能には影響せずに異常な免疫機能を正常化する働きがあり，サラゾスルファピリジン，ブシラミン，メトトレキサートなどが用いられる．

3) **免疫抑制薬**：すべての免疫機能を抑制するものであり，免疫調整薬によって十分な効果がみられない場合併用することもある．アザチオプリン，シクロホスファミドなどが用いられる．

4) **ステロイド薬**：他剤でコントロールできない場合，プレドニゾロンの経口与薬，筋肉注射，関節内注入などを行う．強力な即効性の消炎作用があるが，長期間の使用で易感染症をはじめ複数の重篤な副作用が出現し，服用を中止すると症状がかえって悪化するなどの欠点がある．関節液検査時の穿刺や関節腔内への薬液注入時は感染予防に細心の注意を要する．

⑤ 病期の進行

発病期から末期まで慢性的経過で寛解と再燃を繰り返す（表3）．患者の病気行動や患者役割行動は人生観やライフサイクルへ多くの影響を与える．患者や家族のQOLを高める意味でも，悪化因子を避けた生活の仕方，服薬指導，安静・運動・変形予防・運動療法（リウマチ体操）などの生活指導が重要となる．

文献
1) 塩沢俊一：膠原病学，丸善，2003．
2) 越智隆弘他：リウマチ基本テキスト，日本リウマチ財団，2002．
3) 小池隆夫，住田孝之編：膠原病・リウマチ，診断と治療社，2005．

腎臓

泌尿器系は腎臓と尿路（尿管, 膀胱, 尿道）から構成される. 腎臓は尿を生成する器官であり, 体液調節の役割をも担っている.

①腎臓, 尿管, 膀胱

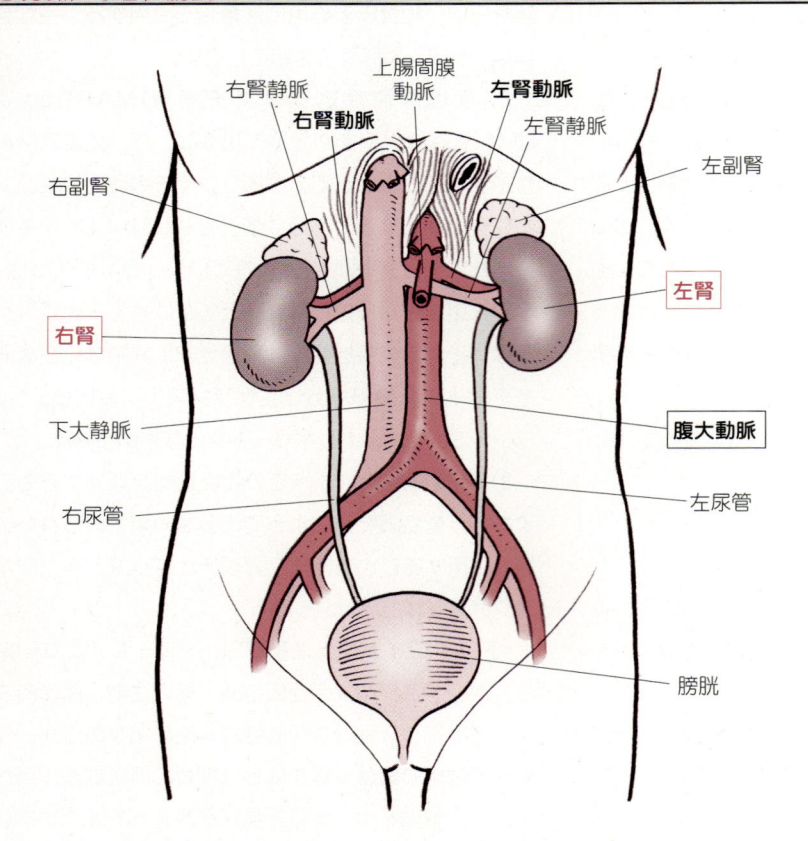

- 腎臓は, 脳とともに血液を大量に必要とする臓器であり, 直接腹大動脈から腎動脈として動脈血が入る.
- 腎臓で生成された尿は, 尿管, 膀胱, 尿道を経て排泄される.

②腎臓の構造

- 腎臓は, 皮質と髄質から構成されている.
- 皮質には腎小体がある. 腎小体はボーマン嚢と糸球体からなる.
- 髄質には尿細管, 集合管がある.
- 腎小体と尿細管は腎臓の尿生成の単位となるので腎単位（ネフロン nephron）という. 集合管からの尿は腎盂で集まり, 尿管へと続く.

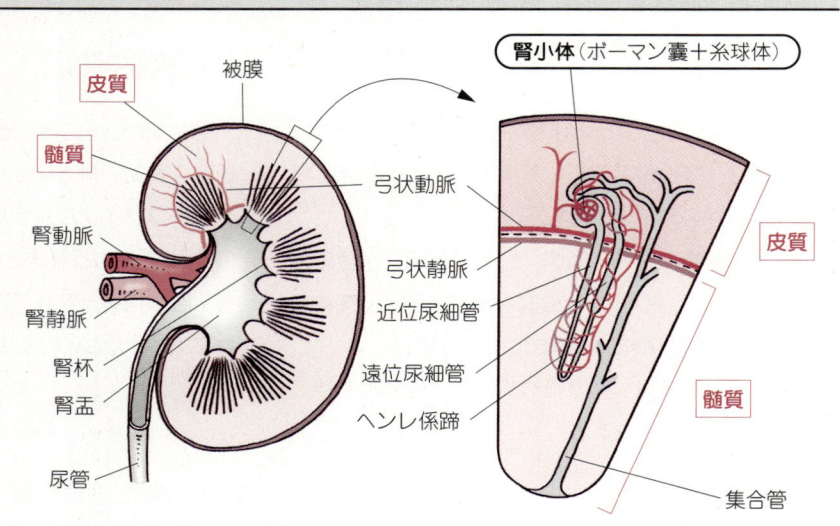

③糸球体の構造

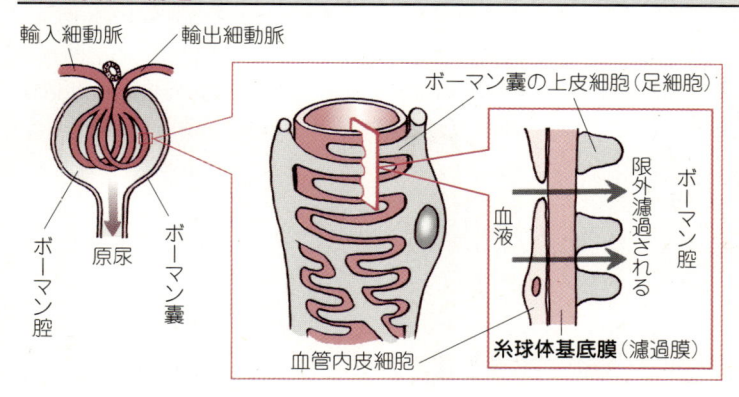

- 輸入細動脈は，糸球体内で毛細血管となり，その後，再び動脈（輸出細動脈）となる．
- 血液は**糸球体基底膜**で限外濾過（糸球体基底膜に加わる圧により，血漿の成分が濾過されること）され，原尿が生成される．糸球体基底膜は，非線維性のコラーゲン（Ⅳ型コラーゲン）で構成され，網目構造をしている．

④腎臓での水の再吸収

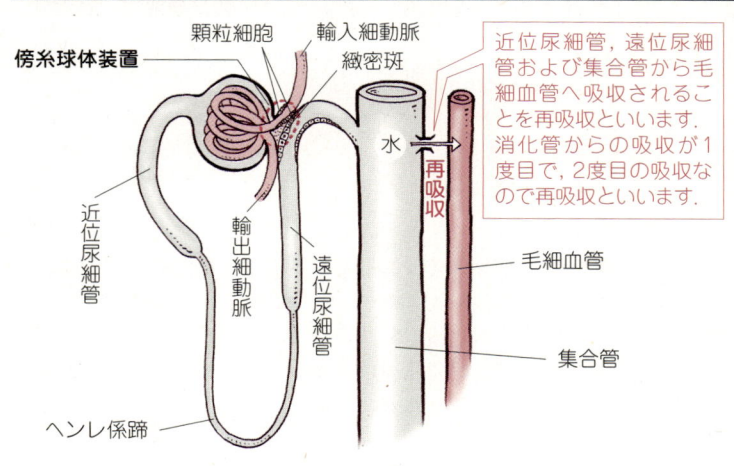

近位尿細管，遠位尿細管および集合管から毛細血管へ吸収されることを再吸収といいます．消化管からの吸収が1度目で，2度目の吸収なので再吸収といいます．

- 原尿は尿細管，集合管で**再吸収**と分泌を受け，尿が生成される．
- 下垂体後葉から分泌される抗利尿ホルモン（antidiuretic hormone；ADH）は，腎臓の集合管に作用し，水の再吸収を促進する．
- 左図にある**傍糸球体装置**の役割は，遠位尿細管を流れる尿のナトリウムイオン（Na^+）濃度を感じとり，下に述べるように，必要に応じレニンの分泌を行うことである．

⑤レニン-アンギオテンシン-アルドステロン（renin-angiotensin-aldosterone；RAA）系

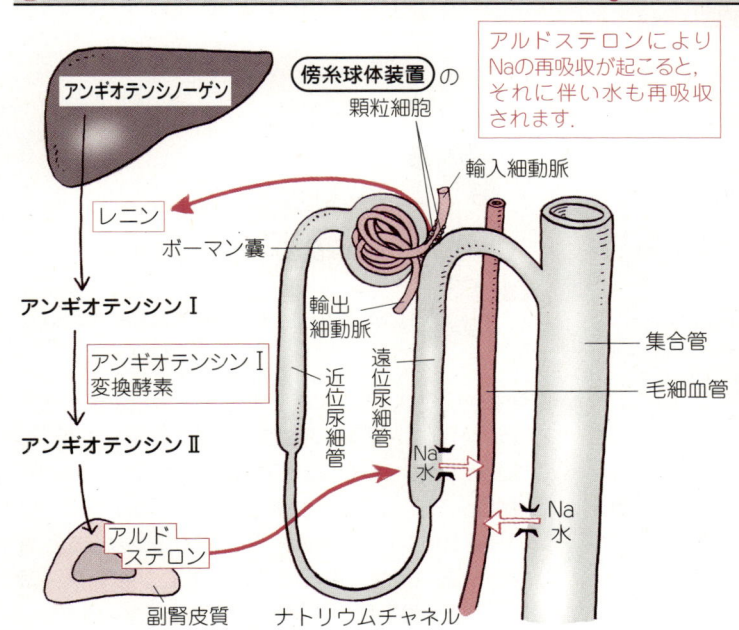

アルドステロンによりNaの再吸収が起こると，それに伴い水も再吸収されます．

- 腎臓の**傍糸球体装置**顆粒細胞から分泌される**レニン**は，肝臓のアンギオテンシノーゲンに作用し，**アンギオテンシンⅠ**，**アンギオテンシンⅡ**を生成する．アンギオテンシンⅡは副腎皮質における**アルドステロン**産生を誘導し，アルドステロンは遠位尿細管，集合管でのナトリウムイオン（Na^+）の再吸収を促進する．ナトリウムイオンの再吸収に伴い，水も再吸収される．これにより体液量が増加し，血圧が上昇する．このように体液量や血圧の調節が行われる．

⑥ 心房性ナトリウム利尿ペプチドによる体液量の調節

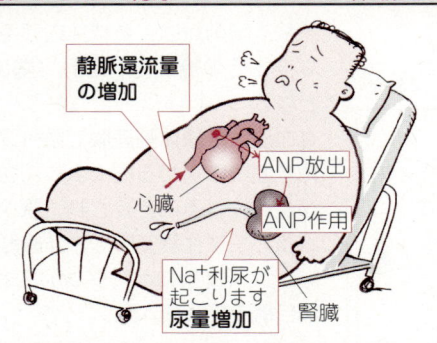

●心不全のときなどのように体液量が増加すると，静脈還流量が増えて心房圧が上昇し，心房性ナトリウム利尿ペプチド（atrial natriuretic peptide；ANP）が分泌され，ナトリウム利尿が起こる．

⑦ 電解質の調節よりも優先されるpHの調節

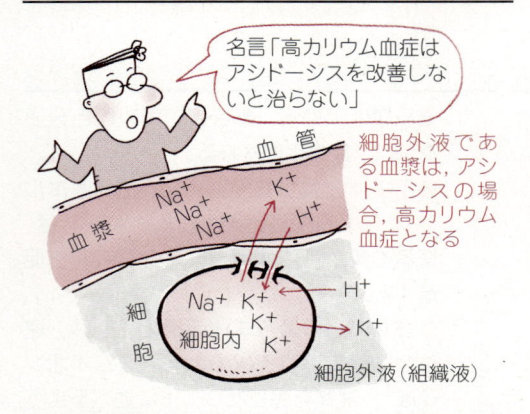

名言「高カリウム血症はアシドーシスを改善しないと治らない」

細胞外液である血漿は，アシドーシスの場合，高カリウム血症となる

●pHの調節は，電解質の調節より優先される．アシドーシス（炭酸水素イオンに対して水素イオンが多くなり，体液が酸性に傾いた状態）の場合には，調節のため**水素イオン**（H^+）が細胞内に入るため，代わりに**カリウムイオン**（K^+）が細胞外へ出てくる．そのため高カリウム血症になる．

⑧ pHの腎性・呼吸性調節

腎臓による調節
尿細管において炭酸水素イオンを再吸収します

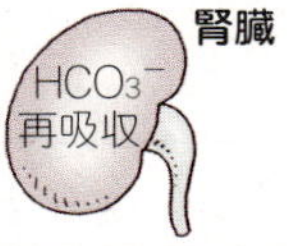

Kは解離定数，pKは6.1
$[HCO_3^-]$は炭酸水素イオン濃度で，通常は24mEq/lです．

$$pH = pK + \log\frac{[HCO_3^-]}{[CO_2]}$$

ヘンダーソン ハッセルバルヒの式

呼吸による調節
二酸化炭素を呼気中に排出します

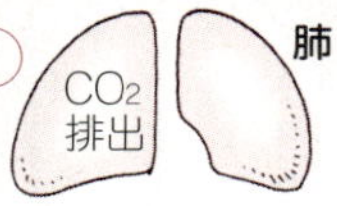

$[CO_2]$は二酸化炭素濃度で，通常は40mEq/lです．

●pH（＝水素イオン濃度）の調節は，腎における炭酸水素イオン［重炭酸イオンともいう］（HCO_3^-）の量の調節と，呼吸における二酸化炭素（CO_2）の量の調節により行われる．腎による調節は時間単位で行われるが，呼吸による調節は分単位ですばやく行われる．

⑨ 副甲状腺ホルモンによるCa²⁺とPの調節

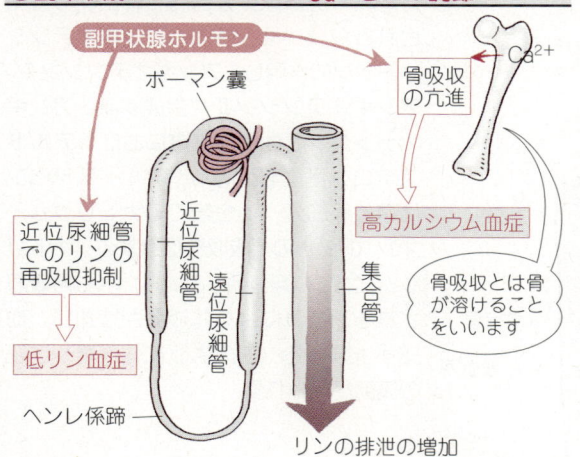

副甲状腺ホルモン
ボーマン嚢
Ca^{2+}
骨吸収の亢進
近位尿細管でのリンの再吸収抑制
高カリウム血症 → 高カルシウム血症
低リン血症
骨吸収とは骨が溶けることをいいます
近位尿細管／遠位尿細管／集合管／ヘンレ係蹄
リンの排泄の増加

●**副甲状腺**［上皮小体］**ホルモン** PTH は，骨吸収を亢進させて，血中のカルシウムイオン（Ca^+）濃度を増加させ，近位尿細管でのリン（P）の再吸収を抑制してリン濃度を低下させる．

⑩ 腎臓における活性型ビタミンD₃の生成

紫外線 → ビタミンD₃前駆体（7-デヒドロコレステロール）
腸／食物 → 皮膚
↓
ビタミンD₃（コレカルシフェロール）
肝臓
↓
25水酸化ビタミンD₃（25-ヒドロキシコレカルシフェロール）
↓ **副甲状腺ホルモン**
腎臓
1,25水酸化ビタミンD₃＝活性型ビタミンD₃
（1,25ジヒドロキシコレカルシフェロール）

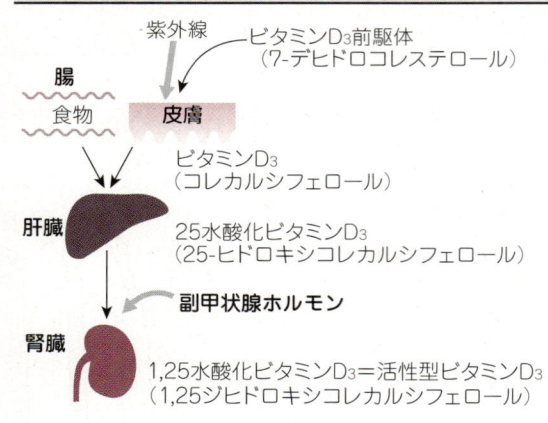

●食物から取り入れた物質と紫外線により生成されたビタミンD₃は，肝臓，腎臓において水酸化を受け，活性型ビタミンD₃（1,25水酸化ビタミンD₃）となる．活性型ビタミンD₃は，小腸においてカルシウム，リンの吸収を促進し，骨組織へリン酸カルシウムを沈着させる．副甲状腺［上皮小体］ホルモン PTH は，腎臓における活性型ビタミンD₃の生成を促進する．

⑪ クレアチニン・クリアランス値

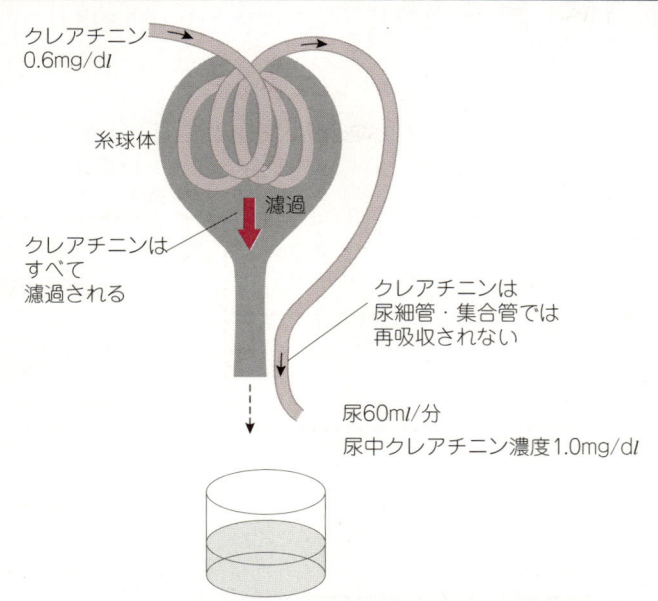

クレアチニン 0.6mg/dl
糸球体
濾過
クレアチニンはすべて濾過される
クレアチニンは尿細管・集合管では再吸収されない
尿60ml/分
尿中クレアチニン濃度1.0mg/dl

$$\text{クレアチニン・クリアランス値 (ml/分)} = \frac{\text{尿中クレアチニン濃度(mg/dl)} \times \text{尿量(ml/分)}}{\text{血漿クレアチニン濃度(mg/dl)}}$$

- 糸球体濾過値は，クレアチニン・クリアランス値で測定する．クレアチニンは糸球体で全量濾過され，尿細管，集合管で再吸収されないので糸球体濾過値（糸球体濾過量ともいう）に相当する．
- 血漿クレアチニン濃度が0.6mg/dl，尿中クレアチニン濃度が1.0mg/dl，毎分生成される尿量が60ml/分であれば，クレアチニン・クリアランス値は100ml/分となる．この式の分子にあたる1.0mg/dl×60ml/分は，1分あたりに濾過されるクレアチニンの量を意味する．これを分母である血漿1dl＝100mlに含まれるクレアチニンの量0.6mg/dlで割れば，1分あたりにどれだけの量の血漿が濾過されるかがわかる．この例でいえば，1分間に血漿が100ml浄化されたことを意味している．クリアランス値のことを，清浄率，清掃率ともいう．

検査値との関連

	指　標	基準値	解　説
ⓐ	尿量	1400～2000ml	脱水症で低下し，尿崩症，糖尿病で増加する
ⓑ	Na⁺濃度	139～146mEq/l	正常値 140 mEq/l
ⓒ	K⁺濃度	3.7～4.8 mEq/l	正常値 4 mEq/l
ⓓ	Cl⁻濃度	101～109 mEq/l	正常値 10 mEq/l
ⓔ	Ca濃度	8～10mg/dl (4.0～5.0 mEq/l)	正常値 9mg/dl
ⓕ	尿素窒素（Blood Urea Nitrogen, BUN）値	8～18mg/dl	腎炎，ネフローゼ症候群，腎不全，尿毒症で増加する
ⓖ	血清クレアチニン値	男0.6～1.2mg/dl，女0.5～1.0mg/dl	腎炎，ネフローゼ症候群，腎不全，尿毒症で増加する
ⓗ	クレアチニン・クリアランス値	100～120ml/分	腎の糸球体の機能を表す
ⓘ	血清尿酸（Uric Acid, UA）値	男2.9～6.9mg/dl，女1.8～5.2mg/dl	7.0mg/dl以上は高尿酸血症という
ⓙ	腫瘍マーカー PSA（prostate specific antigen 前立腺特異抗原）	3ng/ml以下	前立腺癌で増加する

疾患との関連

- 糸球体基底膜に免疫複合体が沈着し，乏尿，血尿が出現する⇒**急性糸球体腎炎**【p.140】
- 腎の糸球体・尿細管機能が低下し，電解質，pHの恒常性が保てず，死亡する⇒**慢性腎不全**【p.144】
- 腎臓で尿中の成分が結晶を形成し，腎臓，尿管，膀胱で通過障害，疼痛などの症状を示す疾患⇒**腎・尿管・膀胱結石症**【p.148】
- 膀胱の移行上皮から発生した悪性腫瘍⇒**膀胱癌**【p.152】
- 糸球体基底膜の障害により，たんぱく尿，浮腫，低アルブミン血症，高コレステロール血症を起こす疾患⇒**ネフローゼ症候群**【p.242】

病態マップ 27 急性糸球体腎炎 acute glomerulonephritis

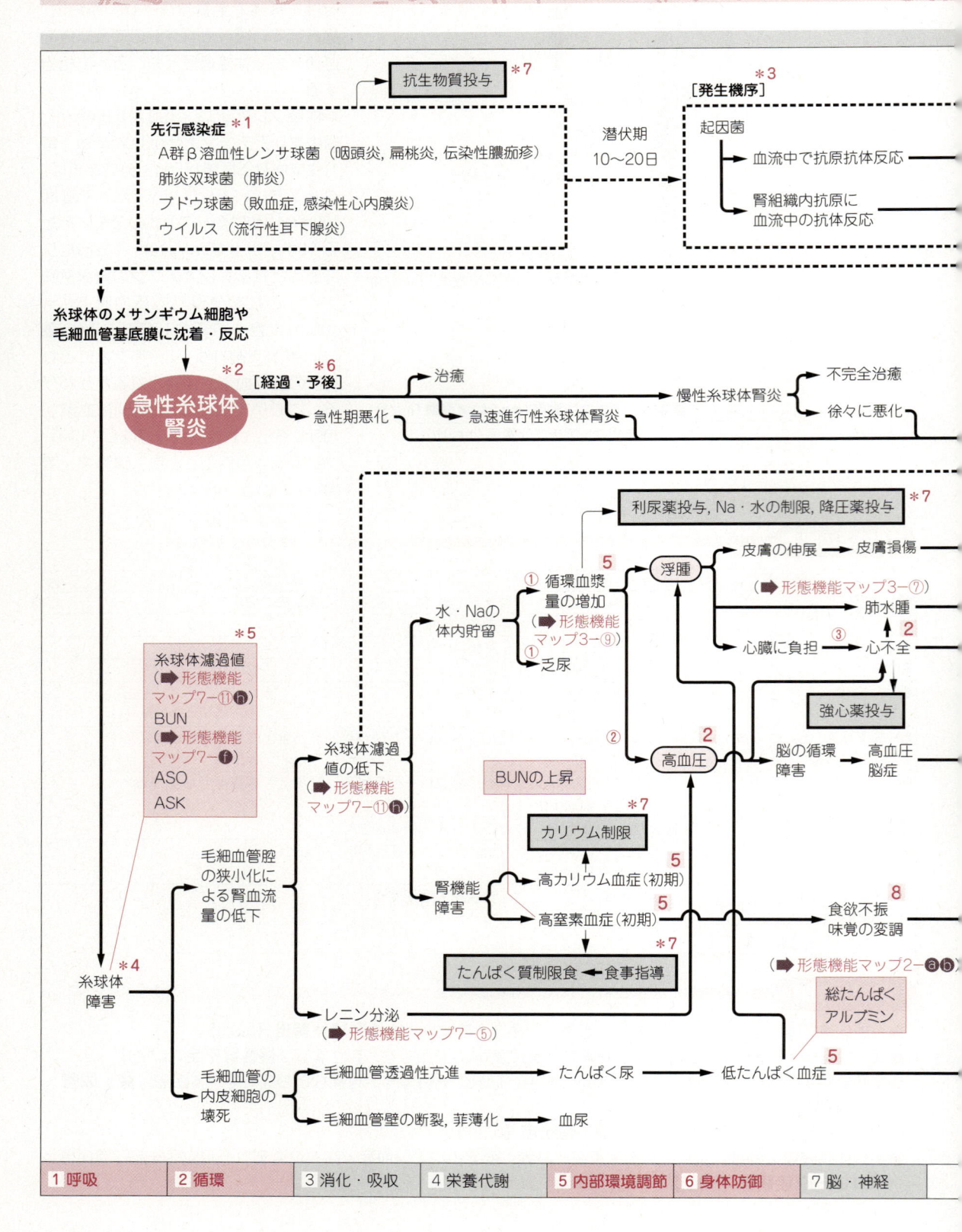

先行感染症 *1
- A群β溶血性レンサ球菌（咽頭炎, 扁桃炎, 伝染性膿痂疹）
- 肺炎双球菌（肺炎）
- ブドウ球菌（敗血症, 感染性心内膜炎）
- ウイルス（流行性耳下腺炎）

→ 抗生物質投与 *7

潜伏期 10〜20日

[発生機序] *3
- 起因菌
  - 血流中で抗原抗体反応
  - 腎組織内抗原に血流中の抗体反応

糸球体のメサンギウム細胞や毛細血管基底膜に沈着・反応

急性糸球体腎炎 *2

[経過・予後] *6
- 治癒
- 急性期悪化 → 急速進行性糸球体腎炎 → 慢性糸球体腎炎
  - 不完全治癒
  - 徐々に悪化

糸球体濾過値 *5
（➡ 形態機能マップ7-⑪h）
BUN
（➡ 形態機能マップ7-f）
ASO
ASK

*4 糸球体障害
- 糸球体濾過値の低下（➡ 形態機能マップ7-⑪h）
  - 水・Naの体内貯留
    - ① 循環血漿量の増加（➡ 形態機能マップ3-⑨）
    - ① 乏尿
  - ② 高血圧
  - 腎機能障害
    - 高カリウム血症（初期）
    - 高窒素血症（初期）
  - レニン分泌（➡ 形態機能マップ7-⑤）
- 毛細血管腔の狭小化による腎血流量の低下
- 毛細血管の内皮細胞の壊死
  - 毛細血管透過性亢進 → たんぱく尿 → 低たんぱく血症
  - 毛細血管壁の断裂, 菲薄化 → 血尿

利尿薬投与, Na・水の制限, 降圧薬投与 *7
- 浮腫
  - 皮膚の伸展 → 皮膚損傷
  - 肺水腫（➡ 形態機能マップ3-⑦）
- 心臓に負担 ③ → 心不全 ② → 肺水腫
- 強心薬投与
- 高血圧 → 脳の循環障害 → 高血圧脳症

BUNの上昇
カリウム制限 *7
たんぱく質制限食 ← 食事指導 *7

食欲不振 味覚の変調 8
（➡ 形態機能マップ2-ⓐⓑ）

総たんぱく アルブミン

| 1 呼吸 | 2 循環 | 3 消化・吸収 | 4 栄養代謝 | 5 内部環境調節 | 6 身体防御 | 7 脳・神経 |

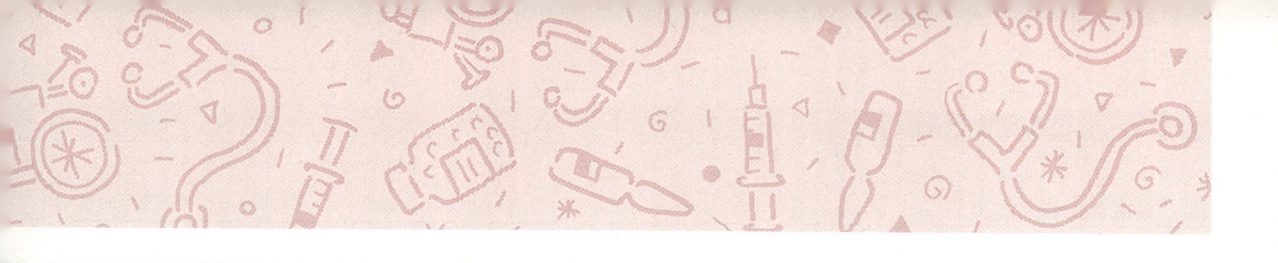

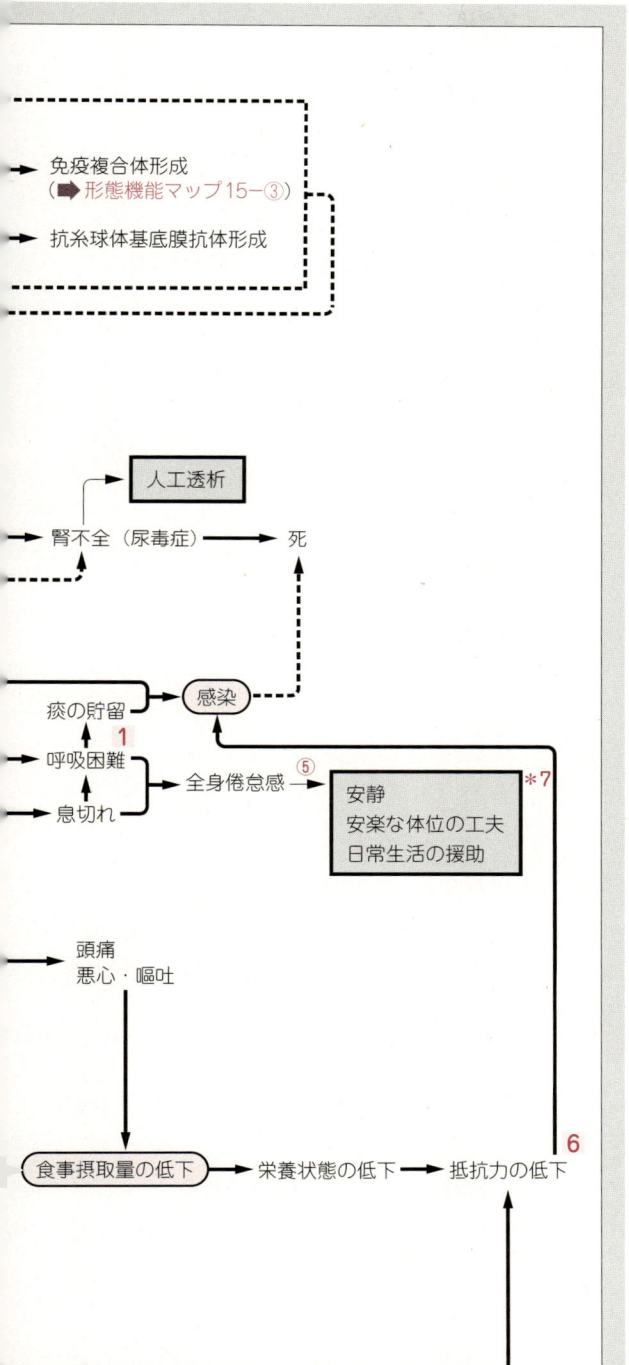

マップ内の＊1〜＊7について

＊1　先行感染

先行感染の大多数は，A群β溶血性レンサ球菌による咽頭炎，扁桃炎などの上気道感染症であるが，伝染性膿痂疹や中耳炎などもみられる．そのほか肺炎双球菌，ブドウ球菌，流行性耳下腺炎ウイルス，インフルエンザウイルスなどもある．これらの感染症にかかったことが発病の誘因となる．

＊2　急性糸球体腎炎

両側の腎臓の糸球体が侵される急性の非化膿性の炎症である．小児期に発症することが多い．上気道の感染が先行し，1〜3週間（平均10日）の潜伏期間を経て血尿，たんぱく尿，浮腫，高血圧を主症状として発病する．

＊3　発生機序

感染症の起因菌が体内に入ると，起因菌に対する抗体がつくられ，血流中で抗原（細菌由来）と抗体が反応して，免疫複合体を形成し，糸球体のメサンギウム細胞や毛細血管の基底膜に沈着して炎症を起こす．

＊4　糸球体障害

腎炎の場合は糸球体のメサンギウム細胞や毛細血管の内皮細胞が大きくなり，血管内腔が狭まり，血流量が減少する．そのため糸球体濾過値は減少し，乏尿や浮腫をきたす（図）．

また内皮細胞が壊死を起こすと，たんぱくや赤血球が漏れ出し，たんぱく尿，血尿が出現する．

発病初期は，全身倦怠感，食欲不振，頭痛，咽頭痛，腹痛，微熱，乏尿，浮腫（眼瞼周囲），たんぱく尿，血尿などが認められる．

27 急性糸球体腎炎

図　糸球体の病的変化

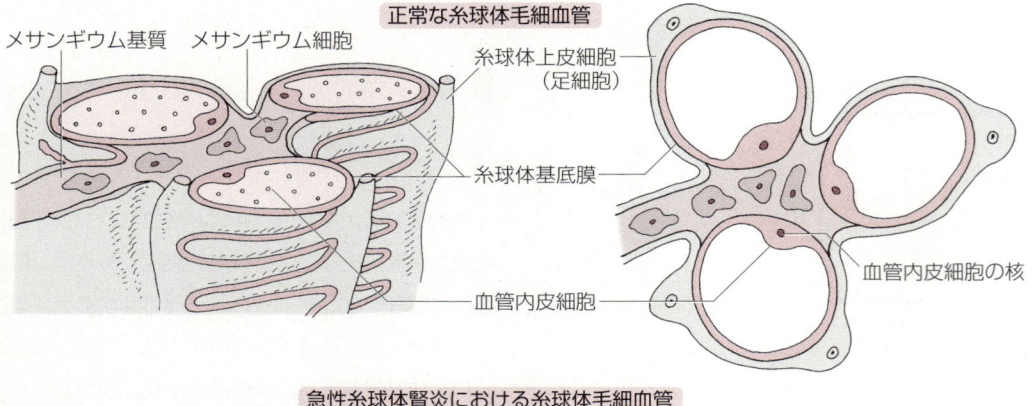

正常な糸球体毛細血管
- メサンギウム基質
- メサンギウム細胞
- 糸球体上皮細胞（足細胞）
- 糸球体基底膜
- 血管内皮細胞
- 血管内皮細胞の核

急性糸球体腎炎における糸球体毛細血管
- 増殖したメサンギウム細胞
- 浮腫状となったメサンギウム基質
- 圧迫された毛細血管腔

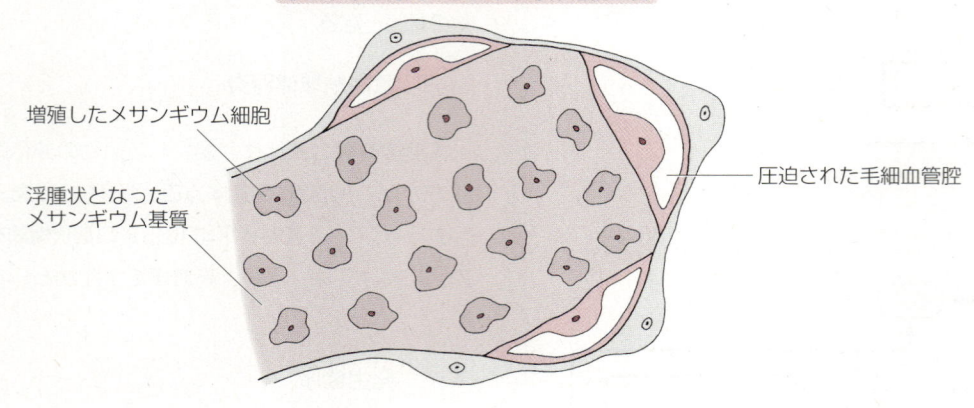

*5　検　査

1．腎機能
　発病初期には糸球体濾過値の低下と血清尿素窒素（BUN）の上昇を示す．大多数は2週間以内に正常化するが，これ以上遷延することは重症の指標である．

2．血液・血清検査
　血清補体価の測定は，重要である．発病初期には血清補体価（C_3）は低下し，病状の回復とともに正常化する．
　溶レン菌感染後，急性糸球体腎炎ではASOやASK値の上昇がみられる．感染後1～3週間で上昇し，6～12週で正常化する．

*6　経過および予後

　発病初期には乏尿，時に無尿となることがあるが，尿量は病状の回復とともに増加してくる．
　たんぱく尿は95％に認められるが（0.5～1.0g/日程度），短期間で消失するものが多い．血尿は比較的長期間存続するものが多い．
　経過は長く，予後も以下のように多様である．
1) 血尿，たんぱく尿が消失し，数週間で治癒するもの．
2) 一時全快の様子を示すが再燃するもの．
3) 比較的長い経過をとり，徐々に諸症状が消失していくもの．
4) 慢性腎炎に移行するもの．
5) 進行性の病状をとり，腎不全に至り，透析に移行するものや，死亡するものもある．

　治癒率は成人では50～60％，小児ではほぼ100％で6か月以内に治癒するものが多い．

*7 治療・看護

安静，保温，食事療法，薬物療法が中心となる．特に急性期の発病数週間以内の安静臥床は重要である．

1. 安静療法

安静臥床は新陳代謝を減少させ，腎の負担を軽減するために必要である．腎機能や尿所見の明らかな改善がみられるまで行われる．

2. 食事療法

食事療法の基本は，ナトリウム・水の貯留による浮腫，高血圧に対する食塩と水の制限である．腎機能障害（高窒素血症，高カリウム血症）は軽度で一過性であるため，たんぱく制限，カリウム制限は急性腎不全ほど厳重でなくてよい．高度の制限を必要とする高窒素血症，高カリウム血症はきわめてまれであり，このような状態が持続する場合は，急速進行性腎炎を考え，急性腎不全としての食事療法を考える必要がある．

乏尿期には前日尿量＋不感蒸泄以下の水分制限および十分なカロリー摂取が必要である．たんぱく制限は（0.5〜1.0g/日），食塩制限は高血圧の程度に応じて（0〜6g/日）行われる．

3. 薬物療法

発病初期で感染病巣が存続している場合は，病巣の潜在化や炎症の再燃化を防止するため抗生物質が用いられる．腎障害作用の少ないペニシリン系抗生物質が使用される．

高血圧に対しては，腎への影響の少ない末梢血管拡張薬，Ca^{2+}拮抗薬，交感神経遮断薬（αメチルドーパ）などが用いられる．

浮腫に対しては，ループ利尿薬（フロセミド）が有効である．副腎皮質ステロイド薬や免疫抑制薬は，一般には用いられない．

マップ内の矢印①〜⑤について

① Na・水の貯留

糸球体濾過値の減少により，ナトリウムと水の排泄が減り，乏尿となる．そのため体内にナトリウムと水が貯留し，循環血漿量が増加して浮腫が出現する．

② 高血圧

循環血漿量の増加に伴い，心拍出量も増加し心臓に負担がかかる．また糸球体の虚血によりレニンなどの昇圧物質が血中に遊離し高血圧を起こすと考えられている．急激な高血圧が起こると脳症状をきたし，頭痛，悪心，嘔吐の後に痙攣発作を起こす．

③ 心不全

循環血漿量の増加による浮腫と高血圧が続くと心臓に負担がかかり，心不全に陥る．また肺水腫による呼吸困難も出現する．早期に症状の改善を図ることが大切である．

④ 食事摂取量の低下

BUNの上昇による悪心などにより食欲不振をまねく．また食塩・水の制限なども影響を与えている．食事摂取量の低下は栄養状態の低下につながり，障害された組織の修復が遅延する恐れがある．また抵抗力の低下が起こり感染の危険が生じる．

⑤ 活動制限

早期回復のためには腎臓への血流量の低下を防ぐとともに，代謝亢進による腎への負担を少なくすることが大切である．そのためには安静が必要であり，活動に制限が加えられる．

病態マップ 28 慢性腎不全 chronic renal failure

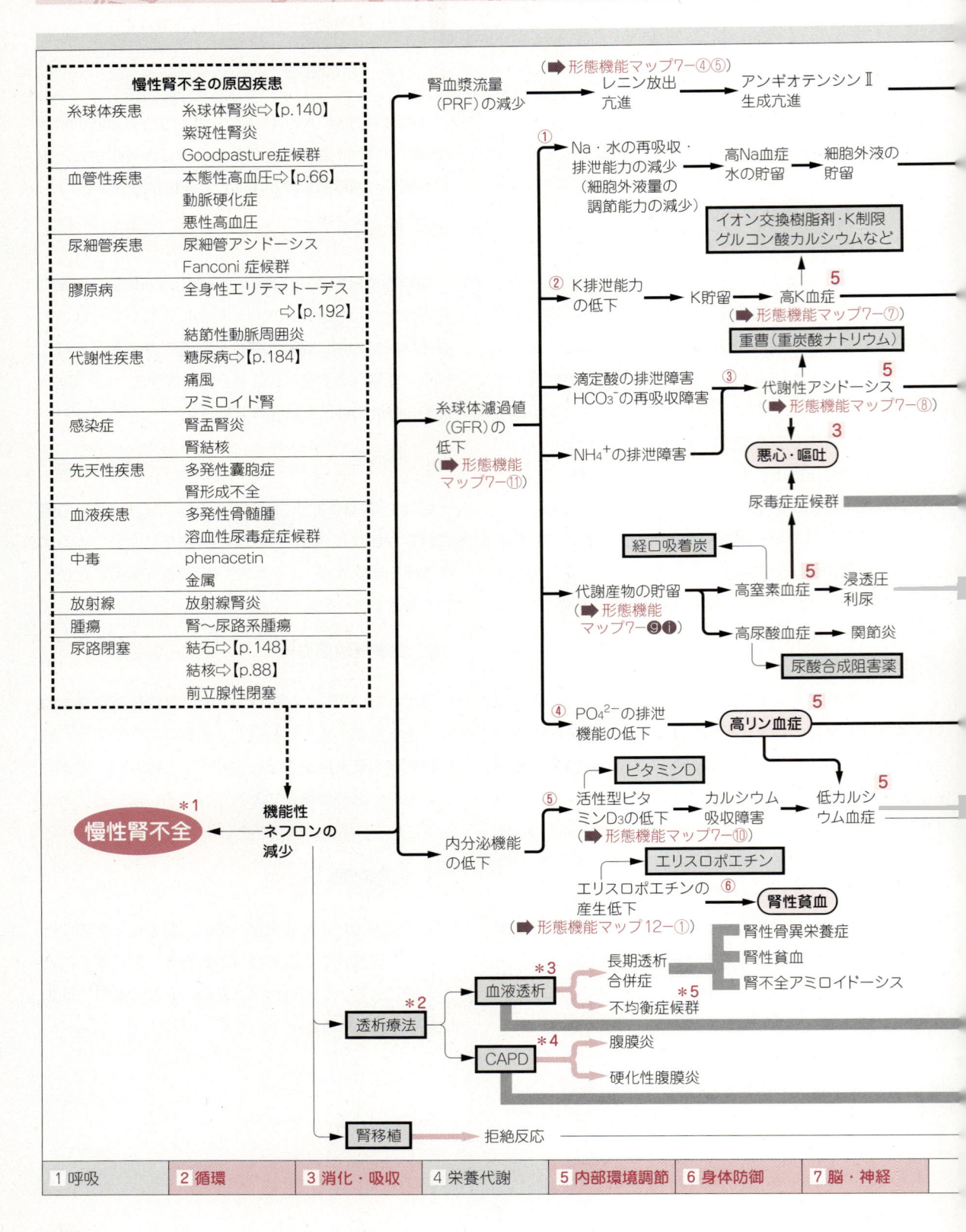

慢性腎不全の原因疾患	
糸球体疾患	糸球体腎炎 ⇒【p.140】 紫斑性腎炎 Goodpasture症候群
血管性疾患	本態性高血圧 ⇒【p.66】 動脈硬化症 悪性高血圧
尿細管疾患	尿細管アシドーシス Fanconi症候群
膠原病	全身性エリテマトーデス ⇒【p.192】 結節性動脈周囲炎
代謝性疾患	糖尿病 ⇒【p.184】 痛風 アミロイド腎
感染症	腎盂腎炎 腎結核
先天性疾患	多発性嚢胞症 腎形成不全
血液疾患	多発性骨髄腫 溶血性尿毒症症候群
中毒	phenacetin 金属
放射線	放射線腎炎
腫瘍	腎〜尿路系腫瘍
尿路閉塞	結石 ⇒【p.148】 結核 ⇒【p.88】 前立腺性閉塞

腎血漿流量(PRF)の減少 → レニン放出亢進 (➡形態機能マップ7-④⑤) → アンギオテンシンⅡ生成亢進

① Na・水の再吸収・排泄能力の減少(細胞外液量の調節能力の減少) → 高Na血症 水の貯留 → 細胞外液の貯留

イオン交換樹脂剤・K制限 グルコン酸カルシウムなど

② K排泄能力の低下 → K貯留 → 高K血症 5 (➡形態機能マップ7-⑦)

重曹（重炭酸ナトリウム）

糸球体濾過値(GFR)の低下 (➡形態機能マップ7-⑪)

滴定酸の排泄障害 HCO3⁻の再吸収障害 ③ → 代謝性アシドーシス 5 (➡形態機能マップ7-⑧)

NH_4^+の排泄障害 → 悪心・嘔吐 3

尿毒症症候群

経口吸着炭

代謝産物の貯留 (➡形態機能マップ7-⑨⑪) → 高窒素血症 5 → 浸透圧利尿
→ 高尿酸血症 → 関節炎
尿酸合成阻害薬

*1 慢性腎不全 ← 機能性ネフロンの減少

④ PO_4^{2-}の排泄機能の低下 → 高リン血症 5

ビタミンD

内分泌機能の低下 ⑤ 活性型ビタミンD3の低下 → カルシウム吸収障害 → 低カルシウム血症 5
(➡形態機能マップ7-⑩)

エリスロポエチン

エリスロポエチンの産生低下 ⑥ → 腎性貧血
(➡形態機能マップ12-①)

腎性骨異栄養症
腎性貧血
腎不全アミロイドーシス

*2 透析療法
  *3 血液透析 → 長期透析合併症
       *5 不均衡症候群
  *4 CAPD → 腹膜炎
         硬化性腹膜炎

腎移植 → 拒絶反応

| 1 呼吸 | 2 循環 | 3 消化・吸収 | 4 栄養代謝 | 5 内部環境調節 | 6 身体防御 | 7 脳・神経 |

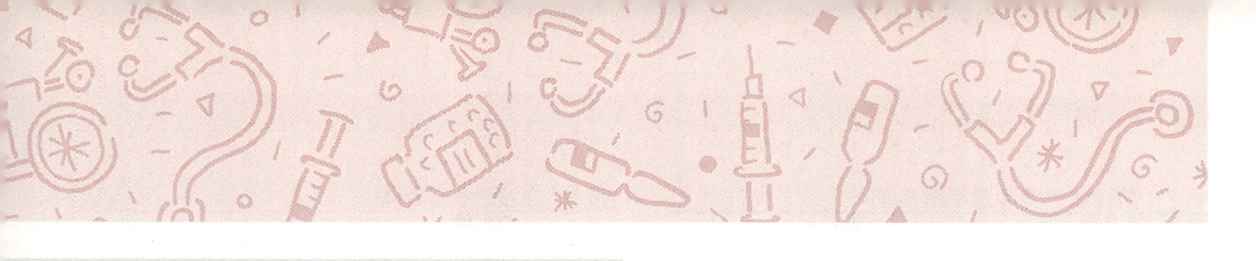

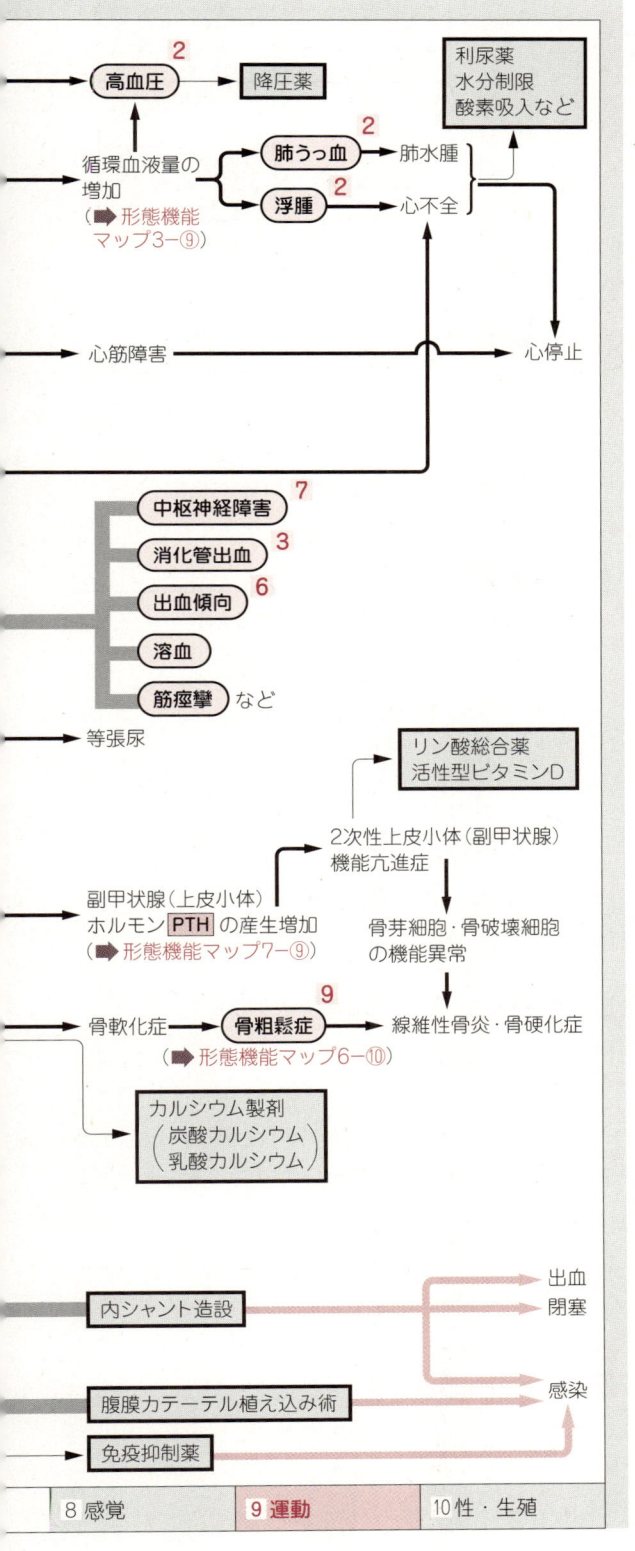

```
     2
→ 高血圧 → 降圧薬         利尿薬
    ↑                    水分制限
循環血液量の         2    酸素吸入など
増加      → 肺うっ血 → 肺水腫
           浮腫 2  → 心不全
（➡形態機能
  マップ3-⑨）

→ 心筋障害 ──────→ 心停止

         中枢神経障害 7
         消化管出血 3
         出血傾向 6
         溶血
         筋痙攣 など
→ 等張尿
                  リン酸総合薬
                  活性型ビタミンD
              → 2次性上皮小体（副甲状腺）
                機能亢進症
副甲状腺（上皮小体）    ↓
ホルモン PTH の産生増加   骨芽細胞・骨破壊細胞
（➡形態機能マップ7-⑨）  の機能異常
                       9
→ 骨軟化症 → 骨粗鬆症 → 線維性骨炎・骨硬化症
         （➡形態機能マップ6-⑩）
         カルシウム製剤
         （炭酸カルシウム
          乳酸カルシウム）

                    → 出血
  内シャント造設      → 閉塞
  腹膜カテーテル植え込み術 → 感染
  免疫抑制薬

  8 感覚    9 運動   10 性・生殖
```

マップ内の＊1～＊5について

＊1 慢性腎不全

慢性腎不全とは，腎機能が不可逆性に障害され，生体の恒常性維持が困難になった状態をいう．
Seldinによる慢性進行性腎疾患の分類を**表1**に示す．

＊2 透析療法

透析療法とは，半透膜を介する物質移動により，体液組成を正常化する治療法である．適応基準を**表2**に示す．物質移動の原理には，濃度勾配によるものと圧勾配によるものがある（**図1**）．

＊3 血液透析

血液透析とは，透析膜（ダイアライザー）を介して，拡散（濃度勾配）と限外濾過（圧勾配）の原理により，腎不全患者の血液と透析液との間で，様々な尿毒症性毒素や水分の除去，および体内に不足する物質の補給を行う治療法である（**図1**）．

末期腎不全患者でも，救命が可能であるが，長期血液透析患者の増加により，透析アミロイドーシスや骨関

表1 Seldinによる慢性進行性腎疾患の分類

第1期：腎予備能力の低下
　血清生化学上の異常を認めず，体液の恒常性は維持されている．GFRは50～70mL/分．

第2期：腎機能不全
　常食にて，軽度高窒素血症，尿濃縮力の低下が認められるが，日常生活に支障がなく，細胞外液量の低下・感染・手術などのストレスにより代償不全に陥る状態である．GFRは30～50mL/分．

第3期：腎不全
　代償不全に陥り，高窒素血症，アシドーシス，高リン血症，低カルシウム血症，貧血などが認められる．手術などのストレスが加わることにより，尿毒症に陥る．GFRは10～30mL/分．

第4期：尿毒症
　前記所見の他に，中枢神経系，消化器系，循環器系，血液系に尿毒症症状が存在し，放置すれば死の転帰をとる．GFRは10mL/分 未満．

28 慢性腎不全

表2　慢性腎不全の透析療法基準

下記のⅠ, Ⅱ, Ⅲ項のうち2項目以上が存在し, 合計60点以上の場合を透析療法適応の基準とする.

Ⅰ. 末期腎不全に基づく臨床症状（下記1～7のうち2項目以上が存在する）
1. 体液貯留（全身性浮腫, 高度の低たんぱく血症, 肺水腫, 胸水, 腹水など）
2. 体液異常（管理不能の電解質, 酸・塩基平衡異常など）
3. 消化器症状（悪心, 嘔吐, 食思不振, 下痢など）
4. 循環器症状（重症高血圧, 心不全, 心包炎など）
5. 神経症状（中枢・末梢神経障害, 精神障害など）
6. 血液異常（高度の貧血, 出血傾向など）
7. 視力障害（糖尿病性増殖性網膜症）

これらの1～7小項目のうち3個以上のものを高度（30点）, 2個を中等度（20点）, 1個を軽度（10点）とする.

Ⅱ. 腎機能障害

持続的に血清クレアチニン濃度が8mg/dl以上（あるいはクレアチニン-クリアランス10ml/分未満）を示す場合, 点数はこの条件を満たす場合30点, 血清クレアチニン濃度5～8未満（クレアチニン-クリアランス10～20未満）の場合20点, 3～5未満（20～30未満）の場合10点とする.

Ⅲ. 日常生活障害

尿毒症状のため起床できないものを高度（30点）, 日常生活が著しく制限されるものを中等度（20点）, 通勤, 通学あるいは家庭内労働が困難となった場合を軽度（10点）とする.

さらに10歳以下または60歳以上の高齢者, 糖尿病, 膠原病, 動脈硬化疾患など全身性血管合併症の存在する場合については10点を加算する. また, 小児においては血清クレアチニン濃度を用いないでクレアチニン-クリアランス値を用いる.

厚生労働省透析療法基準検討委員会, 1993による.

図1　血液透析の原理

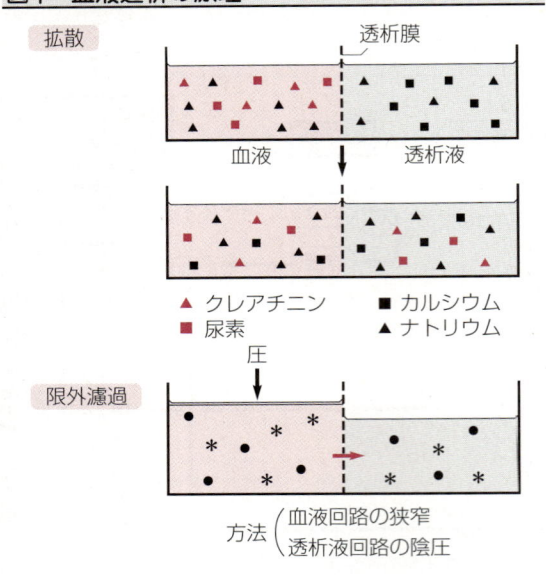

拡散／透析膜／血液／透析液
▲ クレアチニン　■ カルシウム
■ 尿素　　　　　▲ ナトリウム
限外濾過　圧
方法 ｛血液回路の狭窄／透析液回路の陰圧｝

図2　腹膜透析の原理

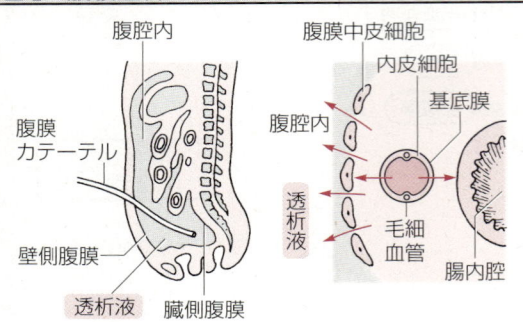

腹腔内／腹膜カテーテル／壁側腹膜／透析液／臓側腹膜／腹膜中皮細胞／内皮細胞／基底膜／腹腔内／透析液／毛細血管／腸内腔

節障害などの合併症が問題となっている.

＊4　CAPD（持続的腹膜透析法）

CAPDとは, 連続して透析できる携帯可能な装置を用いた腹膜透析のことである. すなわち, 腹腔内に透析液を貯留させ, 生体の腹膜を透析膜として, 水分や尿毒症物質の除去を行う治療法である（図2）.

血液透析が間欠的治療法であるのに対し, CAPDでは連続的に透析を行うため, 急激な体液組成の変化がなく, 生体の恒常性を保つことができる. したがって, 循環動態の不安定な心疾患者や高齢者, 成長途上の小児に適している. しかし, CAPDは自己管理が重要であり, 長期腹膜透析患者の硬化性腹膜炎が新たな問題となっている.

血液透析とCAPDとの比較を**表3**に示す.

＊5　不均衡症候群

透析導入時には, 長期間の腎不全病態に適応する種々の代償機能が生体内で働いている. 透析療法により生体の尿毒症環境を急速に是正すると, 環境の急激な変化に生体が追いつかず, 様々な臨床症状が出現する. これを不均衡症候群という（**表4**）.

マップ内の矢印①～⑥について

①　Na・水の異常

糸球体濾過値（GFR）が正常の30%以下になると,

表3　血液透析とCAPDとの比較

	血液透析	CAPD
透析時間	間欠的（2〜3回/週）	連続（24時間）
手術	内シャント作成	腹膜カテーテル挿入
血液データ	変動が大きい	安定している
生活	透析日は拘束	ほぼ自由
入浴	透析直後は不可	処置が必要
食事	制限あり	制限が少ない
水分摂取	制限あり	制限はあるが調節可能
体重管理	困難（水分制限の厳守が必要）	比較的容易
透析に対する知識	あることが望ましい	絶対に必要（手技の獲得）
透析場所	医療施設が中心	自宅・職場など

表4　不均衡症候群

衡症候群	狭義の不均	①頭痛　⑤見当識障害　⑨せん妄状態 ②悪心　⑥視力障害　⑩全身痙攣 ③嘔吐　⑦振戦　⑪昏睡 ④不安感　⑧意識障害
衡症候群	広義の不均	①全身違和感，四肢冷汗，四肢しびれ感 ②急激な血圧低下，胸内苦悶 ③透析後全身倦怠感 ④筋痙攣
困難症	透析	狭義＋広義の不均衡症候群

尿濃縮力障害から多尿が出現する．また，水の過剰負荷に速やかに反応できず，希釈性低ナトリウム血症に傾きやすい．ナトリウム排泄の調節幅も狭いため，過剰のナトリウム摂取で容易に，高血圧，浮腫，心不全を呈する．

② 高K血症

通常，GFRが5ml/分までは，体液調節機能は正常に維持される．しかし，過剰のカリウム摂取，腸管への大量出血，カリウム保持性利尿薬の投与，高度のアシドーシス，高度のナトリウム制限などでは，高カリウム血症をきたすことがある．

③ 代謝性アシドーシス

不揮発性酸の排泄低下と，遠位尿細管からの水素イオンの排泄低下によるアンモニア産生の低下が起こるため，代謝性アシドーシスを認める．血液のpH，HCO_3^-（炭酸水素イオン）は低下し，アニオンギャップ$[Na^+ - (Cl^- + HCO_3^-)]$は増大する．

④ 高P血症

正常腎では，糸球体から濾過されたリンの80〜85%を再吸収しており，この作用は副甲状腺（上皮小体）ホルモン PTH（パラソルモン）により抑制されている．

機能する糸球体の減少によってリンの濾過量が減り高リン血症をきたすと，高リン血症は低カルシウム血症をもたらし，低カルシウム血症が刺激となってPTH上昇をきたす．PTHは近位尿細管のリン再吸収を抑制し，高リン血症，低カルシウム血症を是正する．この時期は，血中リン，カルシウムの恒常性はPTHの上昇という異常状態で保持されているが，PTH分泌亢進に伴う腎外性影響，特に骨病変という負担を負うことになる．GFRが30%以下になると，リン，カルシウムの恒常性が維持できなくなる．

⑤ 活性型ビタミンD_3の低下

GFRが50%以下になると，血清ビタミンD_3は低下する．ビタミンD_3は腸管に働き，カルシウムとリンの吸収促進を行い，また，腎の遠位尿細管においては，PTHによるカルシウム再吸収を促進させる作用をもっている．このため，ビタミンD_3の低下が，カルシウム吸収障害につながる（➡形態機能マップ7-⑨⑩）．

⑥ 腎性貧血

腎臓からのエリスロポエチンの産生低下と，代謝性アシドーシスの影響による造血機能の低下で，貧血となる．

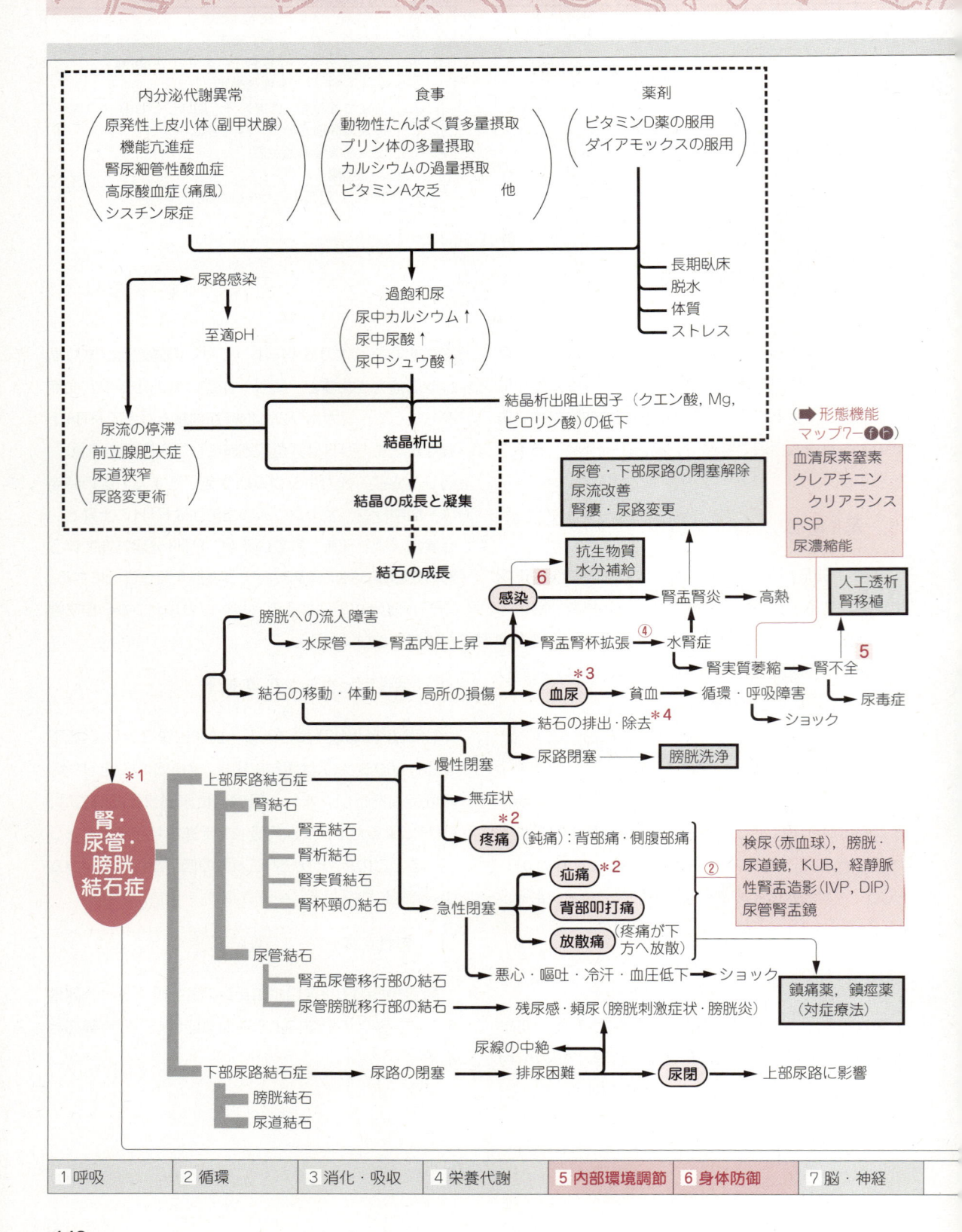

病態マップ 29 腎・尿管・膀胱結石症

内分泌代謝異常
- 原発性上皮小体（副甲状腺）機能亢進症
- 腎尿細管性酸血症
- 高尿酸血症（痛風）
- シスチン尿症

食事
- 動物性たんぱく質多量摂取
- プリン体の多量摂取
- カルシウムの過量摂取
- ビタミンA欠乏　他

薬剤
- ビタミンD薬の服用
- ダイアモックスの服用

- 長期臥床
- 脱水
- 体質
- ストレス

尿路感染 → 至適pH

過飽和尿
- 尿中カルシウム↑
- 尿中尿酸↑
- 尿中シュウ酸↑

結晶析出阻止因子（クエン酸, Mg, ピロリン酸）の低下

尿流の停滞
- 前立腺肥大症
- 尿道狭窄
- 尿路変更術

→ 結晶析出 → 結晶の成長と凝集 → 結石の成長

*1 腎・尿管・膀胱結石症

- 上部尿路結石症
  - 腎結石
    - 腎盂結石
    - 腎杯結石
    - 腎実質結石
    - 腎杯頸の結石
  - 尿管結石
    - 腎盂尿管移行部の結石
    - 尿管膀胱移行部の結石
- 下部尿路結石症
  - 膀胱結石
  - 尿道結石

膀胱への流入障害 → 水尿管 → 腎盂内圧上昇 → 腎盂腎杯拡張 ④ → 水腎症 → 腎実質萎縮 → 腎不全 ⑤ → 尿毒症

感染 ⑥ → 腎盂腎炎 → 高熱
- 抗生物質
- 水分補給

結石の移動・体動 → 局所の損傷 → 血尿 *3 → 貧血 → 循環・呼吸障害 → ショック

結石の排出・除去 *4

尿管・下部尿路の閉塞解除／尿流改善／腎瘻・尿路変更

尿路閉塞 → 膀胱洗浄

慢性閉塞 → 無症状
疼痛 *2（鈍痛）：背部痛・側腹部痛

急性閉塞
- 疝痛 *2
- 背部叩打痛
- 放散痛（疼痛が下方へ放散）

悪心・嘔吐・冷汗・血圧低下 → ショック

残尿感・頻尿（膀胱刺激症状・膀胱炎）

尿路の閉塞 → 尿線の中絶／排尿困難 → 尿閉 → 上部尿路に影響

（➡ 形態機能マップ7-f・r）
- 血清尿素窒素
- クレアチニンクリアランス
- PSP
- 尿濃縮能

人工透析／腎移植

② 検尿（赤血球），膀胱・尿道鏡，KUB，経静脈性腎盂造影（IVP, DIP），尿管腎盂鏡

鎮痛薬，鎮痙薬（対症療法）

| 1 呼吸 | 2 循環 | 3 消化・吸収 | 4 栄養代謝 | 5 内部環境調節 | 6 身体防御 | 7 脳・神経 |

renal stone / ureter stone / bladder stone

```
再発予防
・過飽和尿になる要因に注意
  ┌十分な水分摂取・脱水予防・偏食しない ┐
  │カルシウム過量摂取注意           │
  │プリン体含有物摂取制限（肉類）      │
  │長期臥床を避け，適度に運動する      │
  └特定の薬物に注意              ┘
・尿流の停滞・感染防止
・尿pHについての注意
・基礎疾患についての注意
```

① 排石　結石落下　結石除去

```
保存療法（6か月が限度で手術へ）
・対症療法…鎮痛薬・鎮痙薬
・自然排石療法…水分の多量摂取・補液療法，
  利尿薬による尿量増，適度な運動
・溶解療法…薬物（尿酸結石，シスチン結
  石の場合）
```

③

```
手術療法
・非手術創的手術
  ┌経皮的腎結石破砕術 ┐
  │経尿道的結石破砕術 │
  └電気水圧式膀胱結石破砕術┘
  →腎瘻造設・腎瘻カテーテル
  →尿道バルーンカテーテル
  →尿管カテーテル
・体外衝撃波結石破砕術 *5
                    ┌局所の損傷
                    └鈍痛・血尿・発熱
・開腹手術
  ┌腎切石術 ┐
  │腎盂切石術│→観察
  └尿管切石術┘ 精神的不安のケア
```

| 8 感覚 | 9 運動 | 10 性・生殖 |

マップ内の*1～*5について

*1　結石の形成

　尿路結石は尿中の結晶成分が発育してできる．尿には結石の成分であるカルシウム，シュウ酸，リン酸などが含まれており，結石形成促進因子と結石形成阻止因子のバランスが崩れることで，結石が形成されると考えられている．生涯罹患率は100人中4人程度で，40歳代にピークがみられる．男女比は2.5：1である．

　結石成分の溶解度と飽和度によってできやすさが決まり，尿路系の生理的狭窄部位（腎盂尿管移行部，腸腰筋交差部，尿路膀胱移行部）に発生することが多い（図）．結石の存在部位により，上部尿路系では腎結石・尿管結石が，下部では膀胱結石・尿道結石がある．

　尿中の結石成分が過飽和になる原因は種々あるが，基礎疾患の代表である原発性副甲状腺（上皮小体）機能亢進症では，塩類が沈着し結石となりやすい特徴がある．また，痛風ではプリン体の代謝産物である尿酸が高値となり，結晶化につながりやすい．また，尿路閉塞による尿流のうっ滞は感染症をきたしやすく，閉塞がなくても脱水によって濃縮された過飽和尿が腎・尿管に長く停滞すると，それだけでも結石ができる．

　尿路のうっ滞は，感染症のほか，尿道狭窄，前立腺肥大症，尿路変更術部，尿管の生理的狭窄部位等，尿路の狭窄部位に起こりやすい．最近，ストレスの関与もいわれている．尿中の結石成分が過飽和濃度に達しても常に結石ができるわけではなく，結晶析出阻止因子も関与している．この因子が不足しても結石ができやすくなる．

　一度尿路結石ができた場合には再発することもあり，長期間の治療や生活の調整や制限を継続していかなければならない疾患である．

29 腎・尿管・膀胱結石症

図　腎盂・尿管結石の位置と疼痛部位

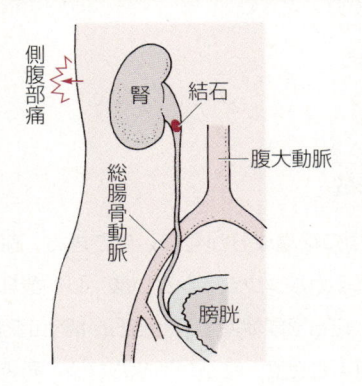

1）腎盂尿管移行部にある腎盂結石

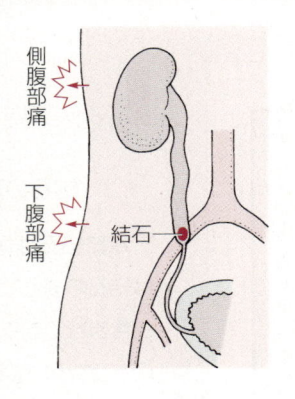

2）尿管と総腸骨動脈との交差部まで降りてきた尿管結石

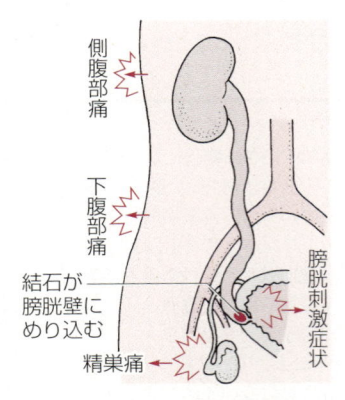

3）膀胱壁を貫通する部分に嵌頓した尿管結石

＊2　疼痛，疝痛

疼痛は，血尿，結石の排出とともに，尿路結石の3大主徴といわれている．

尿路結石が発症して治療が必要となるのは，尿路が閉塞し疼痛や尿路の感染，血尿，腎機能の低下をきたしたときである．疼痛の現れ方は，結石の存在部位や大きさ，個人の感受性等が関与し様々である．

上部尿路では，結石が粘膜下や腎実質に癒着している段階，あるいは小腎杯にある段階では通過障害がなく，慢性閉塞の段階ではほとんど症状がない．あっても腎部の鈍痛や重圧感程度である．大きな結石ほど疼痛は軽い．しかし突然，腎杯頸や腎盂尿管移行部に嵌頓して生じる急性の閉塞では疝痛が起こる（図）．これは尿管の刺激，被膜の過伸展，腎盂・腎杯の蠕動亢進，尿の流下が止まり，腎盂の内圧が上昇するために起こる．疝痛発作時には，叩打痛があり，また，激しい疼痛が側腹部より背部に及び，尿管に沿って下方，下腹部から陰部あるいは大腿部へ放散する．これを放散痛という．疝痛があると，悪心，嘔吐，冷汗，腹部膨満，脈拍頻数微弱，血圧低下を伴う．時にショックを呈する．下部尿路では，結石による粘膜の刺激症状に加え，膀胱結石があると感染が発生しやすく，残尿感，頻尿など膀胱刺激症状が現れる．疼痛は体動で増悪する傾向がある．

＊3　血尿

尿路結石症の患者の約90％以上に血尿がみられる．そのうち約70％は顕微鏡的血尿であり，20％に肉眼的血尿がみられる．疝痛発作時には，肉眼的血尿がみられる．血尿は体動で再発・増悪するが，これは結石の移動により局所が損傷されるために起こる．血尿は，結石症の合併症である感染に伴って，また他の腎疾患や腫瘍があるときにも起こりうる．

＊4　結石の排出

結石の小さいものは自然に下降し，80％以上は自然排出が期待できる．時に疼痛を伴うが，結石が小さいと自覚がないままに排出されていることが多い．

疼痛，血尿があれば尿路の結石を疑うが，結石の排出を確認できればほぼ確実である．また，診断や結石成分の分析にも大切なので，どんな小さな結石でも捨ててはいけない．

＊5　体外衝撃波結石破砕術

方法は，体外に置かれた衝撃波発生源から発生した衝撃波を体内の結石に誘導し，結石を砂状に破砕するというものである．破砕片は尿とともに排出されるが，時に尿管に詰まり，stone streetを形成して尿流停滞を起こす．したがって大きな結石は尿管にステントを

表　結石症患者の検査項目

尿	血清	腎機能検査	X線検査	その他
pH	Ca	血清尿素窒素	腎膀胱部単純撮影（KUB）	膀胱鏡
沈渣（赤血球，白血球ほか）	P	クレアチニン	経静脈性尿路造影（IVP）	腹部エコー
細菌培養	炭酸	CCr	逆行性腎盂造影	CTスキャン
Ca，P，リン酸，尿酸，シュウ酸，シスチン	塩酸基平衡	PSP		結石の成分分析
	たんぱく	尿濃縮能		基礎疾患の検索

留置したり，腎瘻を造設したりして，水分を十分補給して尿流の確保をし，排石促進を図る．合併症は血尿（数日で消失），腎血腫，腎盂腎炎，敗血症等であるが，重篤なものは少ない．長径2cm以下は破砕後1年以内に70〜80％が排石されるが，2cm以上になると約半数に残石を認める．大きな結石は経皮的腎結石切石術，経尿道的結石破砕術と併用して行うと安全・確実である．

マップ内の矢印①〜④について

① 再発予防

結石の成因は複雑で，まだ不明な点が多く残されているが，食生活を中心とした日常生活が大きく関与していることは確かである．一度決定的に損傷した組織は容易には回復しにくく，重篤な結果を招きやすいので，再発防止が重要である．

結石形成の促進因子，阻止因子等のメカニズムを十分理解したうえで，個々人の結石の成因を明らかにする．これらはその後の治療方針や予防対策，予後にも直結するので重要である．

② 尿路結石症が疑われたときの検査の進行

検査項目を表にまとめた．

検査はまず，尿の所見（赤血球）の確認とともに，腎膀胱部単純撮影が行われる．疼痛部位と一致した位置に石灰化陰影があり，90％以上は結石が描出される．しかし，尿酸結石，シスチン結石は描出されにくい．続いて，エコー検査，膀胱鏡，経静脈性尿路造影等を併用する．また，合併症としての感染症や腎機能低下の有無，結石成分の分析，結石をきたす基礎疾患の検索をする．

結石以外の疾患の鑑別も忘れてはならない．

③ 保存療法から手術療法への選択

典型的な疼痛をきたすものの多くは，自然排石が可能な小結石である．腎結石では0.5cm以下，尿管排石では1.1cm×0.6cm以下の結石は保存療法をして自然排石に努め，3か月以内に排石されることが多い．しかし，保存療法が期待できないとき，尿の通過が妨げられ水腎症が進行するとき，薬剤では制御できない感染が存在するとき，疼痛が持続する時には，腎機能保持のためにも手術療法が適応される．

手術療法には内視鏡手術（endourology），体外衝撃波結石破砕術（＊5参照），経皮的腎尿管切石術がある．

④ 水尿管から水腎症へ

尿路の通過障害のため尿の停滞が起こり，尿管が拡大し水尿管となる．さらに腎盂内圧上昇のため，腎盂，腎杯が広がり，さらに腎実質の萎縮をきたして腎機能低下を起こした状態を水腎症という．水腎症は外尿道口から腎杯までのあらゆる部位の通過障害に共通して起こる最終の状態である．主な症状は側腹部の疼痛，腫瘤の形成である．早期発見・早期治療をし，早期に腎機能の改善を図ることが重要である．

病態マップ 30

膀胱癌 bladder cancer

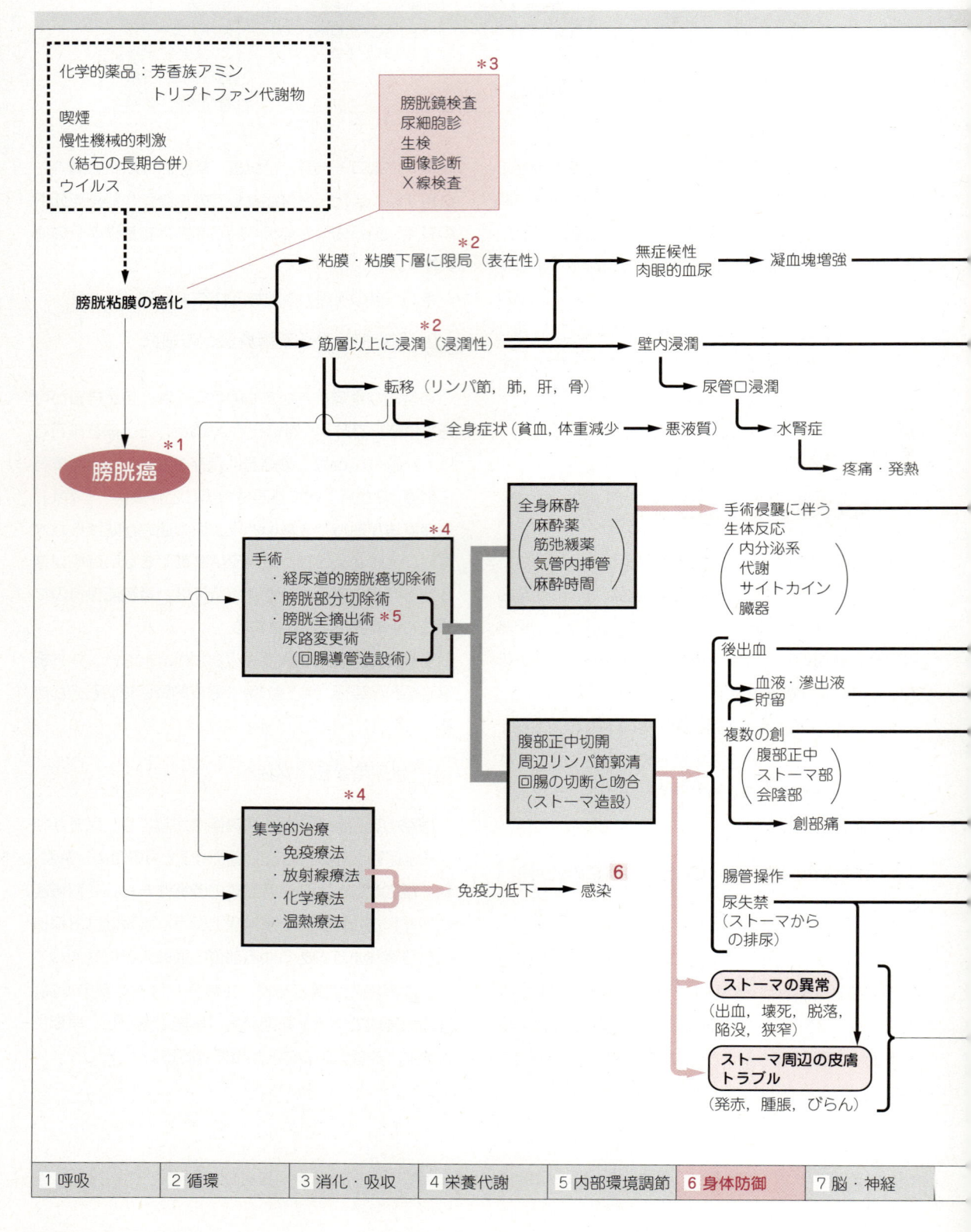

```
化学的薬品：芳香族アミン
　　　　　　トリプトファン代謝物
喫煙
慢性機械的刺激
　（結石の長期合併）
ウイルス
```

*3
- 膀胱鏡検査
- 尿細胞診
- 生検
- 画像診断
- X線検査

膀胱粘膜の癌化

- 粘膜・粘膜下層に限局（表在性） *2 → 無症候性肉眼的血尿 → 凝血塊増強
- 筋層以上に浸潤（浸潤性） *2
  - 転移（リンパ節, 肺, 肝, 骨）
  - 全身症状（貧血, 体重減少 → 悪液質）
  - 壁内浸潤
  - 尿管口浸潤 → 水腎症 → 疼痛・発熱

膀胱癌 *1

手術 *4
- 経尿道的膀胱癌切除術
- 膀胱部分切除術
- 膀胱全摘出術 *5
  尿路変更術
  （回腸導管造設術）

全身麻酔
（麻酔薬／筋弛緩薬／気管内挿管／麻酔時間）
→ 手術侵襲に伴う生体反応（内分泌系／代謝／サイトカイン／臓器）

腹部正中切開
周辺リンパ節郭清
回腸の切断と吻合
（ストーマ造設）

- 後出血
  - 血液・滲出液
  - 貯留
- 複数の創（腹部正中／ストーマ部／会陰部）
  - 創部痛
- 腸管操作
- 尿失禁（ストーマからの排尿）

集学的治療 *4
- 免疫療法
- 放射線療法
- 化学療法
- 温熱療法
→ 免疫力低下 → 感染 6

- ストーマの異常（出血, 壊死, 脱落, 陥没, 狭窄）
- ストーマ周辺の皮膚トラブル（発赤, 腫脹, びらん）

| 1 呼吸 | 2 循環 | 3 消化・吸収 | 4 栄養代謝 | 5 内部環境調節 | 6 身体防御 | 7 脳・神経 |

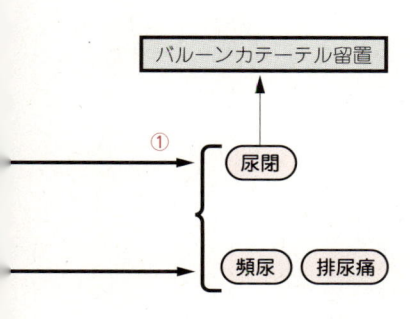

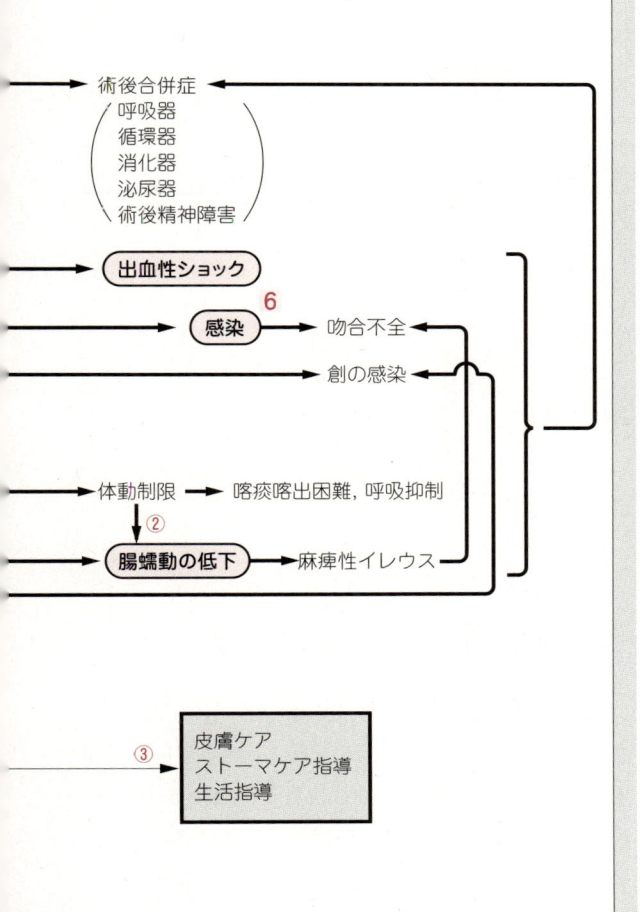

```
                    バルーンカテーテル留置
                          ↑
              ①┌── 尿閉
       ────────┤
              └── 頻尿  排尿痛
```

```
        ┌── 術後合併症
        │     ├ 呼吸器
        │     ├ 循環器
        │     ├ 消化器
        │     ├ 泌尿器
        │     └ 術後精神障害
        │
     ──→ 出血性ショック
                        6
     ──→ 感染 ──→ 吻合不全
              └─→ 創の感染

     ── 体動制限 ──→ 喀痰喀出困難，呼吸抑制
              ②
     ──→ 腸蠕動の低下 ── 麻痺性イレウス

              ③    ┌─────────────┐
              ──→  │ 皮膚ケア      │
                   │ ストーマケア指導 │
                   │ 生活指導      │
                   └─────────────┘
```

| 8 感覚 | 9 運動 | 10 性・生殖 |

マップ内の＊1〜＊5について

＊1　膀胱癌

　膀胱の上皮に発生する移行上皮癌であり，膀胱の悪性腫瘍の90％を占め，泌尿器科領域では最も発生頻度が高い．発生にはある種の化学物質などが関与することがわかっており，職業癌としても知られている．乳頭状に発育するものが多く（図1），多発であり，特異的に再発しやすい傾向がある．膀胱底部，特に三角部や尿道口部に好発するため，浸潤が進むと膀胱全摘除が必要となり，尿路変更を必要とすることが多い．50〜60歳代の年代に多く，男女比は3〜5：1である．

＊2　膀胱癌の分類

・表在性癌：癌が粘膜，粘膜下層に限局．
・浸潤性癌：癌の病変が筋層以上に及ぶもの（図2）．

＊3　診断に必要な検査

・無症候性肉眼的血尿，下腹痛，頻尿，尿意切迫感などの症状．
・尿沈渣：顕微鏡的に血尿を確認する．
・膀胱鏡検査（内視鏡的）：確定診断に不可欠．肉眼的に腫瘍の大きさ，部位，数，性状などを確認する．
・尿細胞診：パパニコロー法などで尿中に脱落した腫瘍細胞を検索する．
・生検（経尿道的腫瘍切除後，生検鉗子）：悪性度と浸潤度を病理学的に検索する．その後の治療方針の重要な目安となる．
・画像診断
　超音波検査：腫瘍の形態や膀胱壁浸潤の程度を判定する．
　CT・MRI検査：腫瘍の形状と浸潤度を判定する．
　X線検査：静脈性腎盂造影で水腎症や無機能腎の所見を検索し病期を診断する．

30 膀胱癌

図1 膀胱癌の発育様式

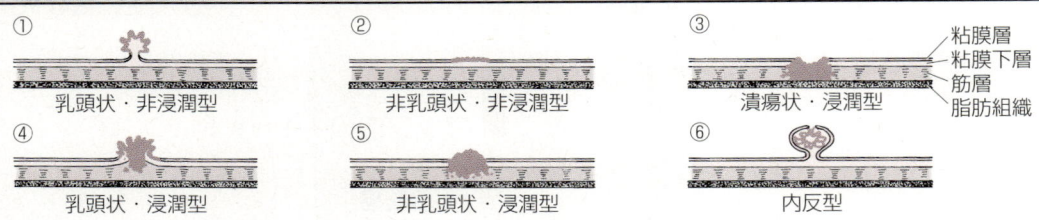

① 乳頭状・非浸潤型
② 非乳頭状・非浸潤型
③ 潰瘍状・浸潤型
④ 乳頭状・浸潤型
⑤ 非乳頭状・浸潤型
⑥ 内反型

粘膜層
粘膜下層
筋層
脂肪組織

図2 原発腫瘍の膀胱壁内深達度

TNM分類(T)	Tis	Ta	T1		T2		T3	T4
			T1a	T1b	T2a	T2b	T3ab	
粘膜層								
粘膜下層								
浅筋層								
深筋層								
周囲組織								
隣接臓器								前立腺,精嚢,子宮,腟,腹壁,骨盤壁,直腸
Jewett-Marshallの分類	0	A		B1	B2	C	D	

T3a=顕微鏡学的　T3b=肉眼的

図3 経尿道的膀胱癌切除術（TUR-Bt）の模式図

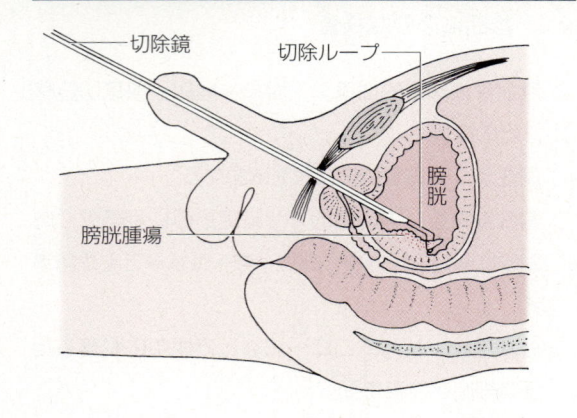

切除鏡
切除ループ
膀胱
膀胱腫瘍

表　膀胱癌の治療の種類

基本的治療	手術療法：経尿道的切除，膀胱部分切除，膀胱全摘除
補助的治療	化学療法：膀胱内注入，全身投与，動脈内注入 放射線療法：外部照射，組織内照射 免疫療法：BCG膀胱内注入 温水療法など
集学的治療	化学療法，放射線療法 姑息的手術などを組み合わせる

腫瘍の浸潤度（stage），細胞の分化度（grade）により治療方法を決定する．

*4 膀胱癌の治療

悪性度，浸潤度が関与するが，基本的治療は手術療法であり，表在性癌は膀胱の機能を温存する経尿道的膀胱切除術（図3）で高い治癒率が得られる．しかし再発率が高いため，定期的な観察が必要である．浸潤性癌は根治的な手術療法のほか，様々な補助的治療があり，集学的治療もなされる（表）．

*5 膀胱全摘出術，回腸導管造設術

この術式は，悪性度の高い浸潤性癌に対して行われ，膀胱を全摘除する．そのため尿を上流で体外に誘導する必要があり，尿路変更術が併せて行われる（図4）．回腸導管は腸の蠕動運動を利用して尿を体外に排出するが，尿の貯留機能はないため集尿器の装着が必要となる．

図4　尿路変更術[1]

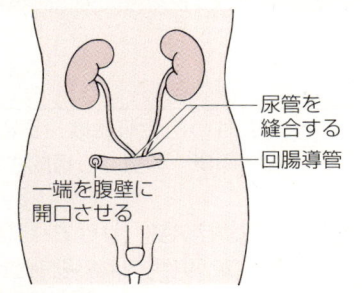

①回腸導管造設術
尿管を縫合する／回腸導管／一端を腹壁に開口させる

回腸の一部を数センチ切り取って用いる．回腸の蠕動運動によって尿は開口部側に流れる．③の方法よりも感染の危険が少ない．

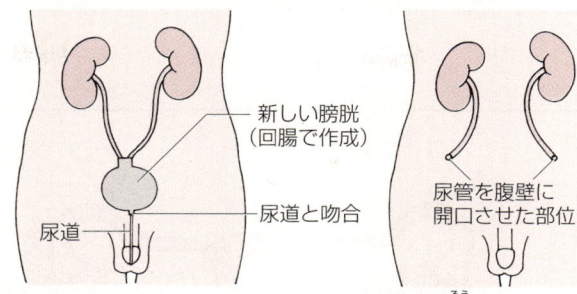

②代用膀胱造設術
新しい膀胱（回腸で作成）／尿道と吻合／尿道

回腸で新しい膀胱を作成し，尿管と尿道を吻合する．高度の技術を要する手術である．

③尿管皮膚瘻術
尿管を腹壁に開口させた部位

尿管を直接，腹壁に開口させる．手術時間は短いが，①の方法に比べ感染の危険が高い．

マップ内の矢印①〜③について

① 尿閉はなぜ起こるのか

無症候性の肉眼的血尿が症状であり，この血尿は腫瘍部血管の破裂や潰瘍，壊死による血管の損傷から起こる．膀胱内は常に尿で濡れている状態で，痂皮が形成しにくく凝血状となり，はがれやすい．初めは凝血による止血，破壊による出血を間欠的に繰り返すが，常に出血状態となり，凝血塊ができやすい．凝血塊が尿道口を塞ぐと尿閉が起こる．

② 術後の腸蠕動低下はなぜ起こるのか

膀胱全摘除術と尿路変更術は，手術に長時間を要し麻酔時間も長くなる．術後合併症として消化管の機能低下をきたす．特に回腸導管は，腸の切断，腸間膜や内臓神経の損傷，手術操作などによる機械的閉塞をもたらしやすく，腸蠕動の回復は阻害される．さらに患者には高齢者が多いこと，術後創痛のため体動をひかえがちになることもこれを増長する．

③ ストーマケアにどのようにかかわるか

術前からストーマを受け入れられるようかかわる．尿は常時排出されるため，ストーマサイトマーキング，受尿器装着指導，尿漏れなどによる皮膚のトラブルに対するケア，ボディイメージ障害へのケア，日常生活指導の必要がある．

文献
1) 太田信隆：目で見る膀胱癌，クリニカルスタディ，24(2)：12，2003．

女性生殖器

女性生殖器は内生殖器（子宮，膣，卵巣，卵管）と外生殖器（陰唇，陰核，前庭球，大前庭腺）から構成される．

①女性生殖器

●女性の内生殖器は，**子宮**，**膣**，**卵巣**，**卵管**から構成される．

●ダグラス窩（女性では直腸子宮窩，男性では直腸膀胱窩）は，立位でも臥位でも腹腔の最も低い部分であり，膿がたまる部位である（ダグラス窩膿瘍）．

●腹腔（腹膜腔ともいう）は，腹膜により覆われている．

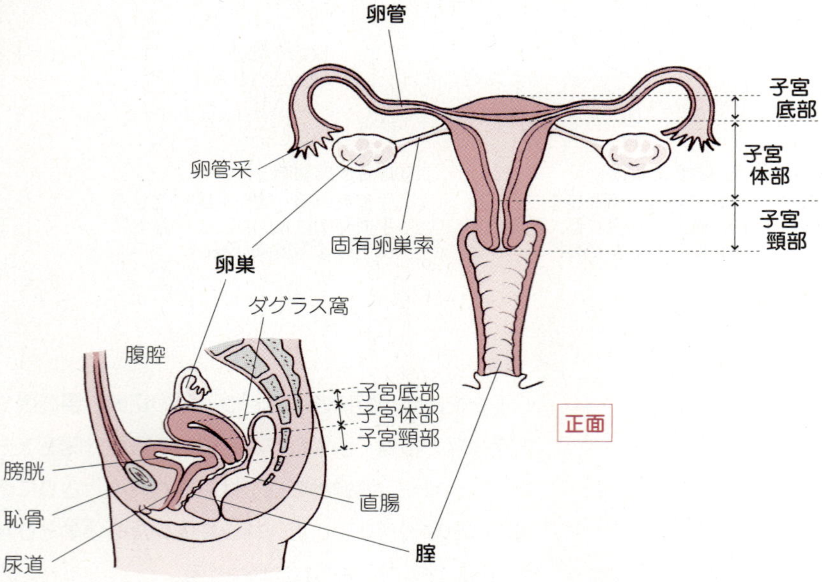

卵管
子宮底部
子宮体部
子宮頸部
卵管采
固有卵巣索
卵巣
ダグラス窩
腹腔
子宮底部
子宮体部
子宮頸部
膀胱
恥骨
尿道
直腸
膣

正面

側面

②卵巣周期

●女性の性周期には，卵巣周期と月経周期がある．

●卵巣周期は排卵から次の排卵までを1周期（28日）とする．**原始卵胞**は**胞状卵胞**（グラーフ卵胞）となり，排卵後，**黄体**，**白体**となる．排卵は28日ごとに左右の卵巣で交互に起こる．排卵された卵子は卵管に入っていく．

●卵子が精子により受精すると，黄体は妊娠黄体となり，出産まで維持される．受精しなければ，黄体は退化して白体となる．

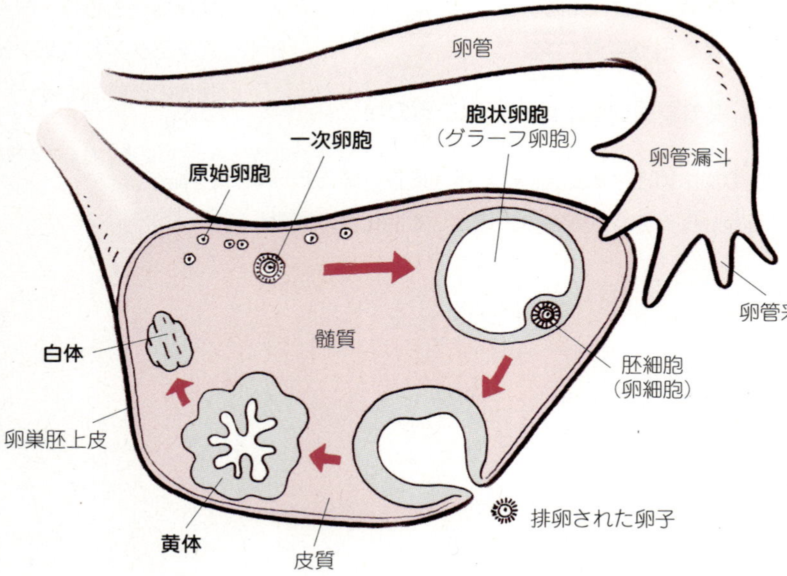

卵管
胞状卵胞
（グラーフ卵胞）
一次卵胞
原始卵胞
卵管漏斗
卵管采
白体
髄質
胚細胞
（卵細胞）
卵巣胚上皮
排卵された卵子
黄体
皮質

卵巣

③女性ホルモンの視床下部－下垂体－卵巣系

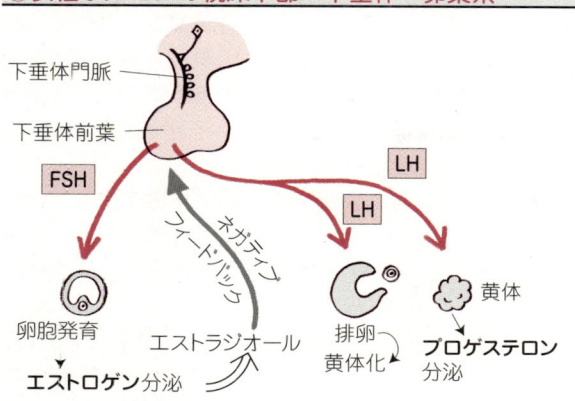

●下垂体前葉から分泌される卵胞刺激ホルモン FSH により卵胞が発育すると，エストロゲン（エストラジオール，エストロン，エストリオールの3つのホルモン）が分泌され，エストラジオールが黄体形成ホルモン［黄体化ホルモンともいう］ LH 分泌をネガティブフィードバックする．エストラジオールは，エストロゲンのうちではホルモン作用が一番強い．月経周期の13日頃にエストロゲン分泌が高まると，黄体形成ホルモン LH 分泌にポジティブフィードバックし，黄体形成ホルモン LH 濃度が急に高まる（LHサージ）．LHサージ後に排卵が起こり，黄体が形成される．

④月経周期

●月経周期は，卵巣周期に伴って起こる子宮内膜の変化を反映しており，子宮内膜周期ともいう．月経出血の始まりを第1日とする．卵胞刺激ホルモン FSH により子宮内膜は増殖期（卵胞期）になる．エストラジオールと卵胞刺激ホルモン FSH の分泌が高まり，LHサージに引き続き，排卵が起きる．排卵が起こったあとは黄体形成ホルモン LH により分泌期（黄体期）になる．

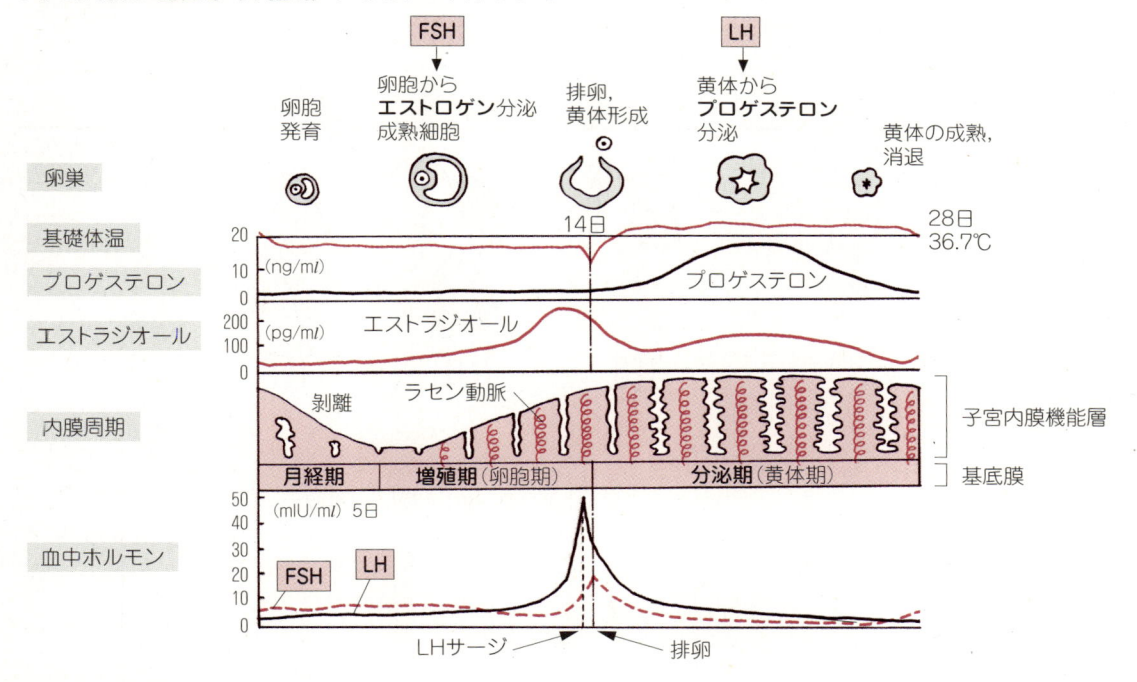

⑤女性ホルモンの生合成

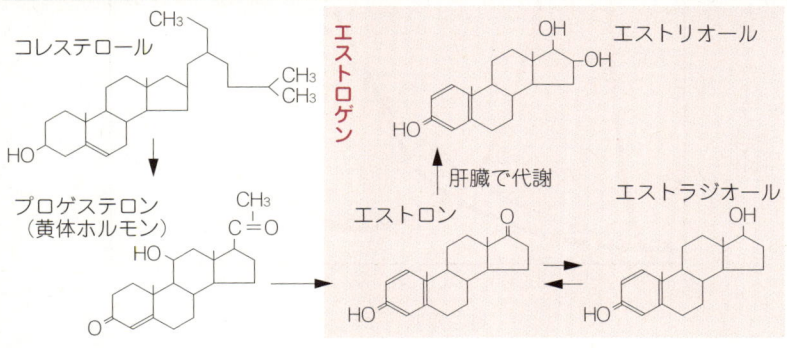

●女性ホルモン［プロゲステロン，エストロゲン］は，コレステロールから合成されるステロイドホルモンである．エストラジオールには2つの，エストリオールには3つの水酸基（-OH）が付いている．エストラジオールとエストロンは血中で平衡状態にあり，エストロンは，肝臓で代謝されて尿中エストリオールになる．

⑥子宮筋腫・子宮癌

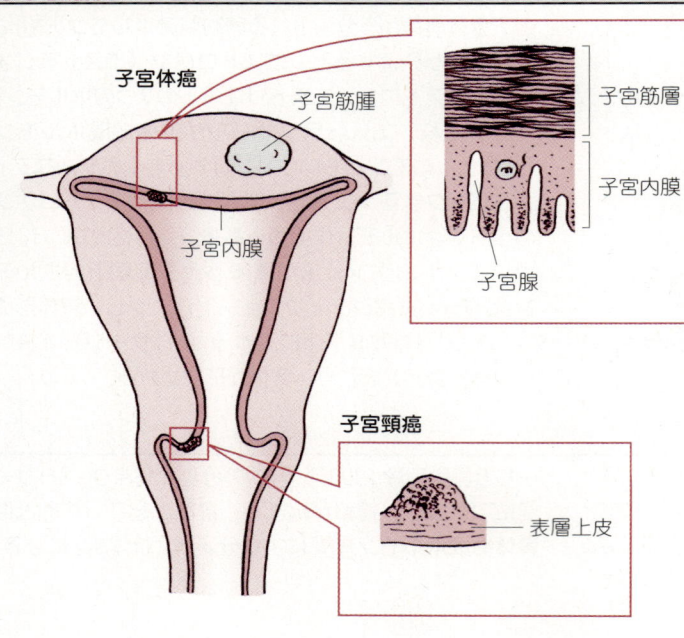

- 子宮筋腫は子宮平滑筋から発生し、子宮癌は子宮粘膜から発生する。子宮癌には**子宮頸癌**と**子宮体癌**がある。子宮筋腫は良性腫瘍であり、子宮癌は悪性腫瘍である。
- 子宮癌の70％は子宮頸癌であり、30％は子宮体癌である。子宮頸癌は40～50歳代が最も多く、子宮体癌は50～60歳代が最も多い。
- 子宮筋腫は95％は子宮体部に発生し、5％は子宮頸部に発生する。子宮筋腫は40歳代に最も多く、閉経すると激減する。

⑦妊娠中のホルモン分泌

- ヒト絨毛性ゴナドトロピン（ヒト絨毛性性腺刺激ホルモン human chorionic gonadotropin；hCG）は、胎盤でつくられ、黄体を維持する。妊娠母体の尿中のヒト絨毛性ゴナドトロピン hCG は、受精後2週間頃から検出されるので、妊娠反応として用いる。

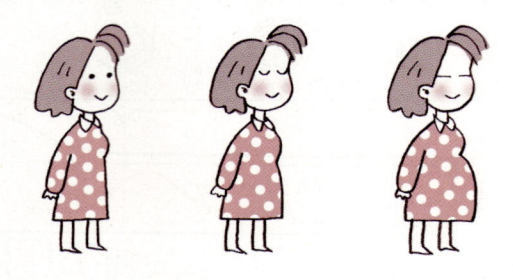

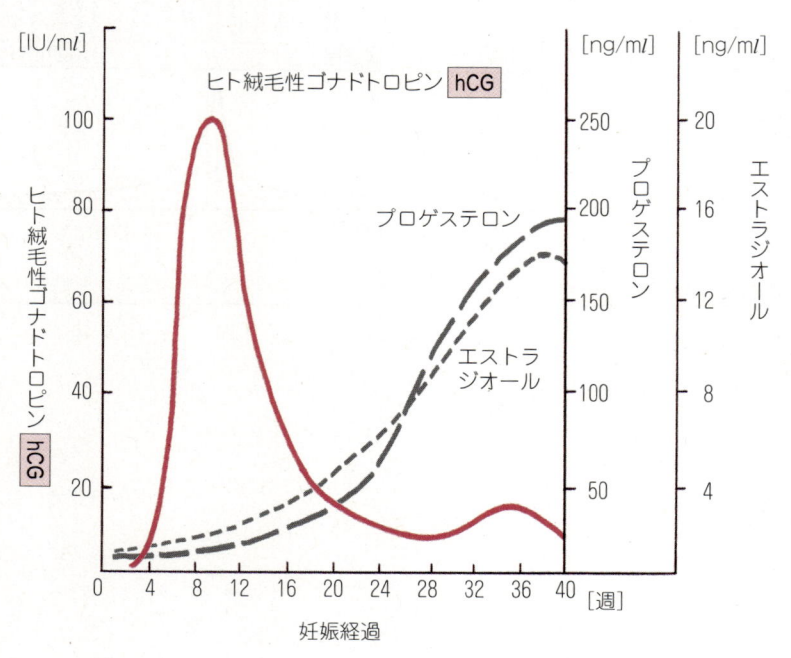

⑧ 射乳反射

● 授乳時に乳児が乳頭を吸引すると，乳頭が刺激され，**下垂体後葉**から分泌されるオキシトシンOXYにより，乳汁射出反射が起こる．これを射乳反射という．

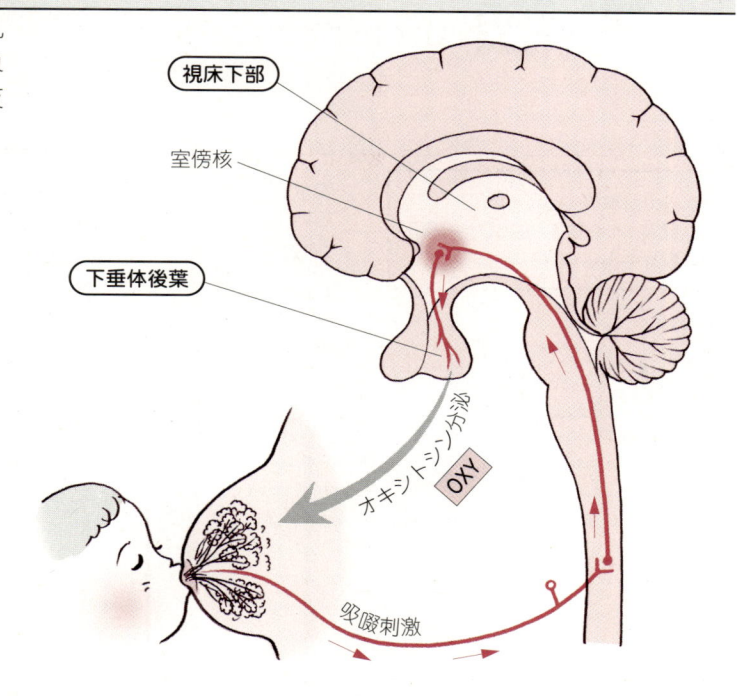

視床下部
室傍核
下垂体後葉
オキシトシン分泌
OXY
吸啜刺激

⑨ 乳腺

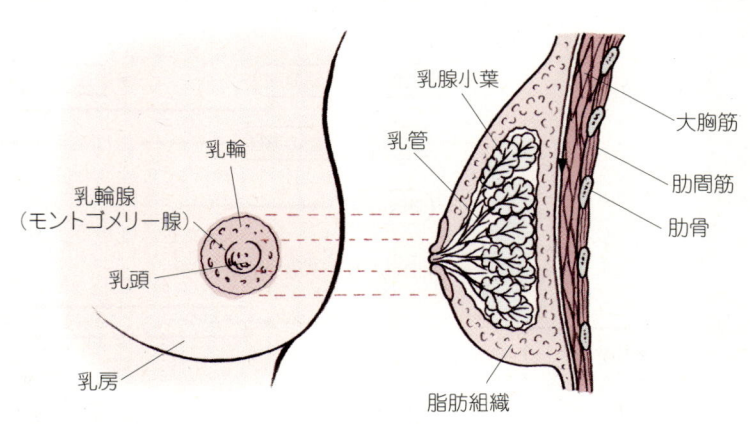

乳輪
乳輪腺（モントゴメリー腺）
乳頭
乳房
乳腺小葉
乳管
大胸筋
肋間筋
肋骨
脂肪組織

● 皮膚の腺には汗腺，脂腺，乳腺があり，乳腺は女性生殖器ではないが，女性ホルモンと関係するので，ここで扱う．
● 乳腺は大胸筋の上にある．
● 乳頭の周りには乳輪があり，メラニン色素に富む．乳輪の皮膚には，アポクリン汗腺である乳輪腺（モントゴメリー腺）が存在する．初乳様の液を分泌し，授乳をスムーズなものにする役割を果たす．

検査値との関連

	指標	解説
	子宮癌検診	
ⓐ	細胞診検査	パパニコロー染色を行い，異型細胞を検出する
ⓑ	病理組織検査	生検（バイオプシー）を行い，標本切片をヘマトキシリン-エオジン染色を行い，癌細胞を検出する

疾患との関連

● 乳房に発生する悪性腫瘍⇒**乳癌**【p.160】
● 子宮頸部に発生する悪性腫瘍（子宮頸癌），ならびに子宮体部に発生する悪性腫瘍（子宮体癌）⇒**子宮癌**【p.164】
● 子宮に発生する平滑筋線維から構成される良性腫瘍⇒**子宮筋腫**【p.168】
● 高血圧，たんぱく尿，浮腫を主徴とする疾患⇒**妊娠高血圧症候群（妊娠中毒症）**【p.254】

病態マップ 31

乳癌 breast cancer

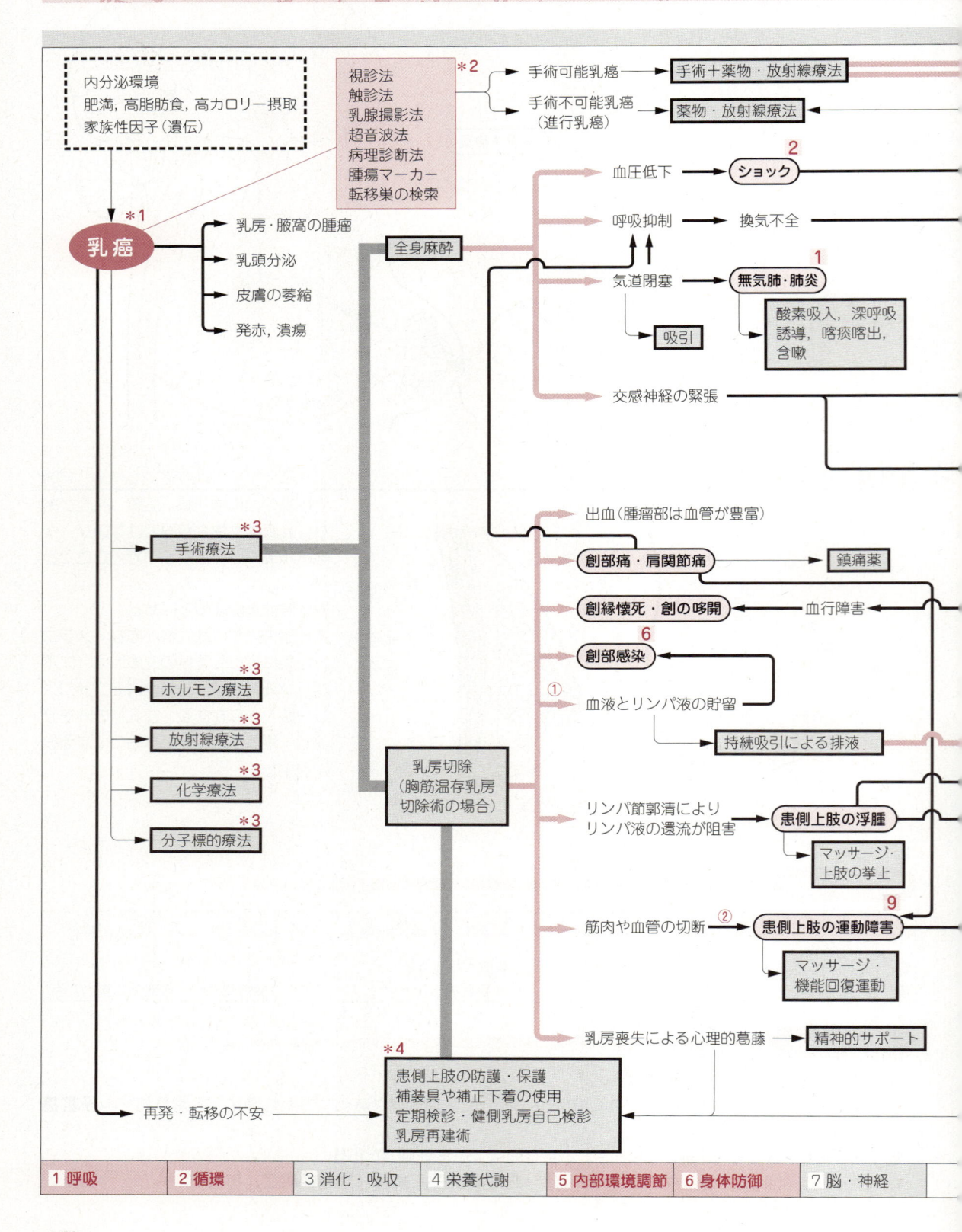

```
内分泌環境
肥満, 高脂肪食, 高カロリー摂取
家族性因子（遺伝）
```

*2
- 視診法
- 触診法
- 乳腺撮影法
- 超音波法
- 病理診断法
- 腫瘍マーカー
- 転移巣の検索

→ 手術可能乳癌 → 手術＋薬物・放射線療法
→ 手術不可能乳癌（進行乳癌） → 薬物・放射線療法

*1
乳癌
- 乳房・腋窩の腫瘤
- 乳頭分泌
- 皮膚の萎縮
- 発赤, 潰瘍

全身麻酔
- 血圧低下 → ショック（2）
- 呼吸抑制 → 換気不全
- 気道閉塞 → 無気肺・肺炎（1）
  - 吸引
  - 酸素吸入, 深呼吸誘導, 喀痰喀出, 含嗽
- 交感神経の緊張

出血（腫瘤部は血管が豊富）

- 創部痛・肩関節痛 → 鎮痛薬
- 創縁壊死・創の哆開 ← 血行障害
- 創部感染（6）
- ① 血液とリンパ液の貯留 → 持続吸引による排液

*3 手術療法

*3 ホルモン療法
*3 放射線療法
*3 化学療法
*3 分子標的療法

乳房切除（胸筋温存乳房切除術の場合）

- リンパ節郭清によりリンパ液の還流が阻害 → 患側上肢の浮腫
  - マッサージ・上肢の挙上
- ② 筋肉や血管の切断 → 患側上肢の運動障害（9）
  - マッサージ・機能回復運動
- 乳房喪失による心理的葛藤 → 精神的サポート

*4
- 患側上肢の防護・保護
- 補装具や補正下着の使用
- 定期検診・健側乳房自己検診
- 乳房再建術

再発・転移の不安

| 1 呼吸 | 2 循環 | 3 消化・吸収 | 4 栄養代謝 | 5 内部環境調節 | 6 身体防御 | 7 脳・神経 |

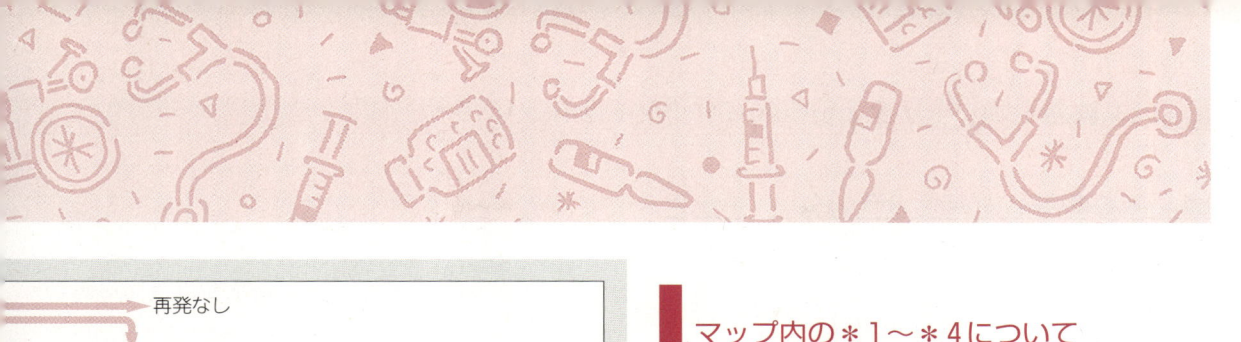

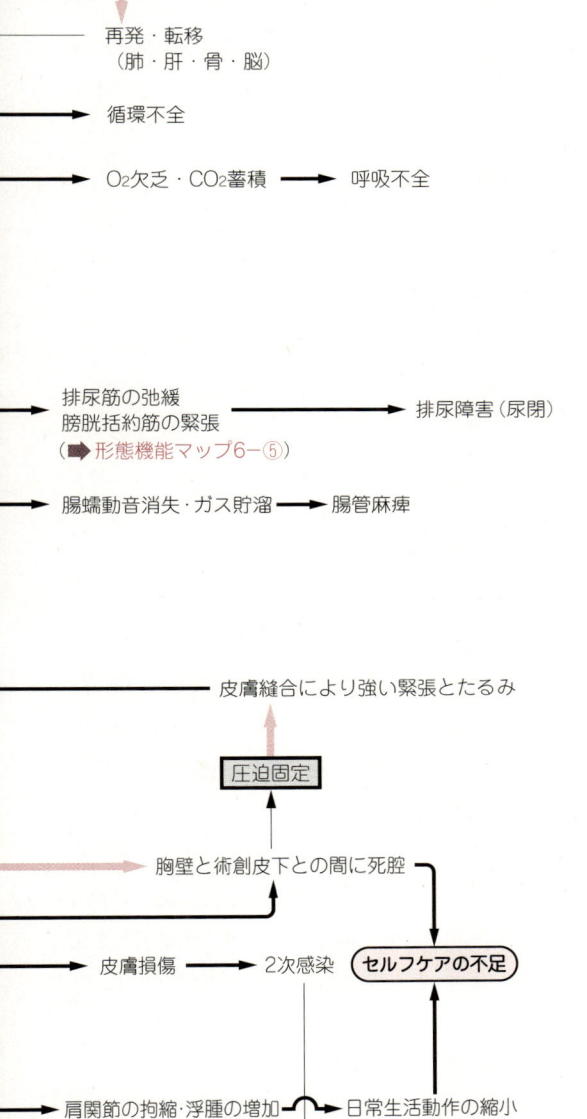

マップ内の＊1～＊4について

＊1 乳癌

　乳癌は乳房に発生する癌である．罹患率は，現在女性の癌のなかで，第1位であり，死亡率では，胃癌，大腸癌，肺癌に次いで第4位である．

　乳房は，乳頭を中心に乳腺が放射線状に並び，それぞれの乳腺は小葉に分かれ，小葉は乳管で連絡されている．乳癌には，乳管由来の乳管癌，小葉由来の小葉癌などがあるが，乳癌の約90％は乳管癌である．

　好発部位は，外上部，内上部，外下部，内下部である．患者自身が乳房や腋窩の腫瘤を触知して発見することが多く，その他の症状に，皮膚のくぼみ，乳頭分泌，発赤などがある．

　乳癌の病期（stage）分類として，TNM分類が用いられている（表1）．

＊2 検査・診断

　1）**視診・触診**：乳房の左右差，乳頭の形状・色調の変化，ひきつれ，発赤の状況などを診る．そして，乳房全体と腋窩を触診し，腫瘤の有無や性状，乳頭分泌の有無を診る．

　2）**乳房撮影法（マンモグラフィ）**：2枚のフィルム板の間に乳房を，上下，左右と挟んで行うX線撮影である．特徴的所見は，①スピクラ（とげのような突起）を伴った腫瘤影，②微細石灰化像である．

　3）**超音波検査**：乳房内での癌の広がり，腋窩リンパ節転移の有無がわかる．しこりとして触れにくい小さな乳癌を検出できる．

　4）**病理診断法**：①穿刺吸引細胞診（針で腫瘍の一部を吸引）や②針生検による組織診を行い，病理組織学的に判定する．

　5）**腫瘍マーカー**：乳癌にかかわる腫瘍マーカーとしてCA15-3，BCA225，CEA，NCC-ST-439などがあり，数種類組み合わせて判定に用いる．

31 乳癌

表1 乳癌の病期（stage）分類

TNM分類

	T0	T1	T2	T3	T4
M0 N0	I	ⅡA	ⅡB	ⅢB	ⅢB
M0 N1	ⅡA	ⅡA	ⅡB	ⅢB	ⅢB
M0 N2	ⅢA	ⅢA	ⅢA	ⅢB	ⅢB
M0 N3	ⅢC	ⅢC	ⅢC	ⅢC	ⅢC
M1	Ⅳ	Ⅳ	Ⅳ	Ⅳ	Ⅳ

病期0	Tis 非浸潤癌
病期Ⅰ	
病期ⅡA	
病期ⅡB	浸潤癌
病期ⅢA	
病期ⅢB	
病期ⅢC	
病期Ⅳ	

1）T：原発巣

	大きさ（cm）	胸壁固定	皮膚の浮腫，潰瘍衛星皮膚結節
TX	評価不能		
Tis	非浸潤癌あるいは腫瘤を認めないPaget病		
T0	原発巣を認めず		
T1	≦2.0	－	－
T2	2.0＜ ≦5.0	－	－
T3	5.0＜	－	－
T4 a	大きさを問わず	＋	－
T4 b		－	＋
T4 c		＋	＋
T4 d	炎症性乳癌		

2）N：所属リンパ節

	同側腋窩リンパ節 可動	同側腋窩リンパ節 固定（周囲組織またはリンパ節相互間）	胸骨傍リンパ節	同側鎖骨下リンパ節	同側鎖骨上リンパ節
NX	評価不可能				
N0	－	－	－	－	－
N1	＋	－	－	－	－
N2 a	－	＋	－	－	－
N2 b	－	－	＋	－	－
N3 a	＋/－	＋/－	＋/－	＋	－
N3 b	＋ または ＋		＋	－	－
N3 c	＋/－	＋/－	＋/－	＋/－	＋

3）M：遠隔転移

- MX 評価不可能
- M0 遠隔転移なし
- M1 遠隔転移あり

出典／日本乳癌学会編：臨床・病理 乳癌取扱い規約，第15版，金原出版，2004．

6）転移巣の検索：乳癌は転移が起こりやすく，初期にリンパ行性に，進行すると血行性に転移を生じやすい．頻度の高い転移場所は，肺，肝，骨，脳などである．転移好発場所のシンチグラフィ，X線，CTなどを行う．

*3 治 療

治療の中心は手術療法である．再発予防に対する術後の治療，再発・転移病巣に対する治療，腫瘍を縮小して手術を行う術前の治療などとして，薬物療法（ホルモン療法，化学療法），放射線療法などを組み合わせて行う．

1．手術療法

これまでは胸筋合併乳房切除術（定型的乳房切除術）が主流を占めていたが，現在は胸筋温存乳房切除術（非定型的乳房切除術）や乳房温存手術が，主に行われるようになった．これは，早期乳癌の発見率の向上や切除範囲の拡大が必ずしも治療成績の向上につながらないことが判明したからである．また，美容上あるいは機能上からも評価されている．乳癌の主な術式を表2に示した．

2．ホルモン療法

ホルモン受容体（RE：エストロゲン受容体とPgR：プロゲステロン受容体）を持っている乳癌は，女性ホルモンに影響されやすいホルモン依存性乳癌である．ホルモン受容体の有無や閉経状況などに応じて使用される．抗エストロゲン薬，アロマターゼ阻害薬，合成黄体ホルモン薬などがある．

3．化学療法

腫瘍を縮小してから手術を行う術前の治療，再発予防のための術後の治療，再発乳癌に対する治療として行われる．再発・転移後には，複数の抗癌薬を用いる多剤併用化学療法が行われる．

4．放射線療法

乳房温存手術後の治療，進行癌の治療，再発・転移病巣に対する治療などとして行われる．

5．分子標的療法

乳癌細胞の表面にHER（人上皮増殖因子）2受容体というたんぱく質をもった乳癌に対して行われ，このHER2だけを選択的に攻撃する治療法である．

*4 術後の自己管理に向けて

1．患側上肢の防護・保護

表2　乳癌の主な術式

術式	切除部位
乳房温存手術	乳房の一部を扇形や円状に切除，腋窩リンパ節切除
全乳房切除術	乳房全部，リンパ節切除はしない
胸筋温存乳房切除術（Auchincloss）	乳房全部，腋窩リンパ節郭清，大胸筋・小胸筋は温存
胸筋温存乳房切除術（Patey）	乳房全部，腋窩リンパ節郭清，小胸筋切除，大胸筋は温存
胸筋合併乳房切除術（Halsted）	乳房全部，腋窩および鎖骨下リンパ節郭清，大胸筋・小胸筋切除

　血液やリンパ液の還流が阻害されているため，患側上肢は浮腫が起こりやすい．浮腫は感染を起こしやすく，また感染を起こすと重症になりやすく，さらに浮腫の増加にもつながる．常に虫刺され，やけど，切傷などをつくらないよう，また，清潔を保つように心がける必要がある．そして，血圧測定，注射，採血などは患側で行わない，長時間直射日光に当てない，重い物は健側で持つ，庭仕事などをする時は手袋をする，などに注意し，患側上肢の保護に努める．

2. 補装具や補正下着の使用

　手術によって，①乳房のふくらみがなくなり腋窩のくぼみができるため外観を整え，良い姿勢を保つ，②胸壁下の皮下組織の切除，神経切除により胸壁への損傷の危険性がある．そのために補装具や補正下着の活用が有効である．補正用パッド（手づくりパッド，既製品パッド），補正用下着（ブラジャー，スリップなど）を紹介する．また，バストラインが目立たない洋服（ギャザーやリボンが胸にある，左右非対称の型や柄の服など）の紹介をし，手術により社会生活への参加が消極的にならないようにする．

3. 定期検診・健側乳房の自己検診など

　緩慢な経過をたどる乳癌は，術後10年間は定期検診が必要である．長期であるため，自覚症状のない患者は次第に外来受診を怠ることもあるため，定期検診の必要性を十分説明しておく．また，健側の乳房の自己検診法を指導する．乳癌患者の支援団体である「あけぼの会」が全国各地にあること，また病院独自の患者会があることなどを，精神的サポートの一環として紹介するのもよい．

4. 乳房再建術

　乳房切除術で失われた乳房を再形成する手術である．再建術には，①人工乳房の使用，②筋皮弁術（身体の他の部分から切除部へ皮膚・脂肪・筋肉の一部を移植），③①と②の併用，の方法がある．乳房切除術の種類，残存した皮膚と筋肉の状態，乳房の大きさなどを考慮して決定される．

マップ内の矢印①，②について

①　血液とリンパ液の貯留

　腫瘍を含む乳腺の全部，リンパ節郭清，およびPatey法の場合は小胸筋切除など広範囲にわたって切除するため，胸壁と術創皮下との間に死腔ができ，創部から出血した血液やリンパ液の貯留が起こる．そのため，創部に炎症が起こり，創部感染が起こりやすくなる．また，皮膚を広範囲に切除するため，皮膚縫合部により強い緊張が加わる一方，たるみも生じやすく，加えて創部の炎症のため血行障害が起こりやすいため，創縁の壊死や創の哆開（しかい）が起こる可能性が高い．排液ドレーンは，腋窩部や胸筋前面に挿入される．ドレーンの排液管理が重要である（30ml以下になれば抜去）．患側上肢の挙上やマッサージが貯留防止に有効である．

②　患側上肢の運動障害

　運動障害の原因・誘因は，1）肩関節および肩甲骨の運動に関与する筋肉（Patey法の場合，小胸筋）や血管，支配神経の手術による切断，2）創部の瘢痕形成による軟部組織の収縮などから肩関節運動が障害，3）リンパ液の還流が阻害されて起こる上肢の浮腫，4）創部痛などの痛みのため運動が消極的になる，などである．術直後から患側上肢の指の運動を始め，その後，排液ドレーンの抜去や上肢の浮腫などの経過に合わせた機能回復運動を実施する．

　運動の必要性を説明し，日常生活動作を積極的に取り入れた運動を実施し，肩関節の拘縮や上肢の浮腫の増加を防ぎ，日常生活に支障が起こらないようにする．

病態マップ 32

子宮癌 uterine cancer

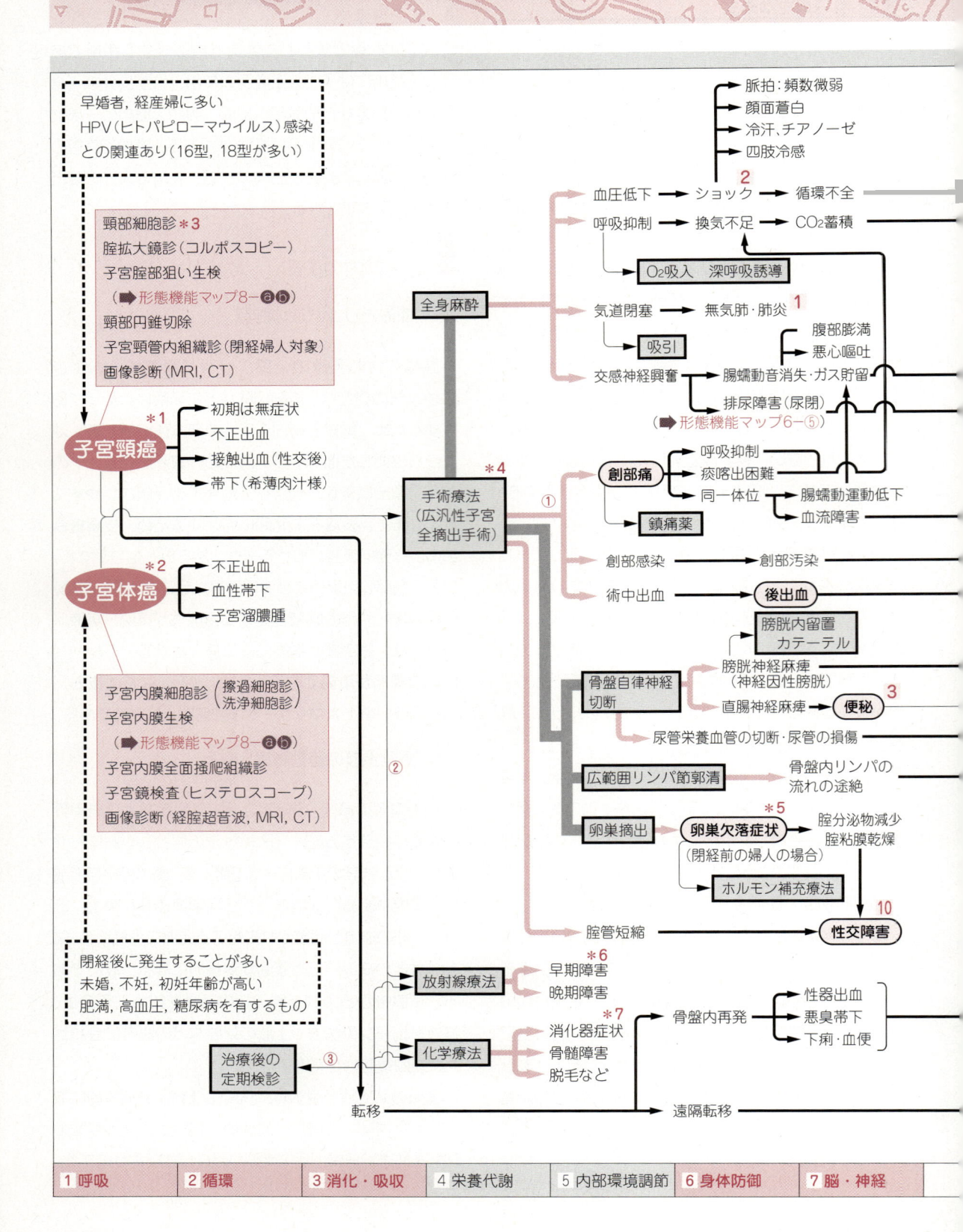

[背景因子（子宮頸癌）]
- 早婚者，経産婦に多い
- HPV（ヒトパピローマウイルス）感染との関連あり（16型，18型が多い）

[検査（子宮頸癌）]
- 頸部細胞診 *3
- 腟拡大鏡診（コルポスコピー）
- 子宮腟部狙い生検
  （→ 形態機能マップ8-ⓐⓑ）
- 頸部円錐切除
- 子宮頸管内組織診（閉経婦人対象）
- 画像診断（MRI, CT）

子宮頸癌 *1
- 初期は無症状
- 不正出血
- 接触出血（性交後）
- 帯下（希薄肉汁様）

子宮体癌 *2
- 不正出血
- 血性帯下
- 子宮溜膿腫

[検査（子宮体癌）]
- 子宮内膜細胞診（擦過細胞診／洗浄細胞診）
- 子宮内膜生検
  （→ 形態機能マップ8-ⓐⓑ）
- 子宮内膜全面掻爬組織診
- 子宮鏡検査（ヒステロスコープ）
- 画像診断（経腟超音波, MRI, CT）

[背景因子（子宮体癌）]
- 閉経後に発生することが多い
- 未婚，不妊，初妊年齢が高い
- 肥満，高血圧，糖尿病を有するもの

全身麻酔 →
- 血圧低下 → ショック → 循環不全
  - 脈拍：頻数微弱
  - 顔面蒼白
  - 冷汗，チアノーゼ
  - 四肢冷感　2
- 呼吸抑制 → 換気不足 → CO_2蓄積
  - O_2吸入　深呼吸誘導
- 気道閉塞 → 無気肺・肺炎　1
  - 吸引
- 交感神経興奮
  - 腸蠕動音消失・ガス貯留
    - 腹部膨満
    - 悪心嘔吐
  - 排尿障害（尿閉）
  （→ 形態機能マップ6-⑤）

手術療法（広汎性子宮全摘出手術） *4 ①
- 創部痛
  - 呼吸抑制
  - 喀痰喀出困難
  - 同一体位 → 腸蠕動運動低下
  - 血流障害
  - 鎮痛薬
- 創部感染 → 創部汚染
- 術中出血 → 後出血
- 骨盤自律神経切断
  - 膀胱内留置カテーテル
  - 膀胱神経麻痺（神経因性膀胱）
  - 直腸神経麻痺 → 便秘　3
  - 尿管栄養血管の切断・尿管の損傷
- 広範囲リンパ節郭清 → 骨盤内リンパの流れの途絶
- 卵巣摘出 → 卵巣欠落症状 *5 → 腟分泌物減少・腟粘膜乾燥
  （閉経前の婦人の場合）
  - ホルモン補充療法
- 腟管短縮 → 性交障害　10

放射線療法 *6
- 早期障害
- 晩期障害

化学療法 *7
- 消化器症状
- 骨髄障害
- 脱毛など

骨盤内再発
- 性器出血
- 悪臭帯下
- 下痢・血便

転移 → 遠隔転移

治療後の定期検診　③

| 1 呼吸 | 2 循環 | 3 消化・吸収 | 4 栄養代謝 | 5 内部環境調節 | 6 身体防御 | 7 脳・神経 |

左側フローチャート

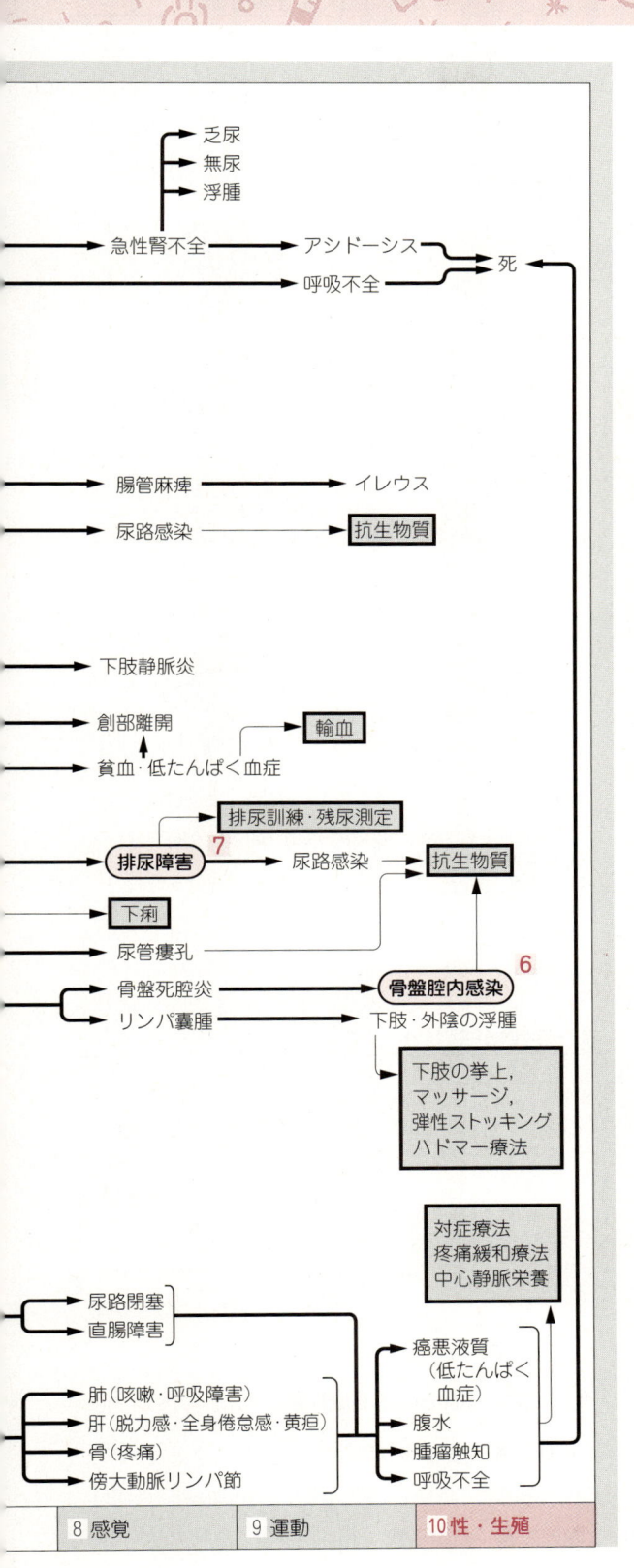

→ 乏尿
→ 無尿
→ 浮腫

急性腎不全 → アシドーシス → 死
　　　　　→ 呼吸不全 →

腸管麻痺 → イレウス
尿路感染 → [抗生物質]

下肢静脈炎
創部離開
貧血・低たんぱく血症 → [輸血]

[排尿障害]7 → 排尿訓練・残尿測定
　　　　　　→ 尿路感染 → [抗生物質]
[下痢]
尿管瘻孔
骨盤死腔炎 → [骨盤腔内感染]6
リンパ嚢腫 → 下肢・外陰の浮腫
→ 下肢の挙上，マッサージ，弾性ストッキング ハドマー療法

対症療法
疼痛緩和療法
中心静脈栄養

尿路閉塞
直腸障害

肺（咳嗽・呼吸障害）
肝（脱力感・全身倦怠感・黄疸）
骨（疼痛）
傍大動脈リンパ節

癌悪液質（低たんぱく血症）
腹水
腫瘤触知
呼吸不全

| 8 感覚 | 9 運動 | 10 性・生殖 |

右側本文

子宮頸部に発生した癌を子宮頸癌，子宮体部に発生した癌を子宮体癌といい（➡ 形態機能マップ8-①⑥），両者は種々の点で異なる．子宮癌の発生部位は，従来より90〜95％が子宮頸部，5〜10％が子宮体部であるといわれてきたが，子宮体癌は年々漸増傾向にあり，今日では頸癌70％，体癌30％となっている．また，頸癌・体癌ともに若年化が問題となっている．

■マップ内の＊1〜＊7について

＊1　子宮頸癌（図1）

子宮頸癌の90％が扁平上皮癌で，6％が腺癌である（日産婦学会，子宮癌委員会報告1988）．子宮頸癌は，早期発見の技術が最も進歩し普及しているので，治癒率が近年きわめて高くなった．好発年齢は30〜60歳代で，なかでも40歳代後半が多い．

＊2　子宮体癌（図2）

子宮体癌のほとんどが腺癌で，まれに扁平上皮癌がある．腺癌は，放射線感受性が低いので，手術療法が第一に選択される．好発年齢は，50歳代後半が多い．

＊3　子宮頸部細胞診クラス分類（表）

剥脱性の細胞を検査する簡単な塗抹標本検査で，子宮頸部の悪性・前悪性状態を調べる検査である．子宮頸部からの剥脱細胞を染色し，顕微鏡下で検査する．体癌には適用されない．

＊4　子宮癌の手術療法（図3，4，5）

子宮腟部円錐切除術：子宮頸部異型上皮，子宮頸癌0期
腹式単純子宮全摘出術：子宮頸癌0期（上皮内癌），子宮体癌
準広汎性（拡大単純）子宮全摘出術：子宮頸癌Ⅰa期，子宮体癌Ⅰ期
広汎性子宮全摘出術：子宮頸癌Ⅰb期，Ⅱ期，子宮体癌Ⅱ期

32 子宮癌

図1 子宮頸癌の国際臨床進行期分類

0期　上皮内癌

I期　癌が子宮頸部に眼局するもの
- Ia1：微小浸潤癌の深さが5mm
- Ia2：縦軸方向の幅が7mmを超えない
- Ib：Ia以外のI期癌

II期
- IIa：腟壁浸潤はあるが腟壁下1/3に達せず子宮旁結合織浸潤のないもの
- IIb：子宮旁結合織浸潤のあるもの

III期
- IIIa：腟壁浸潤は下1/3を超えるが、子宮旁結合織浸潤が骨盤壁に達しない
- IIIb：子宮旁結合織浸潤が骨盤壁まで達する

IV期
- IVa：膀胱・直腸へ広がる
- IVb：小骨盤腔を超えて広がる

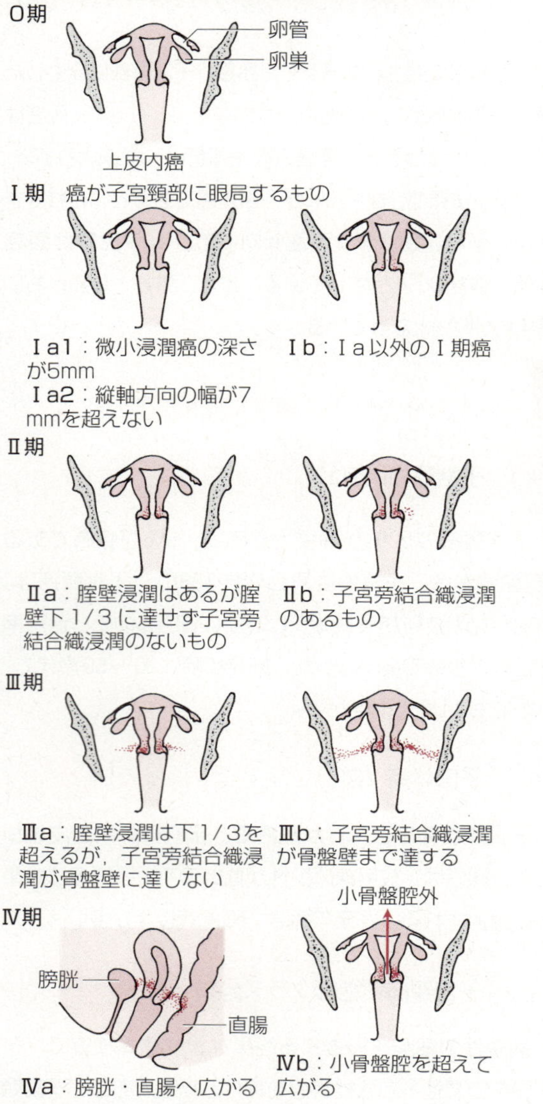

（日産婦1997，FIGO 1994）

図2 子宮体癌の国際臨床進行期分類

0期　内膜異型増殖症（上皮内癌）

I期　癌が子宮体部に眼局する
- Ia：子宮内膜に眼局
- Ib：子宮筋層1/2以内
- Ic：子宮筋層1/2を超える

II期　癌が頸部に及ぶ
- IIa：頸管腺のみ
- IIb：頸部間質浸潤

III期　癌が子宮外に広がる小骨盤腔を越えない
- IIIa：腹腔細胞診陽性
- IIIb：腟転移のあるもの
- IIIc：リンパ節転移のあるもの

IV期
- IVa：膀胱・直腸などに広がる
- IVb：遠隔転移

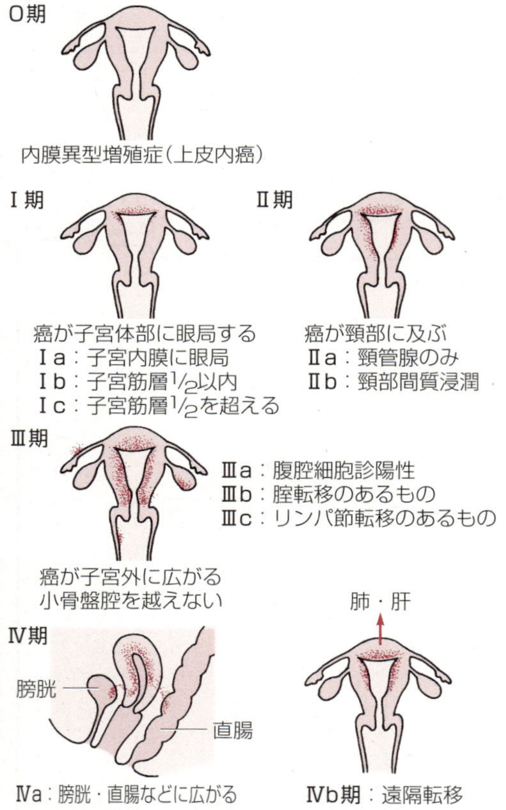

また体癌は組織学的分化度によりつぎのように分類される．
- G_1：高度に分化した腺癌．
- G_2：中等度に分化した腺癌で一部に充実部分を含む．
- G_3：大部分が充実性か全部が未分化な癌．
- GX：分化度が評価できないもの．

（日産婦1995，FIGO 1988）

表　子宮頸部細胞診クラス分類

分類	所見
クラスI	正常細胞のみ
クラスII	異型細胞を認めるが悪性の疑いがない
クラスIII	悪性を疑うが断定できない
IIIa	軽度異形成上皮を想定
IIIb	高度異形成上皮を想定
クラスIV	強く悪性を疑う．上皮内癌を想定
クラスV	悪性である．浸潤癌（微小浸潤癌を含む）を疑う

（日本母性保護医協会（日母）分類，1978）

*5　卵巣欠落症状

閉経前に両側卵巣切除を行う場合，更年期と同様に内分泌障害や心理・社会的な不安定性のために起こる自律神経失調症状を主体とする不定愁訴がみられる．治療としては，子宮頸癌の場合，ホルモン補充療法（卵胞ホルモン）が行われるが，エストロゲン依存性腫瘍の子宮体癌では禁忌である．

*6　放射線療法による副作用

早期障害：放射線宿酔（悪心，嘔吐，全身倦怠感），下痢，皮膚炎，びらん，白血球減少，血小板減少（軽度）．

晩期障害：直腸障害（下血，狭窄，直腸腟瘻），小

図3 子宮腟部円錐切除術

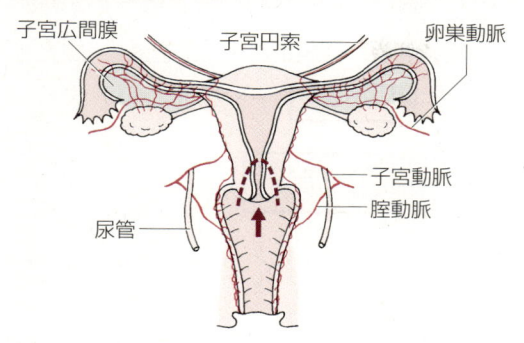

扁平上皮円柱上皮境界（SCJ）から十分離してメスまたはレーザーメス，LEEPなどで円錐状からドーム状に切除する．

図4 単純子宮全摘出術および両側付属器摘出術

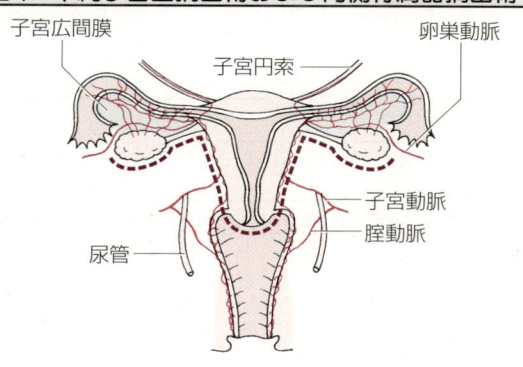

腸障害（イレウス），膀胱障害（血尿，頻尿，排尿痛，出血によるタンポナーデ）．

＊7　化学療法による副作用

消化器症状：口内炎，悪心，嘔吐，下痢．

骨髄障害：白血球減少と易感染性，発熱．血小板減少と易出血性，貧血．

その他：腎障害，肝障害，心筋障害，肺障害，末梢神経障害，脱毛．

マップ内の矢印①～③について

① 手術の合併症

広汎性子宮全摘出術は，子宮だけでなく癌の浸潤と

図5 広汎性子宮全摘出術

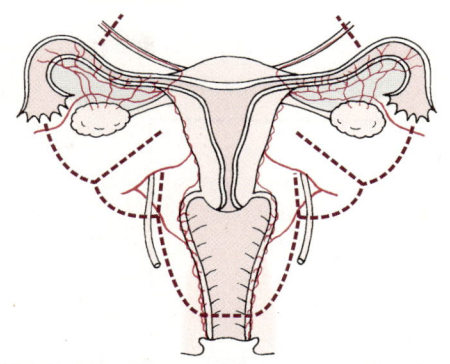

子宮旁結合織，基靭帯，骨盤内リンパ節を広範囲に摘出する．

転移の可能性のある子宮旁結合織，基靭帯，骨盤内リンパ節を広範囲に摘出するため，術中の多量の出血，尿管・膀胱損傷などの合併症の恐れがある．手術の際に骨盤神経が切断されるため，術後にはほとんどの例に膀胱・直腸機能障害がみられる．

② 手術療法以外の治療法

病理組織学検査の結果，放射線療法やその他の療法が併用される．また，手術不可能な例や癌再発例に対しては，放射線療法と制癌薬の併用治療など集学的治療が行われるが，今後，子宮頸癌の手術後のハイリスク例における後療法やⅢ期，Ⅳ期における主治療として，化学療法併用放射線療法（concurrent chemo-radiotherapy）が行われるようになると考えられる（1999年，米国のNational Cancer Institute [NCI]により，この療法の有用性が報告された）．

③ 定期検診

治療後は治療による障害や癌の再発・転移の早期発見のために，定期的に長期間経過観察が必要である．最近は，病勢の把握や治療効果判定，再発の有無を確認するため，腫瘍マーカーのチェックも行われている．

病態マップ 33

子宮筋腫 myoma of the uterus

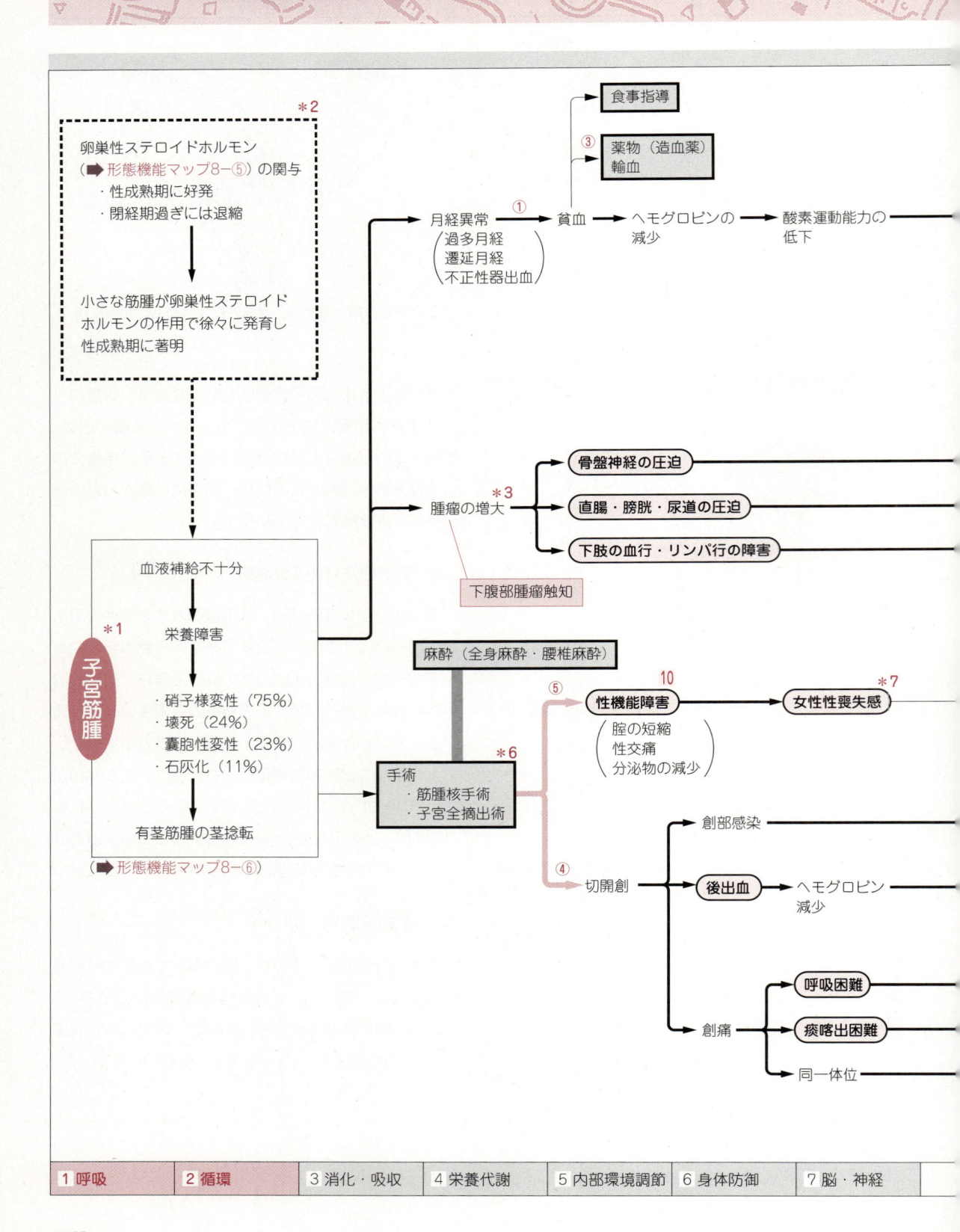

***2**
卵巣性ステロイドホルモン（▶形態機能マップ8-⑤）の関与
・性成熟期に好発
・閉経期過ぎには退縮

↓

小さな筋腫が卵巣性ステロイドホルモンの作用で徐々に発育し性成熟期に著明

***1 子宮筋腫**

血液補給不十分
↓
栄養障害
↓
・硝子様変性（75％）
・壊死（24％）
・嚢胞性変性（23％）
・石灰化（11％）
↓
有茎筋腫の茎捻転

（▶形態機能マップ8-⑥）

月経異常 ① → 貧血 → ヘモグロビンの減少 → 酸素運動能力の低下
（過多月経／遷延月経／不正性器出血）

→ 食事指導
③ → 薬物（造血薬）・輸血

腫瘤の増大 *3
→ 骨盤神経の圧迫
→ 直腸・膀胱・尿道の圧迫
→ 下肢の血行・リンパ行の障害

下腹部腫瘤触知

麻酔（全身麻酔・腰椎麻酔）

*6 手術
・筋腫核手術
・子宮全摘出術

⑤ → 性機能障害 10 → 女性性喪失感 *7
（腟の短縮／性交痛／分泌物の減少）

④ → 切開創
→ 創部感染
→ 後出血 → ヘモグロビン減少

創痛
→ 呼吸困難
→ 喀痰喀出困難
→ 同一体位

| 1 呼吸 | 2 循環 | 3 消化・吸収 | 4 栄養代謝 | 5 内部環境調節 | 6 身体防御 | 7 脳・神経 |

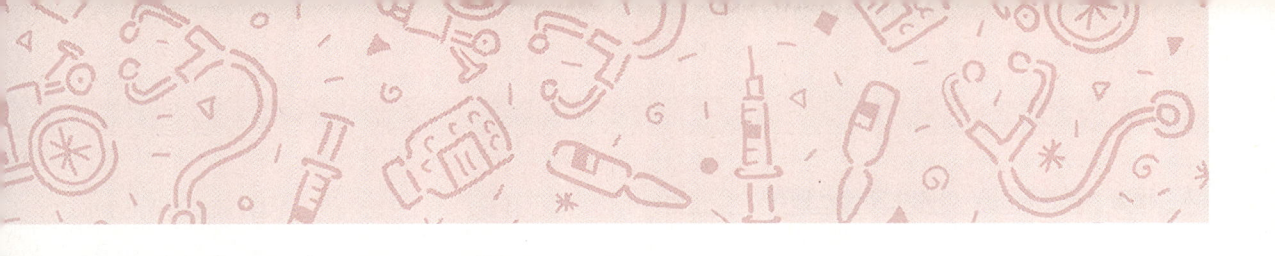

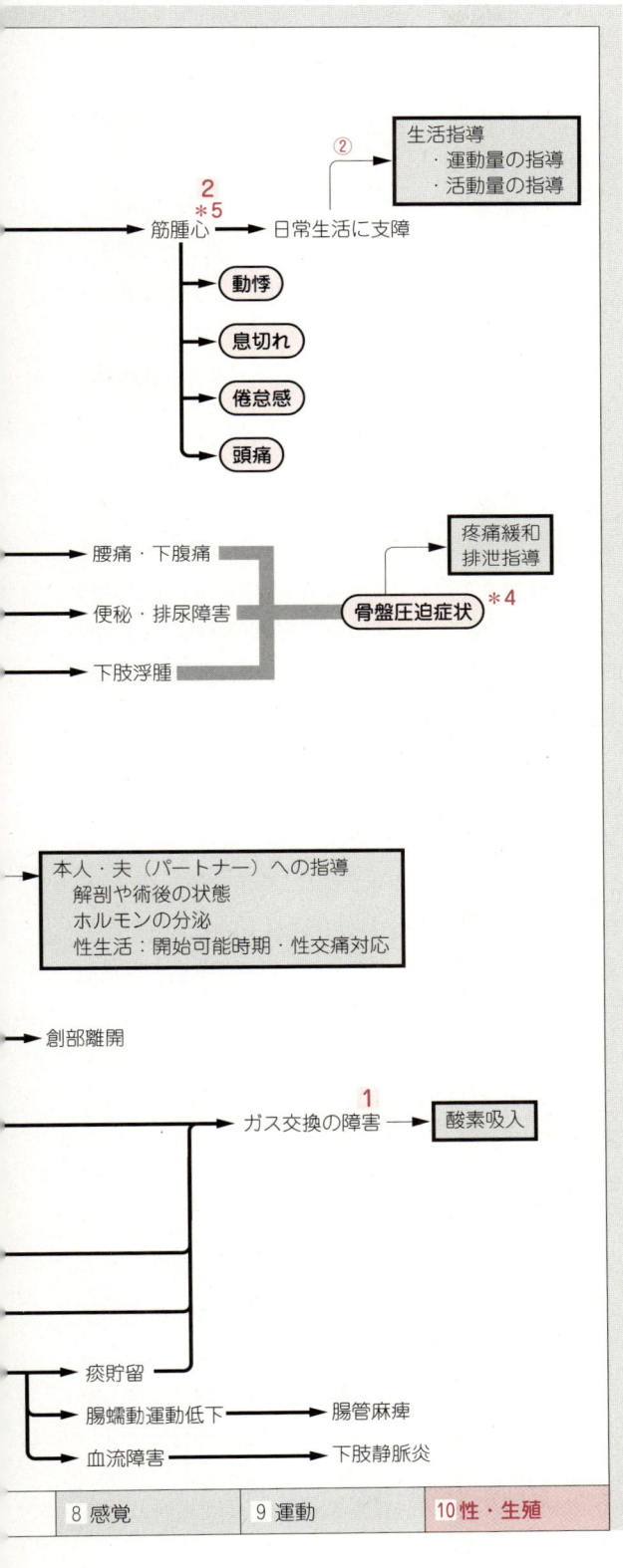

マップ内の*1～*7について

*1　子宮筋腫

　子宮筋腫は，子宮に発生する良性の平滑筋腫瘍の総称である．子宮筋の中に発生し，周囲の正常子宮筋を圧排するように増殖する．卵巣ステロイドホルモンに依存して増殖する．

　発生のメカニズムはいまだ不明であるが，子宮平滑筋細胞は，黄体期のプロゲステロンの作用により細胞分裂を繰り返して増殖すると考えられており，子宮平滑筋細胞のなかに遺伝子異常が生じ，これが子宮筋腫発生に関与すると考えられている．

　子宮筋腫は，婦人科疾患のなかで最も頻度が高い疾患であり，30歳以上で20～30％，40歳で40％の女性に筋腫が存在すると推測される．

*2　卵巣性ステロイドホルモンの関与

　原因は不明であるが，卵巣機能，特にエストロゲン分泌と関連が深いと考えられている．性成熟期に好発していることや，子宮内膜増殖症の合併が高率であり，エストロゲンの過剰により起こると考えられるその他の症状・疾患を伴うことが多いこと，また，エストロゲンを大量投与した実験動物に筋腫が発生することなどからも示されている．最近では，黄体ホルモン（プロゲステロン）の作用も考えられている．

*3　腫瘍（子宮筋腫）の発生部位と種類（図）

- 筋層内筋腫（最多）
- 漿膜下筋腫
- 頸部筋腫
- 粘膜下筋腫
- 有茎粘膜下筋腫（筋腫分娩）

| 8 感覚 | 9 運動 | 10 性・生殖 |

33　子宮筋腫

図　腫瘤（子宮筋腫）の発生部位と種類

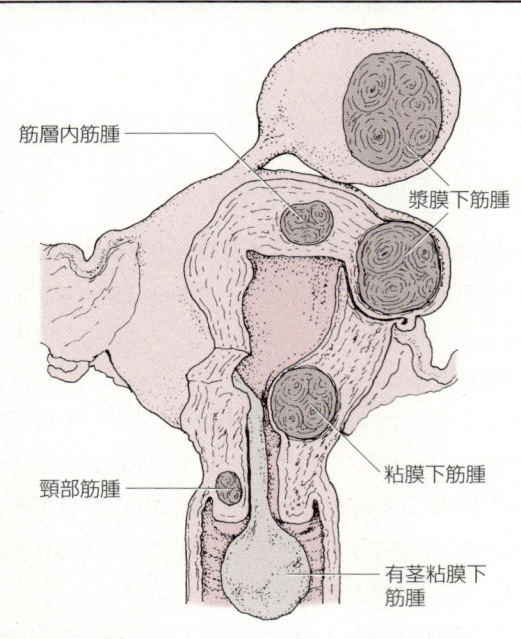

- 筋層内筋腫
- 漿膜下筋腫
- 頸部筋腫
- 粘膜下筋腫
- 有茎粘膜下筋腫

*1, *3　診察と検査および鑑別診断

1. 診察

貧血の存在が診断の助けとなる．

外診所見：筋腫が巨大な場合には，下腹部の腫瘤を確認できる．

内診所見：多くの場合は弾性硬の境界明瞭な腫瘤として触知される．

内診（双合診）所見：子宮の腫大，卵巣は正常大．

子宮ゾンデ診：多くは子宮腔の延長．

2. 検査

病理検査（子宮内膜細胞診，子宮内膜組織診）：悪性所見のないことの確認を行う．

超音波検査：

①腫瘍が子宮由来であることの同定．
②核の存在部位，大きさ，変性の程度．
③子宮内膜の描写．
④筋腫分娩の茎付着部の検出．
⑤子宮腺筋症との鑑別．

超音波断層装置（ultrasonic tomography）を用いた検査は，補助診断として非常に有用である．経腹超音波検査法では膀胱の下方に子宮が観察される．経腟超音波検査法では子宮内膜と腫瘤の関係が明らかになる．多くの筋腫結節は，円形で周囲の筋層と明確な境界をもち，やや低エコー像を呈する．

CT検査は，子宮筋腫の検査法としては一般的ではないが，大きな腫瘤に対する評価や腫瘤と周囲臓器との関係が読影できる．

MRI検査は，筋腫の診断には優れている．特に，子宮筋腫の大きさ，子宮内膜との関係，頸管との関係について正確な情報を示す．子宮腺筋症，卵巣腫瘍，子宮平滑筋肉腫との鑑別診断に有用である．

子宮鏡検査は，粘膜にできた腫瘍であるか筋腫であるかの診断に有用な検査である．

3. 鑑別診断

子宮腺筋症：子宮腺筋症では子宮の均整な肥大をみる（子宮壁の肥厚あり）が，子宮筋腫では筋腫が正常子宮筋を圧排するように増殖するため均整な肥大にはならない（子宮壁の肥厚なし）．子宮腺筋症では子宮筋腫と異なり筋腫核が存在しない（子宮筋腫ではMRIで筋腫核を確認できる）．

子宮肉腫：子宮肉腫は子宮筋腫と異なり閉経後に好発し急速に腫大する．画像診断での鑑別は困難であり，術前の細胞診，組織診が診断上重要である．

卵巣腫瘍：CTやMRIが鑑別に有用である．子宮筋腫の内部構造が渦巻状やまだら状といった規則性のある模様をなしているのに対して，卵巣腫瘍の内部構造は不定形で多様である．また，子宮筋腫では子宮から腫瘤への血管像をみるが，卵巣腫瘍にはそれがない．子宮筋腫を取り囲む腫瘍壁は均一かつ明瞭で厚いが，卵巣腫瘍では不明瞭である．

*4　骨盤内圧迫

筋腫が増大し小児頭大以上に発育すると骨盤腔を占め，各種症状が出現する．骨盤神経を圧迫し腰痛を起こす．直腸の圧迫により便秘，膀胱・尿道の圧迫により排尿障害（頻尿・尿閉）をきたす．また，下肢の血行やリンパ行が障害されると下肢に浮腫が認められる．

*5　筋腫心（筋腫心臓）

子宮筋腫による貧血の結果，心臓の肥大がみられる病態（心臓障害および循環障害）をいう．

長期にわたる過多月経のための，貧血に基づく非特異的な続発性心疾患と考えられている．症状は動悸，息切れ，倦怠感，頭痛，めまいなどである．

＊6　手　術

手術の対象となるものは，月経困難症や過多月経のあるもの，不妊症や流産の原因と考えられるもの，手拳大以上のもの，発育が早く悪性変化のおそれのあるもの，などである．

術式には，筋腫核出術，子宮腟上部切断術，単純子宮全摘術がある．将来，妊娠を希望する場合は筋腫核出術が適応される．

子宮全摘出術は，子宮癌に用いられる広汎子宮全摘出術に対して単純子宮全摘出術という．

麻酔方法は，局所麻酔（腰椎麻酔）と全身麻酔（吸入麻酔）を併用する場合が多い．麻酔に関しては本書の外科系の病態マップ（食道癌⇒【p.10】，胃癌⇒【p.18】，子宮癌⇒【p.164】など）を参照のこと．

＊7　女性性喪失感

子宮を摘出したことで月経もなくなり，「女でなくなった」という女性性喪失感がみられることがある．術前に十分な指導をして，正しい認識（「子宮摘出イコール女性でなくなることではない」）をもてるようにする必要がある．また，患者が訴えを表出しやすい雰囲気づくりをし，信頼関係を得ることから不安の軽減を図ることが大切である．指導は患者本人だけでなく夫（パートナー）も含めて行う．

マップ内の矢印①〜⑤について

①　月経異常は何を引き起こすか

子宮筋腫の主要症状が月経異常（過多月経，遷延性月経，不正性器出血）であることから，続発的に鉄欠乏性貧血になる．

②　日常生活指導の必要性

貧血の程度により心身の安静・活動の調整が必要となる．主婦，外で働く女性等，患者の状況に応じて，家族や職場の協力が得られるような援助が必要であり，周囲の人々を含めての生活指導が大切である．

③　貧血対策とその意味

食事指導や生活指導とともに貧血対策が重要である．特に手術適応の場合は，最初に貧血の改善を行う．鉄剤を投与する場合は服用上の指導をし，輸血時は血液型等十分な注意のもとに管理していく必要がある．

④　子宮筋腫の手術の特徴

手術方式として開腹手術が多い．開腹手術については，麻酔と同様，本書の外科系の病態マップを参照のこと．

⑤　性機能障害

子宮全摘出術を受けた患者に性機能障害（性欲の減退あるいは消失，性交痛など）が現れることがある．原因は精神的な要素が大きいといわれる．器質的な原因には，術後創部の瘢痕や癒着，腟の短縮・分泌の減少などによる性交痛などがある．

内分泌系

形態機能マップ 9

生体の恒常性は神経系・内分泌系・免疫系により調節されている．内分泌器官から分泌され，血液を介して微量で生理活性を発現するホルモンは，標的器官に作用し，その機能を調節している．

①ホルモン分泌

● ホルモンは，視床下部，下垂体，甲状腺，副甲状腺，副腎，膵ランゲルハンス島などの内分泌器官や，消化器・腎臓などから分泌される．

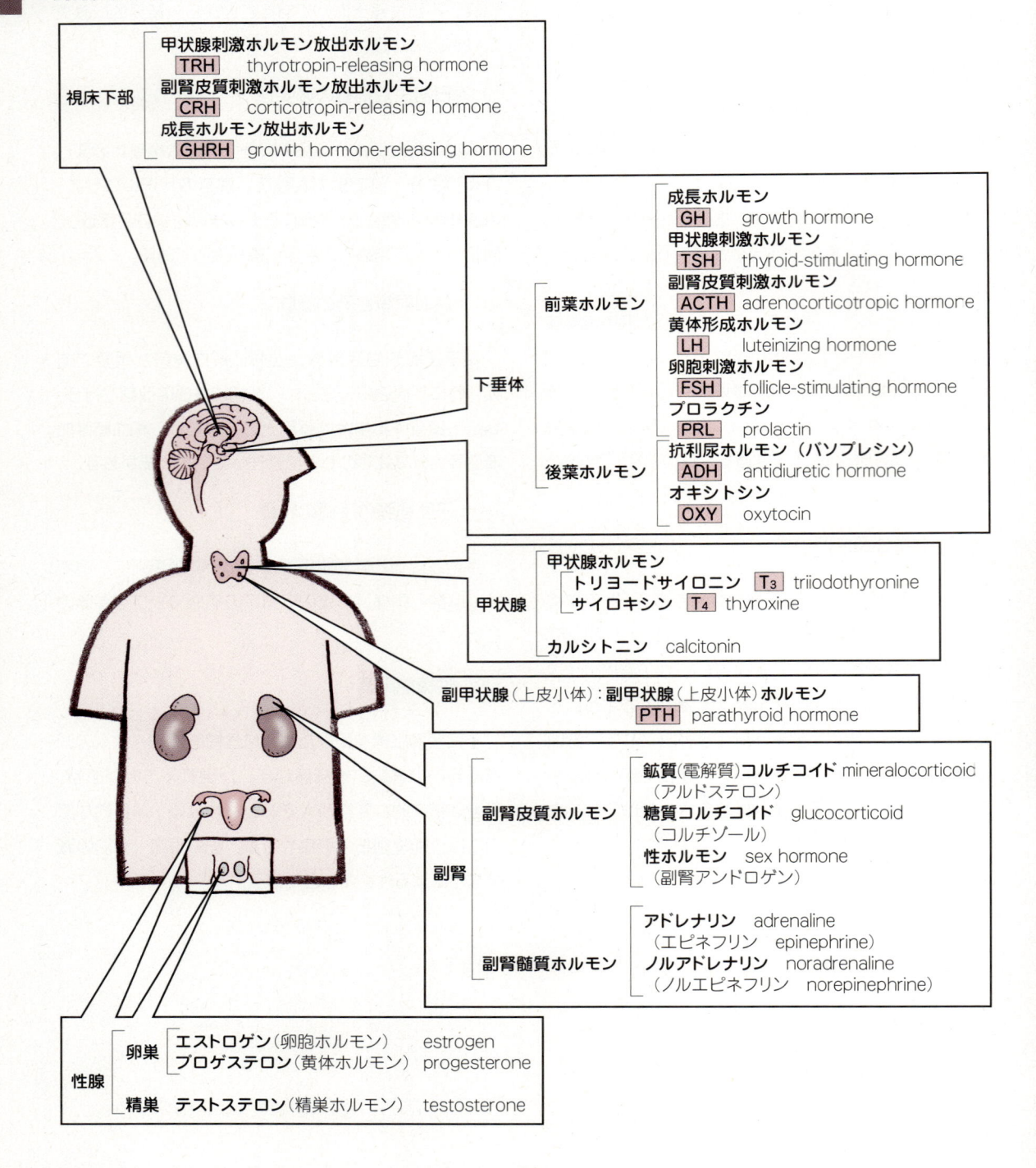

視床下部
- 甲状腺刺激ホルモン放出ホルモン　TRH　thyrotropin-releasing hormone
- 副腎皮質刺激ホルモン放出ホルモン　CRH　corticotropin-releasing hormone
- 成長ホルモン放出ホルモン　GHRH　growth hormone-releasing hormone

下垂体
- 前葉ホルモン
  - 成長ホルモン　GH　growth hormone
  - 甲状腺刺激ホルモン　TSH　thyroid-stimulating hormone
  - 副腎皮質刺激ホルモン　ACTH　adrenocorticotropic hormore
  - 黄体形成ホルモン　LH　luteinizing hormone
  - 卵胞刺激ホルモン　FSH　follicle-stimulating hormone
  - プロラクチン　PRL　prolactin
- 後葉ホルモン
  - 抗利尿ホルモン（バソプレシン）　ADH　antidiuretic hormone
  - オキシトシン　OXY　oxytocin

甲状腺
- 甲状腺ホルモン
  - トリヨードサイロニン　T_3　triiodothyronine
  - サイロキシン　T_4　thyroxine
- カルシトニン　calcitonin

副甲状腺（上皮小体）：副甲状腺（上皮小体）ホルモン　PTH　parathyroid hormone

副腎
- 副腎皮質ホルモン
  - 鉱質（電解質）コルチコイド　mineralocorticoid（アルドステロン）
  - 糖質コルチコイド　glucocorticoid（コルチゾール）
  - 性ホルモン　sex hormone（副腎アンドロゲン）
- 副腎髄質ホルモン
  - アドレナリン　adrenaline（エピネフリン　epinephrine）
  - ノルアドレナリン　noradrenaline（ノルエピネフリン　norepinephrine）

性腺
- 卵巣
  - エストロゲン（卵胞ホルモン）　estrogen
  - プロゲステロン（黄体ホルモン）　progesterone
- 精巣　テストステロン（精巣ホルモン）　testosterone

②視床下部ホルモンと視床下部-下垂体系

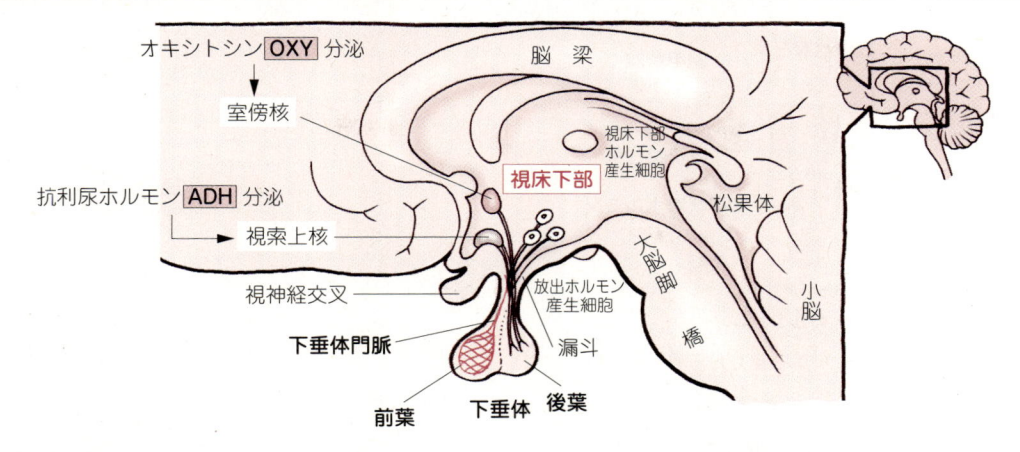

●**視床下部**からは甲状腺刺激ホルモン放出ホルモン TRH，副腎皮質刺激ホルモン放出ホルモン CRH，成長ホルモン放出ホルモン GHRH などの放出ホルモンが分泌され，下垂体門脈を通って下垂体前葉へ運ばれる．また下垂体後葉ホルモン（抗利尿ホルモン ADH，オキシトシン OXY）の神経内分泌が起こる．

③下垂体ホルモン

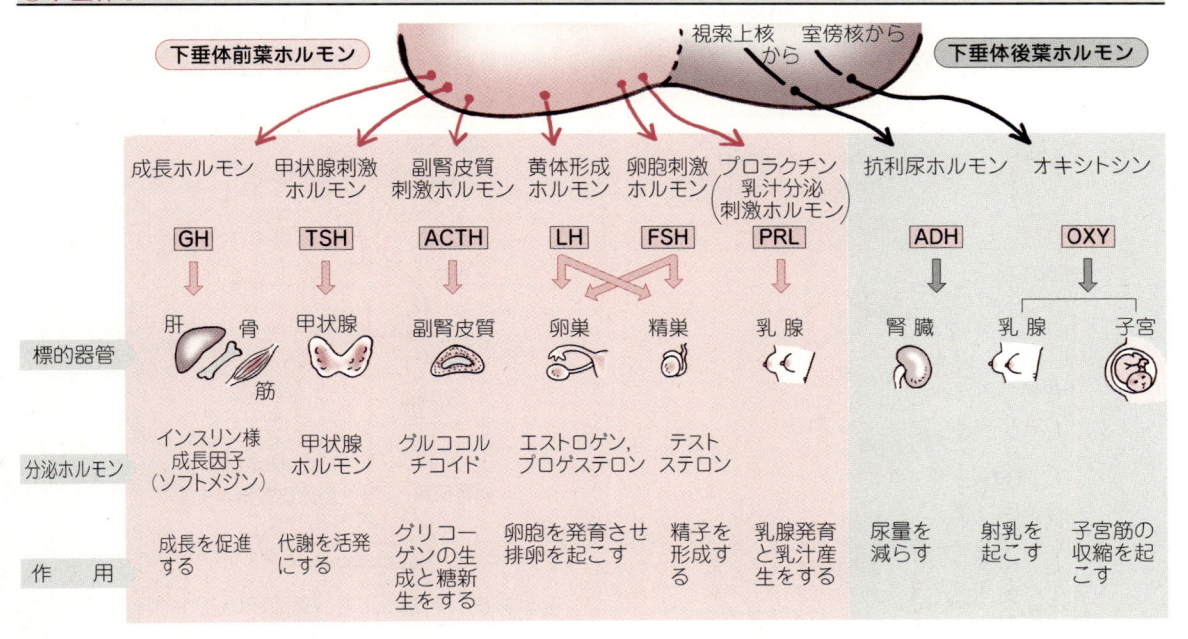

	下垂体前葉ホルモン						下垂体後葉ホルモン	
	成長ホルモン	甲状腺刺激ホルモン	副腎皮質刺激ホルモン	黄体形成ホルモン	卵胞刺激ホルモン	プロラクチン乳汁分泌刺激ホルモン	抗利尿ホルモン	オキシトシン
	GH	TSH	ACTH	LH	FSH	PRL	ADH	OXY
標的器官	肝・骨・筋	甲状腺	副腎皮質	卵巣	精巣	乳腺	腎臓	乳腺・子宮
分泌ホルモン	インスリン様成長因子（ソマトメジン）	甲状腺ホルモン	グルココルチコイド	エストロゲン，プロゲステロン	テストステロン			
作用	成長を促進する	代謝を活発にする	グリコーゲンの生成と糖新生をする	卵胞を発育させ排卵を起こす	精子を形成する	乳腺発育と乳汁産生をする	尿量を減らす	射乳を起こす／子宮筋の収縮を起こす

●**下垂体前葉**からは成長ホルモン GH，甲状腺刺激ホルモン TSH，副腎皮質刺激ホルモン ACTH，黄体形成ホルモン LH，卵胞刺激ホルモン FSH，プロラクチン PRL などの刺激ホルモンが分泌される．
●**下垂体後葉**からは抗利尿ホルモン ADH，オキシトシン OXY などが分泌される．

④甲状腺組織と副甲状腺ホルモン

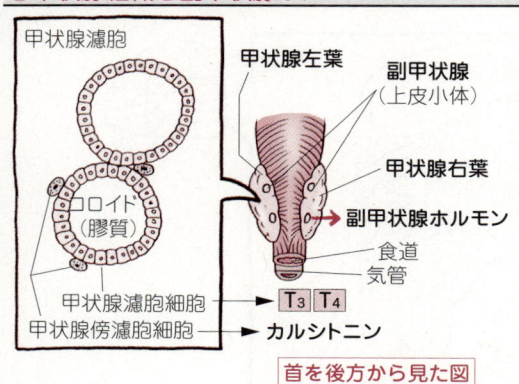

- 甲状腺濾胞細胞からは**甲状腺ホルモン**（**トリヨードサイロニン** T_3, **サイロキシン** T_4）が分泌される．甲状腺傍濾胞細胞からは**カルシトニン**が分泌される．
- **副甲状腺（上皮小体）ホルモン**は副甲状腺から分泌される．

⑤甲状腺ホルモンの生合成

チロシン

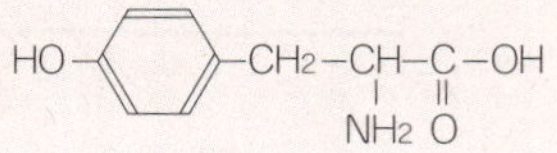

トリヨードサイロニン T_3

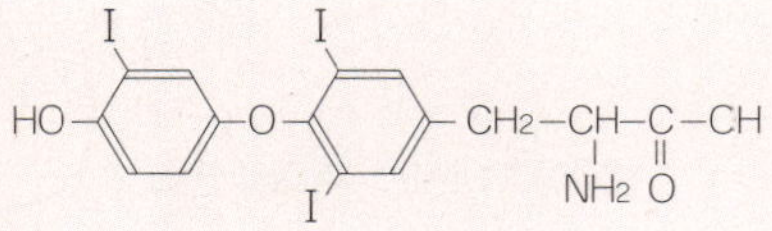

サイロキシン T_4

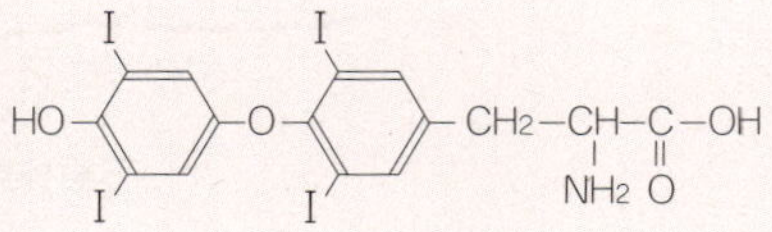

- **甲状腺ホルモン**［トリヨードサイロニン T_3 とサイロキシン T_4］はチロシン残基がヨウ素化された化合物から合成される．トリヨードサイロニンにはヨウ素（I）が3個ついているので，T_3 と記され，サイロキシンはヨウ素が4個ついているので，T_4 と記される．

⑥甲状腺ホルモンの短経路および長経路負のフィードバック調節機構

負のフィードバックが働くので TSH の値が高いときには甲状腺ホルモンが不足していることがわかります

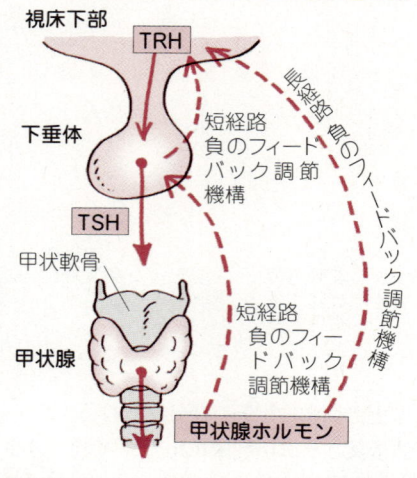

- **甲状腺刺激ホルモン** TSH により甲状腺刺激ホルモン放出ホルモン TRH は負のフィードバック調節を受ける．甲状腺ホルモン（T_3, T_4）により甲状腺刺激ホルモン TSH は負のフィードバック調節を受ける．また，甲状腺ホルモン（T_3, T_4）は長経路の負のフィードバック調節機構により甲状腺刺激ホルモン放出ホルモン TRH 分泌を調整する．

⑦副腎皮質ホルモンの短経路および長経路負のフィードバック調節機構

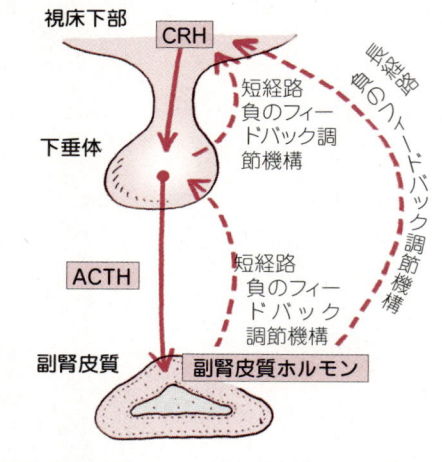

- **副腎皮質刺激ホルモン** ACTH により甲状腺刺激ホルモン放出ホルモン TRH は負のフィードバック調節を受ける．副腎皮質ホルモンにより副腎皮質刺激ホルモン ACTH は負のフィードバック調節を受ける．また，副腎皮質ホルモンは長経路の負のフィードバック調節機構により副腎皮質刺激ホルモン放出ホルモン CRH 分泌を調整する．

⑧ステロイドホルモンの生合成

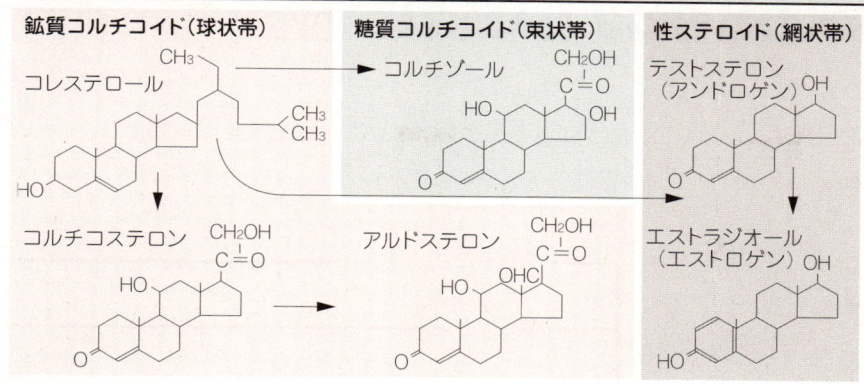

鉱質コルチコイド（球状帯）／糖質コルチコイド（束状帯）／性ステロイド（網状帯）

コレステロール → コルチゾール、テストステロン（アンドロゲン）
コルチコステロン → アルドステロン、エストラジオール（エストロゲン）

- ステロイド骨格をもつホルモンをステロイドホルモンという．ステロイドホルモンは，コレステロールから合成される．
- 副腎皮質の球状帯では鉱質コルチコイドであるアルドステロンが合成され，束状帯では糖質コルチコイドであるコルチゾールが合成され，網状帯では性ステロイドであるテストステロン，エストラジオールが合成される．

⑨カテコールアミンの生合成・代謝

- カテコールアミンはチロシンから合成される．ジヒドロキシフェニルアラニン（DOPA）はパーキンソン病の治療に使われる．DOPA，ドパミン，ノルアドレナリン，アドレナリンは，代謝されると尿中バニリルマンデル酸となる．

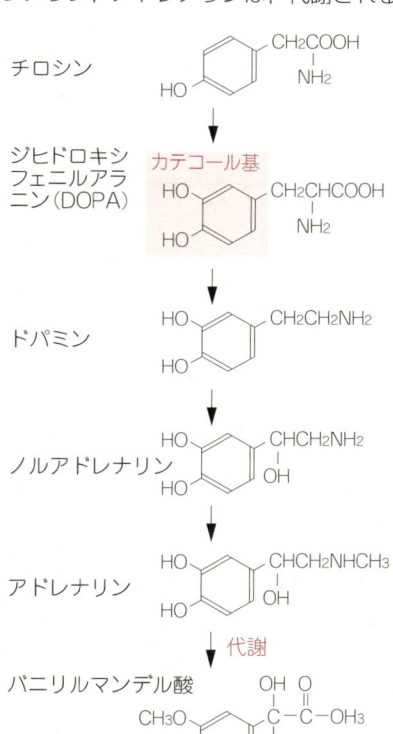

チロシン → ジヒドロキシフェニルアラニン（DOPA）[カテコール基] → ドパミン → ノルアドレナリン → アドレナリン →（代謝）→ バニリルマンデル酸

⑩副腎皮質・髄質ホルモン

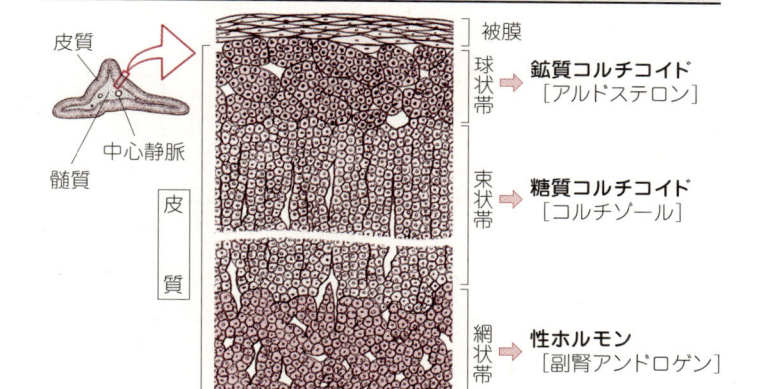

皮質／中心静脈／髄質

- 被膜
- 球状帯：**鉱質コルチコイド**［アルドステロン］
- 束状帯：**糖質コルチコイド**［コルチゾール］
- 網状帯：**性ホルモン**［副腎アンドロゲン］
- 髄質：**カテコールアミン**［アドレナリン，ノルアドレナリン］

●副腎皮質からは，副腎皮質ホルモン（鉱質コルチコイドと糖質コルチコイドおよび性ホルモン）が分泌され，副腎髄質からは，副腎髄質ホルモン（カテコールアミン）が分泌される．

検査値との関連

	指標	基準値	解説
ⓐ	甲状腺ホルモン 　トリヨードサイロニン T_3 　サイロキシン T_4	$80〜180\,ng/dl$ $4.0〜12.0\,\mu g/dl$	甲状腺機能亢進症では，T_3，T_4は上昇し，TSHは低下する．甲状腺機能低下症では，T_3，T_4は低下し，TSHは上昇する
ⓑ	甲状腺刺激ホルモン TSH	$0.6〜6.0\,\mu U/ml$	

疾患との関連

- 甲状腺ホルモンが過剰に分泌されるために起こる疾患⇒**甲状腺機能亢進症**【p.176】

病態マップ 34 甲状腺機能亢進症 hyperthyroidism

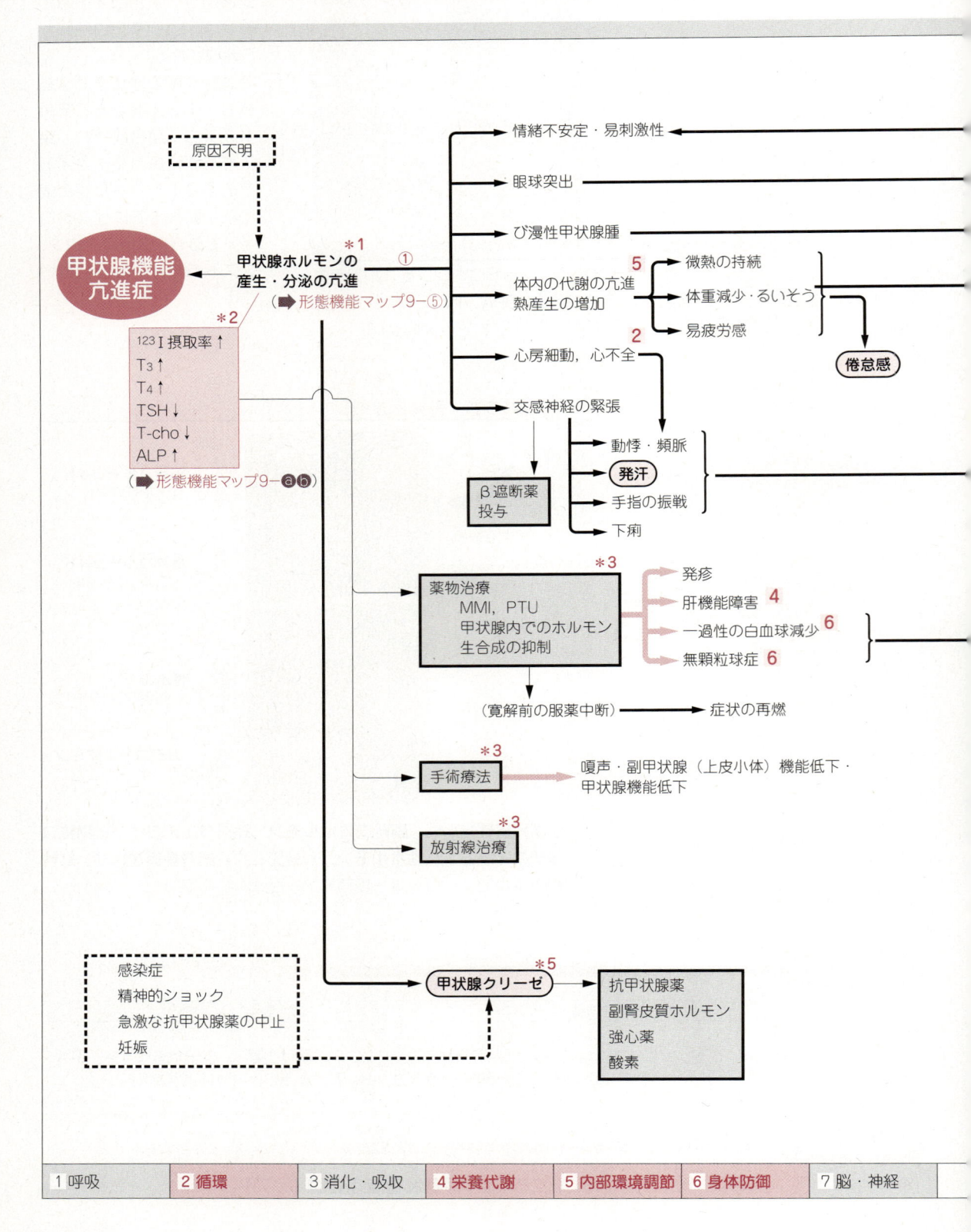

甲状腺機能亢進症 ← [原因不明] ---→ 甲状腺ホルモンの産生・分泌の亢進 *1（→形態機能マップ9-⑤）

*2
- 123I摂取率↑
- T₃↑
- T₄↑
- TSH↓
- T-cho↓
- ALP↑

（→形態機能マップ9-ⓐⓑ）

① →
- 情緒不安定・易刺激性
- 眼球突出
- び漫性甲状腺腫
- 体内の代謝の亢進・熱産生の増加 — 5 →
  - 微熱の持続
  - 体重減少・るいそう
  - 易疲労感 →（倦怠感）
- 心房細動，心不全 — 2
- 交感神経の緊張
  - 動悸・頻脈
  - 発汗
  - 手指の振戦
  - 下痢

→ β遮断薬投与

薬物治療 *3
MMI, PTU
甲状腺内でのホルモン生合成の抑制
→ 発疹／肝機能障害 4／一過性の白血球減少 6／無顆粒球症 6

（寛解前の服薬中断）→ 症状の再燃

手術療法 *3 → 嗄声・副甲状腺（上皮小体）機能低下・甲状腺機能低下

放射線治療 *3

[感染症／精神的ショック／急激な抗甲状腺薬の中止／妊娠] → 甲状腺クリーゼ *5 →
- 抗甲状腺薬
- 副腎皮質ホルモン
- 強心薬
- 酸素

---

1 呼吸　2 循環　3 消化・吸収　4 栄養代謝　5 内部環境調節　6 身体防御　7 脳・神経

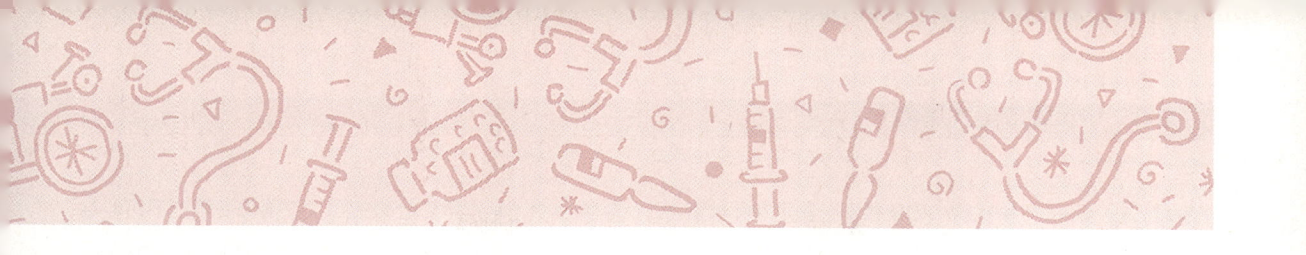

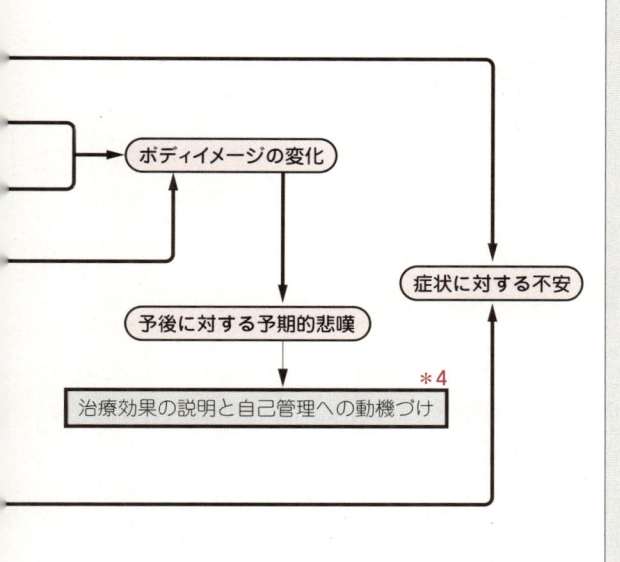

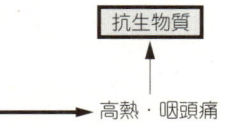

マップ内の＊1〜＊5について

＊1　甲状腺ホルモンの生成と作用

　甲状腺機能亢進症は，甲状腺にある甲状腺刺激ホルモン受容体が自己抗体によって刺激されて起こる自己免疫疾患である（➡形態機能マップ15-⑤）．

　食物から吸収されたヨードは，甲状腺の上皮細胞において酵素の働きでサイログロブリン（チログロブリンともいう）というたんぱく質と結合し，トリヨードサイロニン（T_3；トリヨードチロニンともいう）やサイロキシン（T_4；チロキシンともいう）として甲状腺の濾胞内に貯蔵される（➡形態機能マップ9-⑤）．これが甲状腺ホルモンである．甲状腺組織が，脳下垂体前葉から分泌される甲状腺刺激ホルモン（TSH）によって刺激されるとT_3やT_4が血中に分泌される．甲状腺ホルモンの受容体は筋肉や肝臓に多く，主に細胞の物質代謝を維持する働きがある．甲状腺を除去してしまうと基礎代謝率（BMR）が40〜50％低下する．

　また，甲状腺ホルモンには体温調節作用があり，低温にさらされるとTSHの分泌が増加し，甲状腺ホルモンの分泌が増加して，生体が正常の体温を保つように作用する．

＊2　診断のための検査

　発生率の性比は，女性：男性が4〜5：1と女性に多く，なかでも思春期や若い女性に多い．

1．診断に必要な臨床検査

　1）血中ホルモン濃度測定：血中TBG（サイロキシン結合グロブリン）濃度に影響されない遊離型T_4や遊離型T_3を測定する．

　2）免疫学的検査：TSH受容体に対する自己抗体（TRAb）は，甲状腺機能亢進症患者の9割以上で陽性になる（V型アレルギー➡形態機能マップ15-⑤）．

　3）甲状腺ヨード摂取率（シンチグラム）：甲状腺がヨードを選択的に取り込むことを利用して，放射性ヨー

34 甲状腺機能亢進症

ドを経口投与して，甲状腺への集積率を測定する検査．最低1週間程度ヨード制限食にした後，^{123}Iを経口投与し，24時間後に甲状腺部の放射能を測定する．甲状腺機能亢進症ではこれが高値を示す．

*3 治療

1．治療方針
1) 甲状腺におけるホルモンの合成分泌亢進の阻止
2) 甲状腺ホルモンの過激な末梢作用の抑制

2．治療法

1) 薬物療法（抗甲状腺薬）

メルカゾール（MMI）®とプロパジール（PTU）®の2種類がある．これらは甲状腺内でホルモンの生合成を抑制する働きがある．プロパジールには，甲状腺以外の肝臓などの末梢組織でのT_4からT_3への転換を抑制する働きもある．一般的には抗甲状腺薬を服用させ，血中甲状腺ホルモンが正常中間値まで低下した時点で薬剤を漸減し，ホルモン値を正常に保つことができる維持量の投与を続ける．

抗甲状腺薬の副作用のうち，頻度が高いのは一過性の白血球減少（全体の約10％にみられる），発疹，肝機能障害である．頻度は低いが注意を要するのは無顆粒球症である．抗甲状腺薬を服用しても症状が改善しない場合や，急に増悪するような場合は，ヨードの過剰摂取が考えられる．投与前には，ヨードを多く含む海藻類の摂取を控えるように注意する．薬物療法中止後の再発率は30％程度といわれている．

2) 放射線療法

放射性ヨード療法で用いる^{131}I（半減期8日）は選択的に甲状腺に摂取され，β線を放射して機能亢進状態にある甲状腺を内部から破壊して，ホルモンの生成を抑制する．β線の組織透過力は弱いので甲状腺以外の組織にはほとんど何の障害も与えない．^{131}Iの服用量は症状によって決められる．服用量が少ない場合は，外来で治療が行われることもある．海藻類などヨードを含む食事は^{131}Iの摂取を抑制するので，食事の影響が取り除かれるまで待ってから治療を開始する．

適応は30歳以上で，術後再発例や抗甲状腺薬が無効な場合や，副作用のため抗甲状腺薬の使用が不可能な場合などである．妊婦や授乳中の患者には行わない．心・腎疾患，糖尿病などの合併症があり，外科的手術療法が適応できない症例に対しても行われることがある．

3) 手術療法

手術療法は，抗甲状腺薬での治療が困難な場合や副作用が強く現れている場合，早期の寛解を望む場合，コンプライアンスに問題があって長期の服薬が難しい場合に行うことがある．

*4 患者への指導

内科的治療では最低1年は治療を必要とする．その間に様々な場面が起こりうるので，患者に病気の問題点と予想される結果を説明し，理解を求める．指導の内容は，抗甲状腺薬治療は対症療法であり，服薬を中断すると再発の危険があること，抗甲状腺薬の副作用としての無顆粒球症について，甲状腺クリーゼの危険について，などを説明する．

*5 甲状腺クリーゼ

甲状腺クリーゼは，甲状腺機能亢進症の経過中に，何らかの要因が加わり，急激に甲状腺機能亢進症状の極端な増悪をきたし，生命の危機に瀕した状態となることである．誘因としては感染症，外科的手術，^{131}I治療，抗甲状腺薬の服用を急に中止した場合，精神的ショック等がある．また，妊娠や糖尿病ケトアシドーシスなども誘因となる．甲状腺クリーゼの症状としては，まず発熱があり，40℃以上になることもある．頻脈は重要な所見であり，140回/分以上のものが多い．不整脈，心不全もよくみられる．血圧は比較的よく維持されるが，ショック状態に陥る場合もある．中枢神経系の症状としては，不安，錯乱，妄想，昏睡などがみられ，消化器症状としては，下痢，悪心，嘔吐や急性腹症を思わせる腹痛がみられることがある．

図　甲状腺機能亢進症の症状

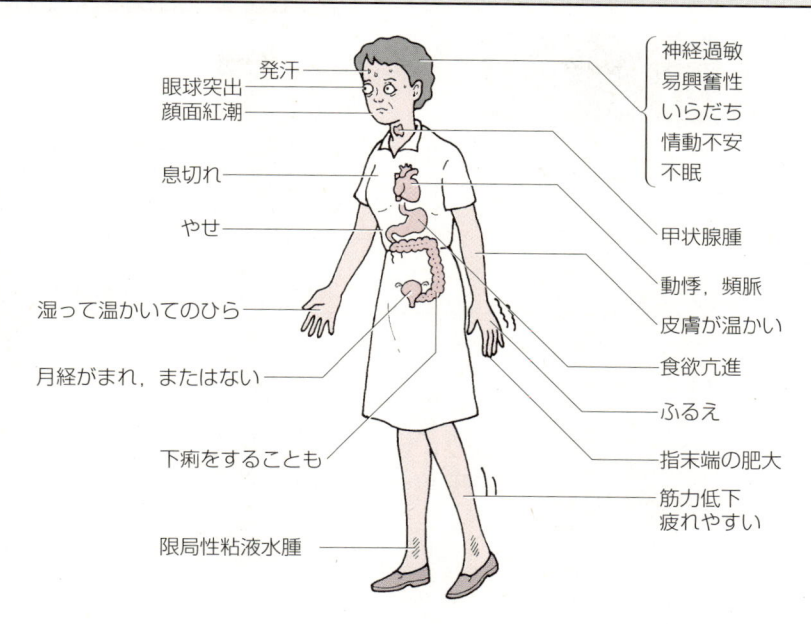

- 発汗
- 眼球突出
- 顔面紅潮
- 息切れ
- やせ
- 湿って温かいてのひら
- 月経がまれ，またはない
- 下痢をすることも
- 限局性粘液水腫
- 神経過敏
- 易興奮性
- いらだち
- 情動不安
- 不眠
- 甲状腺腫
- 動悸，頻脈
- 皮膚が温かい
- 食欲亢進
- ふるえ
- 指末端の肥大
- 筋力低下
- 疲れやすい

マップ内の矢印①について

① 主な症状とその発現機序

甲状腺ホルモンはβ受容体を増加させβ受容体感受性を高める．このため，様々な交感神経緊張状態の症状が出る（図）．交感神経緊張状態の症状に対してはβ遮断薬が有効である．

眼症状は特に有名で，古くからいわれているMerseburgの3主徴（甲状腺腫，眼球突出，頻脈）の1つである．

頻脈は動悸として比較的早期から患者に自覚される．脈拍は変動しやすいのが特徴で，精神的動揺や緊張で急激に変動する．脈の性状は柔らかく速脈で，不整脈の場合は大部分が心房細動である．

甲状腺機能亢進症における循環器症状は，主に筋肉，皮膚に分布する血管の拡張が起こり，それにより末梢血管抵抗が減少し，心拍出量が増大することにより起こる（→ 形態機能マップ3-③）．甲状腺ホルモン自体が直接心拍や心収縮力を増す作用があるとともに，末梢血管抵抗の減少に反応して，反射により，心臓における心拍と心収縮力の増強が起こる．このような機序のもとに，頻脈，脈圧の増加，心尖部拍動の増強が起こる．

心拍出量の増加は心筋に対して大きな負荷となり，心不全を起こす原因となっている．息切れもこのような機序によって起こると考えられる．

手指の振戦もよく観察される症状であり，この振戦は非常に細かく速い．観察をするときには，力をぬいて軽く手を出すように指導する（肘を側胸部にあて，振戦を止めようとする患者が多いため）．

ほとんどの患者が易疲労感を訴えるが，一見して筋力低下と筋萎縮を認めるものは少ない．明らかな筋萎縮を認める例は中年以降の男性に多い．

皮膚が温かく湿潤しているのは，皮下の血管拡張と血流量の増加によるものである．皮膚の血流量の増加は著しく，正常時の倍ほどである．このため，表在性静脈の怒張や末梢の浮腫がみられる．

エネルギー生成・血糖調節機能

形態機能マップ 10

消化・吸収された糖質・脂質・たんぱく質などの栄養素は肝臓で代謝され，グルコース（ブドウ糖）となり，エネルギー生成を行う．

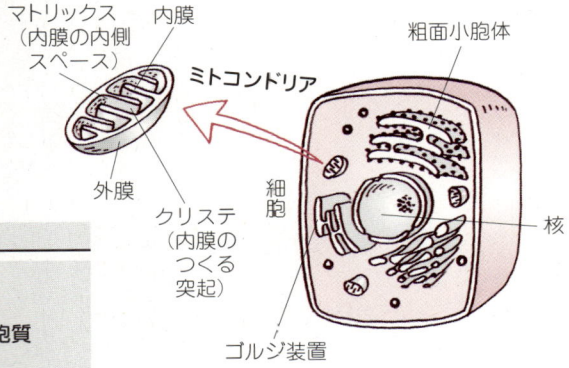

ミトコンドリア：マトリックス（内膜の内側スペース）、内膜、外膜、クリステ（内膜のつくる突起）
細胞：粗面小胞体、核、ゴルジ装置

①解糖系によるエネルギー生成

O_2の供給が不十分な条件下で

細胞質
グルコース → 【解糖系】→ 2モルのATP生成／生じた2モルのNADH
- 骨格筋では2モルの$FADH_2$から4モルのATP生成
- 肝臓，心臓では2モルのNADHから6モルのATP生成

（グリセロールリン酸シャトル）
（リンゴ酸・アスパラギン酸シャトル）

ピルビン酸 →【乳酸脱水素酵素】→ 乳酸

ミトコンドリア外膜／ミトコンドリア内膜／ミトコンドリアのマトリックス

● エネルギー産生の基本は酸素供給が不十分な条件下で行われる解糖系で，グルコースから乳酸にまで**細胞質**内で分解される．

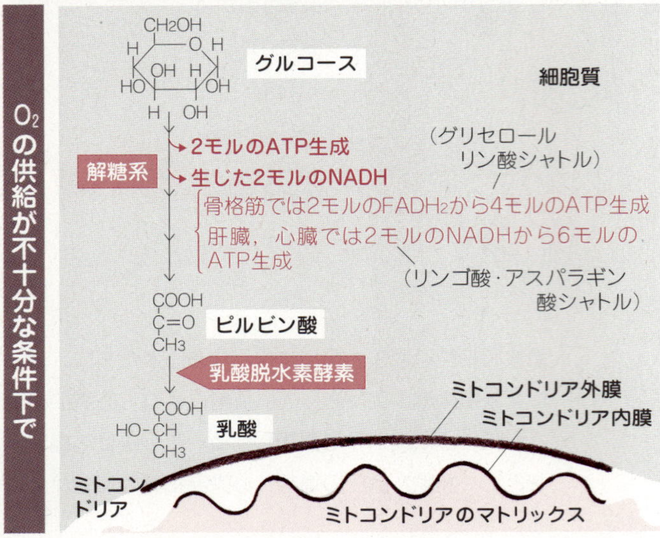

②クエン酸回路（TCA回路）によるエネルギー生成

O_2の供給が十分な条件下で

細胞質／ミトコンドリア外膜／ミトコンドリアのマトリックス／ミトコンドリア内膜

ピルビン酸 →【ピルビン酸脱水素酵素】補酵素A-SH, CO_2 → 2モルのNADH ---→ 電子伝達系で6モルのATP産生
→ アセチル補酵素A（S-CoA）

オキサロ酢酸 ⇄ クエン酸 【クエン酸回路】
- (GTP) → 2モルのATP産生
- 6モルのNADH生成
- 2モルの$FADH_2$生成 → 電子伝達系へ

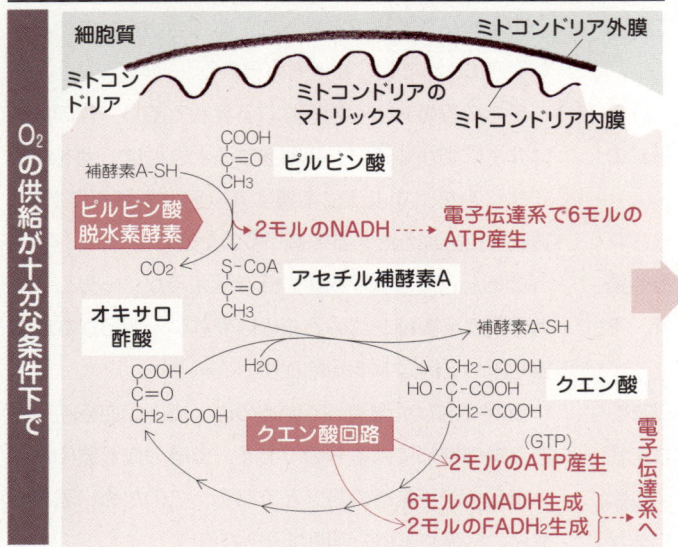

● 酸素の供給があるときには，ピルビン酸はアセチル補酵素Aを経てミトコンドリアに入り，クエン酸回路（TCA回路ともいう）で効率良くエネルギー生成をすることができる．

③電子伝達系によるエネルギー生成

クエン酸回路（TCA回路）で生成されたNADH，$FADH_2$は，ミトコンドリア内膜で電子（e^-）を伝達することによりエネルギー生成を行い，NADH，$FADH_2$から膜間腔へ放出された水素イオン（H^+）は酸素（O_2）と結合して水（H_2O）となる．

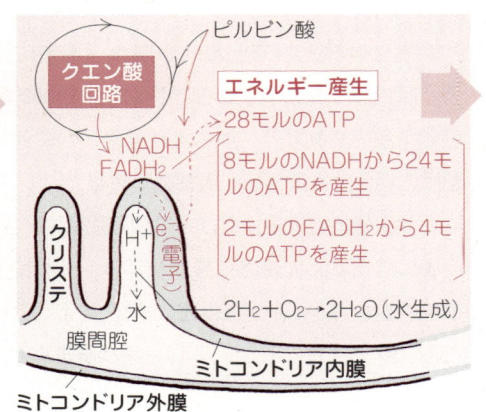

ピルビン酸 → クエン酸回路 → NADH, $FADH_2$

エネルギー産生
- 28モルのATP
- 8モルのNADHから24モルのATPを産生
- 2モルの$FADH_2$から4モルのATPを産生

クリステ／膜間腔／ミトコンドリア内膜／ミトコンドリア外膜
$2H_2 + O_2 → 2H_2O$（水生成）

180

●肝臓にあるグルコキナーゼは，グルコースに対する親和性が低いために，血中グルコース濃度（血糖値）が低いときには，グルコースを分解しないで血中に放出する．骨格筋にあるヘキソキナーゼは，グルコースに対する親和性が高いために，グルコースをグルコース-6-リン酸とする解糖系が開始される．

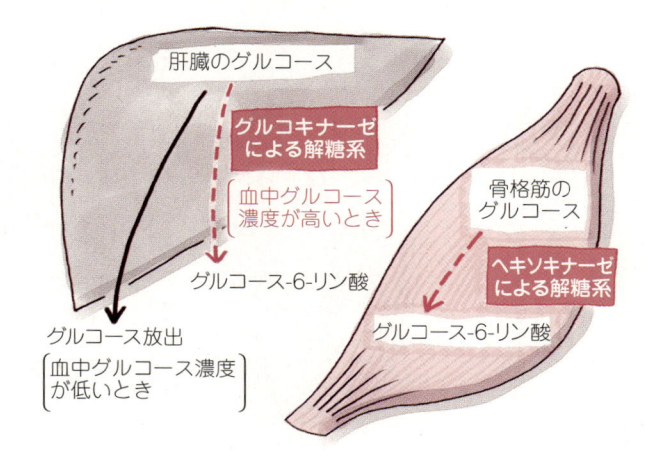

⑥グルコキナーゼとヘキソキナーゼによる血糖値の調節

肝臓のグルコース → グルコキナーゼによる解糖系（血中グルコース濃度が高いとき）→ グルコース-6-リン酸／グルコース放出（血中グルコース濃度が低いとき）

骨格筋のグルコース → ヘキソキナーゼによる解糖系 → グルコース-6-リン酸

④乳酸回路

●解糖系によるエネルギー生成の際，肝臓から供給されたグルコース，およびグリコーゲンを分解してグルコース-6-リン酸が生じる．さらに筋肉内の解糖系でグルコース-6-リン酸から乳酸が生じる．この乳酸は肝臓に戻され，肝臓で再びグルコースを生成する（糖新生）．この回路を乳酸回路という．

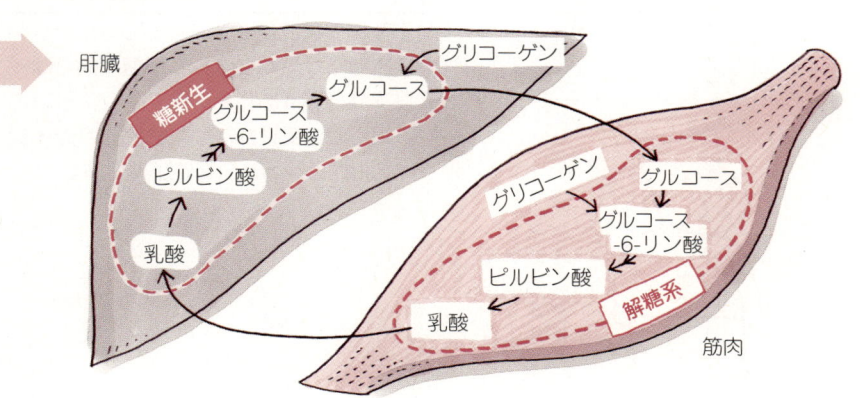

肝臓：糖新生　グリコーゲン → グルコース → グルコース-6-リン酸 → ピルビン酸 → 乳酸

筋肉：グリコーゲン → グルコース → グルコース-6-リン酸 → ピルビン酸 → 乳酸　解糖系

⑤有酸素運動

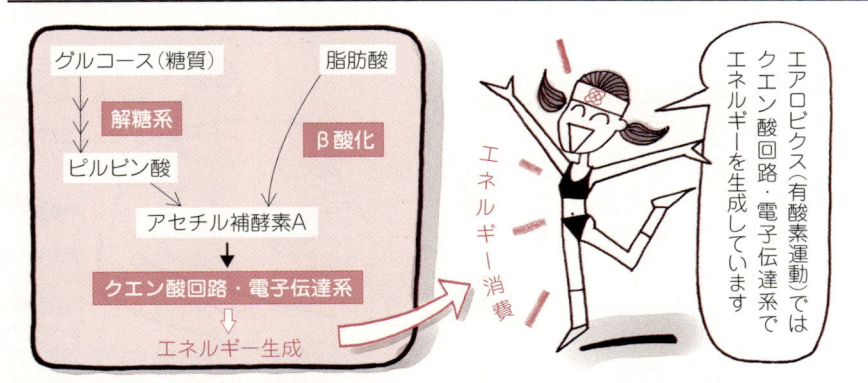

グルコース（糖質）→ 解糖系 → ピルビン酸
脂肪酸 → β酸化
→ アセチル補酵素A → クエン酸回路・電子伝達系 → エネルギー生成

エネルギー消費

エアロビクス（有酸素運動）ではクエン酸回路・電子伝達系でエネルギーを生成しています

●有酸素運動をすると体重が減少するのは，糖質は解糖系により，また脂肪は脂肪酸のβ酸化によりそれぞれアセチル補酵素Aとなり，クエン酸回路（TCA回路），電子伝達系によりエネルギーを生成し，それを消費するからである．

⑧ 膵臓のランゲルハンス島からのインスリンの分泌

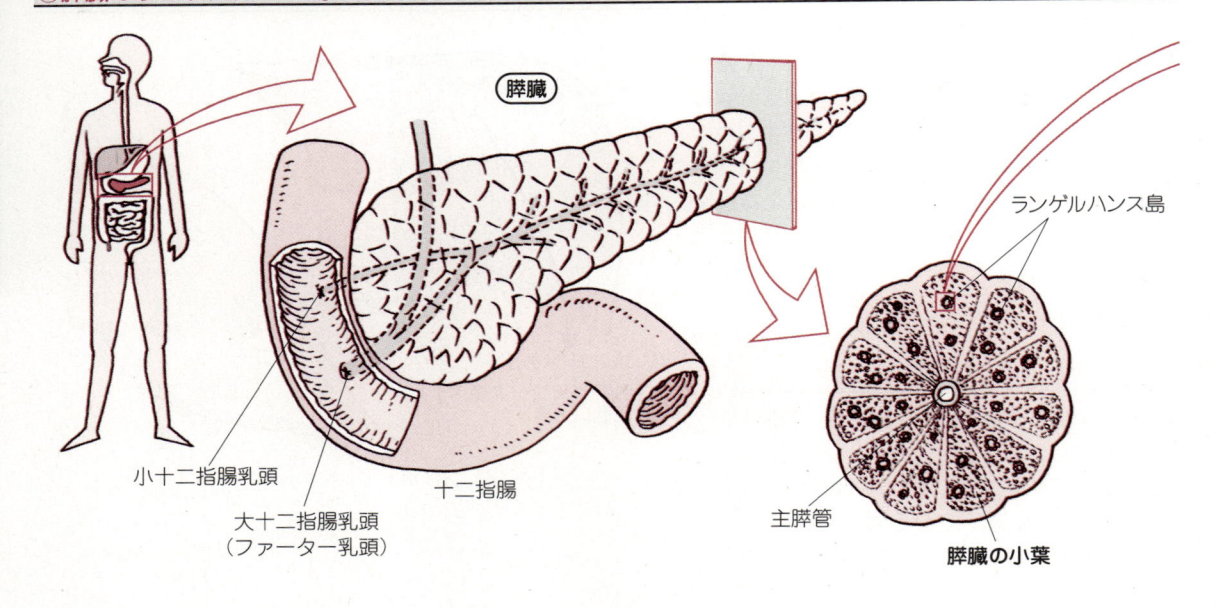

(図:膵臓全体図、十二指腸、小十二指腸乳頭、大十二指腸乳頭(ファーター乳頭)、主膵管、ランゲルハンス島、膵臓の小葉)

⑨ 1型糖尿病と2型糖尿病

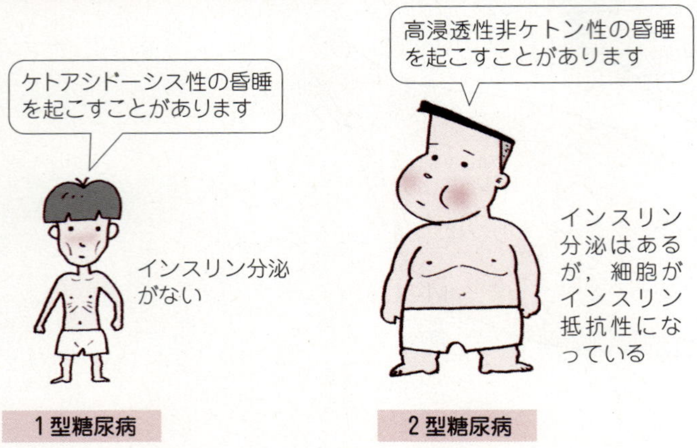

ケトアシドーシス性の昏睡を起こすことがあります

高浸透性非ケトン性の昏睡を起こすことがあります

インスリン分泌がない

インスリン分泌はあるが、細胞がインスリン抵抗性になっている

1型糖尿病　　**2型糖尿病**

● 1型糖尿病ではインスリンの分泌がないために血糖値が高くなり，2型糖尿病ではインスリンの分泌はあるものの，インスリンに対する細胞の感受性がないため（これをインスリン抵抗性という）血糖値が高くなる．

⑩ 糖尿病性アシドーシス

● 人間は代謝により体液が酸性に傾くので，呼吸と腎臓の機能により，絶えずアルカリ性に傾ける（pHを上げる）ように調整している．肺では二酸化炭素（CO_2）を排出してpHを上げる方向に傾ける．この調節は分単位で行われる．腎臓では水素イオン（H^+）を血液から尿へ分泌し（すなわち排泄し），同じくpHを上げる方向に傾ける．この調節は日単位で行われる．また腎臓では尿細管から血液への炭酸水素イオン［重炭酸イオン］（HCO_3^-）の再吸収を促進してpHを上げる方向に傾ける．

● 代謝性アシドーシスが起こっている糖尿病性アシドーシスの場合，呼吸性の代償作用が働き，呼吸回数が多くなる．換気を多くすることにより，二酸化炭素（CO_2）排出を多くするからである．

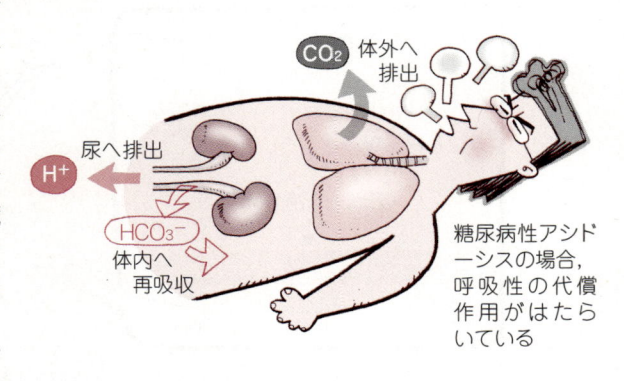

糖尿病性アシドーシスの場合，呼吸性の代償作用がはたらいている

CO_2 体外へ排出
H^+ 尿へ排出
HCO_3^- 体内へ再吸収

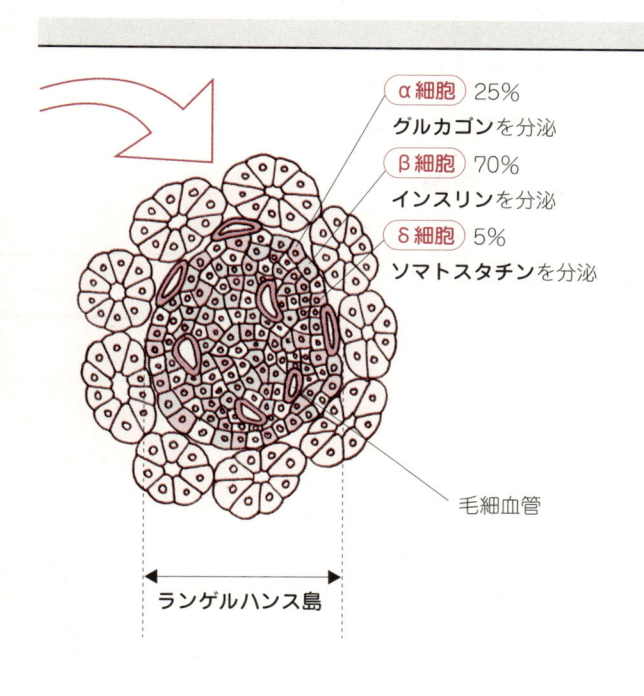

- 膵臓のランゲルハンス島β細胞から，血糖値を低下させるインスリンが分泌される．
- ランゲルハンス島のα細胞から，血糖値を上昇させるグルカゴンが分泌される．
- ランゲルハンス島δ細胞から，ソマトスタチンが分泌される．ソマトスタチンはインスリン，ガストリン，グルカゴンの分泌を抑制し，また胃の運動と胃液の分泌，膵液の分泌を抑制するなど，機能抑制性に作用する．

α細胞 25%　グルカゴンを分泌
β細胞 70%　インスリンを分泌
δ細胞 5%　ソマトスタチンを分泌
毛細血管
ランゲルハンス島

⑧インスリンの作用

筋肉　　　肝臓　　　脂肪組織

グルコース ← グルコース-6-リン酸 → グルコース → 脂肪の合成
アミノ酸　　　ピルビン酸 ← 遊離脂肪酸
　　　　　　　グリコーゲン
　　　　　　　CO_2

← 促進する
← 抑制する

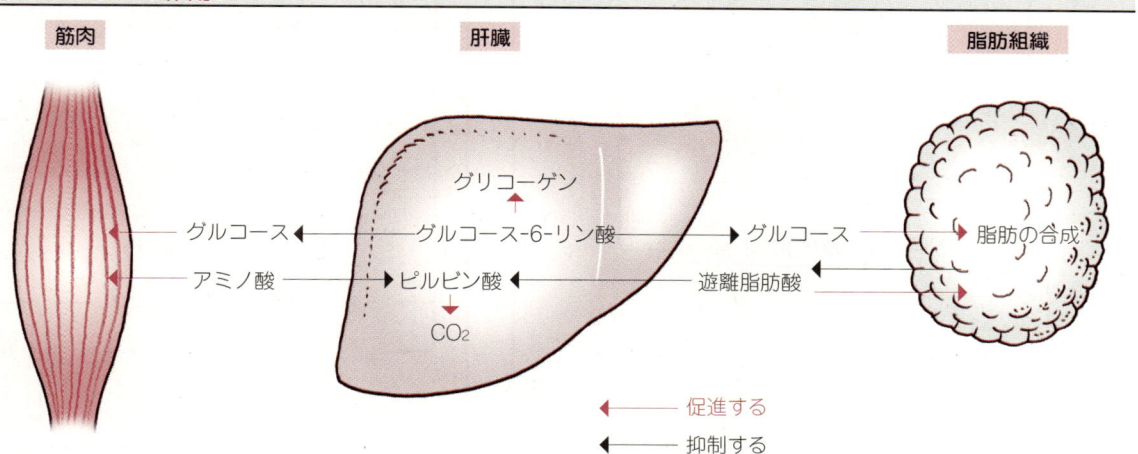

- インスリンはグルコース，脂肪酸，アミノ酸の細胞への取り込みを促進する成長因子である．インスリンが欠乏すると脂肪細胞の量が少なくなるため，やせる．

検査値との関連

指標	基準値	解説
a 血糖値（早朝空腹時）	65～109mg/dl	糖尿病で増加する
b グリコヘモグロビン（糖化ヘモグロビンともいう．ヘモグロビンA_1C）	4.3～5.8%	グリコヘモグロビンはグルコースとヘモグロビンが結合したものである．過去の1～2か月の血糖の平均を反映する．6.5％以上は糖尿病である

疾患との関連

- インスリンの不足のために起こされる全身の代謝疾患⇒**糖尿病**【p.184】

病態マップ 35

糖尿病 diabetes mellitus [DM]

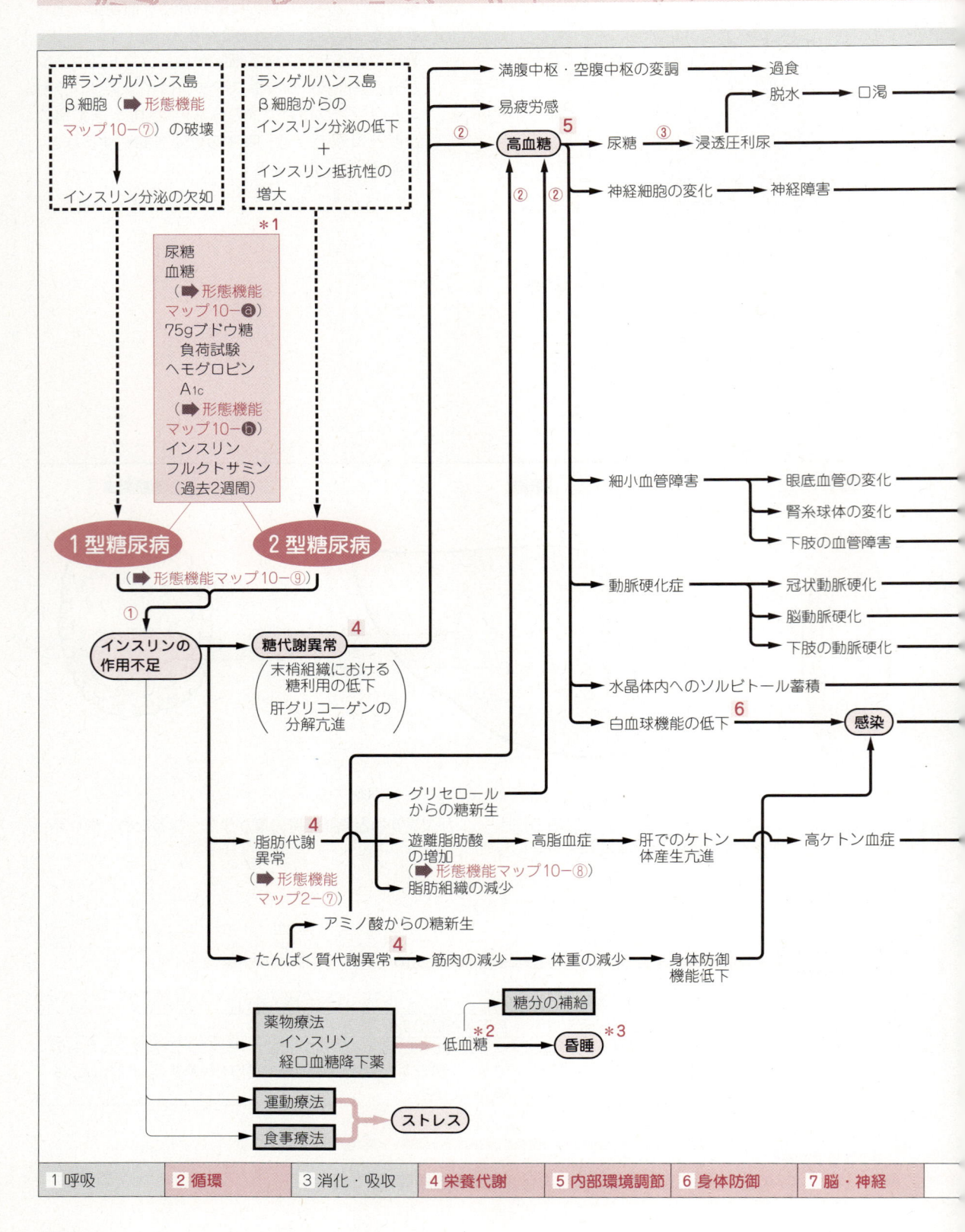

- 膵ランゲルハンス島β細胞（➡形態機能マップ10-⑦）の破壊
  - → インスリン分泌の欠如
- ランゲルハンス島β細胞からのインスリン分泌の低下 ＋ インスリン抵抗性の増大

*1
- 尿糖
- 血糖（➡形態機能マップ10-ⓐ）
- 75gブドウ糖負荷試験
- ヘモグロビンA1c（➡形態機能マップ10-ⓑ）
- インスリン
- フルクトサミン（過去2週間）

1型糖尿病 / **2型糖尿病**（➡形態機能マップ10-⑨）

① インスリンの作用不足 → 糖代謝異常 4（末梢組織における糖利用の低下／肝グリコーゲンの分解亢進）

② 高血糖
- → 満腹中枢・空腹中枢の変調 → 過食
- → 易疲労感 5
- → 尿糖 ③ → 浸透圧利尿 → 脱水 → 口渇
- → 神経細胞の変化 → 神経障害
- → 細小血管障害 → 眼底血管の変化／腎糸球体の変化／下肢の血管障害
- → 動脈硬化症 → 冠状動脈硬化／脳動脈硬化／下肢の動脈硬化
- → 水晶体内へのソルビトール蓄積
- → 白血球機能の低下 6 → 感染

脂肪代謝異常 4（➡形態機能マップ2-⑦）
- グリセロールからの糖新生
- 遊離脂肪酸の増加（➡形態機能マップ10-⑧） → 高脂血症 → 肝でのケトン体産生亢進 → 高ケトン血症
- 脂肪組織の減少

たんぱく質代謝異常 4
- アミノ酸からの糖新生
- 筋肉の減少 → 体重の減少 → 身体防御機能低下

薬物療法（インスリン／経口血糖降下薬） → 低血糖 *2 → 糖分の補給／昏睡 *3
運動療法
食事療法 → ストレス

| 1 呼吸 | 2 循環 | 3 消化・吸収 | 4 栄養代謝 | 5 内部環境調節 | 6 身体防御 | 7 脳・神経 |

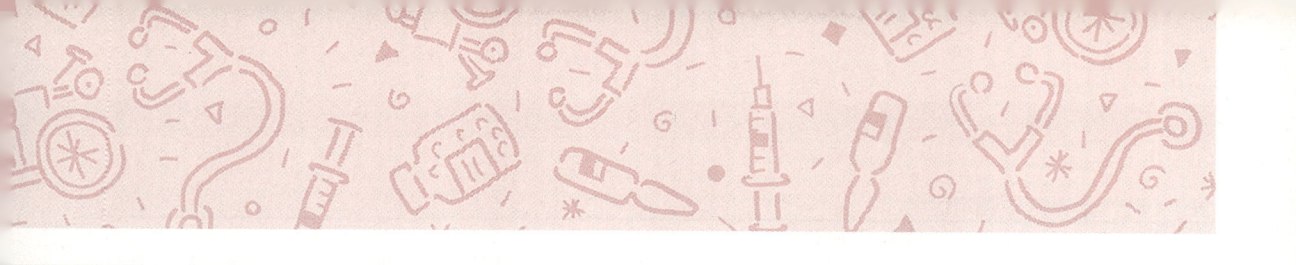

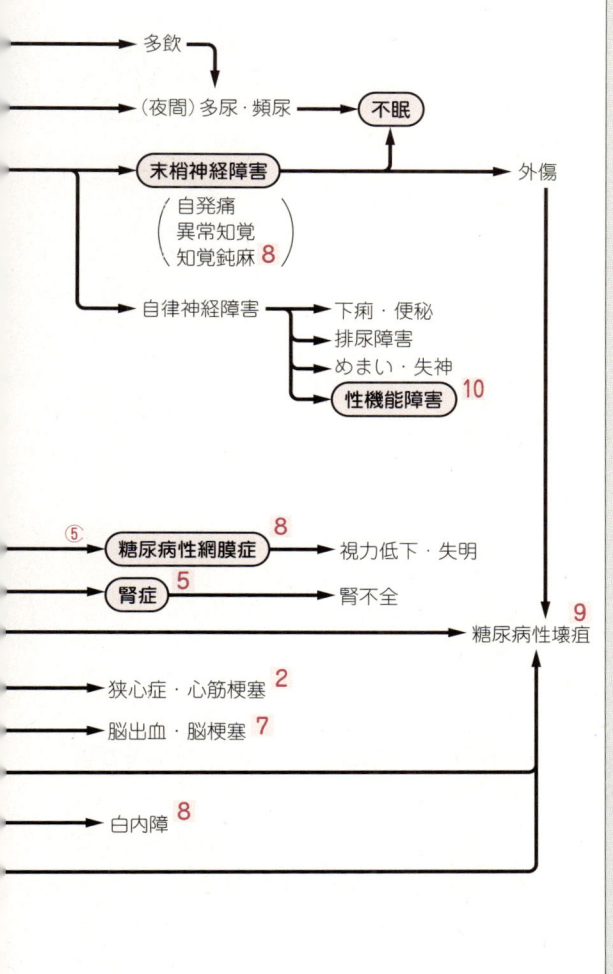

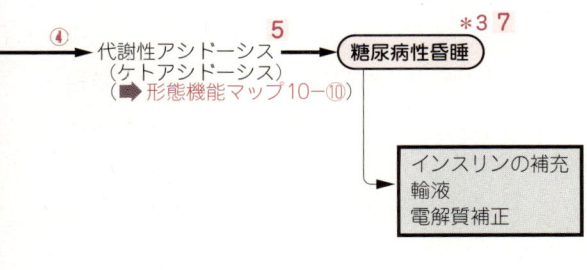

```
多飲
         ↓
       （夜間）多尿・頻尿 ──→ 不眠
       末梢神経障害          ──→ 外傷
        ┌自発痛  ┐
        │異常知覚│
        └知覚鈍麻┘ 8
       自律神経障害 ──→ 下痢・便秘
                    排尿障害
                    めまい・失神
                    性機能障害 10

⑤  糖尿病性網膜症 8  ──→ 視力低下・失明
    腎症 5         ──→ 腎不全
                                   ──→ 糖尿病性壊疽 9
    狭心症・心筋梗塞 2
    脳出血・脳梗塞 7
    白内障 8

④  代謝性アシドーシス 5 ──→ 糖尿病性昏睡 *3 7
    （ケトアシドーシス）
    ➡ 形態機能マップ10－⑩

                         ┌インスリンの補充┐
                         │輸液            │
                         └電解質補正      ┘

8 感覚    9 運動    10 性・生殖
```

マップ内の*1～*3について

*1 必要な検査

1）血糖検査

一般的には，早朝空腹時に採血．1日の血糖リズムも測定される．

2）75g経口ブドウ糖負荷試験（75gOGTT）（表1）

3）ヘモグロビンA1c

HbA1cは，ヘモグロビンにブドウ糖が結合したものである．過去1～2か月の平均の血糖状態を反映する．正常値は4.3～5.8％．

4）尿糖検査

健常者の腎臓のブドウ糖排泄閾値（その値を超えた分は尿中に排泄される）は，160～180mg/dl前後である．

5）インスリンなど関連ホルモン検査

6）フルクトサミン（過去2週間）

*2 低血糖の誘発因子

通常は，血糖値が50mg/dl以下となる場合をいう．以下にあげるような誘因があるが，糖尿病患者における低血糖は，ほとんどが薬物療法（インスリンまたは経口薬）に関連して起こる．

1）不適切な食事や大量のアルコールの飲用
2）急激な運動量の増加
3）栄養状態の低下
4）高血糖となる疾患の軽快など薬物必要量の減少
5）低血糖となる疾病の合併
6）薬物（インスリンまたは経口薬）の過剰投与

*3 糖尿病性昏睡

糖尿病性昏睡は，①糖尿病性ケトアシドーシス，②高浸透圧性非ケトン性昏睡，③乳酸アシドーシスの3つがある．

糖尿病性ケトアシドーシスは1型糖尿病患者に多く，

35 糖尿病

表1 糖代謝異常の判定区分

分類	血糖値（静脈血漿）	判定区分
糖尿病型	空腹時 126mg/dl 以上 または 75gOGTT 2時間値 200mg/dl 以上 あるいは 随時血糖 200mg/dl 以上	・左記のいずれかが別の日に行った検査で2回以上あれば糖尿病と診断される ・1回の場合は糖尿病型 ・糖尿病型であっても，①口渇，多飲，多尿，体重減少などの糖尿病の典型症状，②HbA$_{1c}$6.5％以上，③糖尿病性網膜症があれば，1回の検査でも糖尿病と診断される
正常型	空腹時 110mg/dl 未満 かつ75gOGTT 2時間値 140mg/dl 未満	
境界型	糖尿病型でも正常型でもないもの	

図 非ケトン性高浸透圧性昏睡の発症機序

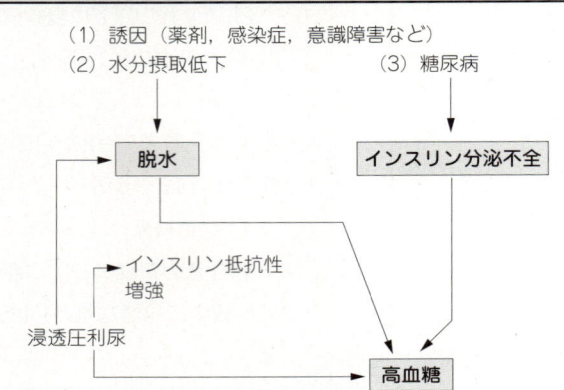

(1) 誘因（薬剤，感染症，意識障害など）
(2) 水分摂取低下   (3) 糖尿病

脱水 → インスリン抵抗性増強 → 高血糖
浸透圧利尿 → 高血糖
インスリン分泌不全 → 高血糖

インスリンの絶対的欠乏によって起こる．

非ケトン性高浸透圧性昏睡は，2型糖尿病患者，高齢者に多い．ケトアシドーシスよりも血糖が高く，高ナトリウム血症による血漿浸透圧の上昇，尿素窒素の著明な増加がみられるが，ケトアシドーシスは伴わない（図）．

乳酸アシドーシスは，ビグアナイド薬を内服しているときに起こりやすい．

マップ内の矢印①～⑤について

① 糖尿病の発症機序

糖尿病はインスリン作用不足に基づく代謝異常である．

1型糖尿病は，HLA（ヒト白血球抗原）の関与，自己免疫（ランゲルハンス島細胞抗体），ウイルス感染による膵島炎がからみあって，膵ランゲルハンス島β細胞の破壊が起こる．その結果，インスリン分泌量が減少または消失して発症すると考えられている．

一方，2型糖尿病は，以下の要因で相対的なインスリン作用不足となることによって発症する．

1) インスリン分泌異常（ブドウ糖刺激に対し，早期のインスリン分泌低下と分泌のタイミングの遅れ）の素因の遺伝．

2) 肥満によって引き起こされたインスリン抵抗性の増大で，インスリン分泌過剰が持続することによる疲弊．

3) ストレスによる自律神経・内分泌系のバランスのくずれによる高血糖など．

1型糖尿病と2型糖尿病の臨床的特徴の違いを表2に示す．

② 血糖の調節

血糖の調節は，内分泌系や神経系の支配を受けた肝臓，筋肉，脂肪組織，腎臓などで行われている．

表2　1型糖尿病と2型糖尿病の臨床的特徴

	1型	2型
全糖尿病中の頻度	少ない	多い
糖尿病家族歴	少ない	多い
発症年齢	15歳以下に多い	40歳以上に多い
体型	正常〜やせ	肥満
臨床症状の発現	急	緩徐
症状の安定性	不安定	安定
ケトアシドーシス	陥りやすい	まれ
インスリン分泌	著しく低下	やや低下
インスリン感受性	鋭敏	やや抵抗性
経口血糖降下薬	無効	有効

　人間に備わったホルモンのうち血糖降下作用のあるホルモンはインスリンのみで，高血糖のとき，インスリンが分泌される．膵への迷走神経刺激で分泌が亢進し，交感神経刺激で抑制される．

　インスリンの作用不足は，糖代謝異常のみでなく，脂肪代謝，たんぱく代謝にも影響する．末梢組織での糖利用が低下すると，エネルギー源を脂肪とたんぱく質に頼ることになる．つまり，脂肪とたんぱく質は，分解を亢進して合成を抑制し，糖新生を行い，高脂血症を引き起こし，さらに高血糖へ傾くことになる．

③　浸透圧利尿

　血糖が腎のブドウ糖排泄閾値（正常では160〜180 mg/dl前後）を超えて上昇すると，腎糸球体での排泄が尿細管での再吸収を上回ることになり，尿中に糖が排泄される．このため尿の浸透圧が高まり，水分も排泄量が増し，多尿・脱水となる．

④　糖尿病性ケトアシドーシス

　インスリン作用の急速な低下が起こると，末梢組織でのブドウ糖利用が低下するとともに，肝におけるグリコーゲンからの糖新生や，アミノ酸からの糖新生などによって著しい高血糖となる．

　高血糖は血漿浸透圧を高めるため，細胞内脱水（細胞の内から外への水の移動）をきたす．また高血糖は尿の浸透圧も上昇させるので，浸透圧利尿による体外への水分の喪失も起こる．尿中への水分喪失に伴った電解質の欠乏も生じる．

　さらに，脂質の分解によって産生された血中遊離脂肪酸が著しく増加することで肝におけるケトン体の産生が亢進し，ケトアシドーシスとなる．

　ケトアシドーシスでは嘔吐による胃液の喪失が起こり，電解質はますます失われる．

　放置すれば心不全・腎不全を起こして死に至る．

⑤　糖尿病性網膜症

　網膜の血管が細小血管障害を起こすと，微小血管瘤が形成され，さらに血管閉塞が起こる．それにより血管の増殖・新生が生じ，この血管が破れることで，網膜内出血・硝子体への出血が起こる．成人失明の原因として一番多い．

免疫機能

免疫系は自己認識をすることにより自己の恒常性を保ち，感染，腫瘍に対して防御する機構である．感染に対しては炎症反応を起こして感染を治癒させ，腫瘍に対しては抗腫瘍作用を誘導して腫瘍細胞を障害する．

①自然免疫担当細胞

- 自然免疫は，外来抗原に対してそのパターンを認識し，免疫記憶は起こらないが，即座に反応する．自然免疫担当細胞には，好中球，単球（マクロファージ），好酸球，好塩基球（組織肥満細胞），ナチュラルキラー（natural killer；NK）細胞がある．
- 好中球は細菌を貪食，殺菌する．
- 単球（マクロファージ）は異物の抗原をT細胞に提示する．
- 好酸球は細胞内顆粒の中に，主要塩基性たんぱく質という寄生虫に対して障害性をもつ物質をもち，寄生虫に対する防御に関与する．
- 好塩基球（組織肥満細胞）はIgEに対する受容体をもち，抗原（アレルゲン）によって架橋（クロスリンク，IgEに対する受容体を介して細胞膜に結合したIgE抗体に抗原が結合すること）されると，ヒスタミンなどを放出する．

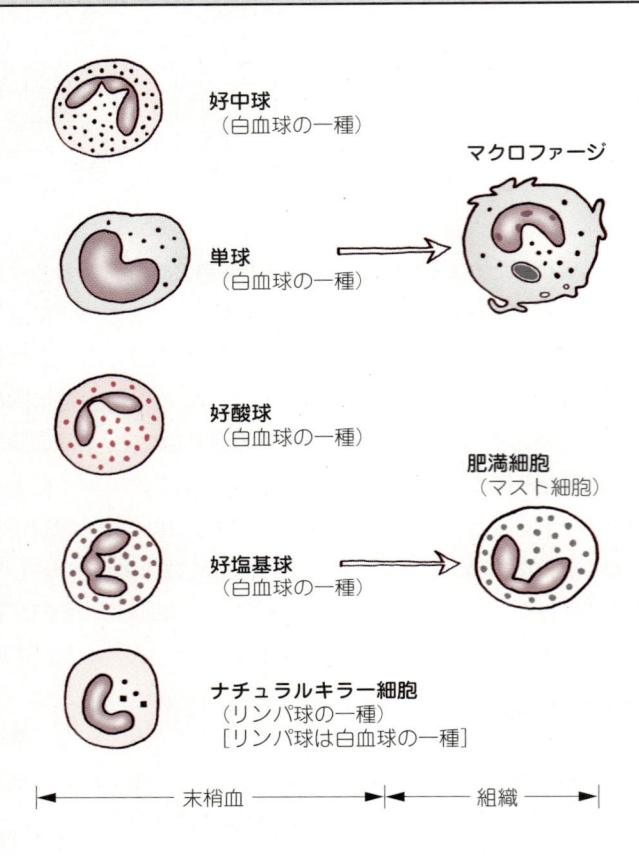

②細菌感染に対する好中球とウイルス感染に対するナチュラルキラー（NK）細胞の働き

- 好中球は細菌を貪食し，殺菌する．ファゴソームは細菌を貪食し，リソソーム（水解小体）と融合しファゴリソソームを形成して殺菌する．
- ナチュラルキラー（NK）細胞（大顆粒リンパ球）は，顆粒内に保有するパーフォリン，グランザイムを放出し，ウイルス感染細胞，腫瘍細胞を障害する．

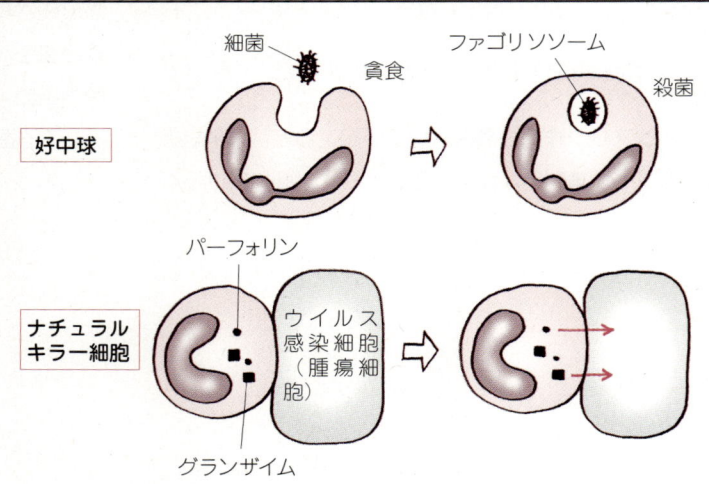

③適応免疫担当細胞の分化

● 適応免疫担当細胞にはT細胞，B細胞がある．いずれもリンパ球の一種である．

● T細胞は**胸腺**で教育を受け，CD8$^+$T細胞，CD4$^+$T細胞などとしての機能を身につけて成熟したものは生き残るが，自己反応性のものはアポトーシスにより死滅する．

● CD8$^+$T細胞は抗原刺激を受けると，CD8$^+$細胞障害性T細胞となり，ウイルス感染細胞や腫瘍細胞を障害する．

● CD4$^+$T細胞は抗原刺激を受けると，サイトカインを産生し，またB細胞の抗体産生を補助する．

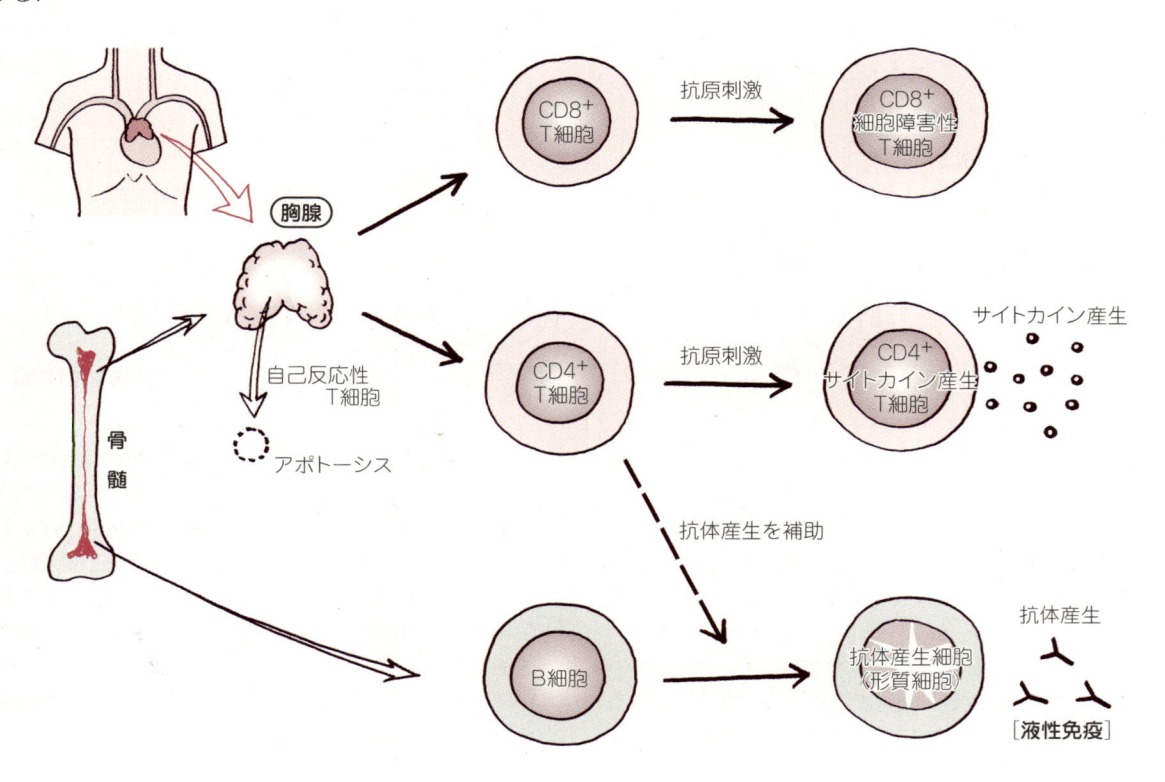

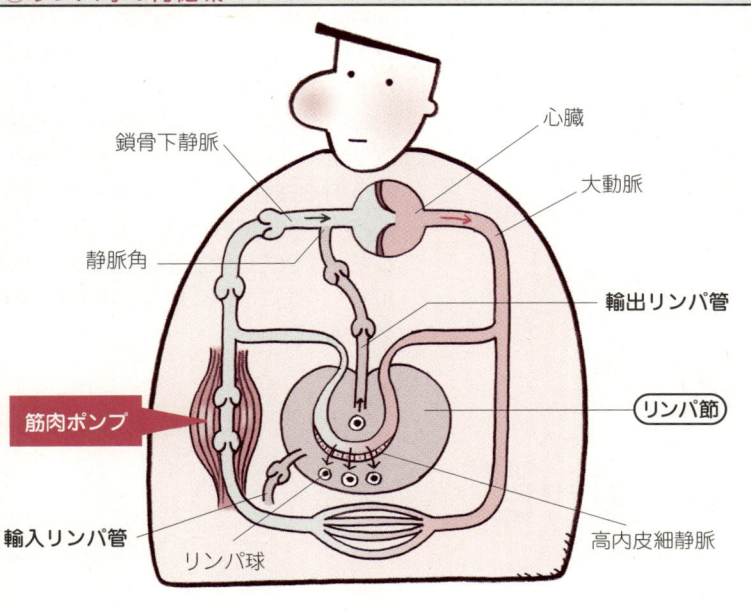

④リンパ球の再循環

● リンパ球は，リンパ管と血管を再循環する．リンパ管系のところどころにある球状または大豆状の**リンパ節**で抗原刺激を受け，活性化リンパ球や，記憶リンパ球となり体内を循環している．

⑤細菌・ウイルス感染時における適応免疫担当細胞

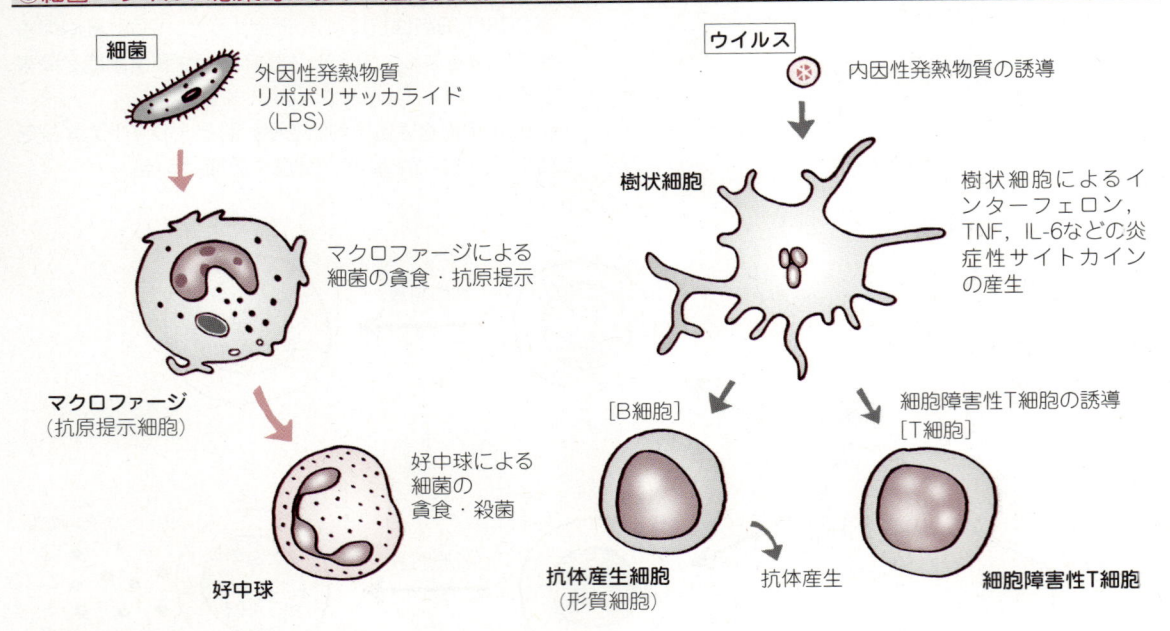

- ●細菌に対しては，**マクロファージ**（抗原提示細胞）が細菌の貪食・抗原提示を行い，また炎症性サイトカインの放出により**好中球**を活性化し，好中球による殺菌が行われる．このとき，外因性発熱物質（細菌の菌体成分リポポリサッカライドLPS）により発熱が起こる．
- ●ウイルスは，**樹状細胞**により捕捉され，ウイルス感染時には**細胞障害性T細胞**が誘導され，抵抗性を示す．またB細胞はT細胞の補助を受けて抗体産生を行い，インターフェロン，TNF（tumor necrosis factor, 腫瘍壊死因子），IL-6（インターロイキン6）などの炎症性サイトカインの産生が行われる．炎症性サイトカインは内因性発熱物質として働き，また細胞障害性T細胞を誘導し，B細胞を形質細胞に分化させて**抗体産生細胞**（形質細胞）とし，それぞれウイルス感染細胞を障害する．
- ●発熱により，免疫応答が活性化され，生体防御機構の効率が上がる．

⑥アレルギー予防

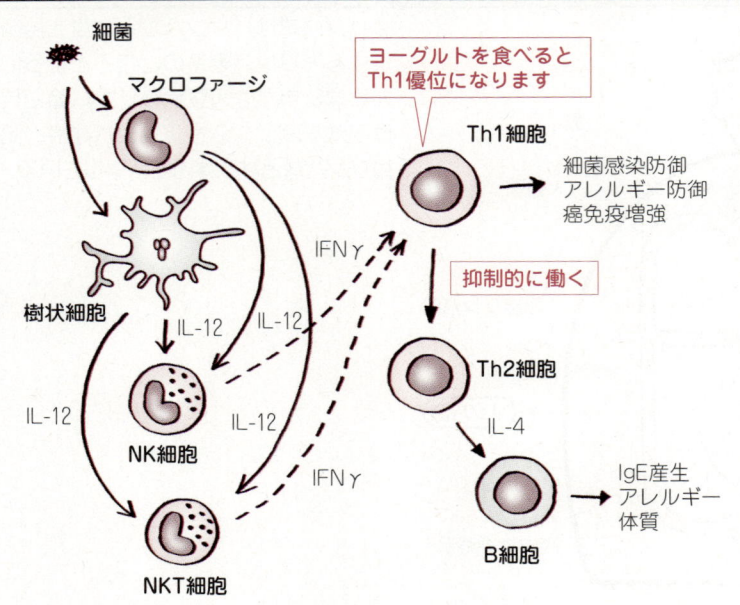

- ●自然免疫を賦活化すると，インターフェロンガンマ（interferon γ；IFN γ）が産生され，アレルギー予防ができる．T細胞には細胞性免疫を担う**Th1細胞**（ヘルパーT細胞1型）と，液性免疫を担う**Th2細胞**（ヘルパーT細胞2型）がある．Th2細胞が優位となるとアレルギーが起こりやすくなるので，アレルギー予防にはTh1細胞を優位にする必要がある．

⑦ 自然免疫を介した内因性発熱物質による発熱

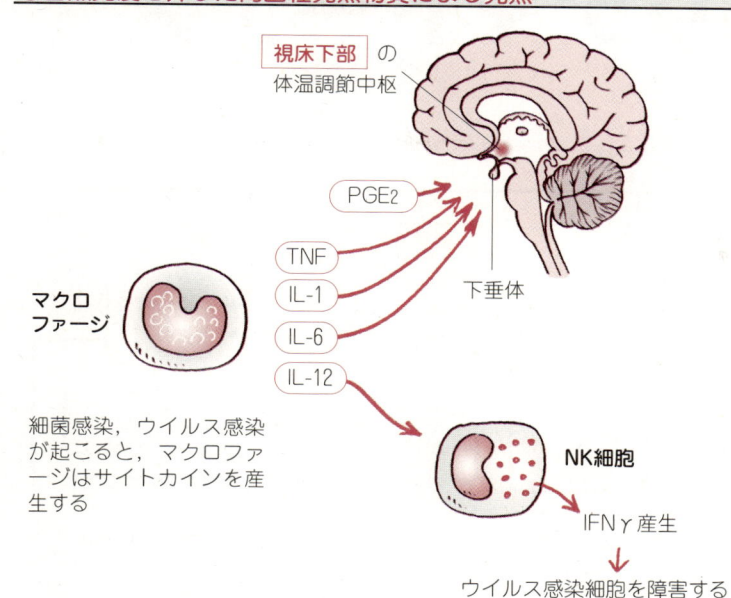

●マクロファージは，細菌感染，ウイルス感染があると，TNF（腫瘍壊死因子），IL-1（インターリューキン1），IL-6（インターリューキン6），IL-12（インターリューキン12）などの炎症性サイトカインを産生する．これらの炎症性サイトカインは視床下部に作用し，自然免疫を介した発熱が起こる．

●また，IL-12はナチュラルキラー（NK）細胞（形態学的には大顆粒リンパ球 large granular lymphocyte；LGLという）に作用し，インターフェロンガンマ（IFNγ）を産生し，ウイルス感染細胞を障害する．

細菌感染，ウイルス感染が起こると，マクロファージはサイトカインを産生する

視床下部の体温調節中枢
下垂体
PGE2
TNF
IL-1
IL-6
IL-12
マクロファージ
NK細胞
IFNγ産生
↓
ウイルス感染細胞を障害する

検査値との関連

	指標	基準値	解説
ⓐ	末梢血白血球数	3600～9300個/μl	平均値5100個/μl
ⓑ	末梢血T細胞	65～80％	
ⓒ	ヘルパーT細胞（CD4陽性T細胞）	35～50％	平均値40％
ⓓ	細胞障害性T細胞（CD8陽性T細胞）	20～30％	平均値25％
ⓔ	CD4/CD8比	1.2～2.5	平均値1.5
ⓕ	末梢血B細胞	15～25％	平均値20％
ⓖ	末梢血ナチュラルキラー（NK）細胞	5～20％	平均値10％
ⓗ	免疫グロブリン[immunoglobulin, Igと記す] IgG IgA IgM IgD IgE	1200～1800mg/dl 200～450mg/dl 100～200mg/dl 10mg/dl以下 280 IU/ml以下	平均値3mg/dl 0.05mg/dl以下．アレルギーがないと280 IU/ml以下
ⓘ	CRP（C-reactive protein, C反応性たんぱく質）	定性法では陰性 定量法では0.6mg/dl以下	感染・炎症があると肝臓，血管内皮から産生され増加する
ⓙ	ASO（antistretolysin O，抗ストレプトリジンO）	166倍未満	溶血レンサ球菌感染症（急性扁桃炎，猩紅熱），リウマチ熱，急性糸球体腎炎で高値となる
ⓚ	抗核抗体	陰性	全身性エリテマトーデス（systemic lupus erythematosus；SLE）のとき陽性となる
ⓛ	LE細胞（エリテマトーデス細胞 lupus erythematosus；LE）	陰性	全身性エリテマトーデスのとき陽性となる

疾患との関連

●自己免疫性機序により起こる膠原病（抗核抗体が陽性となる．抗核抗体により障害された核［ヘマトキシリン体］を好中球が貪食したLE細胞がみられる）⇒**全身性エリテマトーデス【p.192】**

病態マップ 36
全身性エリテマトーデス

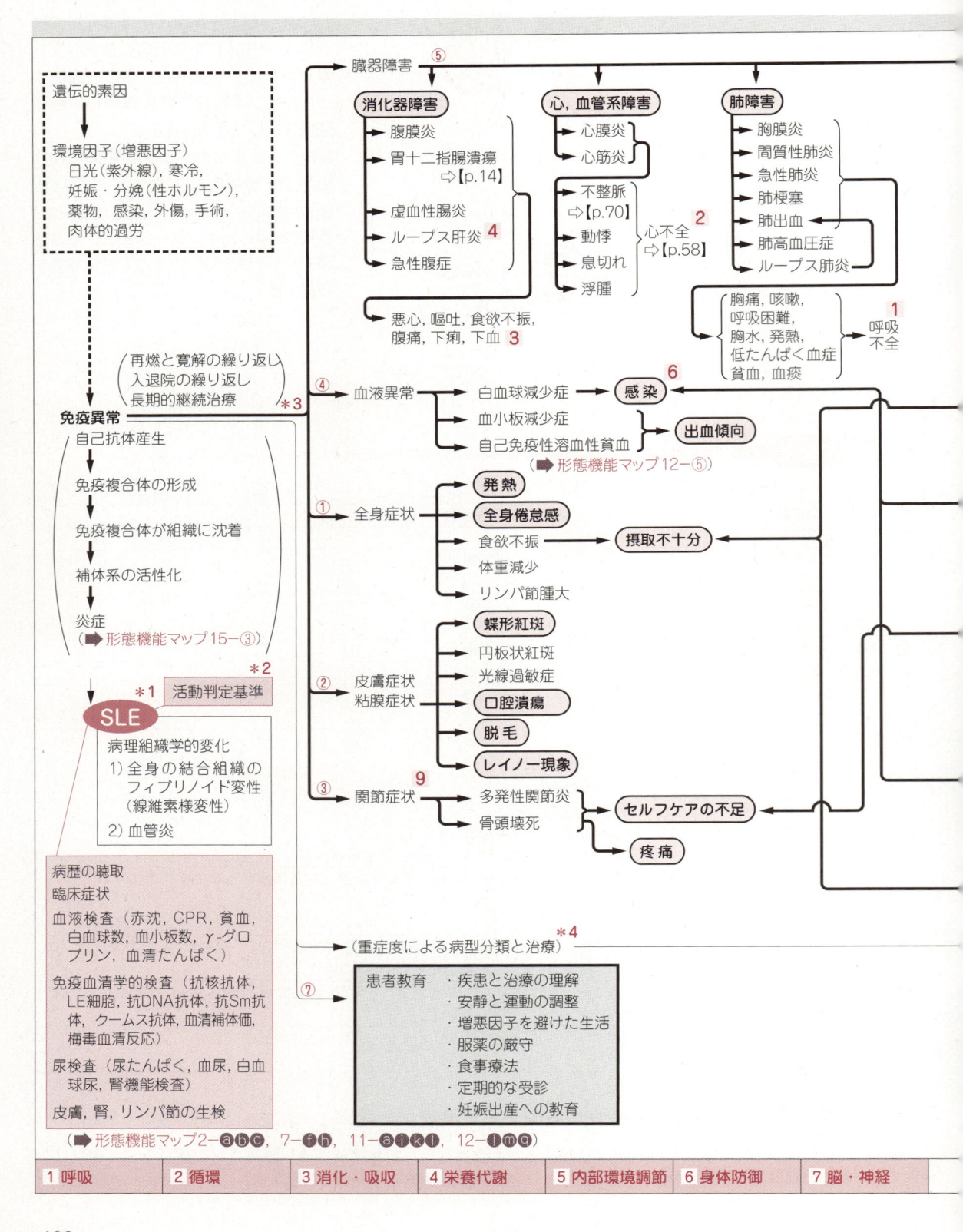

遺伝的素因

環境因子（増悪因子）
日光（紫外線），寒冷，
妊娠・分娩（性ホルモン），
薬物，感染，外傷，手術，
肉体的過労

（再燃と寛解の繰り返し
入退院の繰り返し
長期的継続治療） *3

免疫異常
- 自己抗体産生
- 免疫複合体の形成
- 免疫複合体が組織に沈着
- 補体系の活性化
- 炎症
 （▶形態機能マップ15-③）

*1 *2 **活動判定基準**

SLE
病理組織学的変化
1) 全身の結合組織の
   フィブリノイド変性
   （線維素様変性）
2) 血管炎

- 病歴の聴取
- 臨床症状
- 血液検査（赤沈，CPR，貧血，白血球数，血小板数，γ-グロブリン，血清たんぱく）
- 免疫血清学的検査（抗核抗体，LE細胞，抗DNA抗体，抗Sm抗体，クームス抗体，血清補体価，梅毒血清反応）
- 尿検査（尿たんぱく，血尿，白血球尿，腎機能検査）
- 皮膚，腎，リンパ節の生検

（▶形態機能マップ2-ⓐⓑⓒ，7-ⓕⓗ，11-ⓐⓘⓚⓛ，12-ⓘⓜⓠ）

臓器障害 ⑤

消化器障害
- 腹膜炎
- 胃十二指腸潰瘍 ⇨【p.14】
- 虚血性腸炎
- ループス肝炎 4
- 急性腹症
→ 悪心，嘔吐，食欲不振，腹痛，下痢，下血 3

心，血管系障害
- 心膜炎
- 心筋炎
- 不整脈 ⇨【p.70】
- 動悸
- 息切れ
- 浮腫
→ 心不全 2 ⇨【p.58】

肺障害
- 胸膜炎
- 間質性肺炎
- 急性肺炎
- 肺梗塞
- 肺出血
- 肺高血圧症
- ループス肺炎
→ 胸痛，咳嗽，呼吸困難，胸水，発熱，低たんぱく血症，貧血，血痰 → 呼吸不全 1

④ **血液異常**
- 白血球減少症 → 感染 6
- 血小板減少症
- 自己免疫性溶血性貧血 → 出血傾向
（▶形態機能マップ12-⑤）

① **全身症状**
- 発熱
- 全身倦怠感
- 食欲不振 → 摂取不十分
- 体重減少
- リンパ節腫大

② **皮膚症状 粘膜症状**
- 蝶形紅斑
- 円板状紅斑
- 光線過敏症
- 口腔潰瘍
- 脱毛
- レイノー現象

③ **関節症状** 9
- 多発性関節炎 → セルフケアの不足
- 骨頭壊死
→ 疼痛

⑦ （重症度による病型分類と治療） *4

患者教育
- 疾患と治療の理解
- 安静と運動の調整
- 増悪因子を避けた生活
- 服薬の厳守
- 食事療法
- 定期的な受診
- 妊娠出産への教育

| 1 呼吸 | 2 循環 | 3 消化・吸収 | 4 栄養代謝 | 5 内部環境調節 | 6 身体防御 | 7 脳・神経 |

systemic lupus erythematosus [SLE]

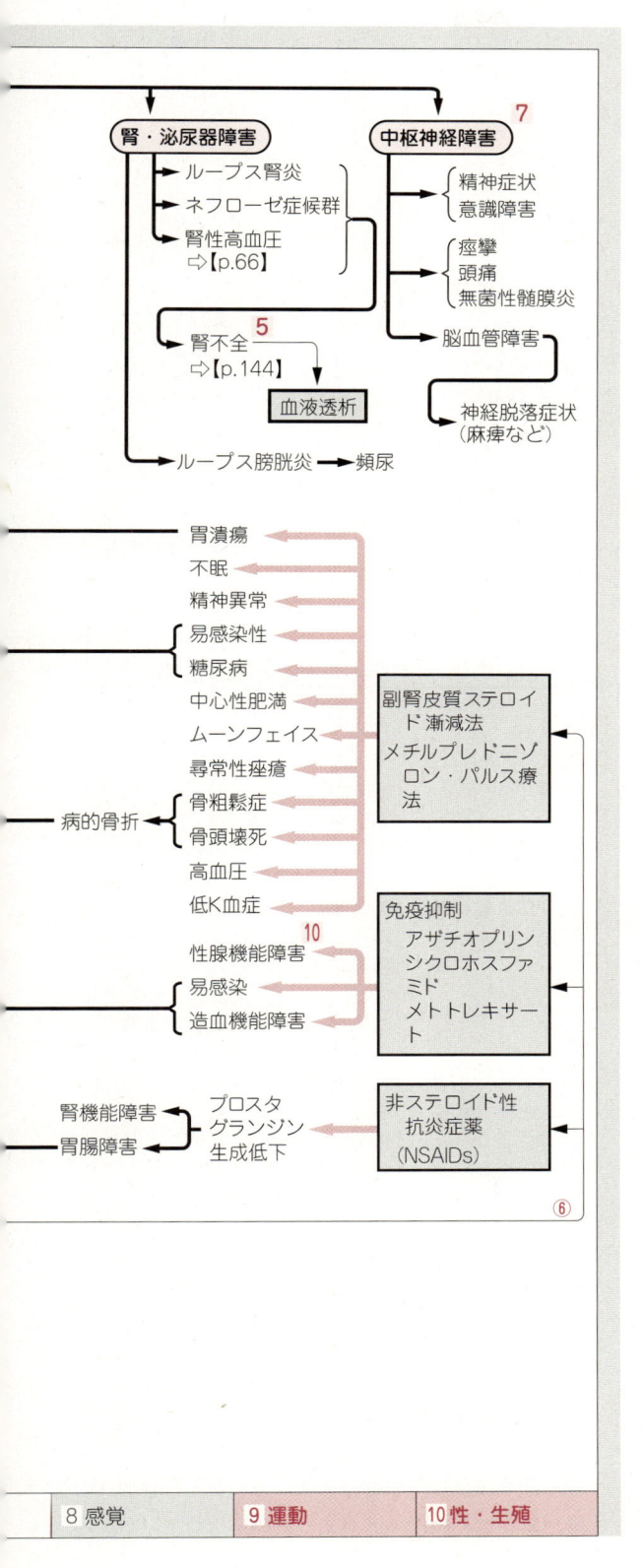

```
┌──────────────┐  ┌──────────────┐ 7
│ 腎・泌尿器障害 │  │ 中枢神経障害 │
└──────────────┘  └──────────────┘
  ├ ループス腎炎      ├ 精神症状
  ├ ネフローゼ症候群   │ 意識障害
  ├ 腎性高血圧        │
  │ ⇨【p.66】        ├ 痙攣
  │                   │ 頭痛
  │            5      │ 無菌性髄膜炎
  └ 腎不全 ─────→     │
    ⇨【p.144】        ├ 脳血管障害
         │            │
         ↓            └ 神経脱落症状
      [血液透析]          （麻痺など）

  └ ループス膀胱炎 → 頻尿
```

- 胃潰瘍
- 不眠
- 精神異常
- 易感染性
- 糖尿病
- 中心性肥満 ← 副腎皮質ステロイ
- ムーンフェイス ← ド漸減法
- 尋常性痤瘡   メチルプレドニゾ
- 骨粗鬆症   ロン・パルス療
- 骨頭壊死   法
- 病的骨折
- 高血圧
- 低K血症
- 性腺機能障害 ← 免疫抑制
- 易感染   アザチオプリン
- 造血機能障害   シクロホスファ
                  ミド
                  メトトレキサート

- 腎機能障害 ← プロスタ   ← 非ステロイド性
- 胃腸障害   グランジン   抗炎症薬
                生成低下   （NSAIDs）
                                ⑥

| 8 感覚 | 9 運動 | 10 性・生殖 |

　全身性エリテマトーデス（SLE）は，自己免疫現象により免疫調節の破綻をきたし，抗核抗体に代表される多様な自己抗体が出現する，自己免疫疾患である．SLEの原因は未だ不明であるが，遺伝的素因に，感染，性ホルモン，紫外線，薬物などの環境因子が複雑に絡み合い発症するものと考えられている．病理学的には，炎症性病変により血管・結合織を広く侵し，多臓器障害をきたす全身性炎症性結合織疾患である．20～40歳の妊娠可能な女性に多く発症し，男：女比は，1：9～10である．寛解と再燃を繰り返し慢性の経過をたどる．

■ マップ内の＊1～＊4について

＊1　SLEの診断基準（表1）

＊2　SLEの活動判定基準（表2）

＊3　SLEの主な臨床症状（図）

＊4　SLEの重症度による病型分類と治療（表3）

■ マップ内の矢印①～⑦について

① 全身症状

　発症時には70～80％の患者に発熱，全身倦怠感，食欲不振，体重減少がみられ，安楽障害を起こす．発熱に対しては安静をとらせ，氷嚢法を行い積極的に解熱を図る．精神的ストレスは症状を悪化させるので心をこめて訴えを聴き，精神的安静を図る．また，食欲不振による摂取量の低下は抵抗力を弱め感染を誘発するので，清潔の保持に努めるとともに，嗜好を尊重した栄養価の高いものを勧める．

② 皮膚・粘膜症状

　頬骨隆起部，鼻梁に現れる蝶形紅斑が特有な症状．20％の患者の初発症状にみられる．他に手指，爪の周囲，

36 全身性エリテマトーデス

表1 SLEの診断基準

観察期間中に，同時に，または時をへだてても，11項目中4項目以上あるときは，SLEであるといってよい．

1. 頰部紅斑
2. 円板状紅斑
3. 光線過敏症
4. 口腔内潰瘍
5. 関節炎
6. 漿膜炎　a) 胸膜炎　b) 心膜炎
7. 腎障害　a) 持続性たんぱく尿：0.5g/日以上あるいは3+以上の持続性たんぱく尿
　　　　　b) 細胞性円柱：赤血球，ヘモグロビン，顆粒，尿細管性円柱あるいはそれらの混在
8. 神経障害　a) 痙攣　b) 精神障害
9. 血液学的異常　a) 溶血性貧血
　　　　　　　　b) 白血球減少：4000/μl未満が2回以上
　　　　　　　　c) リンパ球減少：1500/μl未満が2回以上
　　　　　　　　d) 血小板減少：10万/μl未満
10. 免疫学的異常　a) 抗ds-DNA抗体高値
　　　　　　　　　b) 抗Sm抗体の存在
　　　　　　　　　c) 抗リン脂質抗体陽性（下記の3項目のいずれかを満たす）
　　　　　　　　　　・抗カルジオリピン抗体陽性
　　　　　　　　　　・ループス抗凝固因子陽性
　　　　　　　　　　・梅毒血清反応偽陽性
11. 抗核抗体：免疫蛍光抗体法あるいは同等の試験法により1回陽性

アメリカリウマチ学会（1982年改訂，1997年小改訂）による．

表2 SLEの活動判定基準

3項目以上陽性を活動性と判定する

- 発熱（37℃以上）
- 関節痛
- 紅斑（顔面以外も含む）
- 口腔潰瘍または大量脱毛
- 赤沈値亢進（30mm以上/時）
- 低補体血症（$C_3$60mg以下/dl, CH_{50}20単位以下）
- 白血球減少（4000以下/μl）
- 低アルブミン血症（3.5g以下/dl）
- LE細胞またはLEテスト陽性

厚生省自己免疫疾患調査研究班（1986年）による．

図 SLEの主な臨床症状

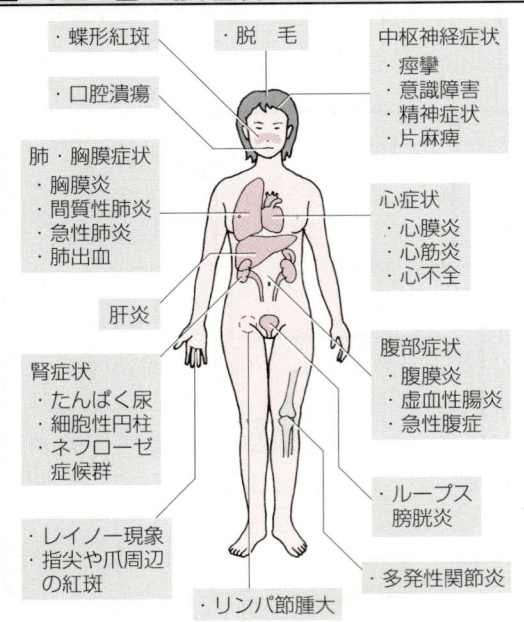

- 蝶形紅斑
- 脱毛
- 口腔潰瘍
- 中枢神経症状
  - 痙攣
  - 意識障害
  - 精神症状
  - 片麻痺
- 肺・胸膜症状
  - 胸膜炎
  - 間質性肺炎
  - 急性肺炎
  - 肺出血
- 心症状
  - 心膜炎
  - 心筋炎
  - 心不全
- 肝炎
- 腎症状
  - たんぱく尿
  - 細胞性円柱
  - ネフローゼ症候群
- 腹部症状
  - 腹膜炎
  - 虚血性腸炎
  - 急性腹症
- レイノー現象
- 指尖や爪周辺の紅斑
- ループス膀胱炎
- 多発性関節炎
- リンパ節腫大

表3 SLEの重症度による病型分類と治療[1]

	軽症	中等症	重症
病型分類	DLE 皮疹，粘膜症状 関節炎，筋症 レイノー現象 漿膜炎（少量の貯留液） 尿沈渣異常/間欠的たんぱく尿	持続性たんぱく尿 溶血性貧血 血小板減少性紫斑病 CNSループス（脳神経障害，脊髄障害，髄膜炎，機能的精神症状など） 漿膜炎（多量の貯留液）	ネフローゼ症候群 腎不全（急速進行性，慢性）， CNSループス（痙攣重積，意識消失，器質的精神病） 間質性肺炎 肺高血圧症 全身性血管炎・血栓症
主な治療	ステロイド外用など局所療法 非ステロイド系抗炎症薬 ステロイド療法（プレドニゾロン30mg/日以下）	病態に応じた治療 ステロイド療法（プレドニゾロン30～60mg/日）	病態に応じた治療 ステロイド療法（プレドニゾロン60mg/日以上） 免疫抑制薬 ステロイドパルス療法 血液透析

足蹠などにも出現する．紅斑は左右対称性で，通常は疼痛や瘙痒感を伴わず，ステロイド薬で，比較的早期に軽快する．脱毛やステロイド薬の副作用であるムーンフェイス（満月様顔貌）などとも相まって，ボディイメージの混乱に陥りやすいので，心理的にも支えることが重要．紫外線への皮膚の曝露により症状が再燃するため，直射日光を避ける．また，レイノー現象を誘発する寒冷刺激を避ける．

③ 関節症状

関節痛を主とし，患者の90％にみられ，初発症状の頻度が最も高く約50％である．関節リウマチとの鑑別

が重要である．関節痛は移動性で，腫脹，骨病変，変形は少なく，X線上で関節の破壊を認めない．痛みの部位と程度をアセスメントし，セルフケア不足に応じて日常生活行動を援助する．

④ 血液異常

赤血球，白血球，血小板に対する抗体が産生され溶血性貧血，白血球減少，血小板減少がみられる．自己免疫性溶血性貧血により貧血が，白血球減少では特にリンパ球減少が活動期に高頻度に起こるため，感染に対する抵抗力が弱まる．また，血小板減少により出血傾向がみられることがある．

⑤ 臓器障害

消化器障害：食道，胃，十二指腸球部，胆嚢は血管炎の好発部位である．血管炎が小腸，大腸に起こると潰瘍や穿孔，腸間膜動脈が閉塞し，腹痛，下痢，嘔吐，発熱がみられ，これらの早期発見が重要である．

心臓・血管系障害：最も多いのは心外膜炎．多くは一過性で予後良好である．胸痛，咳嗽，呼吸困難の有無や程度を観察し，呼吸困難に対しては，セミファーラー位などの安楽な体位をとらせ，酸素吸入を行う．不整脈や心拡大がみられるときは心筋炎も疑う．

肺障害：最も多いのは胸膜炎であり，小〜中程度の滲出性胸水がみられ，胸痛，咳嗽，呼吸困難，発熱を伴う．急性肺炎の頻度は少ないが，突然に呼吸困難をきたし重篤になりやすい．肺出血は稀であるが，予後を左右する病態であり，また急性に発症するループス肺炎でも肺出血をきたすことが多い．肺梗塞は肺血管病変の代表的なものであり，胸痛，血痰がみられる．心不全を合併した場合には，塩分制限が必要となり症状に応じて酸素吸入，強心薬，利尿薬の投与が必要となる．

腎臓障害：臓器障害の中で最も頻度が高く50％にみられ，日常生活や予後を決定する．SLEの腎病変はループス腎炎とよばれ，症状は軽度のたんぱく尿からネフローゼ症候群に至るまで様々である．経過は腎機能低下のないタイプ，徐々に低下するタイプ，急速に低下して腎不全に至るタイプがある．ネフローゼ症候群を合併する場合は尿毒症へと移行し予後不良である．腎機能障害に対しては安静を保ち，腎庇護食を与え，浮腫に対しては食塩・水を制限する．

中枢神経障害：中枢神経症状は，患者の20〜60％に認められる．SLEの中枢神経症状はCNSループスとよばれ，全身の痙攣発作，意識障害，精神症状，脳血管障害，無菌性髄膜炎などがみられる．全身の痙攣発作を起こす重症例では，生命予後にかかわる．精神症状は，ステロイド薬の副作用としても出現するため，言動などの細やかな観察が重要となる．

⑥ 治療

SLEの治療目標は急性期の炎症を早期に治め寛解導入を図り，それを維持することである．治療は重症度別に異なり，軽症と中等症では，ステロイド薬の使用量に大きな違いがある．重症ではパルス療法やアザチオプリン，シクロホスファミドなどの免疫抑制薬が使用される．また，臓器障害に対してはそれに対応した対症療法が行われ，腎不全の場合には血液透析がなされる．ステロイド薬は多数の重篤な副作用をもつ．なかでも易感染性は免疫抑制薬の使用，白血球減少とも相まって重篤な肺合併症，尿路感染症を引き起こしやすいので，合併症の早期発見と感染予防対策が重要である．

⑦ 患者教育

SLEは厚生労働省特定疾患に指定されている難病である．再燃を繰り返すケースが多い．治療が長引くにつれ，家庭や職場での役割交替や役割喪失を余儀なくされ，様々な不安や個人および家族の非効果的なコーピングが問題となりやすい．SLE患者，家族のQOLを高めるためにも医療費の公費負担制度を活用するとともに，治療と並行した患者教育を行うことが重要である．

文献
1) 橋本博史：病型診断の可能性とその臨床的意義；全身性エリテマトーデス，最新医学，45：318〜325，1990．
2) 足立山夫，他編：血液疾患・膠原病ナーシング（JJNスペシャルNo.30），医学書院，1992，p.101〜120，127〜133．

血液・造血器

血液は造血器である骨髄で生成される．多能性幹細胞からすべての血球（赤血球，白血球，血小板）が分化する．

①血球の分化

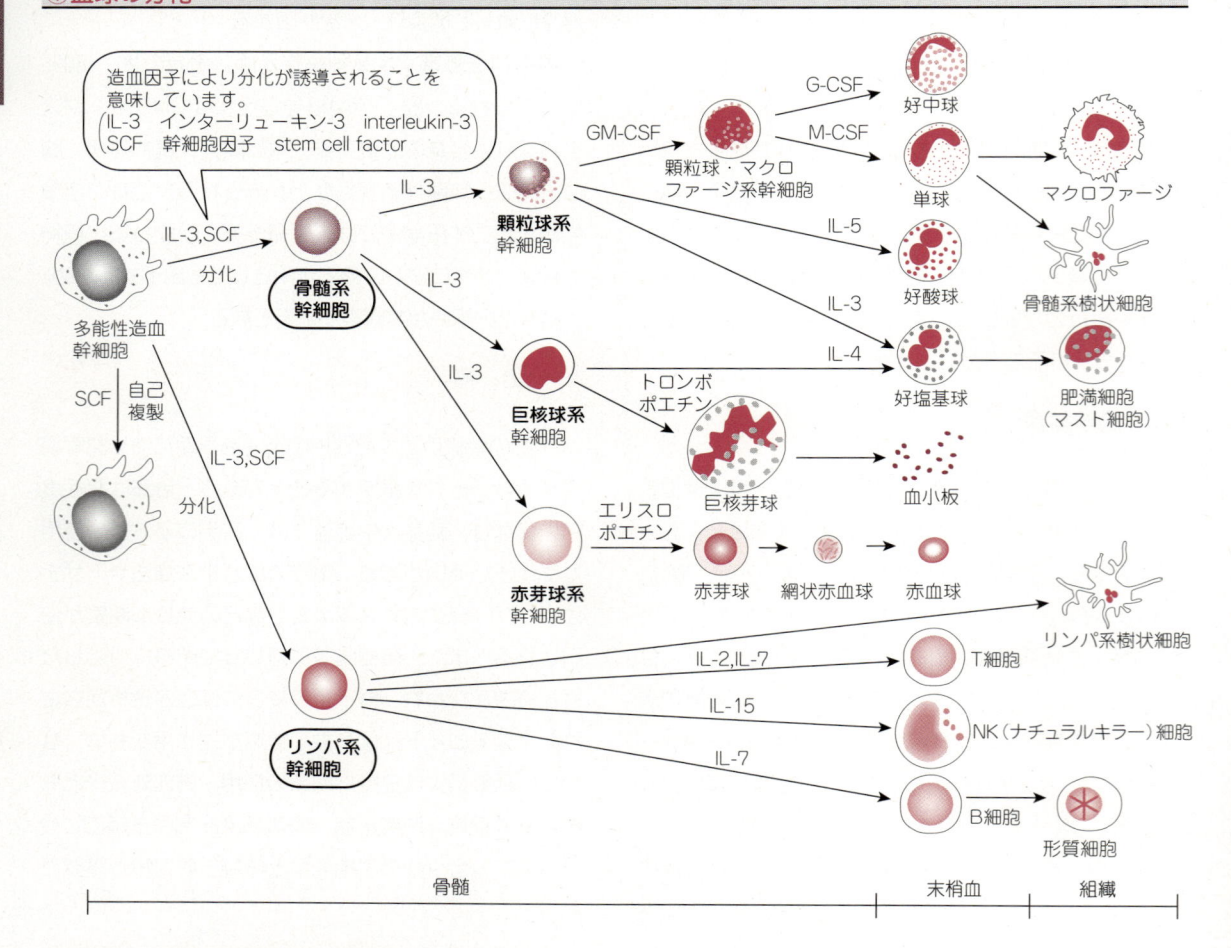

→　造血因子により分化が誘導されることを意味しています．
IL-3　インターリューキン-3　interleukin-3
SCF　幹細胞因子　stem cell factor

- 多能性造血幹細胞
- IL-3,SCF 分化 → 骨髄系幹細胞
- SCF 自己複製
- IL-3,SCF 分化 → リンパ系幹細胞

骨髄系幹細胞から：
- IL-3 → 顆粒球系幹細胞
  - GM-CSF → 顆粒球・マクロファージ系幹細胞
    - G-CSF → 好中球
    - M-CSF → 単球 → マクロファージ、骨髄系樹状細胞
  - IL-5 → 好酸球
  - IL-3, IL-4 → 好塩基球 → 肥満細胞（マスト細胞）
- IL-3 → 巨核球系幹細胞
  - トロンボポエチン → 巨核芽球 → 血小板
- 赤芽球系幹細胞
  - エリスロポエチン → 赤芽球 → 網状赤血球 → 赤血球

リンパ系幹細胞から：
- IL-2, IL-7 → T細胞
- IL-15 → NK（ナチュラルキラー）細胞
- IL-7 → B細胞 → 形質細胞
- リンパ系樹状細胞

骨髄 ｜ 末梢血 ｜ 組織

- ●血球は，骨髄に存在する多能性幹細胞が，造血因子の作用により，骨髄中で分化して生まれる．多能性幹細胞は自己複製能と分化能の両方の性質をもっている．多能性幹細胞は**骨髄系幹細胞**と**リンパ系幹細胞**とに分化し，骨髄系幹細胞はさらに顆粒球系，巨核球系，赤芽球系とに分化する．顆粒球系からは好中球，好酸球，好塩基球が分化し，巨核球系からは血小板，好塩基球が分化し，赤芽球系からは赤血球が分化する．好中球，好酸球，好塩基球を多形核白血球という．
- ●樹状細胞には，骨髄系とリンパ系の2種類がある．
- ●エリスロポエチンは腎臓から分泌される．

②血液の成分

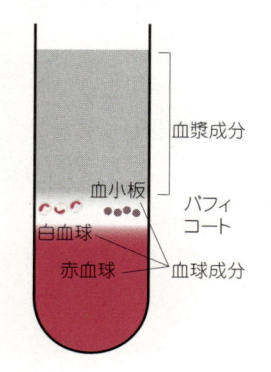

血漿成分
血小板／バフィーコート
白血球
赤血球／血球成分

- ●血液の成分は，血漿成分［血清とフィブリノーゲン］と血球成分［赤血球，白血球，血小板］から構成される．
- ●血液が凝固すると，フィブリノーゲンはフィブリンとなり，血漿は血清となる．
- ●抗凝固薬を入れた血液は比重により3層に分離する．

③再生不良性貧血

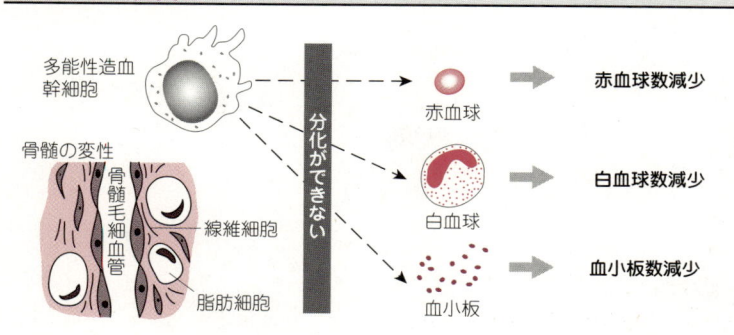

多能性造血幹細胞
骨髄の変性
　骨髄毛細血管
　線維細胞
　脂肪細胞

分化ができない

→ 赤血球 → **赤血球数減少**
→ 白血球 → **白血球数減少**
→ 血小板 → **血小板数減少**

●再生不良性貧血では赤血球，白血球，血小板の3系統すべての分化が障害されるため，汎血球減少を示す．骨髄は線維細胞，脂肪細胞に置き換わっている．

●赤血球数は減少し，正球性正色素性の貧血となる．白血球数の減少のため易感染性を示す．血小板数減少のため出血傾向を示す．

④鉄欠乏性貧血と悪性貧血

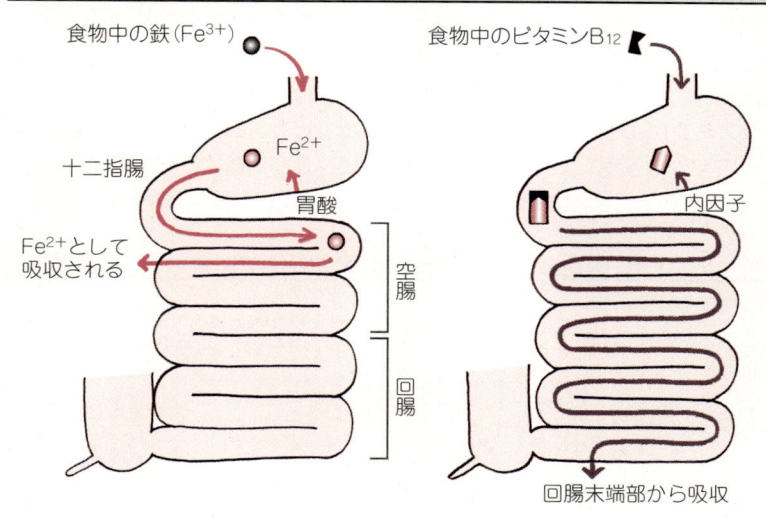

食物中の鉄（Fe^{3+}）
十二指腸
Fe^{2+}
胃酸
Fe^{2+}として吸収される
空腸
回腸

食物中のビタミンB_{12}
内因子
回腸末端部から吸収

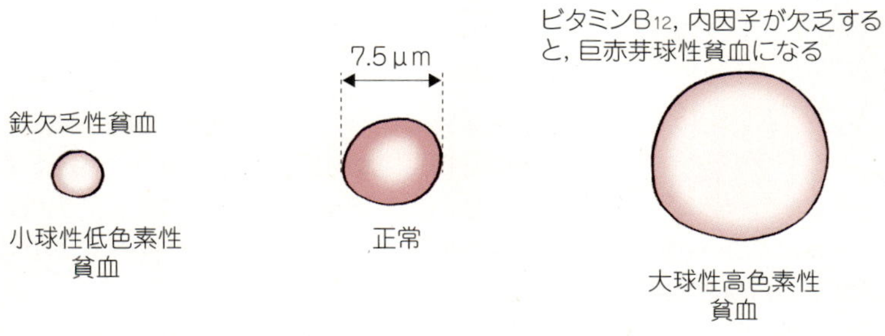

●食物中の鉄は3価であるが，胃の壁細胞から分泌される胃酸（塩酸）で還元され2価となり，十二指腸，空腸から吸収され，血色素の成分となる．鉄が不足すると，**鉄欠乏性貧血**になる．

●食物中のビタミンB_{12}は胃の壁細胞から分泌される内因子と結合し，回腸末端から吸収される．ビタミンB_{12}，内因子が欠乏すると**悪性貧血**となる．

鉄欠乏性貧血
小球性低色素性貧血

7.5μm
正常

ビタミンB_{12}，内因子が欠乏すると，巨赤芽球性貧血になる
大球性高色素性貧血

⑤溶血性貧血

血色素（ヘモグロビン）
補体
自己抗体
赤血球
→ 溶血 →
血色素（ヘモグロビン）
間接ビリルビンが上昇し，溶血性黄疸になる

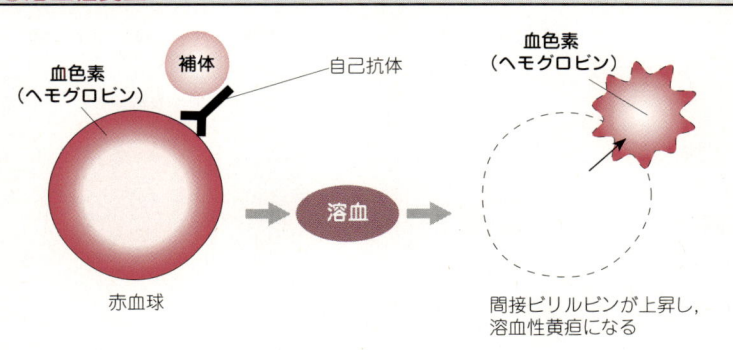

●赤血球に対する自己抗体が産生されると，補体が活性化され，溶血が起こる．すなわち，赤血球が崩壊し血色素（ヘモグロビン）が赤血球から遊離する．これが起こると溶血性貧血となる．また，間接ビリルビンが上昇し，**溶血性黄疸**となる．

⑥ 凝固と線維素溶解現象（線溶）

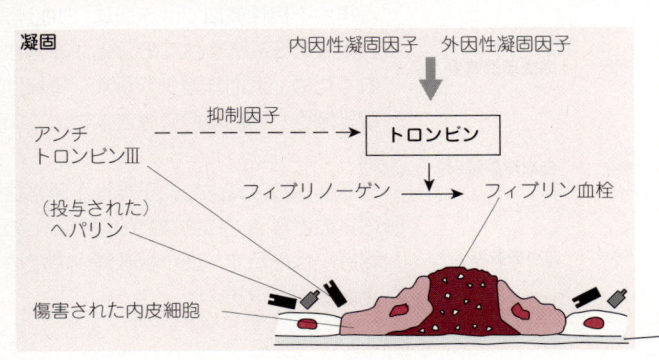

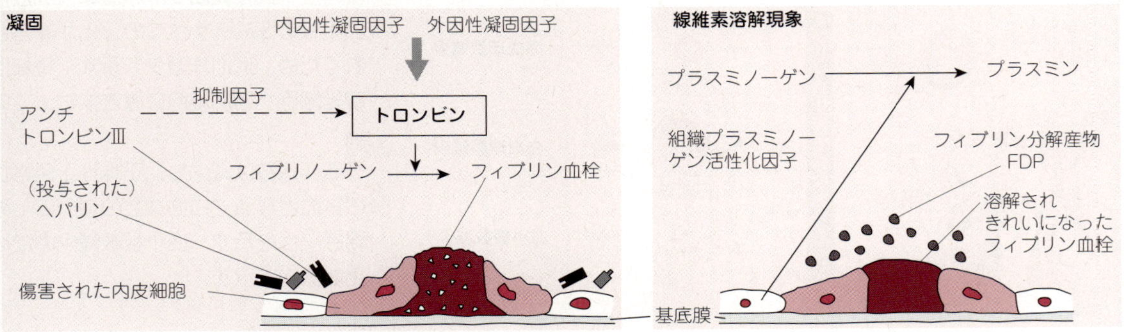

- 凝固は、内因性凝固因子、あるいは外因性凝固因子が活性化されて、**トロンビン**（前駆体［プロトロンビン］として血液中に存在する）の作用によりフィブリノーゲンから**フィブリン血栓**が作られることで起こる。
- 過剰に作られたフィブリン血栓は**プラスミン**により分解され（線維素溶解現象［線溶］）、フィブリン分解産物（FDP）となる。
- **播種性血管内凝固症候群**（disseminated intravascular coagulation；DIC）の場合には、凝固と線維素溶解現象の両方が亢進するため、フィブリン分解産物の量が増える。ヘパリンは抗凝固薬として作用するが、ヘパリンはアンチトロンビンⅢを介して作用するので、DICでアンチトロンビンⅢが消費されている場合には、ヘパリンだけでなくアンチトロンビンⅢが必要になる。

⑦ 白血病

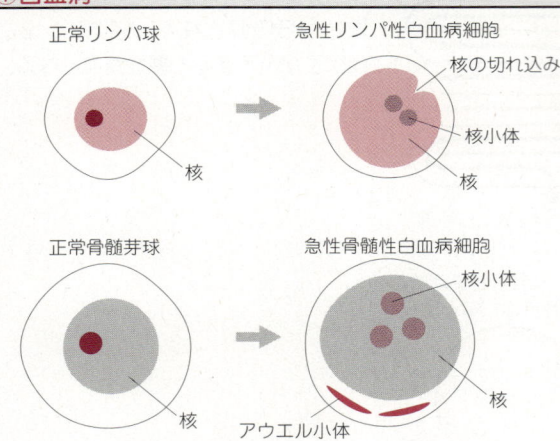

- 白血病では、骨髄で腫瘍性に増殖した白血病細胞が末梢血でもみられる。急性リンパ性白血病では**急性リンパ性白血病細胞**が、急性骨髄性白血病では**急性骨髄性白血病細胞**がみられる。治療を行わない場合には、急性白血病は経過が急で短く、慢性白血病では経過が慢性的で長い。

⑧ 特発性血小板減少性紫斑病

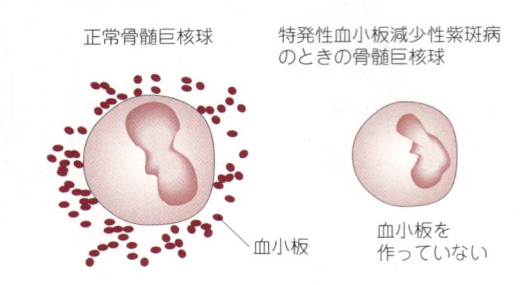

- 正常骨髄巨核球は、骨髄細胞では一番大きく、血小板を豊富に作っている。**特発性血小板減少性紫斑病**の骨髄巨核球は、数は増えるが、大きさが小さく、血小板を作っていない。また、特発性血小板減少性紫斑病では、巨核球、血小板に対する自己抗体が産生される。

⑨ 悪性リンパ腫

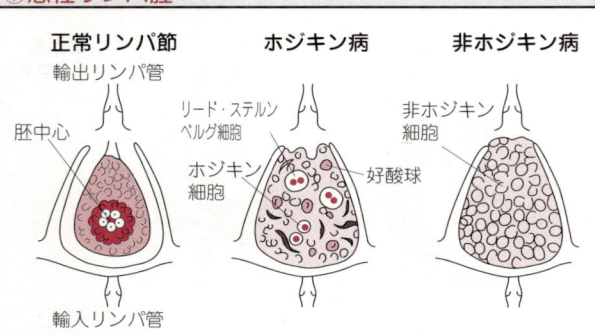

- リンパ腫はすべて悪性である。**悪性リンパ腫**には、**ホジキン病**と**非ホジキン病**とがある。ホジキン病のリンパ節では、リード-ステルンベルグ細胞とホジキン細胞がみられる。非ホジキン病にはリンパ肉腫、細網肉腫といわれていたものを含み、リンパ節では非ホジキン細胞がリンパ洞で増殖している。

検査値との関連

	指標	基準値	解説
ⓐ	赤血球数（RBC）	男 427〜570万個/μl, 女 376〜500万個/μl	血液1μlに含まれる赤血球数である．貧血のとき低下する．1μl（マイクロリットル）は$10^{-6}l$である．
ⓑ	血色素（Hb）	男 13.5〜17.6g/dl 女 11.3〜15.2g/dl	血色素（ヘモグロビン）は赤血球に含まれる鉄を含んだ色素である．血色素の鉄に酸素が結合する．貧血のとき低下する．
ⓒ	ヘマトクリット（Ht）値	男 39〜52%, 女 34〜48%	血液中の細胞（赤血球，白血球，血小板）容積の百分率である．貧血のとき低下する．
ⓓ	平均赤血球容積 (mean corpuscular volume；MCV)	83〜93 fl	平均値88fl．赤血球は1個あたりの容積の平均値である．Ht（%）×10/RBC（$10^{-6}/\mu l$）で算定する．小球性は83 fl未満，大球性は94 fl以上．1 fl（フェムトリットル）は$10^{-15}l$である．
ⓔ	平均赤血球ヘモグロビン (mean corpuscular hemoglobin；MCH)	27〜32pg	平均値30 pg．赤血球1個あたりの血色素量の平均値である．低色素性は27 pg未満，高色素性は33 pg以上．1pg（ピコグラム）は$10^{-12}g$である．Hb（g/dl）×10/RBC（$10^6/\mu l$）で算定する．
ⓕ	平均赤血球ヘモグロビン濃度 (mean corpuscular hemoglobin concentration；MCHC)	32〜36%	平均値34% Hb（g/dl）×100/Ht（%）で算定する．単位は%である．鉄欠乏性貧血のとき低下する．
ⓖ	血清鉄（Fe）	男 80〜170μg/dl 女 70〜150μg/dl	血清中に含まれる鉄の量である．鉄欠乏性貧血のとき低下する．
ⓗ	総鉄結合能（total iron binding capacity；TIBC）	250〜400μg/dl	鉄欠乏性貧血のとき増加する．総鉄結合能は鉄を運搬するトランスフェリンというたんぱく質の量である．総鉄結合能TIBCと血清鉄Feの関係は次のようになる． ○総鉄結合能TIBC＝不飽和鉄結合能（unsaturated iron binding capacity；UIBC）＋血清鉄Fe
ⓘ	フェリチン（貯蔵鉄）	男 10〜250ng/ml 女 10〜100ng/ml	鉄を結合して貯蔵するたんぱく質である．鉄欠乏性貧血のとき低下する．
ⓙ	ビタミンB_{12}	200〜900 pg/ml	胃液の内因子と結合し，回腸から吸収される．不足すると巨赤芽球性貧血（悪性貧血）になる．
ⓚ	葉酸	2〜12 ng/ml	不足すると巨赤芽球性貧血になる．
ⓛ	末梢血白血球数（WBC）	3600〜9000個/μl	
ⓜ	末梢血白血球分画（血球個数の百分率）		
	好中球（Neu）	50〜60%	平均値55%．桿状核好中球の平均値は5%，分葉核好中球の平均値は50%
	リンパ球（Lym）	25〜35%	平均値30%
	好酸球（Eo）	1〜3%	平均値1%
	好塩基球（Ba）	0.5%	
	単球（Mo）	2〜6%	平均値4%
	血小板数（Plt）	15〜41万個/μl	平均値18万個/μl
ⓝ	フィブリノーゲン	185〜390mg/dl	平均値300mg/dl．感染症，悪性腫瘍，心筋梗塞，膠原病で高値となる．フィブリノーゲンが60mg/dl以下では出血傾向を示す．DICのとき低値となる．
ⓞ	FDP（fibrin degradation products；フィブリン分解産物）	2〜8μg/ml	DICのとき線維素溶解が亢進するため高値となる．
ⓟ	アンチトロンビンIII（ATIII）	87〜124%	DICのとき低値となる．
ⓠ	赤沈（赤血球沈降速度，血沈ともいう．erythrocyte sedi-mentation rate；ESRと記す）	男 1〜7mm/1時間 女 3〜11mm/1時間	男では10mm/1時間以下，女では15mm/1時間以下が正常．炎症，膠原病，癌のとき亢進する．

疾患との関連

- 造血幹細胞の分化過程で生じる血球細胞が悪性となり，増殖した疾患⇒**白血病**【p.200】（骨髄系幹細胞の腫瘍性の増殖を骨髄性白血病といい，リンパ系幹細胞の腫瘍性の増殖をリンパ性白血病という）
- 免疫学的機序により巨核球から生成される血小板数が減少し，紫斑などの出血症状を示す疾患⇒**特発性血小板減少性紫斑病**【p.204】
- リンパ網内系から発生するリンパ系幹細胞の腫瘍性の増殖⇒**悪性リンパ腫**【p.208】

病態マップ 37

急性白血病 leukemia

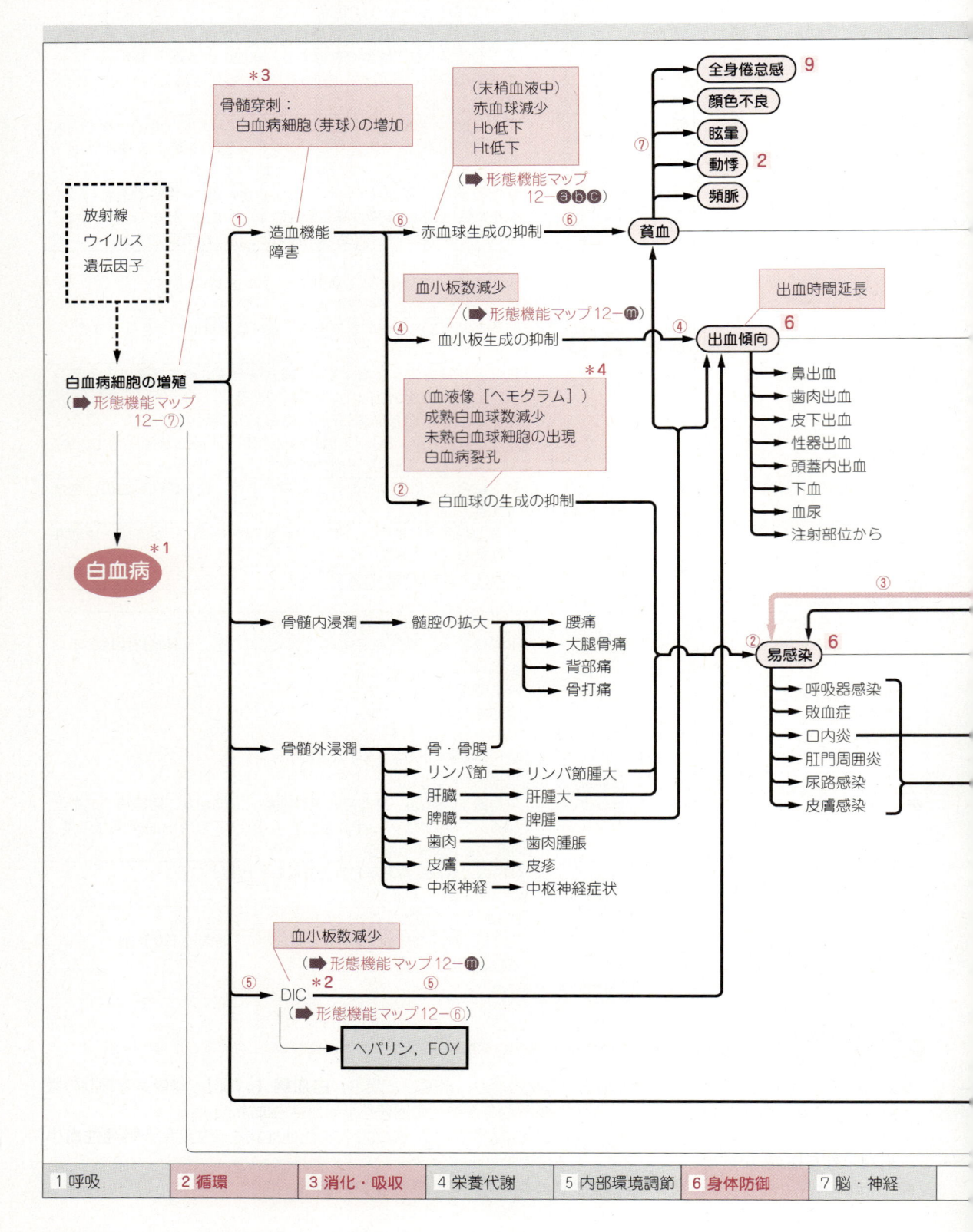

*3 骨髄穿刺：白血病細胞（芽球）の増加

（末梢血液中）
赤血球減少
Hb低下
Ht低下
（➡ 形態機能マップ 12-ⓐⓑⓒ）

- 全身倦怠感 ⑨
- 顔色不良
- 眩暈
- 動悸 ②
- 頻脈

放射線
ウイルス
遺伝因子

① 造血機能障害 → ⑥ 赤血球生成の抑制 → ⑥ 貧血

白血病細胞の増殖
（➡ 形態機能マップ 12-⑦）

血小板数減少
（➡ 形態機能マップ 12-ⓜ）

④ 血小板生成の抑制 → ④ 出血傾向 ⑥ 出血時間延長

*1 白血病

*4
（血液像［ヘモグラム］）
成熟白血球数減少
未熟白血球細胞の出現
白血病裂孔

② 白血球の生成の抑制

- 鼻出血
- 歯肉出血
- 皮下出血
- 性器出血
- 頭蓋内出血
- 下血
- 血尿
- 注射部位から

骨髄内浸潤 → 髄腔の拡大
- 腰痛
- 大腿骨痛
- 背部痛
- 骨打痛

② ③ ⑥ 易感染
- 呼吸器感染
- 敗血症
- 口内炎
- 肛門周囲炎
- 尿路感染
- 皮膚感染

骨髄外浸潤
- 骨・骨膜
- リンパ節 → リンパ節腫大
- 肝臓 → 肝腫大
- 脾臓 → 脾腫
- 歯肉 → 歯肉腫脹
- 皮膚 → 皮疹
- 中枢神経 → 中枢神経症状

血小板数減少
（➡ 形態機能マップ 12-ⓜ）

⑤ *2 DIC ⑤
（➡ 形態機能マップ 12-⑥）
→ ヘパリン, FOY

| 1 呼吸 | 2 循環 | 3 消化・吸収 | 4 栄養代謝 | 5 内部環境調節 | 6 身体防御 | 7 脳・神経 |

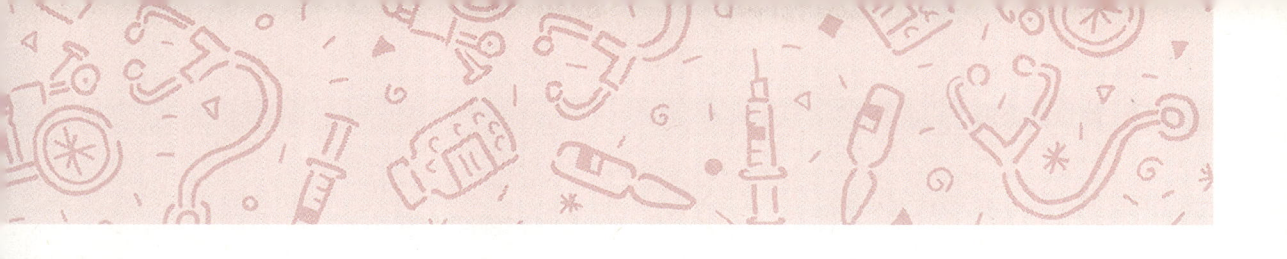

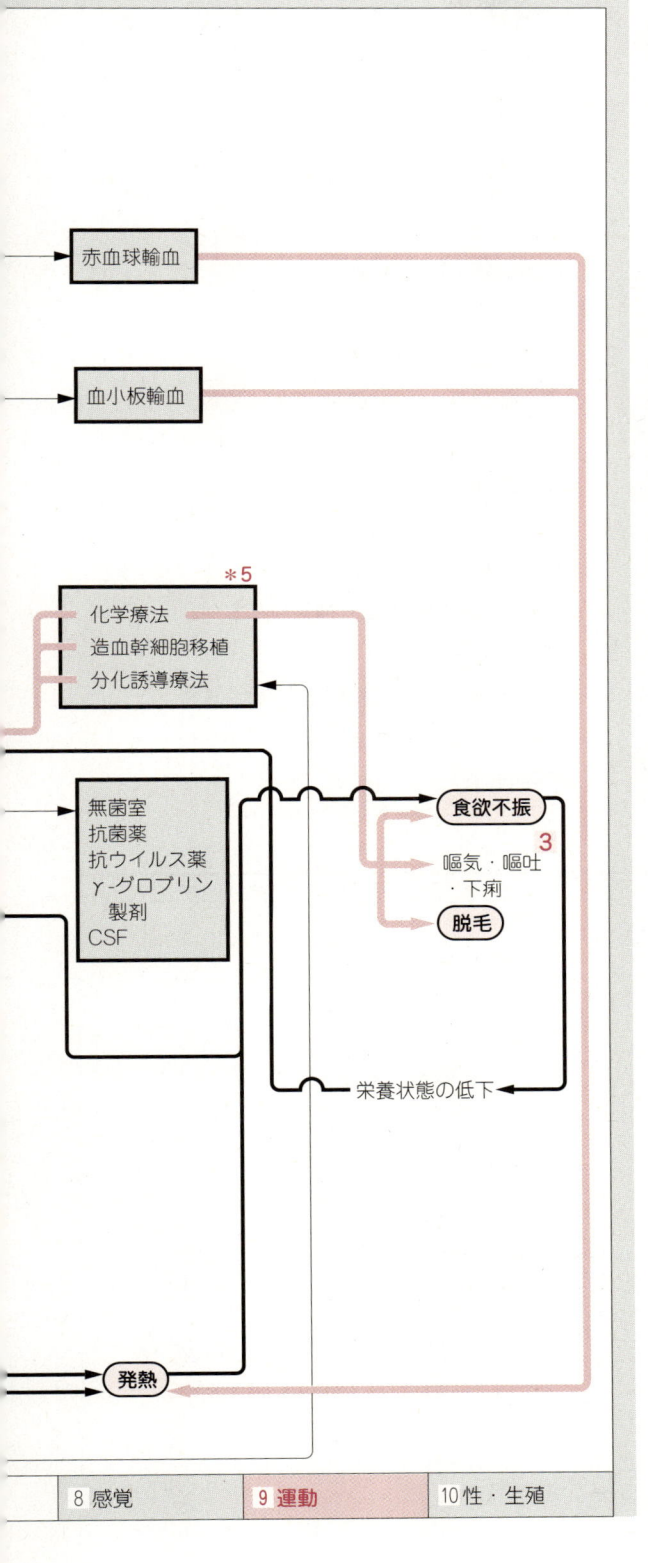

マップ内の＊1～＊5について

＊1 白血病

　造血幹細胞（正常の白血球や赤血球，血小板の先祖と考えられる➡形態機能マップ12-①）が分化過程において悪性化し，白血病細胞となり増殖する．その結果，骨髄や全身の諸臓器に増殖，浸潤する．そして末梢血液中に正常時にはみられない未熟型の細胞が出現する（表1）．

＊2 播種性血管内凝固症候群（DIC）

　凝固亢進状態で，血栓を生じ，その血栓を溶解するために線溶系が亢進し，重篤な出血傾向を示す病態である（➡形態機能マップ12-⑥）．全身の細小血管内で血液の凝固が多発するため，血小板や各種の凝固因子が消費されて減少し，消費性凝固障害の像を呈する．また，凝固の過程で生じた活性型の凝固因子を中和するための

表1　急性白血病のFAB分類

型	特徴的所見
Ⅰ．リンパ性	白血病細胞の特徴とそのheterogeneity（異型性）により分類 ペルオキシダーゼ陽性芽球＜3％
L1	小型リンパ芽球（小児に多い）
L2	大型リンパ芽球（成人に多い）
L3	Burkitt型リンパ芽球
Ⅱ．骨髄性	分化の方向と成熟度により分類
M1	成熟傾向のない骨髄芽球性 ペルオキシダーゼ陽性芽球≧3％
M2	成熟傾向のある骨髄芽球性 骨髄芽球＋前骨髄球≧50％（骨髄）
M3	前骨髄球性 大部分が異型性の強い前骨髄球
M4	骨髄単球性 前単球＋単球≧20％ 前単球＋単球が5×10^9/l以上（末梢） 骨髄芽球＋前骨髄球≧20％（骨髄）
M5	単球性，顆粒球系＜20％（骨髄） a）未熟型：単芽球が主体 b）成熟型：骨髄で前単球，末梢血で単球が主体
M6	赤白血病，赤芽球≧50％（骨髄） 骨髄芽球＋前骨髄球≧30％（骨髄）
M7	巨核芽球性

37 急性白血病

血中凝固阻止因子も消費されて減少する.

DICに際して血管内に生じたフィブリンの大部分は,これに伴って活性化された線維素溶解現象により分解されてフィブリン分解産物（FDP）となり血中に増加する．この結果，重篤な出血傾向を示す．悪性腫瘍の末期，白血病（特に急性前骨髄球性白血病 APL）にみられる．

*3 骨髄穿刺

骨髄組織を吸引して，造血機能や造血過程を判定し，血液疾患の確定診断，治療効果を判定する（表2）．胸骨，腸骨が穿刺部位として選ばれる．胸骨の場合は仰臥位，腸骨の場合は，穿刺部位を上にした側臥位か腹臥位で行う．出血傾向のある場合は出血に注意し，通常，出血時間の2倍の時間，穿刺部位を圧迫する．

正常値：有核細胞数　10～25万/μl
　　　　巨核球数　　50～150/μl

*4 血液像（hemogram）

白血球の総数，各種白血球の百分比，特に好中球の核形移動の観察に用いる（表3）．

*5 白血病の治療

1．化学療法

1) 寛解導入療法
多種類の抗癌薬を投与し白血病細胞を根絶させる．

2) 地固め療法
寛解導入療法ほど強くないが，残っている白血病細胞を根絶させる．

3) 寛解維持・強化療法
寛解期間を維持するために行う．

2．支持療法（補助療法）

1) 感染症対策：予防（無菌室，抗菌薬，CSF），治療（抗菌薬，抗ウイルス薬，γ-グロブリン）．
2) 出血対策：血小板輸血
　　　　　　DICの場合：ヘパリン，FOY．
3) 貧血対策：赤血球輸血．
4) 腫瘍融解症候群対策：補液など．

3．造血幹細胞移植

・自家骨髄移植　　・自家末梢血幹細胞移植
・同種骨髄移植　　・同種末梢血幹細胞移植
・臍帯血移植

表2　通常成人骨髄細胞百分率

系統	細胞種類		小宮	Wintrobe (1968)	Osgoodら (1944)	Vaughanら (1947)
その他 細網細胞	貪食性 形質球性 リンパ球		0.1	0.2 (0.1～0.2)	—	0.3 (0～1)
赤血球系	前赤芽球		0.1	4.0 (1～8)	0.2 (0～1)	9.5 (2～18)
	赤芽球	好塩基性	3.1	18.0 (7～32)	2.0 (0～4)	
		多染性	13.1		6.0 (4～8)	
		正染性	2.7		3.0 (1～5)	
	核分裂像		0.4			
白血球系	骨髄芽球		1.8	2.0 (0.3～5)	0.4 (0～1)	1.3 (0～3)
	前骨髄球		4.2	5.0 (1～8)	1.4 (0～3)	
	骨髄球		5.7	13.8 (5～22)	4.2 (0～12)	8.9 (3～15)
	後骨髄球		8.2	22.0 (13～32)	6.5 (0～10)	8.8 (4～15)
	桿状核球		16.9		24.0 (17～33)	23.9 (12～34)
	分葉核球	N	20.2	20.0 (7～30)	15.0 (5～25)	18.5 (0～32)
		E	2.5	2.0 (0.5～4)	2.0 (0～4)	1.9 (0～6)
		B	0.3	0.2 (0～0.7)	0.2 (0～5)	0.2 (0～1)
	単球		3.1	—	2.0 (0～4)	2.4 (0～6)
	リンパ球		16.8	10.0 (3～17)	14.0 (3～25)	16.2 (8～26)
	形質球		0.8	0.4 (0～2)	—	0.3 (0～1.5)
巨　核　球			(+) 0～0.1	4		
M/E比				3:1～4:1	3.6:1 (2:1～8:1)	3.5:1～3:1

出典／金井正夫編：臨床検査法提要，改訂31版，金原出版，1998, p.311.

表3　健康成人ヘモグラム

		白血球数	B	E	N				L	Mon	濃塗標本
					m	met	St	S			
Schilling	範囲	5,000〜8,000	0〜1	2〜4	—	0〜1	3〜5	51〜67	21〜35	4〜8	P（＋）
	平均	6,000	1	3	—	—	4	63	23	6	Bp（－）
北島	範囲	6,000〜8000	0〜1	1〜5	—	—	3〜6	45〜55	25〜45	4〜7	P6〜10
	平均		0.5	3.0	—	—	4.5	49.0	38.0	5.0	Bp14
金井（泉）（青年男子）	平均	6,200	0.6	3.6	—	—	4.4	46.8	39.1	5.5	P白血球と同数ないし2倍
小宮	平均		0.2〜2 0.5	0〜10 3.0	—	—	0〜19 7.5	28〜68 47.5	17〜57 36.5	0〜10 3.0	

出典／金井正夫編：臨床検査法提要，改訂31版，金原出版，1998，p.307．

マップ内の矢印①〜⑦について

① 造血機能障害

骨髄の機能は血球（赤血球，白血球，血小板）産生である．放射線被曝，ウイルス，遺伝因子などの要因により，白血球系未熟細胞の性格をもつ白血病細胞が異常に増殖すると正常細胞の産生は障害される．

② 成熟白血球数の減少と易感染

白血病細胞の増殖により正常な細胞の産生が低下すると，骨髄中では有核細胞数が増加し，末梢血液中には成熟白血球が少なくなり，病的な未熟白血球が出現するなど検査データ上の変化がみられる．

正常な成熟白血球は貪食殺菌作用があるが未熟細胞にはないので，成熟白血球が減少すると易感染状態になる．

感染症は弱毒菌によるものが多く，重篤な感染症としては，敗血症や肺炎があげられる．また口内や肛門周辺，陰部は不潔になりやすいとともに，常在菌が存在するため特に感染しやすい．

③ 抗白血病治療薬の副作用

抗白血病治療薬は腫瘍細胞の増殖を抑える一方，正常な白血球の産生も抑制するので免疫力が低下する．

④ 血小板数の減少と出血傾向

白血病細胞の増殖により骨髄の造血機能が障害されると，血小板の産生が抑制され血小板数が減少する．血小板は血液凝固に関与するため，減少すると出血傾向をきたす．

⑤ DIC

DICは凝固亢進状態のため重篤な出血傾向を示す病態である．白血病のなかでも急性前骨髄球性白血病の場合に多くみられる．これは白血病細胞中に凝固機序の引き金となる組織因子が形成されるために起こる．

DICは全身の細小血管内で血液の凝固が多発するため，血小板や各種の凝固因子が消費されて低下するために出血傾向を示す．

⑥ 赤血球数の減少

骨髄内における白血病細胞の増殖により，赤血球の産生が抑制されると，末梢血液検査では赤血球数の低下，ヘマトクリット値の低下，ヘモグロビン値の低下がみられ，貧血状態となる．

⑦ 貧血

ヘモグロビンは全身の各組織へ酸素を運搬する働きをするため，ヘモグロビンが減少すると酸素運搬能が低下する．このため酸素を組織内に十分に供給できなくなり，顔色不良，全身倦怠感，眩暈などの症状をきたす．また，組織へ酸素を供給しようとして機能が亢進し，動悸や頻脈が現れる．

白血病患者は，以上の①〜③により非常に感染しやすく，④，⑤より出血傾向があり，また⑥，⑦より貧血症状を呈する．

病態マップ 38

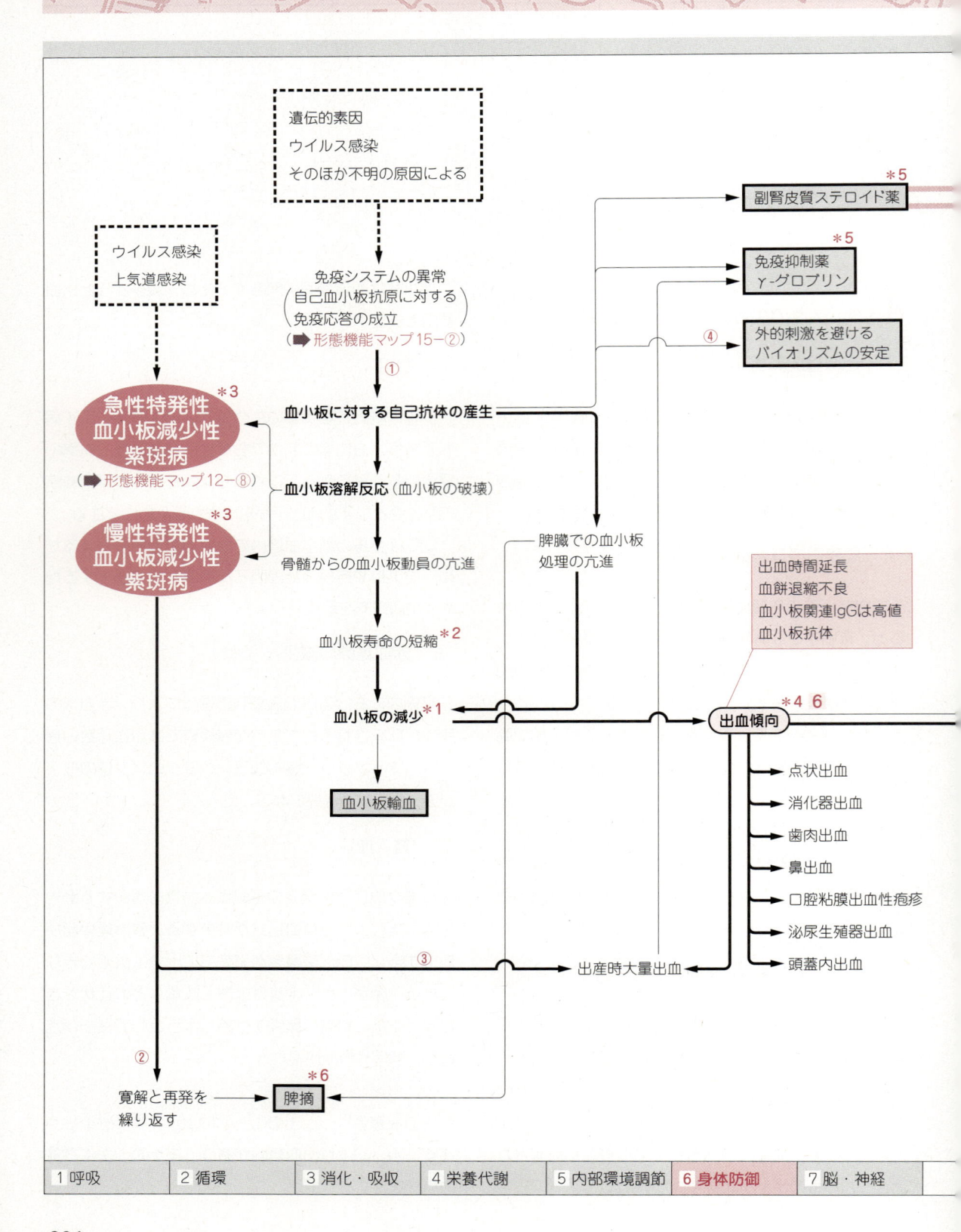

特発性血小板減少性紫斑病

```
遺伝的素因
ウイルス感染
そのほか不明の原因による
```

```
ウイルス感染
上気道感染
```

免疫システムの異常
（自己血小板抗原に対する
免疫応答の成立）
（➡ 形態機能マップ15-②）

①

血小板に対する自己抗体の産生

急性特発性血小板減少性紫斑病 *3
（➡ 形態機能マップ12-⑧）

慢性特発性血小板減少性紫斑病 *3

血小板溶解反応（血小板の破壊）

骨髄からの血小板動員の亢進

脾臓での血小板処理の亢進

血小板寿命の短縮 *2

血小板の減少 *1

血小板輸血

副腎皮質ステロイド薬 *5

免疫抑制薬
γ-グロブリン *5

④ 外的刺激を避ける
バイオリズムの安定

```
出血時間延長
血餅退縮不良
血小板関連IgGは高値
血小板抗体
```

出血傾向 *4 ⑥
- 点状出血
- 消化器出血
- 歯肉出血
- 鼻出血
- 口腔粘膜出血性疱疹
- 泌尿生殖器出血
- 頭蓋内出血

③ 出産時大量出血

② 寛解と再発を繰り返す → 脾摘 *6

| 1 呼吸 | 2 循環 | 3 消化・吸収 | 4 栄養代謝 | 5 内部環境調節 | 6 身体防御 | 7 脳・神経 |

idiopathic thrombocytopenic purpura [ITP]

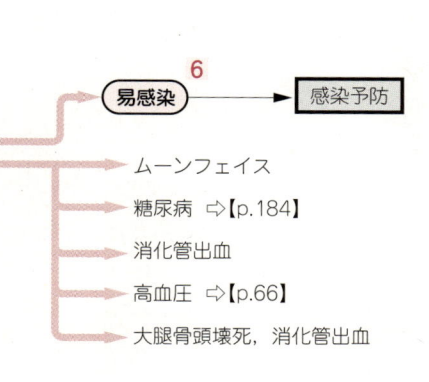

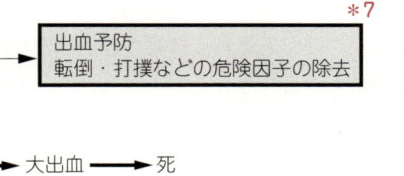

```
                    6
     →  易感染  →  感染予防
        ムーンフェイス
        糖尿病  ⇨【p.184】
        消化管出血
        高血圧  ⇨【p.66】
        大腿骨頭壊死，消化管出血
```

```
                                      *7
        →  出血予防
           転倒・打撲などの危険因子の除去

           大出血  →  死
```

特発性血小板減少性紫斑病は，明らかな原因や基礎疾患が認められず，紫斑を主体とした出血症状を示す血小板減少症である．これには20〜30歳代に好発する慢性型と，ウイルス性疾患感染後に小児にみられる血小板・抗血小板抗原複合体が産生される血小板障害性の急性型がある．血小板抗体は，自己の血小板膜抗原に対する自己抗体であることが多い．

■ マップ内の＊1〜＊7について

＊1　血小板減少の原因と発症機序

血小板減少の原因には次の4つのタイプがある．

1．血小板産生の低下

巨核球数の減少（急性白血病，再生不良性貧血），無効血小板の産生（巨赤芽球性貧血），血小板産生の調節異常，その他の原因によって起こる．

2．血小板寿命の短縮

これには，免疫学的機序による血小板の破壊および非免疫学的機序による血小板の消費がある．

免疫学的機序による血小板破壊の原因としては，血小板自己抗体によるもの（**血小板減少性紫斑病**，SLE，悪性リンパ腫），薬物（キニジン，サルファ薬）により引き起こされた抗体によるもの，血小板同種抗体によるもの（新生児血小板減少症，輸血後紫斑病）がある．

非免疫学的機序によって血小板消費を引き起こす疾患には，DIC，**血小板減少性紫斑病**，溶血性尿毒症症候群がある．

3．血小板分布異常

脾腫へのプールの増大が原因であり，肝硬変における血小板減少がこれにあたる．

4．血小板喪失

保存血の輸血による．

＊2　血小板寿命の短縮

血小板寿命は循環血液中で約10日である．何らかの理由で，末梢の血小板破壊が亢進し，血小板寿命が短縮

| 8 感覚 | 9 運動 | 10 性・生殖 |

38 特発性血小板減少性紫斑病

する．血小板数が5万/μl 以上のときの血小板の寿命は1〜2日であり，血小板数が1万/μl 以下のときの血小板の寿命は2時間またはそれ以下になる．このように著明に短縮した生存時間は，血小板自己抗体による血小板の障害による．

*3 臨床的特徴

1．急性特発性血小板減少性紫斑病（急性ITP）

幼児（2〜6歳）に出現する．性差はない．ウイルス感染が2〜21日前にみられる．出血症状が突然現出し，重症例には口腔内出血性疱疹が存在する．通常，好酸球，リンパ球が増加している．疾病の経過は数日から数か月で，60％の患者は平均4〜6週間で自然寛解し，90％以上は3〜6か月で回復する．

2．慢性特発性血小板減少性紫斑病（慢性ITP）

成人，特に20〜40歳に好発する．男女比は1：3である．出血症状は徐々に現れ，口腔内出血性疱疹は生じない．好酸球やリンパ球が増加することはまれである．寛解と再発を繰り返す．慢性に経過する．

*4 出血症状

血小板減少による皮膚，特に四肢末端の皮膚や粘膜にみられる点状出血が特徴的である．斑状出血もみられるが皮下血腫は通常みられない．歯肉出血，鼻出血，消化管・尿管・性器出血，頭蓋内出血が起こる．急性ITPでは，出血は突然または数時間の間に出現し，口腔粘膜に出血性の疱疹が生じることがある．慢性ITPでは潜行性に始まる．皮下の出血斑，鼻出血，歯肉出血などが数か月から数年続く．出血以外の自覚症状は乏しい．

*5 薬物療法

副腎皮質ステロイド薬の投与により血小板数増加がみられる．その作用機序は，食細胞系の機能を阻害して，傷害血小板の脾と肝による処理と除去を抑制すること，また，血小板抗体を減少させることにある．

γ-グロブリンの大量投与により血小板数が一過性に増加する．

急性ITPの場合，血小板数が5万/μl 以下に低下すると出血傾向がひどくなるため，副腎皮質ステロイド薬およびγ-グロブリンの投与が主に行われる．血小板数が2万/μl 以下になると脳内出血をみることがあるため，血小板輸血を行う．

*6 脾摘

副腎皮質ステロイド薬の投与に反応しない患者や，ステロイド薬投与中止後再び血小板数が減少する患者で適応となる．

*7 出血予防

表1参照．

マップ内の矢印①〜④について

① 自己抗体

免疫には自然免疫と適応免疫があるが，適応免疫とは，T細胞およびB細胞による異物（非自己）に対する抗原特異的な免疫応答である（➡形態機能マップ11-③⑤）．正常では，自己成分に対しては免疫応答をしないようになっている（自己寛容）．しかし，種々の原因でこのシステムに異常が起こると，自己成分に対する免疫応答が成立してしまうことがある．自己抗原に対する自己抗体の産生である．免疫反応は，ほとんどの場合，生体に有利に働くが，まれに不利に働く場合がある．不利に働く免疫反応は過敏症（アレルギー）と総称され，Ⅰ〜Ⅴ型に分類されている（➡形態機能マップ15-①〜⑥）．

血小板のような細胞性抗原（自己抗原）とそれに対する自己抗体による有害な免疫反応は，Ⅱ型アレルギー（抗体依存性細胞介在型細胞障害）に分類される．血小板の細胞表層の糖たんぱく質（抗原）に対する自己抗体が，抗原抗体反応を起こすと，さらに補体の結合，活性化が起こり，血小板そのものの溶解反応に進展する．つまり，血小板の破壊が異常に亢進することになる．

表1　出血予防

症状	看護・処置
点状出血	・外傷や摩擦を避ける． ・ゆるめの寝衣や下着を着用する． ・皮膚を強くこすらない．
消化器出血	・絶飲食とする． ・心身の安静を保つ． ・食欲不振，嘔気，腹部膨満，便の性状の観察．
歯肉出血	・軟らかい歯ブラシを使用する． ・食事は軟らかい食事内容とする．
鼻出血	・タンポンなどで圧迫止血をする． ・頭部を挙上し安静を保つ． ・鼻根部に冷罨法をする．
口腔粘膜出血性疱疹	・誤嚥を防止する． ・口腔内に貯留する血液を吐き出す． ・口腔内を清潔にする．
泌尿生殖器出血	・成人の女性で生理のとき，黄体ホルモン製剤の投与の指示が医師より出される場合がある．
頭蓋内出血	・絶対安静にする． ・体位変換をする． ・救急時の対応が速やかに行われるようにする．

② 寛解と再発

　慢性ITPの場合は自然治癒はほとんどなく，再発と寛解を繰り返すため，長期継続治療が必要となる．したがって，患者や家族の健康管理のための生活をコントロールすることが重要となる．

③ 妊婦の危険

　慢性特発性血小板減少性紫斑病は，女性が男性の3倍と多く，好発年齢は20～40歳であることから，妊娠を視野に入れる必要がある．この疾患に罹患した妊婦の出産は大出血が予測されるなど，リスクが高い．母体と胎児の両方に影響を及ぼすので，事前に十分に検討をする．

④ バイオリズムの安定

　この疾患は自己血小板に対する抗体の産生によるため，自己免疫現象を誘発するいろいろな環境要因が病態に大きな影響を与える．そのため，外界の強い刺激（日光，寒冷，外傷，ストレス）を避け，その人のバイオリズムを安定に保ち規則正しい生活習慣を整えることが大切である．

　また，食物の質や種類や量が免疫能に大きな影響を与える．すなわち高カロリーや高脂肪食（脂肪酸）は自己抗体の産生に促進的な影響を与えるため，低カロリーや低脂肪食が，病態の悪化防止や改善につながることが明らかになってきている．

病態マップ 39

悪性リンパ腫 malignant lymphoma

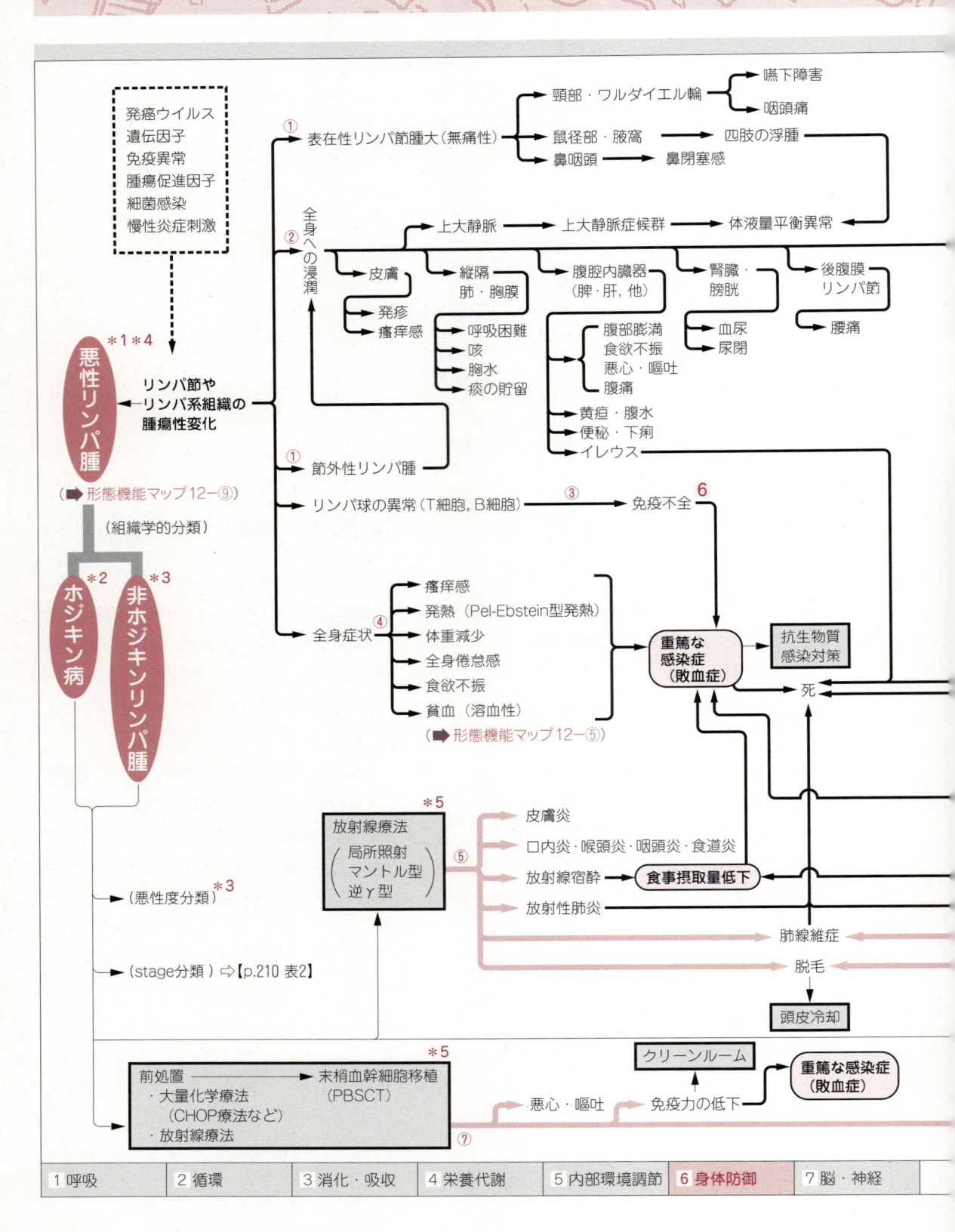

病因・誘因
- 発癌ウイルス
- 遺伝因子
- 免疫異常
- 腫瘍促進因子
- 細菌感染
- 慢性炎症刺激

↓

悪性リンパ腫 *1 *4
（→ 形態機能マップ12−⑨）

リンパ節やリンパ系組織の腫瘍性変化

（組織学的分類）
- ホジキン病 *2
- 非ホジキンリンパ腫 *3

① 表在性リンパ節腫大（無痛性）
- 頸部・ワルダイエル輪 → 嚥下障害／咽頭痛
- 鼠径部・腋窩 → 四肢の浮腫
- 鼻咽頭 → 鼻閉塞感

② 全身への浸潤
- 上大静脈 → 上大静脈症候群 → 体液量平衡異常
- 皮膚 → 発疹／瘙痒感
- 縦隔・肺・胸膜 → 呼吸困難／咳／胸水／痰の貯留
- 腹腔内臓器（脾・肝、他） → 腹部膨満／食欲不振／悪心・嘔吐／腹痛／黄疸・腹水／便秘・下痢／イレウス
- 腎臓・膀胱 → 血尿／尿閉
- 後腹膜リンパ節 → 腰痛

① 節外性リンパ腫

リンパ球の異常（T細胞、B細胞） ③ → 免疫不全 → 6 重篤な感染症（敗血症） → 抗生物質感染対策 → 死

④ 全身症状
- 瘙痒感
- 発熱（Pel-Ebstein型発熱）
- 体重減少
- 全身倦怠感
- 食欲不振
- 貧血（溶血性）

（→ 形態機能マップ12−⑤）

（悪性度分類）*3
（stage分類）⇒【p.210 表2】

*5 放射線療法
（局所照射／マントル型／逆γ型）
⑤
- 皮膚炎
- 口内炎・喉頭炎・咽頭炎・食道炎
- 放射線宿酔 → 食事摂取量低下
- 放射性肺炎
- 肺線維症
- 脱毛 → 頭皮冷却

*5 前処置
- 大量化学療法（CHOP療法など）
- 放射線療法
→ 末梢血幹細胞移植（PBSCT）

⑦ 悪心・嘔吐／免疫力の低下 ← クリーンルーム → 重篤な感染症（敗血症）

| 1 呼吸 | 2 循環 | 3 消化・吸収 | 4 栄養代謝 | 5 内部環境調節 | 6 身体防御 | 7 脳・神経 |

(左側：マップ図の一部)

- 骨 ─ 激痛
       └ 病的骨折
- 末梢神経 ─ 嗄声
            └ ホルネル症候群
- 中枢神経 ─ 神経脱落症状
            ├ 髄膜刺激症状
            └ 頭蓋内圧亢進
- 骨髄 ─ 白血化

- 持続膀胱洗浄・補液
- 出血性膀胱
- 出血傾向
- 白血球減少
- 骨髄障害 ⑥
- *5 多剤併用化学療法
    C-MOPP
    ABVD
    CHOP
- 悪心・嘔吐
- 心不全 ← 心筋障害

- 急性GVHD・慢性GVHD → 回復
- 生着
- 拒絶・生着不全

| 8 感覚 | 9 運動 | 10 性・生殖 |

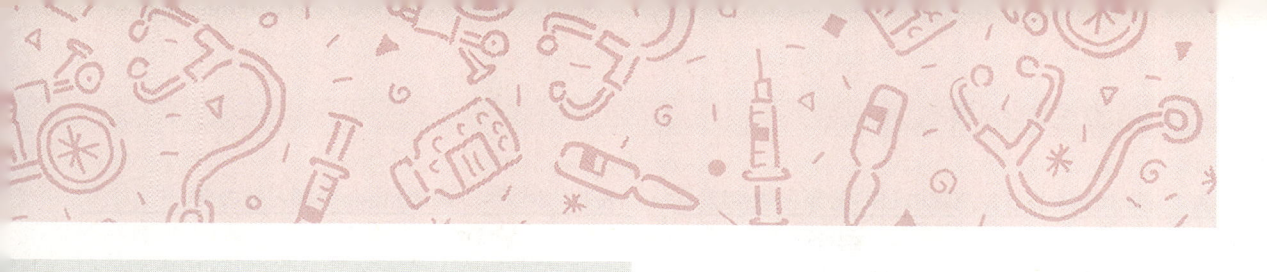

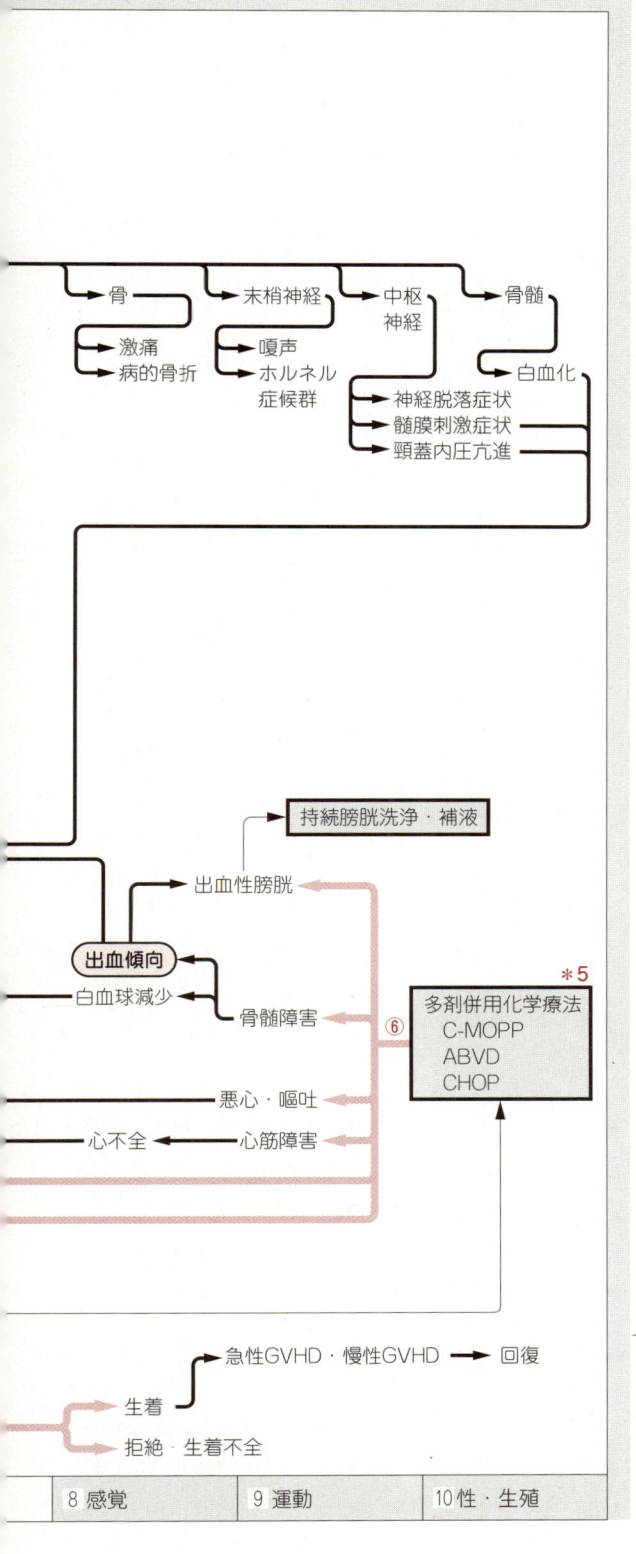

マップ内の＊1～＊5について

＊1　悪性リンパ腫

　リンパ節やリンパ系組織（脾臓，胸腺，扁桃など）から発する腫瘍性疾患の総称であり，ホジキン病（HD）と非ホジキンリンパ腫（NHL）に2大別される．ホジキン病は，異型性のないリンパ球によるリンパ節のび慢性破壊と，ホジキン細胞やリード・ステルンベルグ細胞などの巨細胞の出現を特徴とする．欧米ではホジキン病が40～60％を占めるが，わが国では非ホジキンリンパ腫が90％以上であり，予後不良のものが5割を占める．特に成人型T細胞リンパ腫は九州地方に多発する．

　診断と治療の進歩に伴い，全悪性リンパ腫の5年生存率は50％を超えているが，疾患による免疫不全と治療の副作用による感染症は致命的になる．

＊2　ホジキン病の病型分類（Rye分類）

組織の特徴により以下の4つに分類される．
Ⅰ．リンパ球優性型　　Ⅱ．結節硬化型
Ⅲ．混合細胞型　　　　Ⅳ．リンパ球減少型

＊3　非ホジキンリンパ腫の分類

　日本ではLSG分類（表1）が広く用いられてきたが，表面マーカー検査や染色体分析，遺伝子解析によって新たな疾患単位として認識されるリンパ腫が次々と明らかにされ，従来の組織形態と腫瘍細胞の大きさを指標とした分類では対応できなくなり，腫瘍細胞の起源や特性を考慮した新たな分類が必要となった．

　このような背景から1994年にREAL分類が発表され，1999年にはREAL分類を基にWHO分類が，2001年には新WHO分類が提唱されている．ただし，この分類はいまだ予後との関係を明らかにするものではない．

＊4　診断に必要な診察と検査

1）注意深い病歴聴取．2）理学的所見（表在リン

39 悪性リンパ腫

表1 非ホジキンリンパ腫のLSG分類と悪性度

病型	表面形質	悪性度
Ⅰ 濾胞性リンパ腫		
1. 中細胞型	B	低悪性度群
2. 混合型	B	低悪性度群
3. 大細胞型	B	中悪性度群
Ⅱ び漫性リンパ腫		
1. 小細胞型	B, T	中悪性度群
2. 中細胞型	B, T, N	中悪性度群
3. 混合型	B, T	中悪性度群
4. 大細胞型	B, T, N	中悪性度群
5. 多型細胞型	T*	高悪性度群
6. リンパ芽球型	T	高悪性度群
7. バーキット型	B, N	高悪性度群

注）N：Null（non-T，non-B）　*：成人T細胞白血病に相当
注）LSG：Lymphoma Study Group

表2 ホジキン病のstage分類とその例

stage分類	その例[1]
Ⅰ	・病変が1か所のリンパ節領域のみの場合（Ⅰ期），または1個のリンパ節外臓器の限局性病変（ⅠE期）のみの場合．
Ⅱ	・病変は横隔膜を境界にして一方の側に限局していて，なおかつ，病変が2か所以上のリンパ節領域に存在する場合（Ⅱ期），または病変リンパ節とそれに関連した1つのリンパ節外臓器（または部位）への限局性の浸潤がある場合（横隔膜の同側の他のリンパ節領域への浸潤の有無は問わない）（ⅡE期）．
Ⅲ	・病変が横隔膜を境界にして両側のリンパ節領域に進展している場合（Ⅲ期）．病変リンパ節領域に関連するリンパ節外臓器（または部位）への限局性浸潤を伴っている場合はⅢE期とする．脾臓浸潤がある場合はⅢSと記載し，両者を認める場合はⅢE+Sと記載する．
Ⅳ	・病変がリンパ節外臓器へび漫性（多発性）に浸潤している場合（領域リンパ節の浸潤の有無は問わない），または，リンパ節病変と，それに関連しない遠隔のリンパ節外臓器に病変がある場合．

以上の各stageをさらに全身症状の有無によって，A（症状なし）とB（症状あり）というカテゴリーに分ける．
B症状とは下記の症状のいずれかを指す．①原因不明の10%以上の体重減少が診断から6か月以内にある，②原因不明の38℃以上の発熱がある，③多量の盗汗がある

注）1971年Ann Arbor会議で発表された病期分類であり，非ホジキンリンパ腫にも準用されている．
注）E：extra-nodal infiltration　リンパ節外浸潤　S：spleen　脾臓
（訳文は国立がんセンターウェブサイト提供情報による）

パ節腫大，肝・脾腫，腹部腫瘤など）．3）血液生化学（LDH，ALP，LAP，Ca），血清たんぱく（免疫グロブリン定量），血沈，CRP，血清反応（クームス試験）．4）ツベルクリン反応．5）リンパ節生検（病理組織検査，表面マーカー検査，染色体検査，DNA検査）．6）CTスキャン．7）超音波検査．8）Gaシンチグラム．9）リンパ管造影，消化管造影．10）X線撮影（胸・腹部など）．11）末梢血，骨髄穿刺・生検．

*5 非ホジキンリンパ腫の治療方針

非ホジキンリンパ腫の治療方針は，ホジキン病のstage分類（表2）を準用した病期分類と，悪性度（表1）から検討される．

stageⅠ，Ⅱの低悪性度群では放射線治療，stageⅢ，Ⅳの低悪性度群では低アルキル化薬単独または弱い多剤併用化学法が選択される．病期を問わず中〜高悪性度群では強力な多剤併用化学療法，末梢血幹細胞移植が選択される．bulky mass（巨大腫瘤病変）を有する場合は放射線治療法を追加する．

マップ内の矢印①〜⑦について

① 悪性リンパ腫の初発症状

第1位は無痛性の表在性リンパ節腫大である．頸部が半数で，鼠径部・腋窩がこれに続く．腫大の部位と症状は密接な関連があり，頸部やワルダイエル輪では咽頭痛・嚥下障害，鼻咽頭では鼻閉塞感，腋窩・鼠径部では四肢末梢部の浮腫・疼痛を訴える．ホジキン病と異なり非ホジキンリンパ腫では，消化管（胃：60%），皮膚，骨，鼻咽腔などの臓器に初発する節外性リンパ腫が比較的多い（30〜40%）．

② 全身への浸潤

リンパ節腫大は進行性で，隣接するリンパ節領域へ連続性に広がり，全身の表在性リンパ節のみならず，縦隔・腹腔内リンパ節も腫大する．患者は，腫大した

リンパ節による臓器の圧迫症状と，腫瘍細胞の浸潤によって引き起こされる全身・局所症状に悩まされ，様々な安楽の変調をきたす．

③ 免疫不全

ホジキン病では，初期から細胞性免疫の低下がみられる（ツベルクリン反応の陰性化，PHA反応の低下）．一方，非ホジキンリンパ腫は，リンパ腫細胞の表面形質で，B細胞性とT細胞性に大別される．B細胞性に比べてT細胞性は，細胞性免疫を主とする免疫不全に陥りやすく，予後が悪い．細胞性・液性免疫とも末期には，免疫能力が顕著に低下し，肺炎や敗血症などの重篤な感染症を合併しやすい．感染症の予防は，悪性リンパ腫の大きな課題である．

④ 全身症状

全身倦怠感，原因不明の発熱，周期性の波状熱（Pel-Ebstein型発熱：有熱期と無熱期が交互に出現），盗汗，瘙痒感，体重減少，貧血（溶血性貧血）などがみられる．症状は病初から出現することもあるが，進行しているときに出やすく，体力を消耗する．全身症状はAnn Arborのstage分類でB項目に位置づけられており，予後判定と治療選択に重要な意味をもつ．

⑤ 放射線療法

stageⅠとⅡが適応である．stageⅠでは局所的な病巣に限局した照射野の決定が可能である．しかし，stageⅡ（症例によってはstageⅢA）では，照射野は拡大し，マントル型あるいは逆Y型とよばれる方法が用いられる．

全身的な副作用では，全身倦怠感，悪心・嘔吐，食欲不振などの宿酔症状がみられ，局所的には照射部位の皮膚炎や脱毛が起こる．

頸部の照射では，咽頭炎・喉頭炎・食道炎を起こし，嗄声や嚥下障害をきたす．縦隔や肺の照射では，放射性肺炎や肺線維症といった重篤な副作用の合併が問題となる．中枢神経に浸潤した場合は，頭部や脊髄への照射が必要であり，脳膜炎や髄膜炎を起こす．また，広範囲の照射では，骨髄障害により汎血球減少をきたすので，十分な配慮が必要である．

⑥ 化学療法

stageⅢとⅣ（ⅡBの一部を含む），中～高悪性度群が，多剤併用化学療法の対象となる．C-MOPP，ABVD，CHOPなどの治療法が用いられる．

骨髄抑制は必発であり，顆粒球減少による感染症や血小板減少による出血が起こるので，抗生物質や血小板輸血などの補助療法を必要とする．感染症は致命的になるので，個室に収容し，感染対策を講じて，敗血症などを予防することが重要である．また，心筋障害，出血性膀胱炎，肺線維症などの各薬剤に特徴的な副作用の観察および悪心・嘔吐や脱毛対策にも注意が必要である．特に脱毛に対しては，ボディイメージの障害をきたすことから精神面へのアプローチが大切である．

⑦ 末梢血幹細胞移植（PBSCT）

中～高悪性度群の臨床病期stageⅢ，Ⅳの進行した60歳以下の例では，末梢血幹細胞移植を併用した大量化学療法を組み合わせた強力な治療法が有効である．ドナーの幹細胞は患者の骨髄細胞として順調に生着することがほとんどであるが，まれに拒絶や生着不全になる場合がある．

したがって，移植の前には腫瘍細胞の根絶と拒絶細胞の免疫抑制のために，通常よりも強力な化学療法や放射線療法を行う前処置が必要であり，副作用の出現度・程度も強く，精神的にも身体的にも多くの課題を有する．そして移植後にはGVHD（graft-versus-host disease：移植片対宿主病）や免疫力低下に伴う感染症が起こる可能性があり，前処置前から感染症の予防薬の内服，食事内容の制限が行われ，クリーンルームでの生活が必要となる．

文献
1）天木一太：血液病へのアプローチ，医学書院，1980，p106～107．
2）岡部健一他：悪性リンパ腫の病期分類〈末舛恵一他編：新版白血病・リンパ腫（図説臨床癌シリーズ），メジカルビュー社，1995，p.105～107．
3）竹田津文俊，伊藤正子他：血液・造血器疾患（Nursing Selection⑤），学研，2002，p.77～82．

目・耳

感覚には特殊感覚（視覚，聴覚，平衡感覚，嗅覚，味覚），体性感覚（皮膚感覚，深部感覚），内臓感覚（臓器感覚，内臓痛覚）がある．目は視覚機能を担い，耳は聴覚・平衡感覚機能を担う．

形態機能マップ 13

①毛様体と虹彩

②眼球の構造

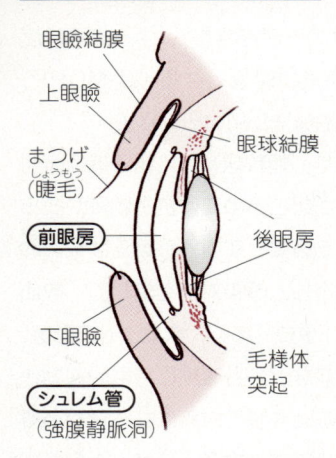

- 強膜の角膜に近い領域で，虹彩と接する部分（**前眼房の隅角**）には，**シュレム管**（強膜静脈洞）があり，眼房水が流入する．眼瞼にはまつげ（睫毛）が生えている．眼瞼結膜は毛細血管が見えるので，貧血の検査（視診）に用いる．

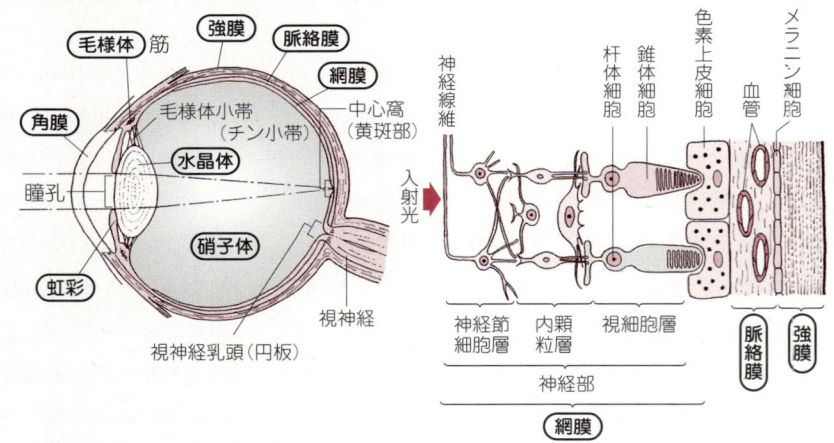

- 眼球は，**外膜**［強膜と角膜］，**中膜**［脈絡膜，毛様体と虹彩］（中膜をぶどう膜ともいう），**内膜**［網膜］から構成されている．外膜は，眼球の形態の維持，中膜は内膜への栄養補給，内膜は光の知覚と刺激の伝達を行っている．**硝子体**は膠原線維とヒアルロン酸を含み，ゲル状である．
- 光は**水晶体**を通って中心窩（黄斑部）で焦点を結ぶために，鮮明に見ることができる．視細胞には，明暗を感じる杆体と色覚を感じる錐体がある．杆体にはロドプシン（視物質である．赤色をしているため視紅ともいう）が含まれ，錐体にはヨドプシンが含まれている．

③遠近調節

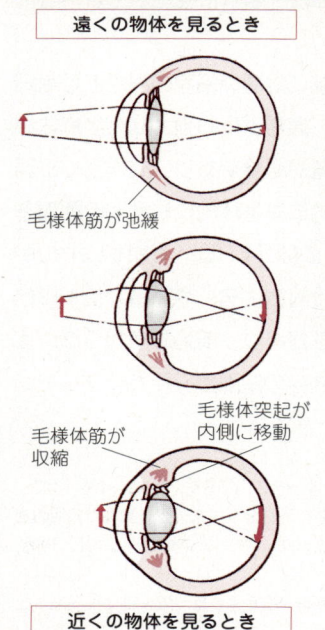

- 遠くの物体を見るときには，毛様体筋は弛緩し水晶体は平坦になる．近くの物体を見るときには，毛様体筋が収縮するので，毛様体突起が内側に移動する．毛様体小帯（チン小帯）が弛緩し，水晶体自身の弾性により，水晶体は厚くなる．

④縮瞳と散瞳

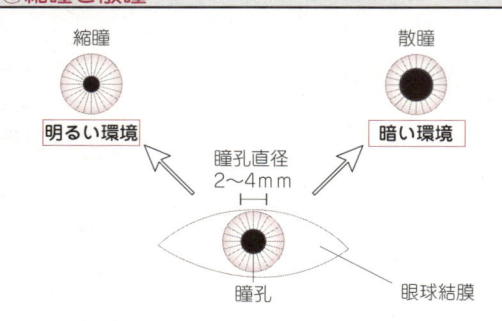

- 通常の明るさでの瞳孔直径は2～4mmである．
- 光が眼球に入ると副交感神経が興奮し，瞳孔括約筋が収縮して縮瞳が起こる（対光反射）．光が眼球に入らない暗い場所では，交感神経が興奮し，瞳孔散大筋が収縮して，散瞳する．対光反射の中枢は中脳にあるので，脳幹機能を知るうえで重要である．

⑤白内障

[正常水晶体: 角膜、瞳孔、虹彩、水晶体、硝子体]

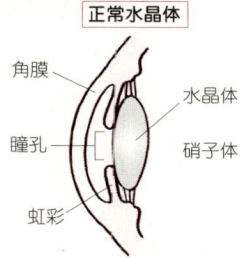

[白内障のときの水晶体]

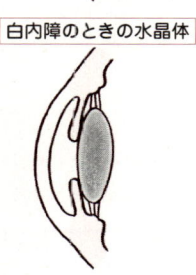

- 水晶体は，クリスタリンという透明なたんぱく質が構成成分である．
- 白内障では水晶体が混濁し，無色透明であった水晶体が灰白色になる．

⑥緑内障

[閉塞隅角緑内障: 隅角が閉塞、前房が浅い、シュレム管、房水]

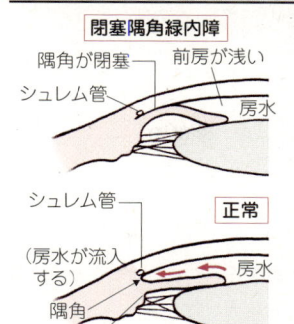

[正常: シュレム管（房水が流入する）、房水、隅角、房水は毛様体でつくられる]

[開放隅角緑内障: 前房が深い、シュレム管、房水]

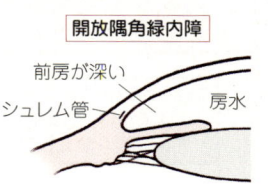

- 房水の産生に比して吸収が低下すると，房水の量が増え，眼圧が上昇する．そのため，視神経を圧迫し障害する．
- 閉塞隅角緑内障では隅角が閉塞されるため，シュレム管からの排出が障害され眼圧が上昇する．
- 開放隅角緑内障では，シュレム管周囲の線維に障害があるため房水排出が妨げられ，眼圧が上昇する．

⑦耳の構造

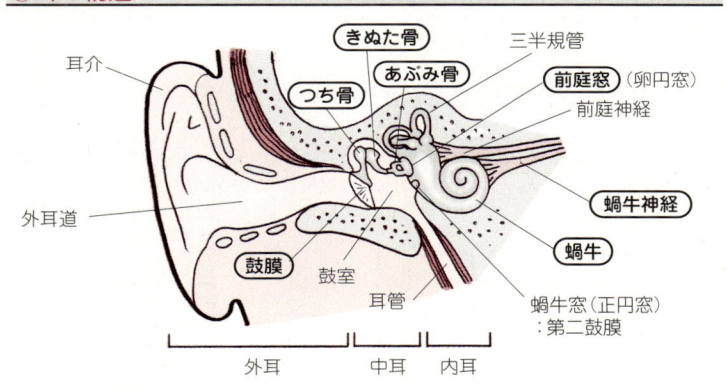

[耳介、外耳道、鼓膜、鼓室、きぬた骨、つち骨、あぶみ骨、三半規管、前庭窓（卵円窓）、前庭神経、蝸牛神経、蝸牛、蝸牛窓（正円窓）：第二鼓膜、耳管／外耳・中耳・内耳]

- 鼓膜に伝わった振動は，**耳小骨（つち骨，きぬた骨，あぶみ骨）**のてこの原理で増幅され，**前庭窓**を振動させる．この振動は，蝸牛の前庭階（→⑧）を満たしている外リンパに伝わる．
- 三半規管は内耳にあり，それぞれの空間の3つの平面に位置し，回転運動の加速度を感じる．球形嚢，卵形嚢は位置覚を感じる．
- 第Ⅷ脳神経（内耳神経）は，前庭神経と蝸牛神経から構成される．前庭神経は内耳の前庭と三半規管に分布して，平衡覚と加速度の感覚を伝える．

⑧内耳の構造

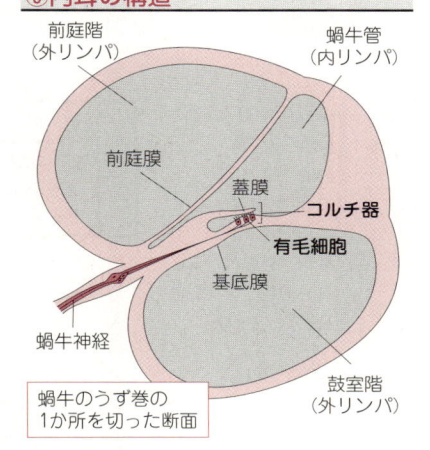

[前庭階（外リンパ）、蝸牛管（内リンパ）、前庭膜、蓋膜、コルチ器、有毛細胞、基底膜、蝸牛神経、鼓室階（外リンパ）]

[蝸牛のうず巻の1か所を切った断面]

- 前庭窓の振動は，蝸牛の前庭階を満たしている外リンパを伝わり，さらに鼓室階の外リンパへ伝わる．これに伴い，**コルチ器（ラセン器）**の基底膜や蓋膜を振動させ，**有毛細胞**の電気的興奮を引き起こす．この興奮は，第Ⅷ脳神経の蝸牛神経を通って聴覚を伝える．

検査値との関連

	指標	基準値	解説
ⓐ	眼圧検査 眼圧	10～20mmHg	緑内障のとき上昇する
ⓑ	眼底検査		動脈硬化，眼底出血などを検査する．糖尿病のとき，糖尿病性網膜剝離などを検出する．

疾患との関連

- 水晶体の混濁が起こる疾患（視力の障害が起こる）⇒**白内障**【p.214】

病態マップ 40

白内障 cataract

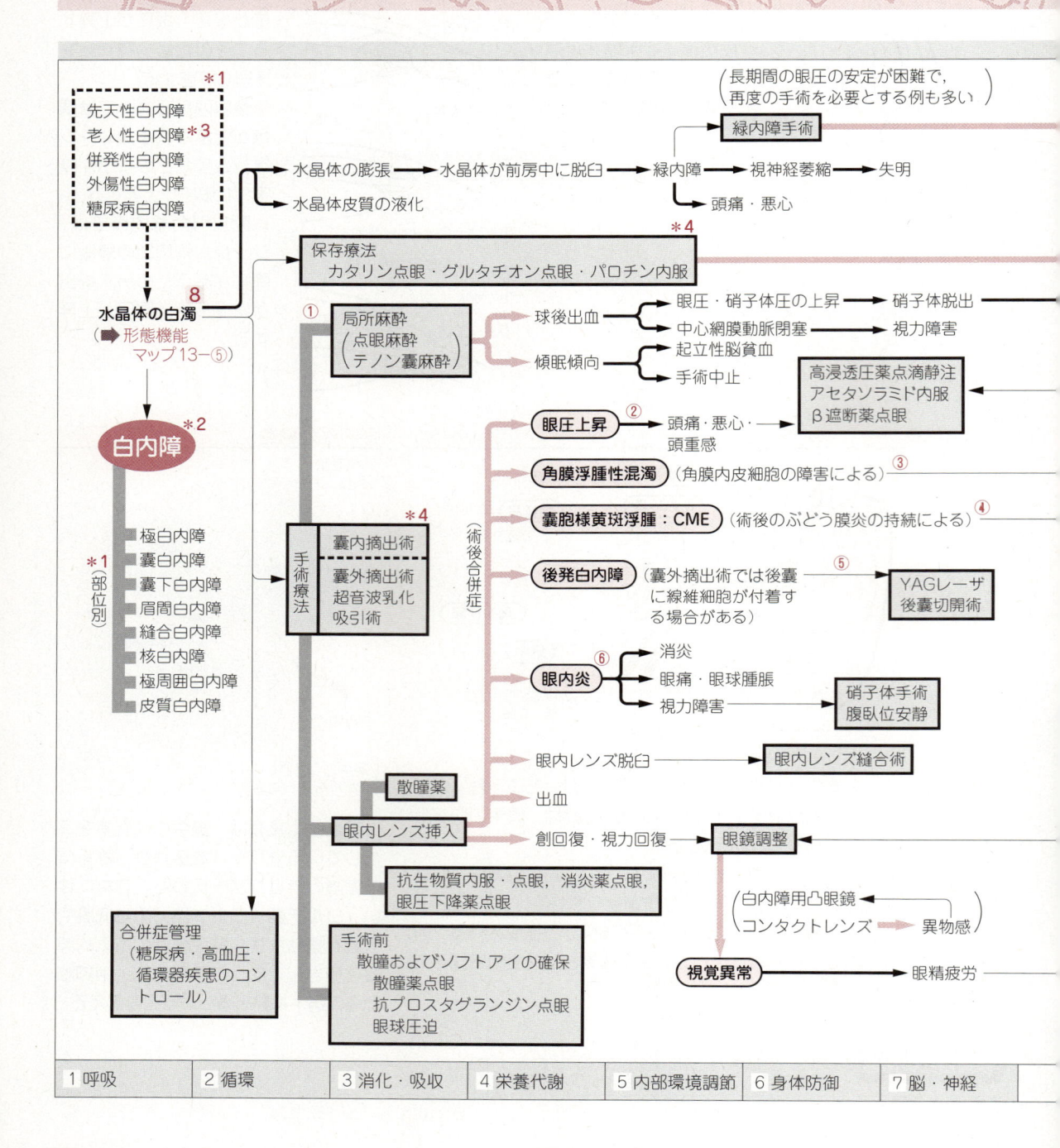

*1
先天性白内障
老人性白内障 *3
併発性白内障
外傷性白内障
糖尿病白内障

水晶体の膨張 → 水晶体が前房中に脱臼 → 緑内障 → 緑内障手術（長期間の眼圧の安定が困難で，再度の手術を必要とする例も多い）
　　　　　　　　　　　　　　　　　　　　　　→ 視神経萎縮 → 失明
水晶体皮質の液化　　　　　　　　　　　　　　→ 頭痛・悪心

水晶体の白濁
（→形態機能マップ13-⑤）

保存療法 *4
カタリン点眼・グルタチオン点眼・パロチン内服

白内障 *2

*1（部位別）
極白内障
嚢白内障
嚢下白内障
眉周白内障
縫合白内障
核白内障
極周囲白内障
皮質白内障

手術療法
① 局所麻酔（点眼麻酔／テノン嚢麻酔）
　→ 球後出血 → 眼圧・硝子体圧の上昇 → 硝子体脱出
　　　　　　　→ 中心網膜動脈閉塞 → 視力障害
　→ 傾眠傾向 → 起立性脳貧血
　　　　　　　→ 手術中止

*4
嚢内摘出術
嚢外摘出術
超音波乳化吸引術

（術後合併症）
② 眼圧上昇 → 頭痛・悪心・頭重感
　→ 高浸透圧薬点滴静注／アセタゾラミド内服／β遮断薬点眼
③ 角膜浮腫性混濁（角膜内皮細胞の障害による）
④ 嚢胞様黄斑浮腫：CME（術後のぶどう膜炎の持続による）
⑤ 後発白内障（嚢外摘出術では後嚢に線維細胞が付着する場合がある） → YAGレーザ後嚢切開術
⑥ 眼内炎 → 消炎
　　　　　→ 眼痛・眼球腫脹
　　　　　→ 視力障害 → 硝子体手術／腹臥位安静

眼内レンズ挿入
　散瞳薬
　眼内レンズ脱臼 → 眼内レンズ縫合術
　出血
　創回復・視力回復 → 眼鏡調整
　　白内障用凸眼鏡
　　コンタクトレンズ → 異物感
　視覚異常 → 眼精疲労

抗生物質内服・点眼，消炎薬点眼，眼圧下降薬点眼

手術前
散瞳およびソフトアイの確保
散瞳薬点眼
抗プロスタグランジン点眼
眼球圧迫

合併症管理
（糖尿病・高血圧・循環器疾患のコントロール）

1 呼吸	2 循環	3 消化・吸収	4 栄養代謝	5 内部環境調節	6 身体防御	7 脳・神経

マップ内の＊1～＊4について

＊1　白内障の分類

　白内障とは，水晶体内に混濁が起こった状態である．混濁が瞳孔領に及ぶと視力低下を生じる．

1．原因別分類

　1）先天性白内障：先天性白内障の約25％は遺伝性のものと考えられ，常染色体優性あるいは劣性遺伝すると一般に考えられる．手術療法と治療後の立場から，白内

→ 眼圧の安定

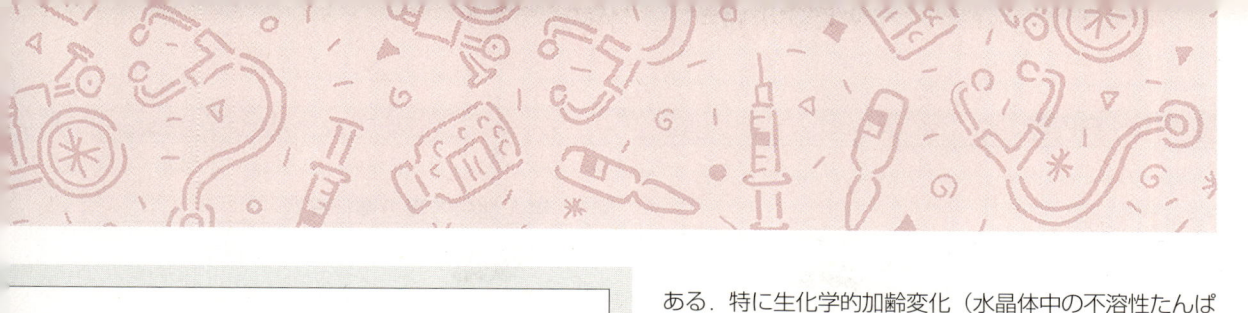

→ 白内障進行遅延・防止

→ 視野・視力障害

ステロイド薬投与・
ヒアルロン酸を前
房へ注入

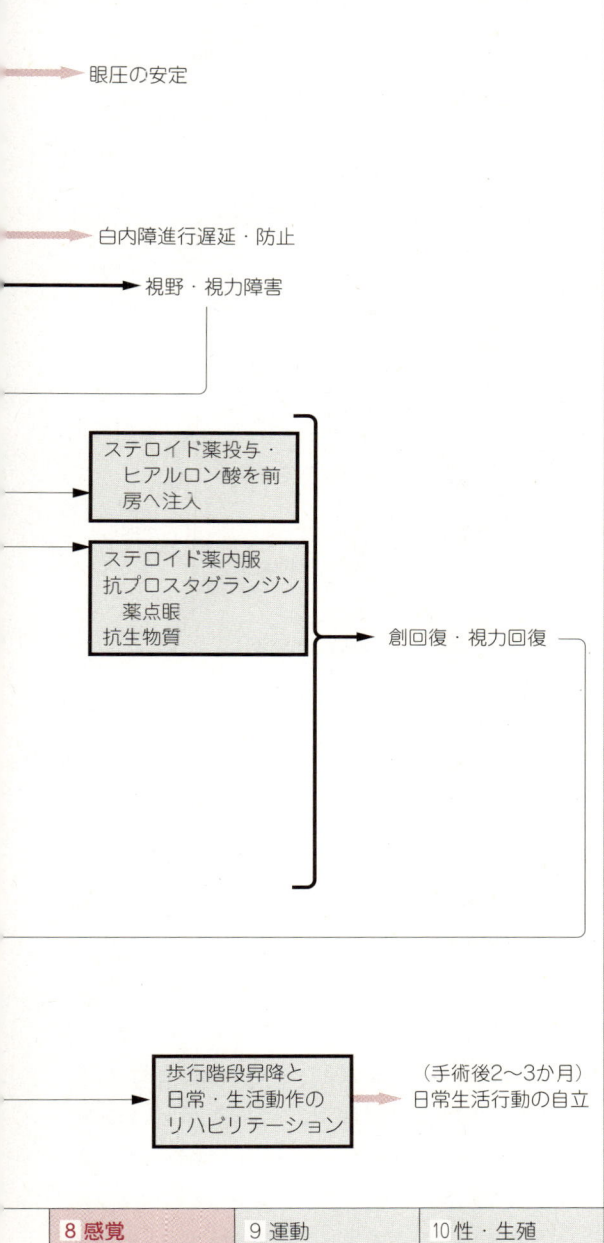

ステロイド薬内服
抗プロスタグランジン
薬点眼
抗生物質

→ 創回復・視力回復

歩行階段昇降と
日常・生活動作の
リハビリテーション

（手術後2～3か月）
日常生活行動の自立

| 8 感覚 | 9 運動 | 10 性・生殖 |

障単独のもの，他の眼異常を伴うもの，全身疾患を伴うものに分けられる．強い混濁例や片眼性は，早期の手術が必要であり，加えて弱視を発生しやすく，視力回復は完全には望めない．

2）**老人性白内障**：加齢による新陳代謝障害が主因である．特に生化学的加齢変化（水晶体中の不溶性たんぱく質であるアルブミノイドの増加，ビタミンCや還元型グルタチオンの減少，電解質の異常など）によるとされる．視力障害の程度に差はあるが60歳代から増加し，80歳代以上ではほぼすべての人に認められる．視力障害を認める場合は手術適応となる．通常は超音波乳化吸引術に加えて眼内レンズ挿入術が行われる．

3）**併発白内障**：ぶどう膜（➡形態機能マップ13-②）炎，網膜剝離，強度近視など，長期に及ぶ眼疾患により起こる．

4）**外傷性白内障**：眼球打撲などによる外傷で水晶体が破損して起こる．

5）**糖尿病白内障**：糖尿病のため，水晶体内のソルビトール濃度が高くなり，透明な水晶体が混濁する．老人性白内障に対しては促進的に働き，術後の合併症も起こりやすい．

6）**その他**：副腎皮質ステロイド薬や向精神薬などの薬剤による中毒，放射線や赤外線，皮膚疾患・骨疾患に合併するもの，筋緊張性ジストロフィーから起こるものなどがある．

2．部位別分類

混濁部位によって分けられる．

＊2　術前検査と診断

全身検査：心電図，胸部X線，生化学的検査，血算，血沈，検尿，血液凝固能検査，血清検査はルーチンで行う．特に白内障患者は全身疾患を伴った高齢者も多く，その他の検査も必要となる．

眼科一般検査：視力，眼圧，眼球運動，眼位，屈折，色覚，視野，眼筋機能検査，両眼視機能，細隙灯顕微鏡，スペキュラーマイクロスコープ，眼底画像診断などがある．

＊3　老人性白内障に伴う混濁の進行経過

1．初発白内障

1）**皮質白内障**：水晶体周辺部が放射状に混濁する．

40 白内障

視力低下はない.

　2) 囊下白内障：水晶体の後ろの膜に混濁があり, 視力低下を自覚.

　3) 核白内障：水晶体核に混濁がある. 視力低下を自覚する.

2. 未熟白内障（図1-a）

　一部を残して, 濁りが水晶体にさらに広がり, 視力も低下する.

3. 成熟白内障（図1-b）

　水晶体全体が完全に濁り, 無色透明だった水晶体の色も灰白色になる.

4. 過熱白内障（図1-c）

　水晶体皮質が溶けて, その中に水晶体核が浮遊する.

5. 緑内障の発症（図1-d）

　水晶体が膨張すると虹彩が押し上げられ, 隅角が狭まり, 房水がシュレム管から眼外に流出できなくなって視神経を圧迫し, 緑内障が起こる.（→形態機能マップ13-⑥）

図1　老人性白内障の進行経過
a) 未熟白内障　瞳孔　角膜　水晶体　濁りが広がる
b) 成熟白内障　完全に濁る
c) 過熱白内障　水晶体核が浮遊する
d) 緑内障の発症　隅角が狭まる　虹彩が押し上げられる　水晶体の膨張

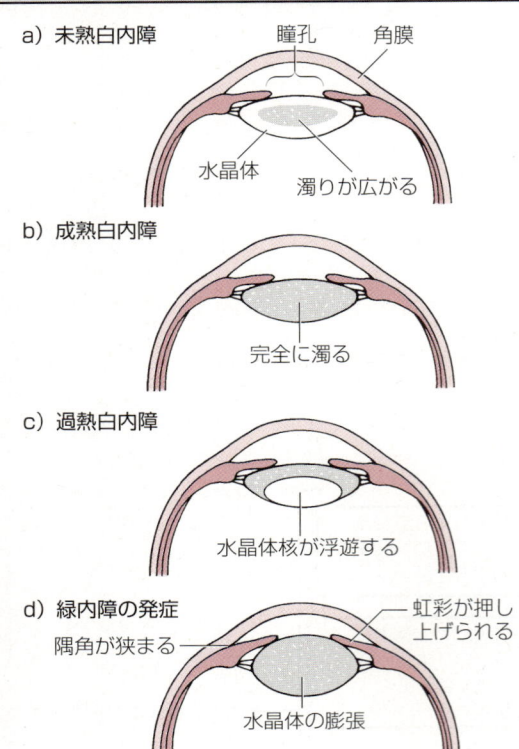

*4　治療法

1. 保存療法（薬物療法）

　白内障で減少するグルタチオン点眼, 水晶体たんぱく質に親和性のあるカタリン点眼®, 唾液腺ホルモンであるパロチン錠®の内服などあるが, 白内障進行防止としての効果は確実ではない. 手術決定の要因として, 患者の羞明, 霧視, 物が二重に見えるなどの自覚症状, 視力0.5以下, 職業上の必要性, 前記の検査による瞳孔領の白変等によって決められる. 先天性白内障で混濁の強い場合は, 早期に手術しなければ弱視の原因となる.

2. 手術療法

　1) 囊内摘出術（水晶体全摘出術）：水晶体を囊ごと全部摘出する方法であるが, 近年では適応は少なくなっている.

　2) 囊外摘出術：前囊の一部を破り, 核の皮質を用手的に摘出し, 後囊を残す.

　3) 超音波乳化吸引術（図2）：超音波で核を砕いて吸引する方法. 最近はほとんどこの方法を用いる.

　4) 眼内レンズ挿入術（図2）：通常, 水晶体囊内に眼内レンズを挿入する. 特殊なケースでは毛様溝に固定したり縫着することもある.

　また, すでに白内障手術が行われている眼での挿入術として2次移植もある.

　術前の処置としてプレメディケーションを行うが, 前立腺肥大症の患者にアトロピン点眼を行うと排尿障害を助長させるので注意を要する. 十分な散瞳が必要である. また, 術中に虹彩などを損傷してプロスタグランジンの遊出が起こることによる縮瞳防止と散瞳維持のための抗プロスタグランジン点眼を術前から行う

マップ内の矢印①～⑥について

① 麻酔

　通常, 局所麻酔で行う. 最近では, 眼球周囲のテノ

図2　超音波乳化吸引術

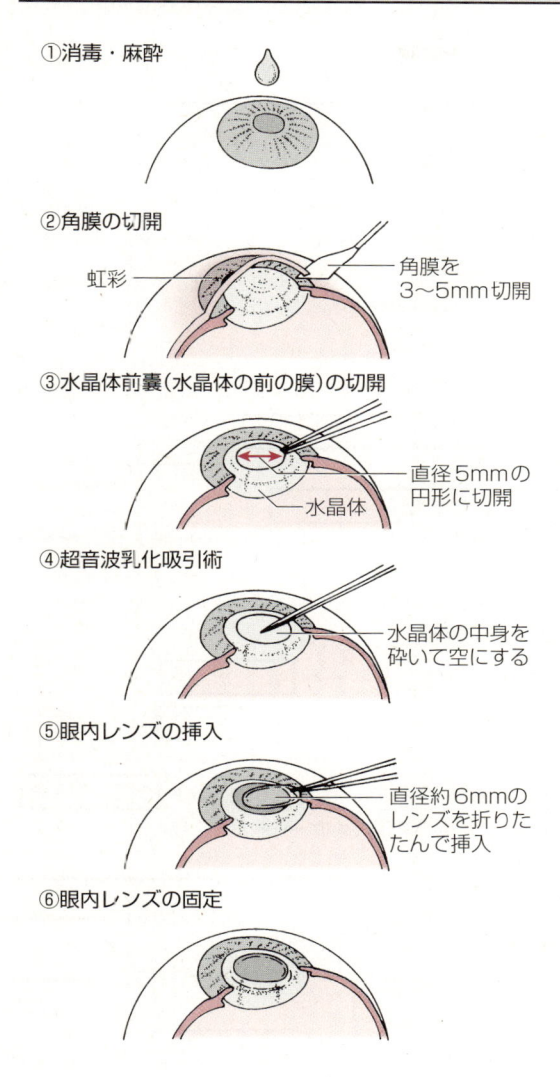

①消毒・麻酔

②角膜の切開
　虹彩
　角膜を3～5mm切開

③水晶体前嚢（水晶体の前の膜）の切開
　直径5mmの円形に切開
　水晶体

④超音波乳化吸引術
　水晶体の中身を砕いて空にする

⑤眼内レンズの挿入
　直径約6mmのレンズを折りたたんで挿入

⑥眼内レンズの固定

ン囊麻酔，または，点眼麻酔が主流である．重症例などの場合のみ球後麻酔を行う．

② 眼圧上昇

術後，早期に水晶体皮質や炎症細胞，前房内に残留した粘弾性物質などによる房水流出抵抗の増加などによって，眼圧が上昇することがある．眼圧の上昇にしたがってβ遮断薬点眼，炭酸脱水素酵素阻害薬内服，高張浸透圧薬点滴を行い，眼圧を下げる．

③ 角膜障害

超音波白内障手術では，超音波や破砕された核により，角膜内皮を障害しやすく，これにより角膜に浮腫性混濁が出現する．眼内レンズ挿入術ではこれを防止するためにヒアルロン酸を前房に注入する．角膜の実質層の浮腫やデスメ膜の皺襞形成が認められた場合，副腎皮質ステロイド薬の結膜下注射や内服・点滴を行う（角膜は，上皮，ボーマン膜，実質層，デスメ膜，内皮からなる．実質層は組織液を含有し，内皮細胞の機能が障害されると浮腫が起こる．デスメ膜は内皮細胞の基底膜にあたるもので，角膜の形状維持作用が強い）．

④ 囊胞様黄斑浮腫（CME）

術後，ぶどう膜炎症状が持続する例では，網膜黄斑部（→形態機能マップ13-②）に浮腫を生じ，視力が低下することがある．この場合，ステロイド薬内服，抗プロスタグランジン薬点眼，抗生物質を投与することにより改善する．

⑤ 後発白内障

囊外摘出術では水晶体後囊が残されるため，この後囊に線維細胞などが付着し，術後濁ってくることがある．また眼内レンズ挿入眼での10～15％は，術後1年までに後発白内障を生じるのでYAGレーザーによって後囊を切開し，視力改善を図る．

⑥ 術後眼内炎

発症率は低いが，眼内レンズ挿入術後，いったん発症すると視力予後に大きく影響するので，その場合，抗生物質やステロイド薬の投与を行う．これが無効なら，硝子体手術を行う．

病態マップ 41

喉頭癌 laryngeal cancer

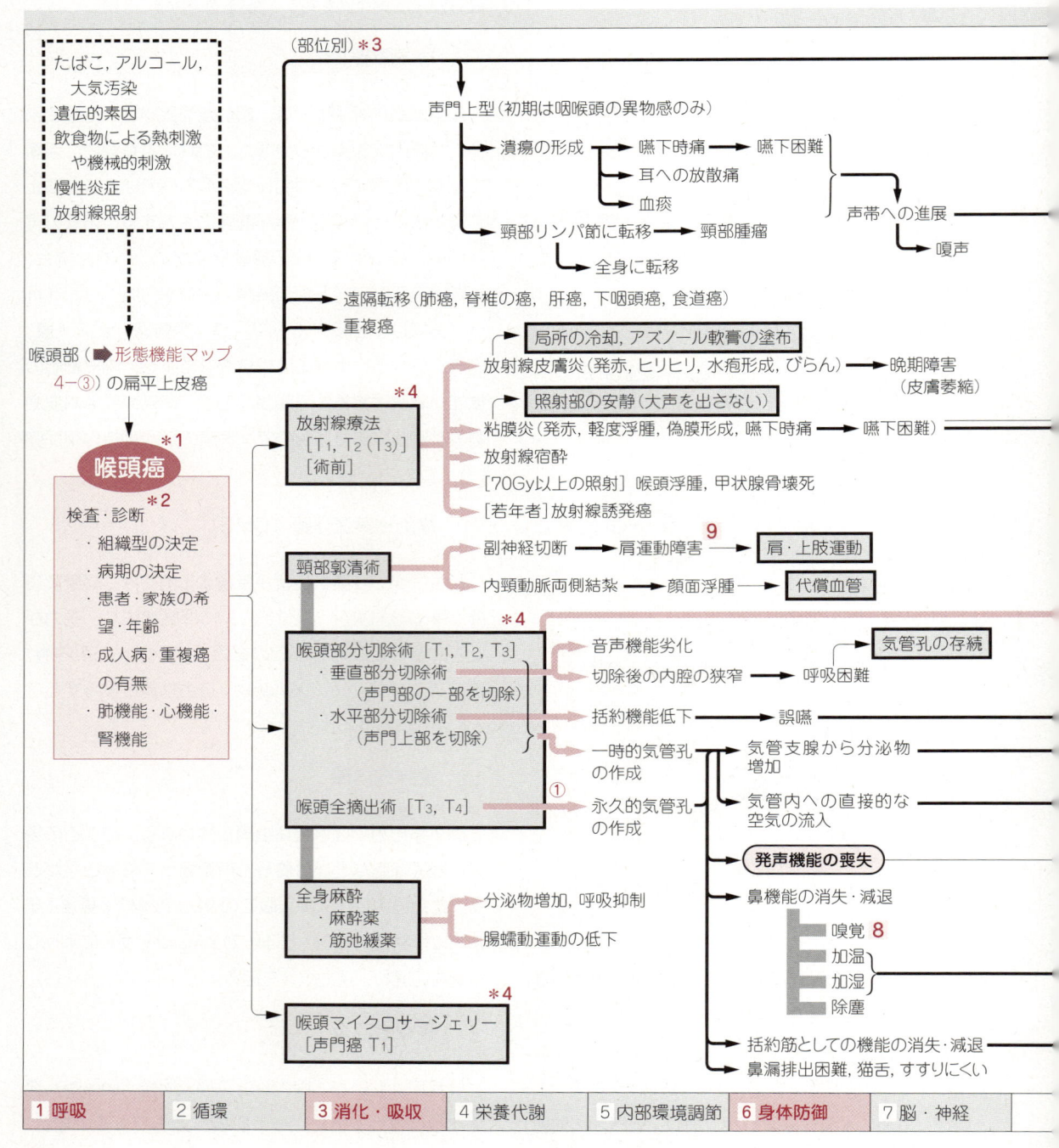

```
                                              (部位別)*3
                                                │
                                         声門上型(初期は咽喉頭の異物感のみ)
                                                │
たばこ，アルコール，                    ┌─ 潰瘍の形成 ─┬→ 嚥下時痛 → 嚥下困難
大気汚染                               │              ├→ 耳への放散痛
遺伝的素因                              │              └→ 血痰              声帯への進展─
飲食物による熱刺激                       │                                        │
や機械的刺激                            └─ 頸部リンパ節に転移 → 頸部腫瘤            └→ 嗄声
慢性炎症                                   │
放射線照射                                 └─ 全身に転移

                          ┌→ 遠隔転移(肺癌，脊椎の癌，肝癌，下咽頭癌，食道癌)
                          ├→ 重複癌
喉頭部(→形態機能マップ                                  ┌─局所の冷却，アズノール軟膏の塗布┐
4-③)の扁平上皮癌                          ┌→ 放射線皮膚炎(発赤，ヒリヒリ，水疱形成，びらん) → 晩期障害
       ↓                                 │                                              (皮膚萎縮)
    ┌──────┐    ┌─────┐     *4         │        ┌─照射部の安静(大声を出さない)─┐
    │ 喉頭癌 │*1  │放射線療法│ ──────┼→ 粘膜炎(発赤，軽度浮腫，偽膜形成，嚥下時痛) → 嚥下困難
    │      │    │[T1, T2(T3)]│        ├→ 放射線宿酔
    │*2    │    │[術前]    │          ├→ [70Gy以上の照射]喉頭浮腫，甲状腺骨壊死
    │検査・診断│  └─────┘          └→ [若年者]放射線誘発癌
    │ ・組織型の決定│
    │ ・病期の決定 │   ┌─────┐           ┌→ 副神経切断 → 肩運動障害 ──9→ ┃肩・上肢運動┃
    │ ・患者・家族の希│ │頸部郭清術│ ────────┤
    │   望・年齢  │   └─────┘           └→ 内頸動脈両側結紮 → 顔面浮腫 → ┃代償血管┃
    │ ・成人病・重複癌│                                          *4
    │   の有無   │                                ┌→ 音声機能劣化              ┃気管孔の存続┃
    │ ・肺機能・心機能・│ ┌─────────┐      ├→ 切除後の内腔の狭窄 → 呼吸困難
    │   腎機能   │   │喉頭部分切除術[T1, T2, T3]│ ┤
    └──────┘    │ ・垂直部分切除術       │  ├→ 括約機能低下 ──────── 誤嚥
                    │  (声門部の一部を切除) │   │
                    │ ・水平部分切除術       │  └→ 一時的気管孔  ┌→ 気管支腺から分泌物
                    │  (声門上部を切除)    │      の作成      │   増加
                    │              │      ①             │
                    │喉頭全摘出術[T3, T4]   │ ──→ 永久的気管孔 ┴→ 気管内への直接的な
                    └─────────┘         の作成             空気の流入
                                                          
                                                         ┃発声機能の喪失┃
                    ┌─────┐     ┌→ 分泌物増加，呼吸抑制   ├→ 鼻機能の消失・減退
                    │全身麻酔  │ ────┤                           │   ┃嗅覚┃ 8
                    │ ・麻酔薬 │     └→ 腸蠕動運動の低下         │   ┃加温┃
                    │ ・筋弛緩薬│                                │   ┃加湿┃
                    └─────┘                                 │   ┃除塵┃
                                      *4                      │
                    ┌──────────┐                      ├→ 括約筋としての機能の消失・減退
                    │喉頭マイクロサージェリー│                    └→ 鼻漏排出困難，猫舌，すすりにくい
                    │[声門癌 T1]       │
                    └──────────┘
```

1 呼吸	2 循環	3 消化・吸収	4 栄養代謝	5 内部環境調節	6 身体防御	7 脳・神経

マップ内の*1〜*4について

*1 喉頭癌(表1)

喉頭癌は，喉頭組織原発の悪性腫瘍である．頭頸癌で最も頻度が高い．全悪性腫瘍の約2％にあたり，男性に圧倒的に多く，性差は10：1である．罹患年齢は60〜70歳代のいわゆる癌年齢に好発している．病因は明確ではないが，遺伝的素因，喫煙，飲酒，大気汚染，声帯の酷使，口腔内の不衛生に起因する慢性炎症，放射線，

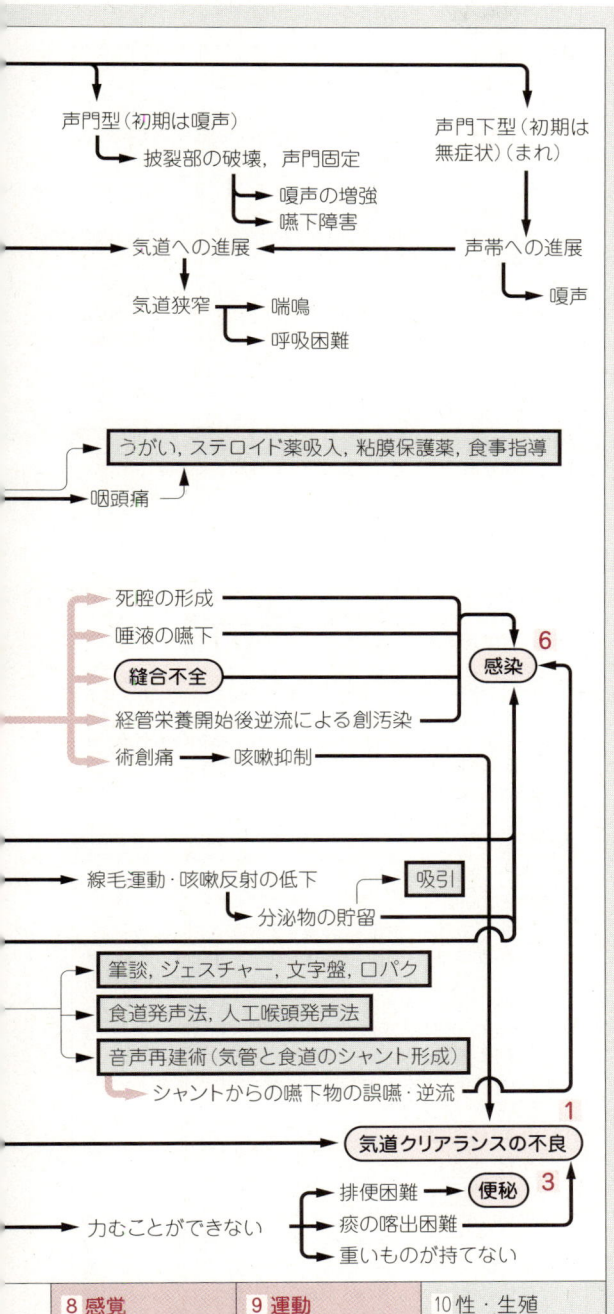

図（左側：喉頭癌の看護フローチャート部分）

- 声門型（初期は嗄声）
  - 披裂部の破壊，声門固定
    - 嗄声の増強
    - 嚥下障害
- 声門下型（初期は無症状）（まれ）
  - 声帯への進展 → 嗄声
- 気道への進展
  - 気道狭窄
    - 喘鳴
    - 呼吸困難

- 咽頭痛 → うがい，ステロイド薬吸入，粘膜保護薬，食事指導

- 死腔の形成
- 唾液の嚥下
- **縫合不全**
- 経管栄養開始後逆流による創汚染
- 術創痛 → 咳嗽抑制
→ **感染** 6

- 線毛運動・咳嗽反射の低下 → 吸引
- 分泌物の貯留

- 筆談，ジェスチャー，文字盤，口パク
- 食道発声法，人工喉頭発声法
- 音声再建術（気管と食道のシャント形成）
  - シャントからの嚥下物の誤嚥・逆流

→ **気道クリアランスの不良** 1

- 排便困難
- 痰の喀出困難 → **便秘** 3
- 重いものが持てない
- 力むことができない

8 感覚	9 運動	10 性・生殖

右側本文

指数（1日本数に喫煙年数を乗じたもの）は1000以上の者が多い．

病理組織学的には扁平上皮癌が大部分を占め，まれに基底膜細胞癌，腺癌がみられる．正常な喉頭粘膜は，声帯と喉頭蓋喉頭面のみが重層扁平上皮で，その他は多列線毛上皮に覆われている．したがって，扁平上皮癌は円柱上皮の化生により生じるものである．

癌の発生部位，進展度によって，症状，治療法，予後が異なり，適切な治療を行うと一般に予後は良い．しかし，手術，特に喉頭全摘出術後は発声機能が消失するため，コミュニケーションに対する配慮が必要であり，単に癌を切除すればよいというものではない．

*2 検査・診断（図）

早期診断と進展度の診断が重要である．問診，間接喉頭鏡による喉頭の観察と頸部触診，喉頭ストロボスコピー（声帯の振動様式によりごく初期の声門癌の発見および癌の広がりを知るうえで有用）により，一般的には早期診断が可能である．そのうえで，ファイバースコー

図　喉頭癌の検査・診断フローチャート

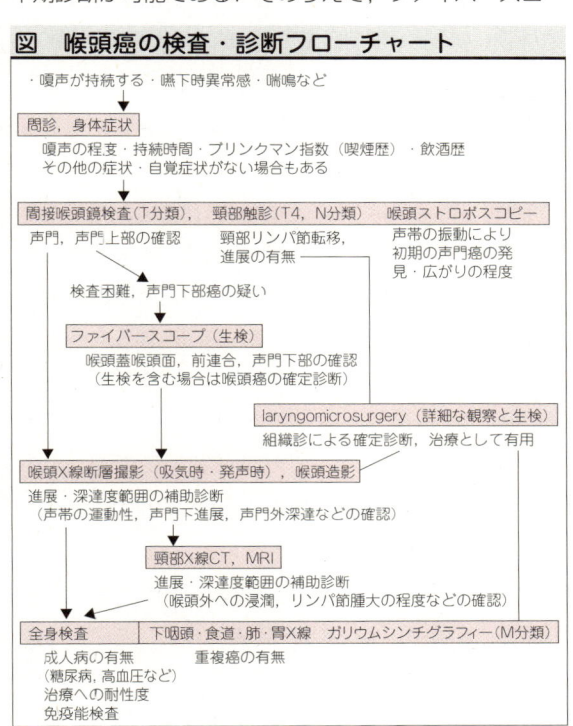

- ・嗄声が持続する・嚥下時異常感・喘鳴など
- **問診，身体症状**
  - 嗄声の程度・持続時間・ブリンクマン指数（喫煙歴）・飲酒歴
  - その他の症状・自覚症状がない場合もある
- **間接喉頭鏡検査（T分類）**　　**頸部触診（T4, N分類）**　　**喉頭ストロボスコピー**
  - 声門，声門上部の確認　　　　頸部リンパ節転移，　　　　声帯の振動により
  　　　　　　　　　　　　　　　進展の有無　　　　　　　　初期の声門癌の発
  　　　　　　　　　　　　　　　　　　　　　　　　　　　　見・広がりの程度
  - 検査困難，声門下部の疑い
- **ファイバースコープ（生検）**
  - 喉頭蓋喉頭面，前連合，声門下部の確認
  - （生検を含む場合は喉頭癌の確定診断）
- **laryngomicrosurgery（詳細な観察と生検）**
  - 組織診による確定診断，治療として有用
- **喉頭X線断層撮影（吸気時・発声時），喉頭造影**
  - 進展・深達度範囲の補助診断
  - （声帯の運動性，声門下進展，声門外深達などの確認）
- **頸部X線CT，MRI**
  - 進展・深達度範囲の補助診断
  - （喉頭外への浸潤，リンパ節腫大の程度などの確認）
- **全身検査**　　下咽頭・食道・肺・胃X線　　ガリウムシンチグラフィー（M分類）
  - 成人病の有無　　　　　重複癌の有無
  　（糖尿病，高血圧など）
  - 治療への耐性度
  - 免疫能検査

角化症・強皮症・白板症・乳頭腫などの前癌性病変，などが重要視されている．特に，喫煙は喉頭癌の発生と密接にかかわっており，男性の喉頭癌が多いのはそのためであるといわれている．喉頭癌の男性では，毎日喫煙する者は非喫煙者の10倍以上の死亡率を示し，Brinkman

41 喉頭癌

プによる詳細な観察，生検，頸部CT・MRIによる腫瘍の浸潤，リンパ節腫大の程度の検索，ガリウムシンチスキャン等により遠隔転移の有無の検索を行う．

*3 発生部位と症状

発生部位により，声門上型，声門型，声門下型に分類され，その症状は各部位により異なる．各々の発現頻度は声門上癌が約30〜35％で，声門癌が約60〜70％であり，声門下癌は約1％と少ない．

1. 声門上型

発現部位が喉頭蓋上縁や後面に生じたものでは，初期には咽喉頭部の異物感が最も多い．潰瘍を生じると嚥下痛，声帯に浸潤すると嗄声，腫瘍が拡大して気道を塞ぐと喘鳴や呼吸困難をきたす．声門上部は粘膜下のリンパが多く，早い時期から頸部のリンパ節転移を起こしやすい．咽喉頭の異物感はなく，頸部腫瘤のみが現れることもある．

2. 声門型

早期から嗄声を生じ，1か月以上の長期にわたり同程度の嗄声が続く．腫瘍が拡大すると嗄声は増強し，ついには失声となる．声門が狭くなったり披裂部の運動が悪くなると，声門上癌と同様に喘鳴や呼吸困難を起こす．声帯はリンパ節に乏しく，前後を軟骨に囲まれているため，転移しにくい．

3. 声門下型

早期にはほとんど無症状である．声帯に浸潤すると嗄声を起こし，さらに拡大すると喘鳴や呼吸困難をきたす．腫瘍が露出して潰瘍となり，痰に血液が混入し，腫瘍の壊死が進行すると，呼気が悪臭を伴うようになる．リンパ節転移を起こしやすい．

*4 治 療

治療としては，放射線療法，手術療法が主に行われており，手術療法には喉頭マイクロサージェリー，喉頭部分切除術（水平・垂直），喉頭全摘出術があり，癌の部位，進展度，全身状態，患者の年齢，希望，社会的・地理的条件などで，治療法を選択する．部位からみると声門部は，声門上部や声門下部より局所に限局

表1-1 喉頭癌のTNM分類（UICC）①

T-原発腫瘍		
TX：原発腫瘍の評価が不可能　T0：原発腫瘍を認めない		
Tis：上皮内癌		
声門上部		
T1	声帯運動が正常で，声門上部の1部位に限局する腫瘍	
T2	声帯運動が正常で，声門上部の他の部位，声門または声門上部の外側域（たとえば舌根粘膜，喉頭蓋谷，梨状陥凹の内壁など）の粘膜に浸潤する腫瘍	
T3	声帯が固定し喉頭に限局するもの，および/または輪状後部，喉頭蓋前方の組織，声門周囲腔（paraglottic space）のいずれかに浸潤する腫瘍，または甲状軟骨のわずかなびらん（内側表層など）を伴う腫瘍	
T4a	甲状軟骨を破って浸潤する腫瘍，および/または喉頭外，すなわち気管，舌深層の筋肉/外舌筋（オトガイ舌筋，舌骨舌筋，口蓋舌筋，茎突舌筋）を含む頸部軟部組織，舌骨下筋群，甲状腺，食道に浸潤する腫瘍	
T4b	椎前周隙，縦隔に浸潤する腫瘍，または頸動脈を全周性に取り囲む腫瘍	
声門		
T1	声帯運動が正常で（一側）声門に限局する腫瘍（前または後連合に達してもよい）　T1a：一側声帯に限局する腫瘍　T1b：両側声帯に浸潤する腫瘍	
T2	声門上部および/または声門下部に進展するもの，および/または声帯運動の制限を伴う腫瘍	
T3	声帯が固定し喉頭内に限局する腫瘍，および/または声門周囲腔（paraglottic space）に浸潤する腫瘍，および/または甲状軟骨のわずかなびらん（内側表層など）を伴う腫瘍	
T4a	甲状軟骨を破って浸潤する腫瘍，または喉頭外，すなわち気管，舌深層の筋肉/外舌筋（オトガイ舌筋，舌骨舌筋，口蓋舌筋，茎突舌筋）を含む頸部軟部組織，舌骨下筋群，甲状腺，食道に浸潤する腫瘍	
T4b	椎前周隙，縦隔に浸潤する腫瘍，または頸動脈を全周性に取り囲む腫瘍	
声門下部		
T1	声門下部に限局する腫瘍	
T2	声帯に進展し，その運動が正常か制限されている腫瘍	
T3	声帯が固定し，喉頭内に限局する腫瘍	
T4a	輪状軟骨あるいは甲状軟骨を破って浸潤する腫瘍，および/または喉頭外，すなわち気管，舌深層の筋肉/外舌筋（オトガイ舌筋，舌骨舌筋，口蓋舌筋，茎突舌筋）を含む頸部軟部組織，舌骨下筋群，甲状腺，食道に浸潤する腫瘍	
T4b	椎前周隙，縦隔に浸潤する腫瘍，または頸動脈を全周性に取り囲む腫瘍	
NX：所属リンパ節転移の評価が不可能		
N0：所属リンパ節転移なし		
N1：同側の単発性リンパ節転移で最大径が3cm以下		
N2：同側の単発性リンパ節転移で最大径が3cmをこえるが6cm以下，または同側の多発性リンパ節転移で最大径が6cm以下，または両側あるいは対側のリンパ節転移で最大径が6cm以下　N2a：同側の単発性リンパ節転移で最大径が3cmをこえるが6cm以下　N2b：同側の多発性リンパ節転移で最大径が6cm以下　N2c：両側あるいは対側のリンパ節転移で最大径が6cm以下		
N3：最大径が6cmをこえるリンパ節転移		
MX：遠隔転移の評価が不可能　M0：遠隔転移なし　M1：遠隔転移あり		

UICC TNM悪性腫瘍の分類，第6版，金原出版，2003より作成．

表1-2 喉頭癌のTNM分類（UICC）②

病期分類		0期	I期	II期	III期		IVA期		IVB期		IVC期
	T	Tis	T1	T2	T1,T2	T3	T1,T2,T3	T4a	T4b	Tに関係なく	T,Nに関係なく
	N	N0	N0	N0	N1	N0,N1	N2	N0,N1,N2	Nに関係なく	N3	
	M	M0	M0	M0	M0	M0	M0	M0	M0	M0	M1

UICC　TNM悪性腫瘍の分類，第6版，金原出版，2003より作成．

表2　喉頭全摘出術前・後の変化

手術前	○肺への空気の通路：鼻・口―咽頭―気管―肺 ○取り込む空気は，鼻腔・口腔・咽頭での浄化・加温・加湿を経ている ○通常の嗅覚がある ○通常の発声が可能 ○食事中に誤嚥することがある ○力むことができる
手術後	○肺への空気の通路：気管孔―気管―肺 ○取り込む空気は，鼻腔・口腔・咽頭での浄化・加温・加湿を経ていない（気管が乾燥を起こす） ○嗅覚が鈍い ○口や鼻で吹くことができない，すすることができない，過度の猫舌となる，わさびなどの刺激物が食べにくい ○発声ができない ○喉頭部に気管孔が開口しているという外見上の変化がある．入浴時のトラブルがあり得る．気管孔からの排痰が必要となる． ○誤嚥しない（咽頭から気管への通路は閉鎖されている） ○力むことができない

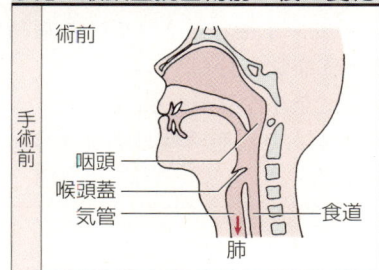

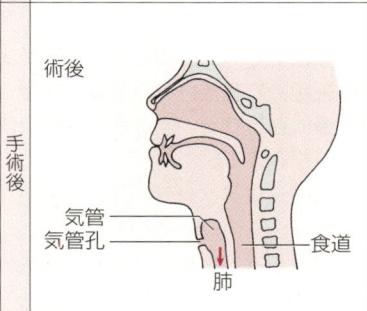

している．初めに行う治療としていずれを選択するかは，人によって意見が異なる．喉頭全摘出術を選択すると，局所の制御率は高いが，発声機能は喪失する．しかし，喉頭部分切除術では，発声機能はかろうじて維持できるが，治癒率は劣ることになる．

また頸部リンパ節転移には頸部郭清術が行われる．

マップ内の矢印①について

① 喉頭全摘出術によってひき起こされる支障とケア

喉頭の本来の機能は，気道保護（嚥下時の保護，咳嗽・痰の排出，防御反射）であるが，呼吸，発声，胸郭固定にも関与している．そしてその役割は，
(a) 呼吸などのための空気の通路．
(b) 声の発生源である声帯がある場所．
(c) 喉頭を収縮させることにより以下の状態となる．

・気管内への誤飲を防ぐために反射を起こす（咳をするなど）．
・気管内圧を高める（重い物を持ち上げる時などの力みなど）．

がある．

喉頭全摘出術を受けると，上記の（a）～（c）の機能が消失し，気管呼吸者となる．喉頭がなくなるということは，鼻および喉頭機能が脱落し，さらに非衛生的な気管呼吸となることである．手術前と手術後の違いを表2に表す．

実際の生活のなかで次の多くの動作が喪失し，または不自由になる．嗅ぐ，（鼻を）かむ，すする，吸う，話す，議論する，演説する，諭す，怒鳴る，叫ぶ，笑う，泣く，歌う，力む，泳ぐ，風呂につかる，などである．そのため，気管呼吸者としての管理，発声言語の再獲得，mental rehabilitation が重要である．

皮膚

形態機能マップ 14

皮膚は生体の外表面を覆っており，生体の保護・防御，感覚の受容，体温調節，経皮吸収，ビタミンD産生の機能がある．皮膚の付属器官には毛，爪，皮膚腺（汗腺，皮脂腺）がある．

1. 生体の保護・防御の作用として，①化学物質の体内への透過を防ぐ作用（角質層），②微生物への防御作用（角質層および汗，皮脂），③機械的刺激への防御作用，④熱への防御作用，⑤紫外線への防御作用，⑥水分保持作用（角質層）がある．
2. 感覚受容の作用として，①触覚，②圧覚，③振動覚，④温覚・冷覚，⑤痛覚がある．
3. 体温調節の作用として発汗作用がある．
4. また，経皮吸収作用があり，脂溶性の物質は容易に皮膚から吸収される．

①皮膚の構造

- ●表皮を形成する細胞は，基底層にあるケラチン細胞（角質産生細胞）で産生され，表面に向かって2週間で角質層に到達する．その後2週間で鱗片（あか）となって落屑する．
- ●リン脂質の構成成分であるセラミドは水の蒸発を防いでいる．
- ●基底層のメラニン細胞（メラノサイト）は紫外線を吸収して生体を防御する．紫外線があたるとメラニン細胞からのメラニン合成量が増え，色が黒くなる．
- ●真皮には乳頭層と網状層がある．真皮は強靱性のあるコラーゲン，弾性のあるエラスチンの結合組織から構成されている．
- ●ランゲルハンス細胞は表皮内にある樹状細胞である．抗原を捕捉し，リンパ管へ移動し，T細胞へ抗原を提示する．

②毛周期

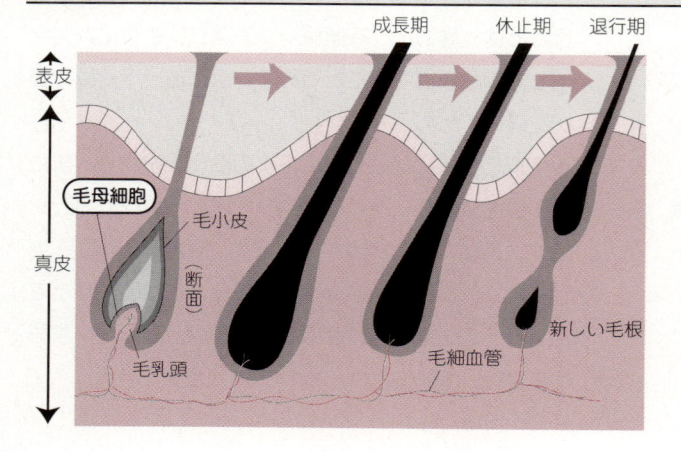

- ●毛は毛乳頭の毛母細胞が成長して形成される．毛母細胞のある毛乳頭部には毛細血管があり，栄養を供給している．頭皮は3～5年間の成長期があり，その後1～2か月の休止期があり，その後退行期となり脱毛が起こる．すなわち，ほとんどの毛は成長期にあり，一定の長さになると成長が止まる．化学療法により脱毛が起こるのは，毛母細胞の活動を阻害するためである．
- ●毛は，ケラチンたんぱく質から構成されている．毛小皮（キューティクル）は毛上皮であり，結合組織から構成されている．

③爪

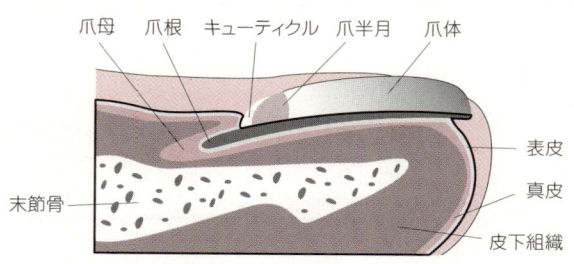

●爪は表皮の角質層が硬く分化したものであり，爪母（爪母基ともいう）細胞の表層細胞（爪体基部の胚芽層細胞）が，爪の角化細胞に成長して形成される．爪の下の毛細血管が透けて見えるため，爪はピンク色に見える．爪半月の部分は厚くなっているため，毛細血管が透けて見えず，白色をしている．爪の根本部分を爪根という．

④皮膚の感覚受容器

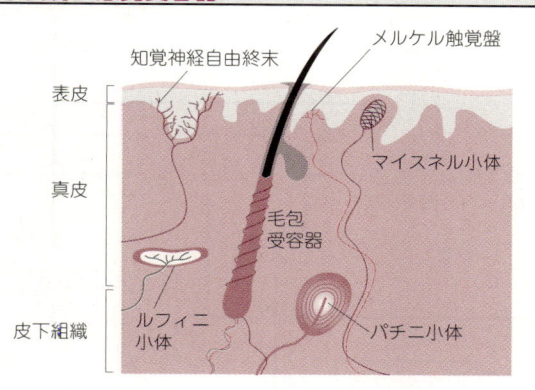

●皮膚の感覚受容器からの情報は，視床を通り大脳皮質体性感覚野に伝わる．感覚受容器は真皮の乳頭部にあるものが多いが，知覚神経自由終末（自由神経終末）は表皮にまで伸びている．
●マイスネル小体，毛包受容器は，触・圧覚（低頻度の振動覚）を感覚する．パチニ小体は，触・圧覚（高頻度の振動覚）を感覚する．メルケル触覚盤（メルケル触覚細胞）は，触・圧覚を感覚する．ルフィニ小体は，触・圧覚を感覚する．
●知覚神経自由終末は感覚受容器で，温覚・冷覚の温度感覚を担う．温覚は25～45℃で刺激され，冷覚は10～25℃で刺激される．45℃以上，10℃以下は痛み受容器が刺激される．

⑤対向流熱交換によるエネルギー損失減少機構

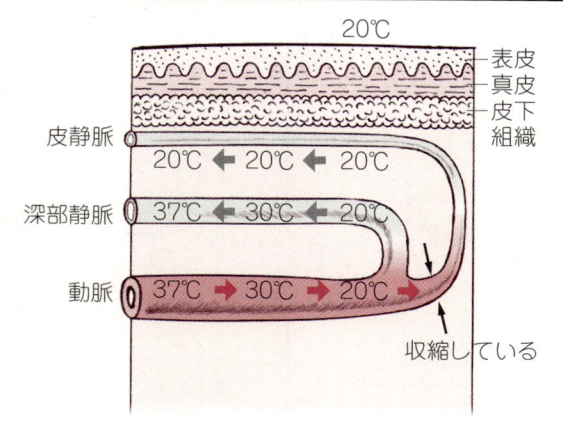

●寒冷障害で体表の温度が低下しているとき，対向流熱交換によるエネルギー損失減少機構が働く．皮静脈の温度が20℃であっても，体幹部からの37℃の温かい動脈血は末梢から還流する冷たい深部静脈血により徐々に冷却され（逆に深部静脈血は動脈血により徐々に温められ）るため，熱エネルギー損失が減少している．

⑥アトピー性皮膚炎

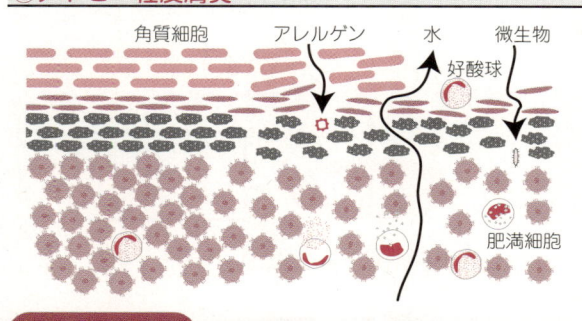

●アトピー性皮膚炎では免疫グロブリンE（IgE）が増加しており，皮膚には肥満細胞（マスト細胞），好酸球が浸潤している．アレルゲン（抗原）により，肥満細胞からはヒスタミン，プロスタグランジン，ロイコトリエンなどの化学伝達物質が放出される．好酸球は組織障害性の液性因子を放出する．

> **疾患との関連**

●皮膚が高温にさらされたために生じる皮膚の損傷⇒**熱傷**【p.224】（熱傷の程度は深度により表皮熱傷，真皮浅層熱傷，真皮深層熱傷，皮下熱傷に分けられる．上皮化の速度や治癒後の瘢痕形成の程度は深度と関係し，深いものほど治癒は遅れ，瘢痕形成の程度も強いからである）

病態マップ 42

熱傷 burn

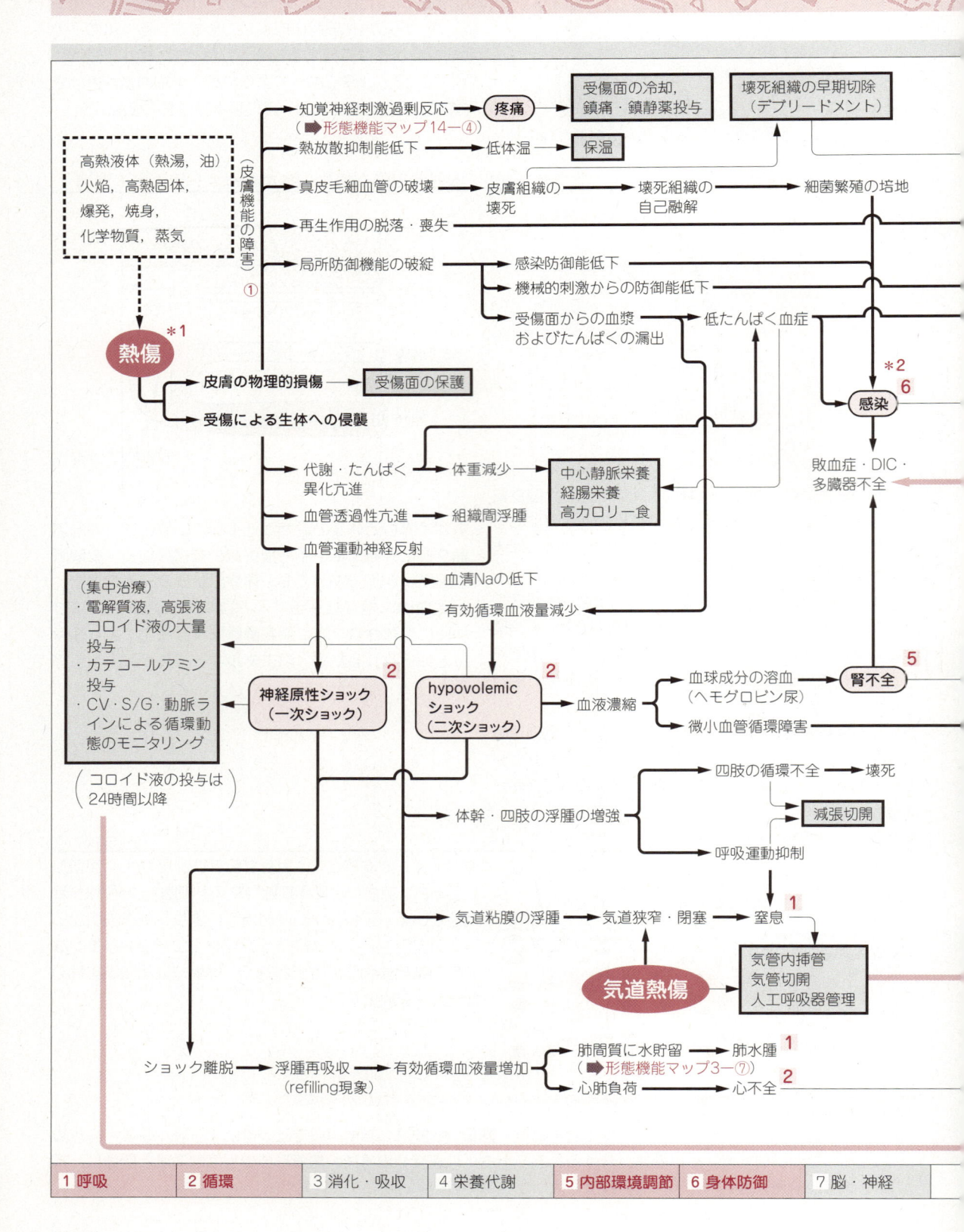

```
高熱液体（熱湯，油）         ┌─ 知覚神経刺激過剰反応 ──→ 疼痛 ──→ 受傷面の冷却，   壊死組織の早期切除
火焔，高熱固体，              │  （➡形態機能マップ14-④）         鎮痛・鎮静薬投与     （デブリードメント）
爆発，焼身，            （皮  ├─ 熱放散抑制能低下 ──→ 低体温 ──→ 保温
化学物質，蒸気          膚機  ├─ 真皮毛細血管の破壊 ──→ 皮膚組織の ──→ 壊死組織の ──→ 細菌繁殖の培地
                        能の  │                         壊死             自己融解
                        障害  ├─ 再生作用の脱落・喪失
                        ）    └─ 局所防御機能の破綻 ──┬─ 感染防御能低下
                        ①                              ├─ 機械的刺激からの防御能低下
                                                       └─ 受傷面からの血漿 ──→ 低たんぱく血症
                                                          およびたんぱくの漏出
熱傷 *1
  ├─ 皮膚の物理的損傷 ──→ 受傷面の保護                                                          *2
  └─ 受傷による生体への侵襲                                                                  感染
        │                                                                                      │
        ├─ 代謝・たんぱく ──→ 体重減少 ──→ 中心静脈栄養                                    敗血症・DIC・
        │  異化亢進                        経腸栄養                                          多臓器不全
        │                                  高カロリー食
        ├─ 血管透過性亢進 ──→ 組織間浮腫
        └─ 血管運動神経反射
              │
              ├─ 血清Naの低下
              └─ 有効循環血液量減少
                                                              ┌─ 血球成分の溶血 ──→ 腎不全
(集中治療)                                                    │   （ヘモグロビン尿）
・電解質液，高張液              神経原性       hypovolemic ──→ 血液濃縮
  コロイド液の大量              ショック       ショック          │
  投与                          （一次ショック）（二次ショック）  └─ 微小血管循環障害
・カテコールアミン
  投与                                                         ┌─ 四肢の循環不全 ──→ 壊死
・CV・S/G・動脈ラ                                               │                      減張切開
  インによる循環動                          ─ 体幹・四肢の浮腫の増強
  態のモニタリング                                              │
                                                               └─ 呼吸運動抑制
(コロイド液の投与は
 24時間以降)                               ─ 気道粘膜の浮腫 ──→ 気道狭窄・閉塞 ──→ 窒息
                                                                                      │
                                                         気道熱傷 ──→ 気管内挿管
                                                                       気管切開
                                                                       人工呼吸器管理

        ショック離脱 ──→ 浮腫再吸収 ──→ 有効循環血液量増加 ──┬─ 肺間質に水貯留 ──→ 肺水腫
                        (refilling現象)                        │  （➡形態機能マップ3-⑦）
                                                               └─ 心肺負荷 ──→ 心不全
```

| 1 呼吸 | 2 循環 | 3 消化・吸収 | 4 栄養代謝 | 5 内部環境調節 | 6 身体防御 | 7 脳・神経 |

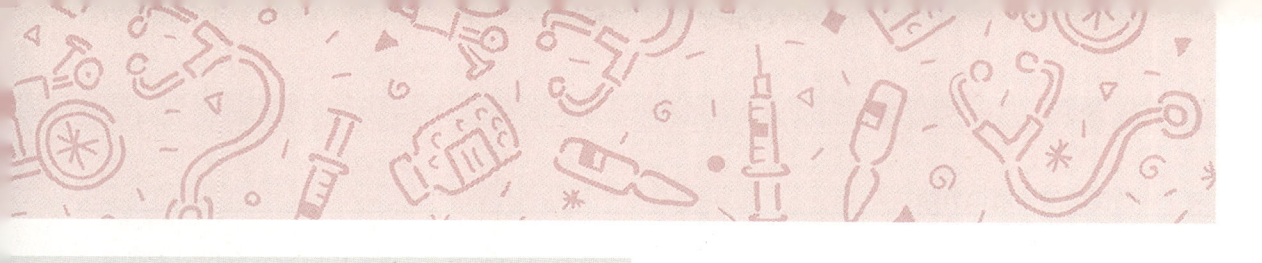

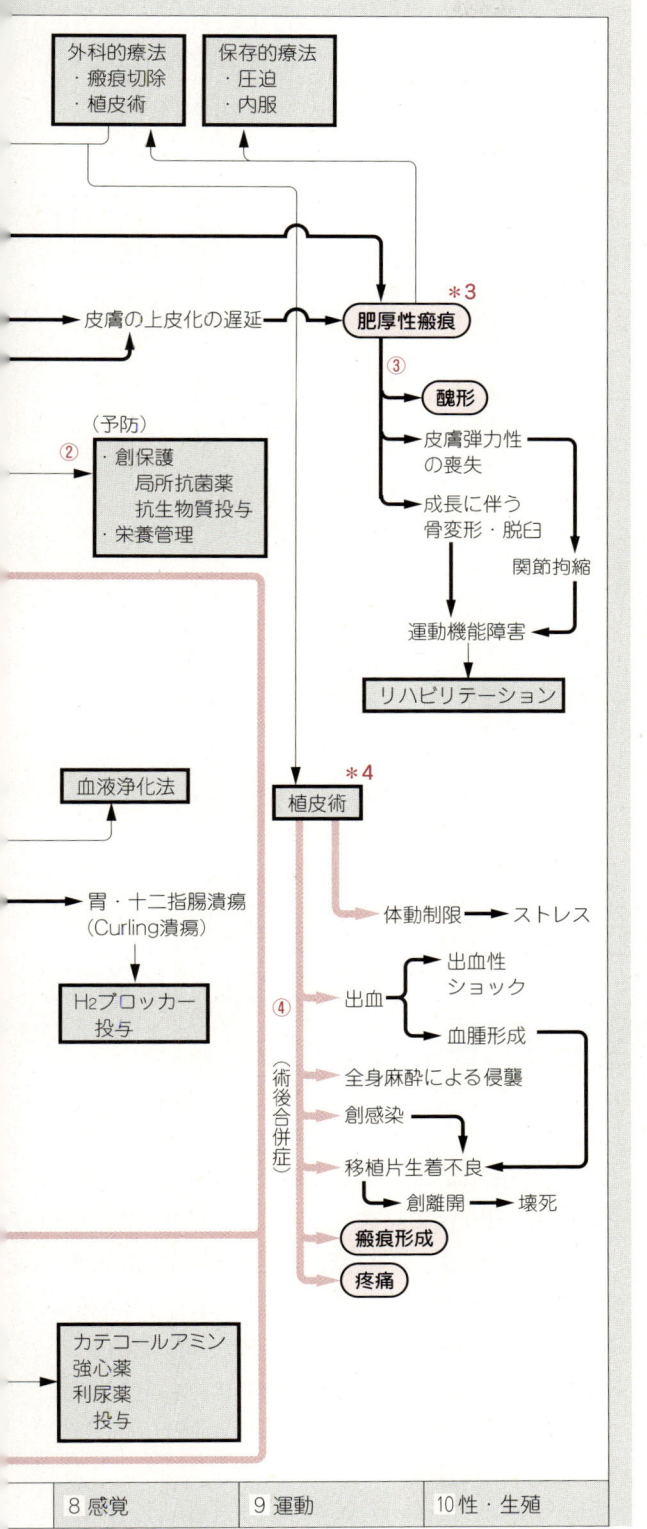

```
┌─────────────┬─────────────┐
│ 外科的療法   │ 保存的療法   │
│ ・瘢痕切除   │ ・圧迫       │
│ ・植皮術     │ ・内服       │
└─────────────┴─────────────┘
        │           │
        └─────┬─────┘
              │
   ┌──皮膚の上皮化の遅延──┐
                          ↓
                    ┌──────────┐
                    │ 肥厚性瘢痕 │ *3
                    └──────────┘
                         ③│
                    ┌──────┐
                    │ 醜形  │
                    └──────┘
                     ├皮膚弾力性
                     │ の喪失
                     ├成長に伴う
                     │ 骨変形・脱臼
                     │        └─関節拘縮
                     ↓
                    運動機能障害
                         ↓
                  ┌──────────────┐
                  │ リハビリテーション │
                  └──────────────┘

  (予防)
② ・創保護
   局所抗菌薬
   抗生物質投与
   ・栄養管理

┌──────────┐              ┌──────┐
│ 血液浄化法 │              │ 植皮術 │ *4
└──────────┘              └──────┘
     ↑                         │
     │                    ├体動制限 → ストレス
  胃・十二指腸潰瘍         ├出血 ┬ 出血性ショック
  (Curling潰瘍)                 └ 血腫形成
     ↓                    ├全身麻酔による侵襲
┌──────────┐              ├創感染
│ H₂ブロッカー│ ④(術後合併症)├移植片生着不良←┘
│   投与    │              └創離開 → 壊死
└──────────┘                    ↓
                            ┌──────┐
                            │ 瘢痕形成 │
                            └──────┘
                            ┌──────┐
                            │  疼痛  │
                            └──────┘
  カテコールアミン
  強心薬
  利尿薬
    投与
```

| 8 感覚 | 9 運動 | 10 性・生殖 |

マップ内の＊1～＊4について

＊1　熱傷

熱傷とは，高温の物体との接触による皮膚の障害である．損傷の深さ（**表1**）は，接触した熱の温度と接触した時間により決まる．また，受傷面積が広くなると，全身症状が出現するため，受傷面積の算定（**図**），重症度の判定（**表2**）は重要である．

＊2　創感染

受傷面は細菌に対するバリヤーがなく，さらに壊死組織は，温度，湿度，栄養とも格好の細菌の培地となる．また，受傷面からの多量の滲出液の喪失，代謝・たんぱく異化の亢進による低たんぱく血症に伴い，感染防御能は低下している．このため，受傷面は非常に感染を起こしやすい．

＊3　肥厚性瘢痕

基底層を失った皮膚の欠損部は，肉芽組織の増殖によって埋められる．この肉芽組織の毛細血管が消失し，線維成分が形成された状態を瘢痕という．受傷面が深く，上皮化が遅れるほど肥厚性瘢痕は起こりやすい．

＊4　植皮術

皮膚欠損部を閉鎖し，皮膚機能を修復するために行う．欠損の部位・範囲に適した方法が選択される．

たとえば広範囲の真皮深層熱傷（深達性Ⅱ度熱傷），皮下熱傷（Ⅲ度熱傷）の場合，生着率が高く，感染にも強く，広い面積に対応できるメッシュグラフトやパッチグラフトが用いられる．手指・顔面など機能・整容面を重視する部位に対しては，全層植皮，シートグラフトを用いる．骨などの露出部には有茎植皮術を行う．

42 熱傷

表1 熱傷の深達度の分類

	障害層	外観	疼痛	機能変化	治癒期間と瘢痕
表皮熱傷（Ⅰ度熱傷）	表皮	発赤，紅斑	疼痛，灼熱感	毛細血管拡張	数日 瘢痕なし
真皮浅層熱傷（浅達性Ⅱ度熱傷）	真皮乳頭層から真皮浅層	水疱形成（水疱底は桃色調），びらん	強い疼痛，灼熱感	血管拡張，血管透過性亢進	1〜2週間 瘢痕残る場合も
真皮深層熱傷（深達性Ⅱ度熱傷）	真皮中層から真皮深層	水疱形成（水疱底は白色調）	疼痛または知覚鈍麻	血管拡張，血管透過性亢進	3〜4週間 軽度の瘢痕残る
皮下熱傷（Ⅲ度熱傷）	真皮全層から皮下組織	蒼白〜白色光沢，黒色炭化，羊皮紙様に乾燥	知覚脱失（疼痛なし）	血疱および血球・血管神経の破壊	4週間以上 瘢痕残る

図 熱傷面積の算定

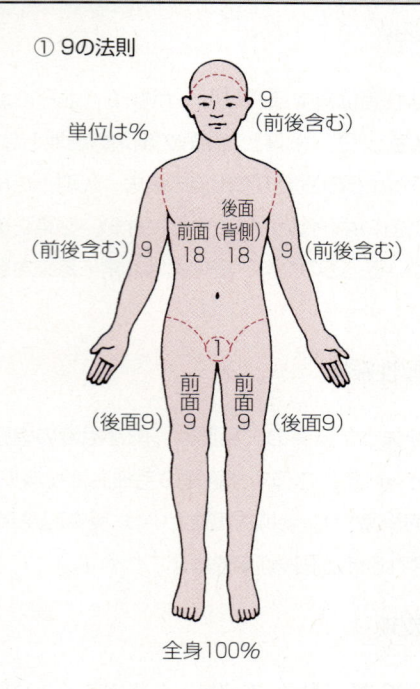

① 9の法則

② ランド-ブラウダー・チャート

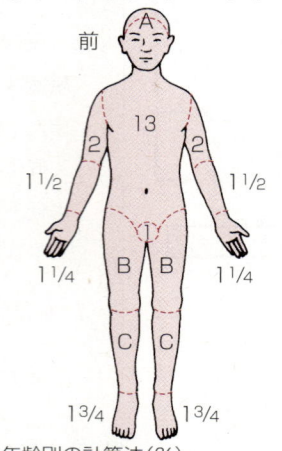

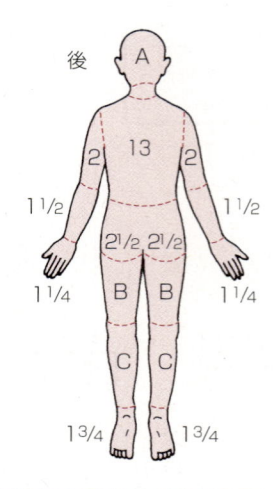

年齢別の計算法(%)

部位	0歳	1歳	5歳	10歳	15歳	成人
A：頭部の1/2	9 1/2	8 1/2	6 1/2	5 1/2	4 1/2	3 1/2
B：大腿部の1/2	2 3/4	3 1/4	4	4 1/4	4 1/2	4 3/4
C：下腿部の1/2	2 1/2	2 1/2	2 3/4	3	3 1/4	3 1/2

A〜Cはそれぞれの前面と後面を含む．いずれかの一面のみであれば1/2．

マップ内の矢印①〜④について

① 熱傷による皮膚機能の障害

1. 保護作用の障害

外界の刺激から身体を保護し，体内からの水分やたんぱく質の漏出を防いでいる．これが障害されると，細菌は容易に体内へ侵入し感染を起こす．また，体内の水分やたんぱく質が，大量の滲出液として体外へ排出され，受傷初期でショックの原因となる．

2. 体温調節作用の障害

毛細血管の拡張・収縮と発汗により体温の放散を調節する．角質層と皮下組織は熱を伝えにくく，体温の放散や外界の温度が直接体内に及ぶのを防いでいる．これらが障害されると，外界の温度変化により容易に体温が変動し，低体温をきたしやすい．

3. 知覚作用の障害

表皮・真皮には感覚受容器があり，外界からの刺激

表2　熱傷の重症度の分類

重症熱傷：総合病院か熱傷専門病院で入院治療を要する
　　　　　真皮（Ⅱ度）熱傷が30％以上
　　　　　皮下（Ⅲ度）熱傷が10％以上
　　　　　顔面・手足・外陰部の皮下（Ⅲ度）熱傷
　　　　　気道熱傷の疑いのあるもの
　　　　　呼吸障害，大きな軟部組織損傷，骨折を伴うもの
中等度熱傷：一般病院で入院治療を要する
　　　　　真皮（Ⅱ度）熱傷が15％以上30％未満
　　　　　皮下（Ⅲ度）熱傷が2％以上10％未満（顔面・手足・外陰部を除く）
軽度熱傷：外来通院治療
　　　　　真皮（Ⅱ度）熱傷が15％未満
　　　　　皮下（Ⅲ度）熱傷が2％未満（顔面・手足・外陰部を除く）

を神経系に伝える．強い熱作用は受容体を過剰に刺激するが，皮下熱傷（Ⅲ度熱傷）では知覚脱失を起こす（表1）．

4. 再生作用の障害

　表皮基底層の分裂・増殖により，表皮は常に新しい細胞に置き換えられ，欠損も修復される．真皮深層熱傷（深達性Ⅱ度熱傷），皮下熱傷（Ⅲ度熱傷）により基底層が失われると，損傷部の上皮化が障害され，瘢痕を形成する．

② 感染の予防

　感染により上皮化は遅れ，創の深度をさらに深める．また，感染防御能が低下しているため，創，人工呼吸器，留置カテーテルなどからの感染が全身へ広がり，敗血症へ進行，死に至ることも少なくない．早期に菌の侵入経路を遮断し，生体の感染防御能を高めることが必要である．

1. 創保護

・局所を良肢位に固定し，受傷部位の安静を図る．
・熱傷の深達度により処置方法は異なる．

真皮浅層熱傷（浅達性Ⅱ度熱傷）：上皮化を促進する環境を整える（開放療法，閉鎖包帯法，生物学的包帯，合成創傷被覆材，軟膏療法）．

真皮深層熱傷（深達性Ⅱ度熱傷），皮下熱傷（Ⅲ度熱傷）：失われた機能を積極的に修復する（局所抗菌薬の使用，壊死組織の早期切除・植皮術）．

2. 栄養管理

　患者の消化機能・摂食機能から適切な方法を選択し，体重や検査データ（Hb，Ht，TP，Albなど）を参考に内容を検討する．食事が摂れるときは，できるだけ食べられるよう食事の形態・内容を工夫する．

③ 肥厚性瘢痕の影響

　皮膚は弾力性を失い運動制限をきたす．これは，続発する関節の拘縮とともに，日常生活動作を障害する．小児では成長が妨げられ骨変形や脱臼をきたすこともある．また，外観により美容上の問題に悩む者もある．受傷初期から上皮化を妨げる因子を積極的に取り除き，瘢痕を予防することが必要である．

④ 植皮術の合併症

1. 出　血

　壊死組織を完全に除去するため，出血点に達するまで切除を行う．このため手術時の出血量が多くなり，手術範囲は体表面積の10％程度が限度となる．

2. 血　腫

　植皮片の不十分な圧迫固定，皮弁下のドレナージ不良などにより血腫が形成されると，植皮片・皮弁への血行が障害され，治癒過程が阻害される．

3. 創感染

　植皮を必要とする皮膚損傷部は，すでに細菌感染を起こしていることが多い．植皮部が口周囲，陰部の場合は，創部の清潔が保たれにくいために，特に感染の危険性が高い．

4. 移植片生着不良，創離開，壊死

　血腫や移植片・皮弁のずれ，創感染が原因となる．

5. 瘢　痕

　植皮片が薄い場合や，メッシュグラフト・パッチグラフトの場合は瘢痕を残す．

アレルギー

免疫応答反応の過剰活性化のために生ずる病態を過敏症 hypersensitivity disease という．過敏症は様々な免疫応答反応機序により起こる．このうち免疫グロブリンE（IgE）の関与する即時型の過敏症はアレルギー allergy として広く知られており，そのため過敏症はアレルギーともいわれるようになった．アレルギーは，免疫担当細胞（リンパ球，肥満細胞，好酸球，マクロファージ，樹状細胞）と液性因子（免疫グロブリン［抗体］，サイトカイン，ケモカイン）が関与する．

①Ⅰ型アレルギー

- 即時型のアレルギーである．Ⅰ型アレルギーは免疫グロブリンE（IgE）のFc部分が肥満細胞（マスト細胞）のIgE受容体（FcεRI）に結合し，その抗体に抗原が結合（架橋 cross-link）すると，脱顆粒が起こり，顆粒に含まれている化学伝達物質（ヒスタミン，プロスタグランジン［PG］，ロイコトリエン［LT］）により，即時型の反応が起こる．
- 気管支喘息，花粉症，アトピー性皮膚炎，アレルギー性鼻炎，アレルギー性結膜炎，蕁麻疹，薬物によるアナフィラキシー・ショックは，Ⅰ型アレルギーが関与する．

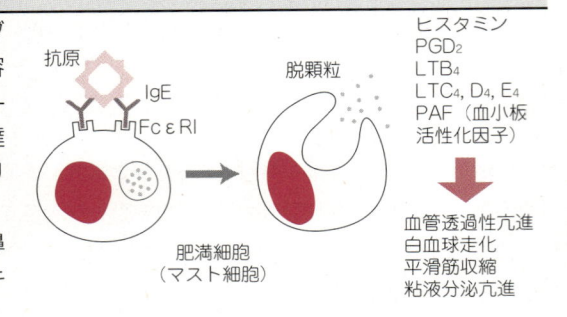

②Ⅱ型アレルギー

- 抗体介在型のアレルギーである．好中球のFc受容体に結合した免疫グロブリンG（IgG）は標的細胞に結合し，標的細胞は好中球により障害される．ナチュラルキラー（natural killer; NK）細胞のFc受容体に結合したIgGは標的細胞に結合し，標的細胞はNK細胞により障害される．このNK細胞の作用機序を抗体依存性細胞介在型細胞障害（antibody-dependent cell-mediated cytotoxicity; ADCC）という．抗体に補体が結合すると，補体による細胞障害が起こる．
- 特発性血小板減少性紫斑病，不適合輸血による溶血性貧血，新生児溶血性黄疸（Rh式，ABO式）血液型不適合，自己免疫性溶血性貧血，薬剤性溶血性貧血などはⅡ型アレルギーが関与する．

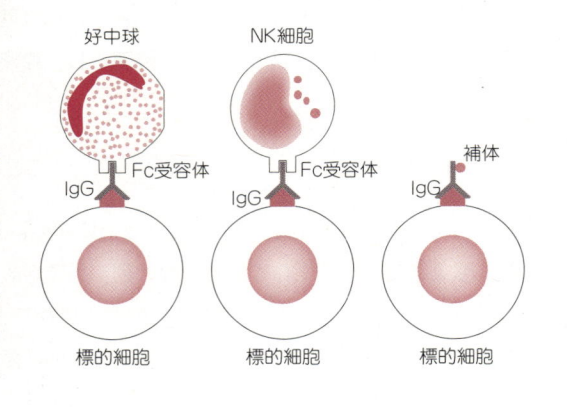

③Ⅲ型アレルギー

- 免疫複合体介在型のアレルギーである．アルツス型アレルギーともいう．免疫複合体は自己抗原に対して免疫担当細胞により産生される．免疫複合体により補体が活性化され，好塩基球が動員され，脱顆粒が起こり，ヒスタミン，セロトニンなどの化学伝達物質が遊離され，血管透過性が亢進する．免疫複合体が好中球のFc受容体に結合すると，好中球が活性化され，リソソーム酵素が遊離され，活性酸素が生成される．これにより血管内皮細胞が障害される．
- 全身性エリテマトーデス（ループス腎炎），関節リウマチ，糸球体腎炎，血清病は，Ⅲ型アレルギーが関与する．

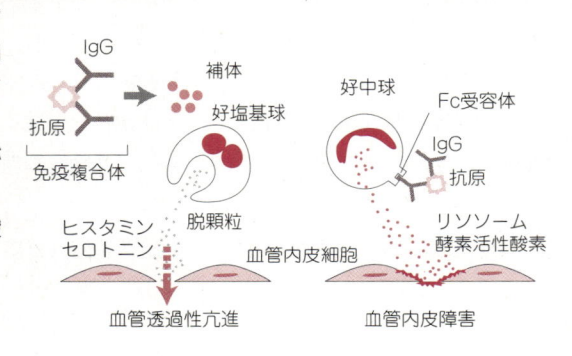

④ IV型アレルギー

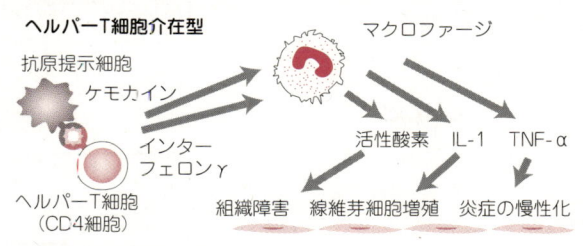

ヘルパーT細胞介在型／**細胞障害性リンパ球介在型**

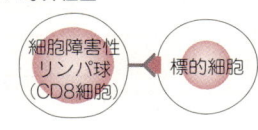

- T細胞介在型の遅延型アレルギーである．ヘルパーT細胞介在型は，抗原提示細胞による抗原刺激を受け，インターフェロンγ，ケモカインを産生し，これにより活性化されたマクロファージは活性酸素，インターロイキン1（IL-1），腫瘍壊死因子（TNF-α）を産生する．活性酸素は組織障害を起こし，IL-1は線維芽細胞の増殖を促進して肉芽形成を行い，TNF-αは慢性炎症を起こす．
- 接触皮膚炎，ツベルクリン反応，臓器移植の拒絶反応，薬疹，関節リウマチ，結核は，IV型アレルギーが関与する．

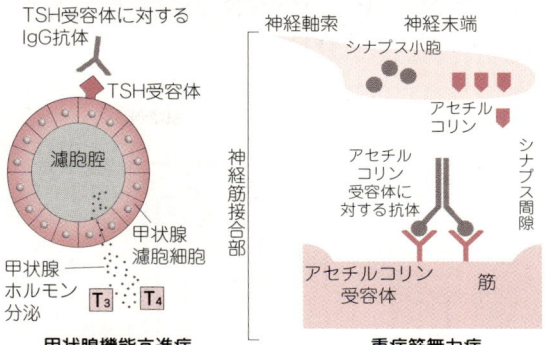

⑤ V型アレルギー

甲状腺機能亢進症／**重症筋無力症**

- 抗受容体型の抗体によるアレルギーである．
- 甲状腺機能亢進症では，甲状腺ホルモン産生細胞の表面にある甲状腺刺激ホルモン受容体（TSH受容体）がIgG抗体により刺激され，甲状腺ホルモン（T_3，T_4）が過剰に分泌される．
- 重症筋無力症では，神経筋接合部のアセチルコリン受容体に対する自己抗体と受容体が結合し，アセチルコリンの伝達が障害を受け，眼瞼下垂，筋力低下が起こる．

⑥ I型アレルギーへのヘルパーT細胞2型の関与

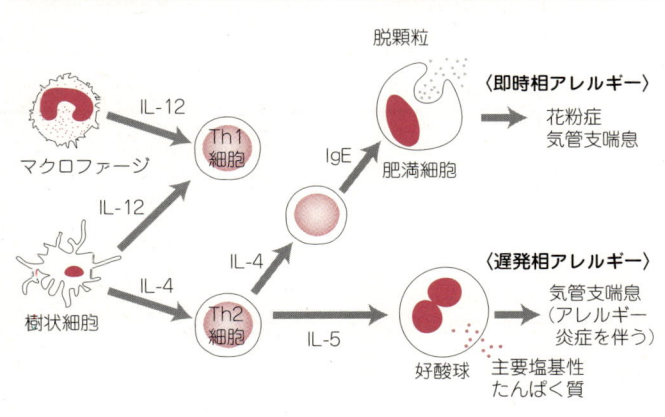

- 樹状細胞から抗原提示を受けたヘルパーT細胞2型（Th2細胞）はインターロイキン4（IL-4）を産生してB細胞からの免疫グロブリンE（IgE）産生を促進し，①で述べた反応（即時相）を引き起こす．即時相の数時間後に発現する遅発相には，好酸球も関与している．Th2細胞から産生されたインターロイキン5（IL-5）は好酸球に働き，主要塩基性たんぱく質（major basic protein；MBP）を遊出し，アレルギー炎症を起こす．
- Th1細胞は細胞性免疫の制御を行い，Th2細胞は液性免疫の制御を行う．Th2細胞がTh1細胞より優位になると，I型アレルギーが発症しやすくなる．（→形態機能マップ 11-⑥）．

検査値との関連

	指標	基準値	解説
ⓐ	IgE	280 IU/mL以下（0.05mg/dL以下）	アレルギーがないと280IU/mL以下．アレルギー疾患で増加する
ⓑ	好酸球（Eo）	1～3%	平均値1%．アレルギー疾患で増加する

疾患との関連

- III型アレルギーによって腎炎を起こす疾患⇒**急性糸球体腎炎**【p.140】，**全身性エリテマトーデス**【p.192】
- V型アレルギーによって起こる疾患⇒**甲状腺機能亢進症**【p.176】
- I型アレルギーにより起こり，慢性の気道炎症を伴う疾患⇒**気管支喘息**【p.230】（アレルギー性鼻炎，アレルギー性結膜炎，アトピー性皮膚炎もI型アレルギーにより起こる）

病態マップ 43 気管支喘息（小児） bronchial asthma

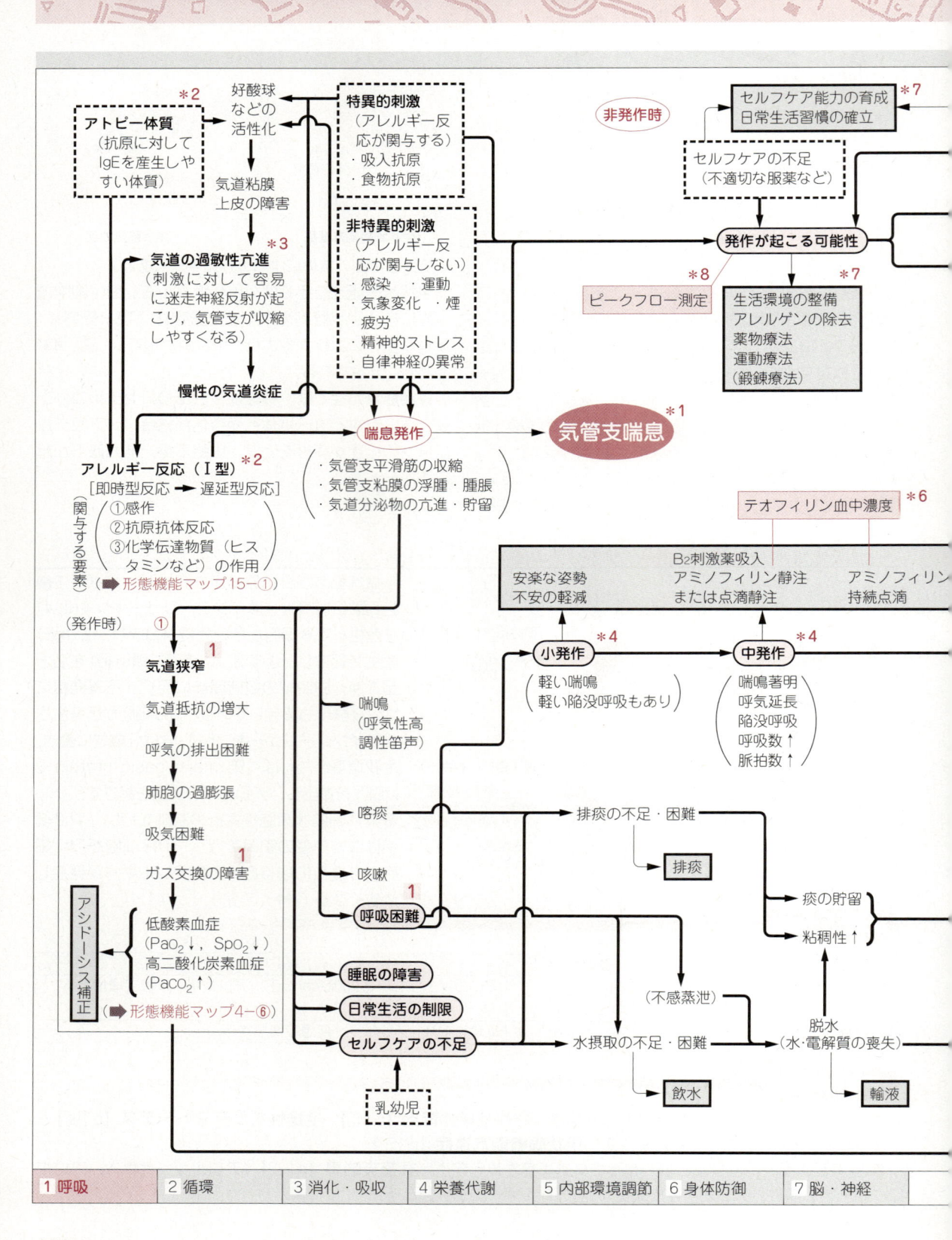

アトピー体質 *2
（抗原に対してIgEを産生しやすい体質）

好酸球などの活性化

特異的刺激
（アレルギー反応が関与する）
・吸入抗原
・食物抗原

気道粘膜上皮の障害 *3

気道の過敏性亢進
（刺激に対して容易に迷走神経反射が起こり，気管支が収縮しやすくなる）

非特異的刺激
（アレルギー反応が関与しない）
・感染　・運動
・気象変化　・煙
・疲労
・精神的ストレス
・自律神経の異常

非発作時

セルフケア能力の育成
日常生活習慣の確立 *7

セルフケアの不足
（不適切な服薬など）

発作が起こる可能性

ピークフロー測定 *8

生活環境の整備
アレルゲンの除去
薬物療法
運動療法
（鍛錬療法） *7

慢性の気道炎症

喘息発作 → **気管支喘息** *1
・気管支平滑筋の収縮
・気管支粘膜の浮腫・腫脹
・気道分泌物の亢進・貯留

アレルギー反応（Ⅰ型） *2
［即時型反応 → 遅延型反応］
（関与する要素）
①感作
②抗原抗体反応
③化学伝達物質（ヒスタミンなど）の作用
（➡形態機能マップ15-①）

テオフィリン血中濃度 *6

安楽な姿勢
不安の軽減

B₂刺激薬吸入
アミノフィリン静注
または点滴静注

アミノフィリン持続点滴

小発作 *4
（軽い喘鳴
軽い陥没呼吸もあり）

中発作 *4
（喘鳴著明
呼気延長
陥没呼吸
呼吸数↑
脈拍数↑）

（発作時）①

気道狭窄 1
気道抵抗の増大
呼気の排出困難
肺胞の過膨張
吸気困難
ガス交換の障害 1
低酸素血症（PaO_2↓，SpO_2↓）
高二酸化炭素血症（$PaCO_2$↑）

アシドーシス補正
（➡形態機能マップ4-⑥）

喘鳴（呼気性高調性笛声）

喀痰

咳嗽

呼吸困難 1

睡眠の障害

日常生活の制限

セルフケアの不足

乳幼児

排痰の不足・困難 → 排痰

痰の貯留
粘稠性↑

（不感蒸泄）

水摂取の不足・困難 → 飲水

脱水
（水・電解質の喪失）→ 輸液

| 1 呼吸 | 2 循環 | 3 消化・吸収 | 4 栄養代謝 | 5 内部環境調節 | 6 身体防御 | 7 脳・神経 |

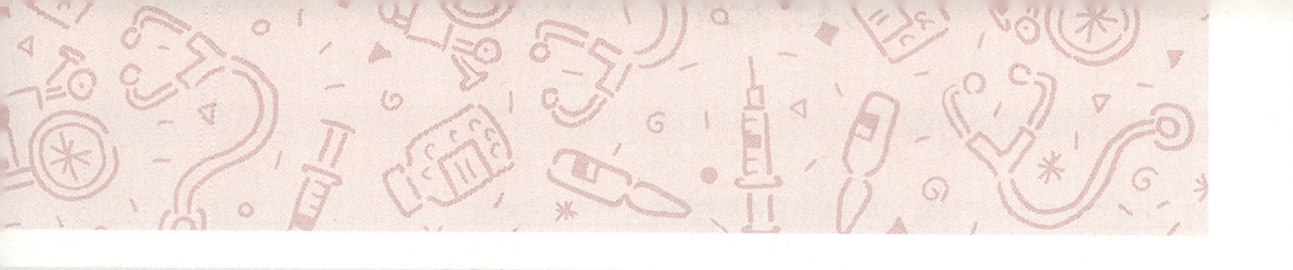

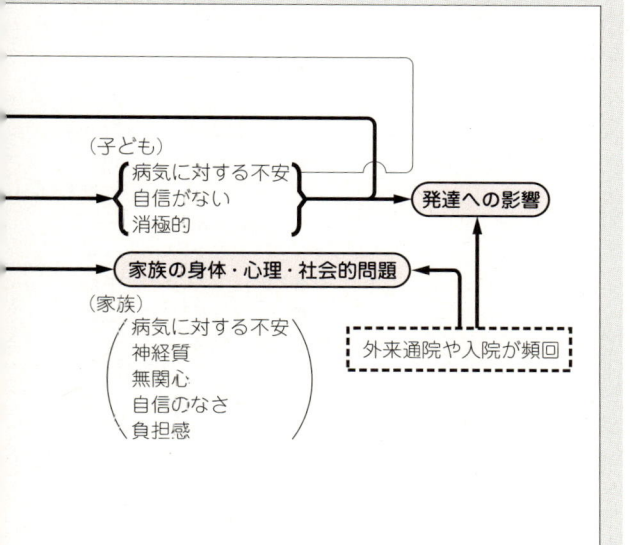

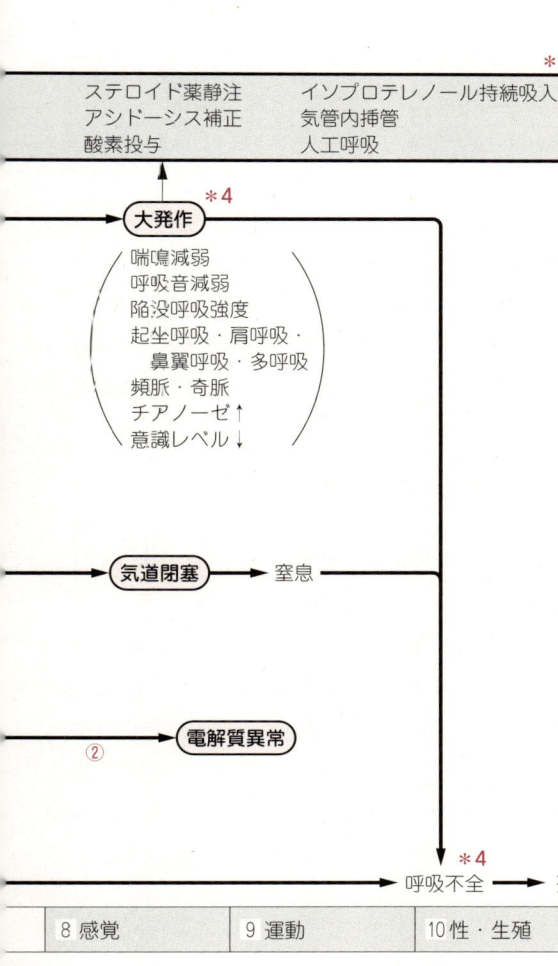

マップ内の＊1〜＊8について

＊1 気管支喘息

　気管支喘息とは，アレルギー反応により発作性に笛性喘鳴を伴う呼吸困難を繰り返す疾病であり，発生した呼吸困難は自然に，または治療により軽快，治癒する．その病理像は，気道の粘膜，筋層にわたる可逆性の狭窄性病変と，持続性の炎症からなるものと考えられている．臨床的には，類似症状を示す肺・心臓，血管系の疾患を除外する．

　小児気管支喘息は，普通に生活し元気に見える子どもが，家の埃や気温の変化などの様々な刺激をきっかけに，胸がゼーゼーし呼吸困難を起こす．このような発作を繰り返す慢性の病態である．発作時は，急性の呼吸困難を安楽にするために，正確で迅速なアセスメントや処置・対応が必要であり，非発作時には，年齢に応じた成長発達ができるよう，発作予防のための，日常生活における様々な指導と支援が欠かせない．

＊2 アレルギー反応，アトピー体質

　アレルギー反応については，形態機能マップ15-①〜⑥を参照のこと．

　Ⅰ型アレルギーは，リンパ球B細胞（➡形態機能マップ11-③）から産生された，免疫グロブリンの1つであるIgE抗体を介して起こる反応である．ある抗体に反応して産生されたIgE抗体は，粘膜・結合組織に存在している肥満細胞（マスト細胞）（➡形態機能マップ11-①，12-①）に結合する（これを感作という）．ある抗原が再び体内に侵入すると，抗原は肥満細胞上のIgE抗体と結合し，肥満細胞を活性化させ，肥満細胞からの化学伝達物質（ヒスタミンなど）の放出をまねく．

　アトピー素因あるいはアレルギー体質とよばれるものは，このIgEをつくりやすい体質を指している．

43　気管支喘息(小児)

表　発作の程度と医療機関での小児喘息の急性発作に対する治療

	呼吸の状態	生活の状態				Spo$_2$(%)学童以上	PEF(%)学童以上 β$_2$吸入前/β$_2$吸入後	治　療
		遊び	睡眠	機嫌(会話)	食事			
小発作	軽い喘鳴がある．軽い陥没呼吸を伴うこともある	普通	普通	普通(普通に話をする)	普通	96<	>60 / >80	●β$_2$刺激薬の吸入
中発作	明らかな喘鳴と陥没呼吸を認め，呼吸困難がある．	やや困難	時々目を覚ます	やや不良(話しかければ返事をする)	やや不良	92〜95	30〜60 / 50〜80	●β$_2$刺激薬の吸入反復 ●アミノフィリンの静注または点滴静注
大発作	著明な喘鳴，呼吸困難，起坐呼吸を呈し，時にチアノーゼを認める．	不能またはそれに近い状態	不能またはそれに近い状態	不良(話しかけても返事ができない)	不能またはそれに近い状態	91>	<30 / <50	●酸素吸入下でβ$_2$刺激薬の吸入 ●アミノフィリンの点滴静注・輸液 ●アシドーシスの補正 ●ステロイド薬静注 ●イソプロテレノール持続吸入考慮
呼吸不全	著明な呼吸困難，チアノーゼ，呼吸音減弱，尿便失禁，意識障害(興奮・意識低下・疼痛に対する反応の低下)	不能	不能	不能	不能	91>(酸素投与下)	測定不能 / 測定不能	●上記治療継続 ●ステロイド薬増量 ●イソプロテレノールを増量して持続吸入 ●気管内挿管・人工呼吸考慮

注)Spo$_2$は学童以上を対象として得られたデータであるので，乳幼児の場合は注意が必要．PEF(ピークフロー)は予測値または自己最良値に対するパーセント．
「小児気管支喘息の治療・管理ガイドライン2002」より一部改変

*3　気道の過敏性

喘息の基本病態は，気道の炎症にある．気管支が，わずかな物理的刺激や，少量の化学伝達物質(ヒスタミンなど)で過敏に反応し収縮してしまう状態を気道過敏性という．先天的要因に加え，感染や発作の繰り返しなどの後天的要因によりさらに亢進する．この発作⇌気道過敏性という悪循環を断ち切るためにも，発作のコントロールは重要である．

*4　発作の程度

発作の程度は，日本小児アレルギー学会が表のように基準を定めている．発作の程度は，主に呼吸の状態で判断するが，小児の場合，生活の状態とSpo$_2$やPEF(ピークフロー)も参考にする．

*5　発作時の治療

発作時には「小児気管支喘息の治療・管理ガイドライン2002」(表)によると，発作の程度に合わせて，表のような治療を行う．喘息や呼吸音の減弱，意識低下，暴れる等は，呼吸不全がきわめて重度である場合が多く，注意が必要である．

*6　テオフィリン血中濃度

アミノフィリンの持続点滴中は，適宜，テオフィリン血中濃度測定により投与量が調節される．アミノフィリンの効果は気管支拡張作用だが，有効血中濃度の幅が狭く(血中濃度5〜10μg/mlが目標)，過量になると頭痛・頻脈・悪心・嘔吐などが出現し，時には生命が危険な状態となることもある．輸液ポンプや定量筒付微量輸液セットを使い，指示された薬用量や滴下(注入)速度を管理すること，一般状態を観察することは重要である．

*7 非発作時の治療

1. アレルゲンの除去・生活環境調整

ハウスダスト，絨毯，布製ソファ，縫いぐるみ等を減らす．室内や布団の清掃，換気を行い，ペットは飼育しない．

2. 薬物療法

発作の予防や治療と，気道炎症の鎮静，QOL保持のために，抗アレルギー薬，除放性テオフィリン薬，β_2刺激薬，副腎皮質ステロイド薬などを，内服薬や吸入薬として用いる．

3. 鍛錬・運動療法

鍛錬は，腹式呼吸・排痰法の習得，腹筋・背筋運動，冷水浴・冷水摩擦，運動は水泳などが有効である．運動誘発喘息（EIA；exercise-induced asthma）を強く起こす場合は，医師の指示のもとに行う．

*8 ピークフロー測定

ピークフロー値（最大呼気流速度，PEFR：peak expiratory flow rate）とは，十分息を吸い込んで思いきり早く吐き出したときの最大の息の速さのことである．簡易なピークフローメーターなどで，どこでも簡単に測定することができる．発作時の治療効果の評価，非発作時の日常生活管理の1つの指標となる．測定値は，年齢・身長・性別により異なる．

マップ内の矢印①，②について

① 発作時の呼吸に関する病態

発作時の病態は，過敏性の亢進した気道が種々の刺激に反応して，気管支平滑筋の収縮・気管支粘膜の浮腫・気管支腺や腺細胞からの分泌過多の結果，気道が狭窄した状態である（図1）．そのため気道抵抗が急激に増大し，空気を吸い込むことはできても吐くことができなくなり，呼吸困難が生じる．このような場合，腹筋の力を利用した腹式呼吸（肺の下にある横隔膜と胸部などの筋肉を動かす）で，肺の中の空気を流通させ呼吸を整える．

呼気時に，細くなった気道を空気が通過するため，ヒューヒュー・ゼーゼーという笛のような音（ラ音）がするのが喘鳴である．

陥没呼吸は，十分な吸気ができない結果，呼吸を助ける呼吸補助筋を最大限に使おうとすることにより起こる現象で，呼気時に肋間・鎖骨上および胸骨部が陥没して見える（図2）．

② 発作時の水・電解質の喪失

小児は脱水をきたしやすい．特に乳幼児は，体液組成の違い，腎機能が未熟であるなどの理由から，発作による水・電解質の喪失は著しい．発作が強いときや，発作が長引くと気管支の問題のみでなく，循環系の問題も起きてくる．飲水を促すこと，あるいは輸液による水分補給は，痰を喀出しやすくすること，脱水予防，そして気管支拡張薬の使用効果を期待するうえでも重要とされている．

図1 発作時の気管支断面図

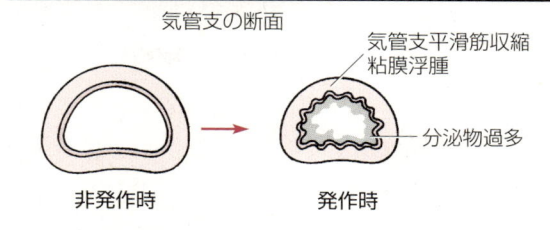

気管支の断面
気管支平滑筋収縮
粘膜浮腫
分泌物過多
非発作時　発作時

図2 陥没呼吸

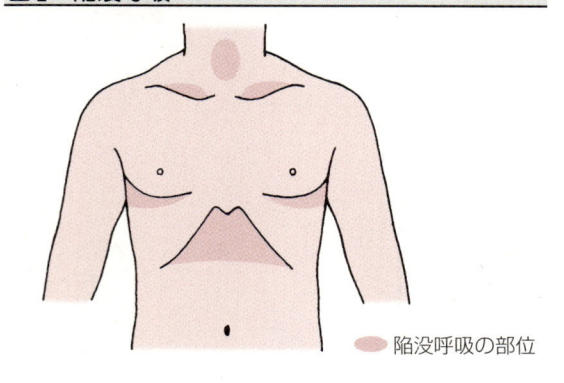

陥没呼吸の部位

病態マップ 44
心室中隔欠損症 ventricular septal defect

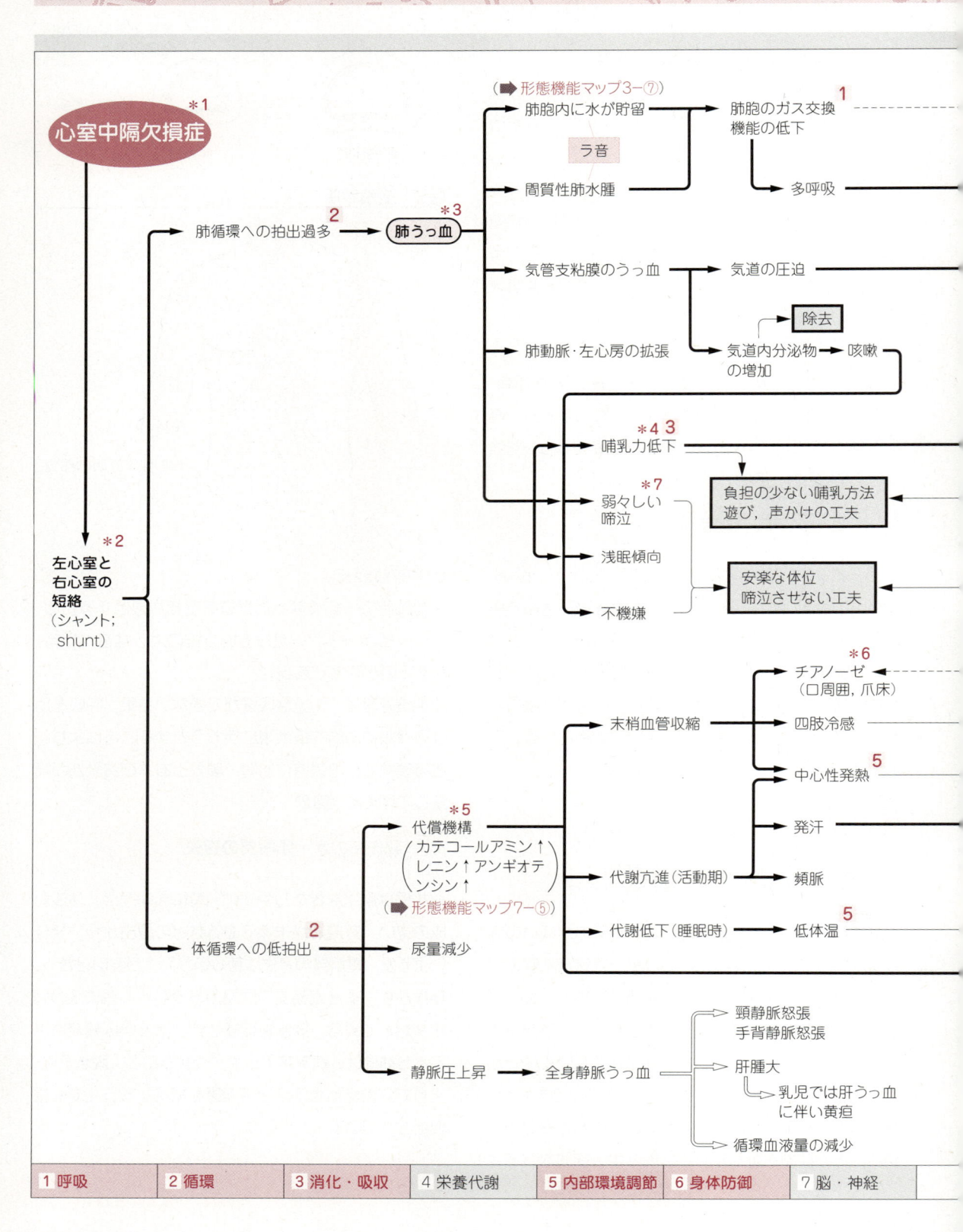

```
心室中隔欠損症*1
    │
    ├──→ 肺循環への拍出過多 ──2──→ 肺うっ血*3 ──┬──→ 肺胞内に水が貯留 (→形態機能マップ3-⑦) ──→ 肺胞のガス交換機能の低下 ──1
    │                                          │         (ラ音)
    │                                          │                              └──→ 多呼吸
    │                                          ├──→ 間質性肺水腫
    │                                          ├──→ 気管支粘膜のうっ血 ──→ 気道の圧迫
    │                                          └──→ 肺動脈・左心房の拡張 ──→ 気道内分泌物の増加 ──→ 除去
    │                                                                                         └→ 咳嗽
左心室と                        *4 3
右心室の     ┌────→ 哺乳力低下
短絡       │                   ┌→ 負担の少ない哺乳方法
(シャント;  │          *7      │   遊び，声かけの工夫
shunt)*2   ├→ 弱々しい啼泣 ──┤
           ├→ 浅眠傾向        │
           │                  └→ 安楽な体位
           └→ 不機嫌 ─────────→ 啼泣させない工夫

                                                                *6
                                          ┌─→ チアノーゼ(口周囲，爪床)
                       *5                 │
              代償機構 ──→ 末梢血管収縮 ──┼─→ 四肢冷感
              (カテコールアミン↑        │
               レニン↑アンギオテ        └─→ 中心性発熱 ──5
               ンシン↑)                 ┌─→ 発汗
              (→形態機能マップ7-⑤)    ──→ 代謝亢進(活動期) ─┤
                                                            └─→ 頻脈
                                        ──→ 代謝低下(睡眠時) ──→ 低体温 ──5

    └──→ 体循環への低拍出 ──2──→ 尿量減少
                              │
                              │                        ┌→ 頸静脈怒張
                              │                        │  手背静脈怒張
                              └→ 静脈圧上昇 → 全身静脈うっ血 ─┼→ 肝腫大
                                                             │    └→ 乳児では肝うっ血
                                                             │       に伴い黄疸
                                                             └→ 循環血液量の減少
```

| 1 呼吸 | 2 循環 | 3 消化・吸収 | 4 栄養代謝 | 5 内部環境調節 | 6 身体防御 | 7 脳・神経 |

[VSD]

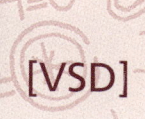

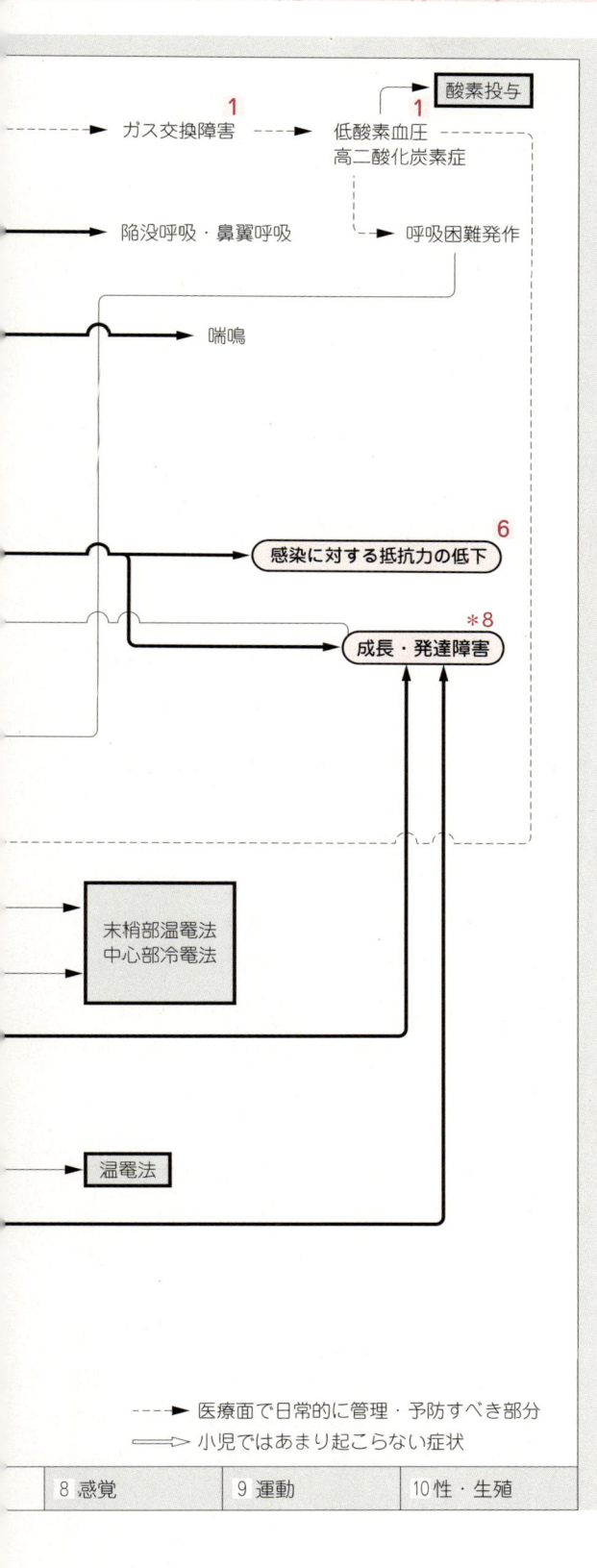

```
                      *1    ┌─→ 酸素投与
  ┄┄→ ガス交換障害 ┄┄→ 低酸素血圧  *1
                        高二酸化炭素症
                         ┊
   → 陥没呼吸・鼻翼呼吸    └┄→ 呼吸困難発作
   
   → 喘鳴
   
   → 感染に対する抵抗力の低下   6
   
                              *8
   → 成長・発達障害

  ┌──────────┐
  │ 末梢部温罨法 │
  │ 中心部冷罨法 │
  └──────────┘

  ┌──────┐
  │ 温罨法 │
  └──────┘

  ┄┄→ 医療面で日常的に管理・予防すべき部分
  ══> 小児ではあまり起こらない症状
```

| 8 感覚 | 9 運動 | 10 性・生殖 |

先天性心疾患の症状と病態の考え方

　先天性心疾患の臨床症状・病態は，心疾患そのものによるものと，心疾患に続発する他の臓器不全によるものとに分けられる．また臨床症状は，患者の年齢によっても特徴があり，変化するので，継続的な観察が大切である．

　心疾患による症状は，基本的には，肺循環や体循環などの循環異常による症状と，組織の低酸素によって生じる症状の組み合わせとして考えられている．それぞれの疾患の基本的な血行動態を理解することがポイントになる．

■ マップ内の＊1〜＊8と矢印について

＊1　心室中隔欠損症とは

　心室中隔欠損症は，心室の中隔に欠損孔があるものであり，先天性心疾患の中で最も頻度が高い．単独奇形としても，合併奇形の一部としても多くみられる．欠損孔の大きさと位置により，種々の病態を示す．右室側からみた欠損孔の部位により，以下の4型に分かれる（Kirklinの分類）．

　Ⅰ型：右室流出路（肺動脈弁直下）に欠損孔があるもの．
　Ⅱ型：右室上稜直下に欠損孔があるもの．
　Ⅲ型：右室の流入路に欠損孔があるもの．
　Ⅳ型：心室中隔の筋性部分に欠損孔があるもの．

　症状の重症度は，短絡と肺の血管抵抗の程度によって左右される．小児では，成長に伴い欠損孔の大きさが変化するので（小欠損では自然閉鎖もある．自然閉鎖の頻度の調査についてはかなり幅があるが，20〜30%程度である），継続的に経過を観察し，臨床症状を総合的に判断し，平均余命を全うできるか否かによって治療方法が検討される．

〈主な検査〉
①心電図．
②胸部X線写真．

44 心室中隔欠損症

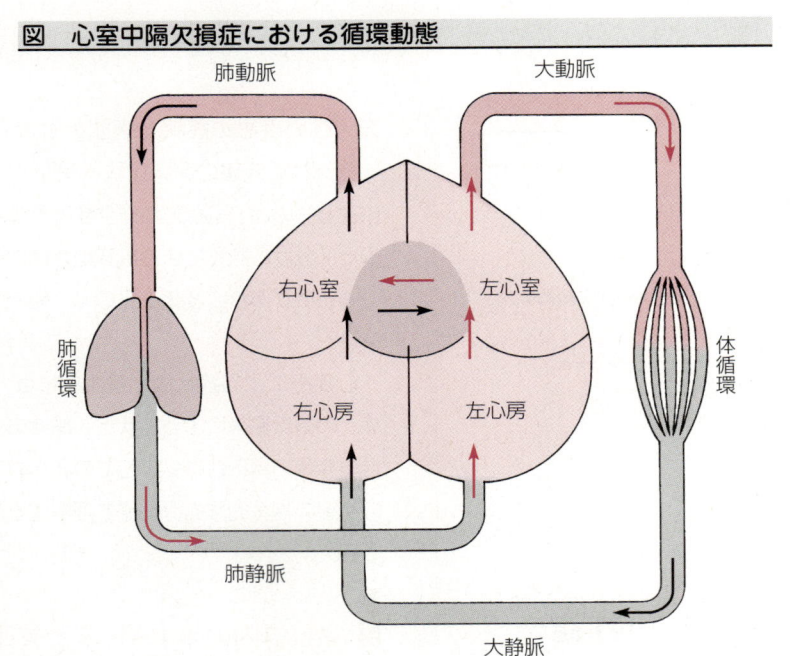

図　心室中隔欠損症における循環動態

③心エコー図．
④心カテーテル検査．

　診察と胸部X線写真・心電図により，ほとんどが診断がつく．また心エコー図も，特に心内奇形の鑑別に有用であり，非侵襲的なので，新生児や経過観察に広く使用されている．さらにドップラー法により，心機能についても評価できるようになった．しかし手術の適応の決定や，血管の異常の確認などについては，心カテーテル検査を欠かすことはできない．

〈主な治療〉

　短絡量が少ない場合，肺高血圧がなく，肺の循環血液量の減少もない例では，心機能に影響がみられない限り薬物治療は必要ないし，手術適応となることもほとんどない．しかし，定期的な検診，感染性心内膜炎の予防は重要である．

　心不全があれば，薬物治療の対象となる．強心薬としてはジゴキシン，利尿薬としてはフロセミド，スピロノラクトンがよく用いられる．また貧血が心不全の増悪因子となることもあるので，貧血が強ければ，鉄薬（インクレミン®鉄シロップなど）を内服することもある．

　欠損孔が大きい場合は，診断の時点から，強心薬，利尿薬による治療が開始される．薬物療法にもかかわらず，体重増加が悪い場合，呼吸器感染を繰り返す場合，呼吸不全を伴う場合，心不全のコントロールができない場合は，早急に手術が行われる．心不全があると呼吸器感染を起こしやすく，呼吸器感染を起こすと心不全が急速に悪化することがあるので，十分注意して管理する．また肺高血圧が高度であるときやダウン症に合併する場合も，早期に手術が検討される．

*2 短絡

　短絡（シャント；shunt）とは，互いに異なった管腔系の間に，本来はない交通ないし吻合があり，内部の体液がそれを通って一方の腔から他方の腔に入る現象をいう．

　心室中隔欠損症では，心室の中隔に欠損孔があるため，血液の一部は，左心室→右心室→肺動脈→肺静脈→左心房→左心室という肺循環を繰り返すだけの空回りの回路を回ることになる（図）．これにより，肺循環の拍出過多，体循環低拍出が引き起こされ，もろもろ

の臨床症状が起こってくる．

*3 肺うっ血

肺循環血液量の増加のため肺のうっ血を起こす．肺うっ血に伴い，病態マップに見るような呼吸器の症状が現れる．

呼吸の異常としては，多呼吸（1分間に60〜70を超える），陥没呼吸，浅表性呼吸などがみられる．さらに症状が進むと湿性の咳嗽，喘鳴がみられ，あえぐような呼吸となる．乳幼児では，横に寝かすと機嫌が悪く，起こして抱くと機嫌がよくなるといった形で，起坐呼吸がみられることがある．聴診上，ラ音（プツプツという音）が聴かれる．

*4 哺乳行動・体重増加不良

心疾患患児では，呼吸困難のために重症度に応じて努力性哺乳（哺乳時間の延長，1回の哺乳量の減少など），哺乳困難がみられ，この結果，栄養摂取が不十分となる．また相対的な代謝亢進もあるため体重増加不良となる．時に，哺乳などが不十分であるにもかかわらず，急激に体重増加をみた場合には，尿量減少を併せて観察し，心不全による水分貯留を疑う必要がある．

負担の少ない哺乳方法の検討（分割哺乳，乳首の穴の大きさの検討，経管栄養など）が必要である．また乳児の場合，塩分制限として低ナトリウムミルクを用いる．

*5 体循環低拍出への代償機構

体循環への低拍出により，カテコールアミン，レニン，アンギオテンシンが分泌過多となり，代謝が亢進する．それにもかかわらず末梢血管は収縮するため，末梢での熱の放散ができないことから，体幹に熱がこもる（中心性発熱）．しかし，入眠することによって代謝は低下するので，今度は逆に低体温をきたす．

*6 チアノーゼ

チアノーゼは，心疾患の存在を示す重要な徴候である．酸素飽和度（➡形態機能マップ4-⑥）が85〜88%以下になると（還元ヘモグロビンが5g/dlを超えるため，現れる．なお，チアノーゼは還元ヘモグロビンの量（5g/dl以上）に依存して生じるため，貧血では酸素飽和度が低くても出現しにくく，多血症では酸素飽和度が高くても出現することに注意する必要がある．

先天性心疾患を，チアノーゼの有無によって分類する方法もある．異常短絡がない先天性心疾患では，動・静脈血の混合が起こらないので，チアノーゼはみられない．心室中隔欠損症では，左→右の短絡のため，乳幼児期にはチアノーゼを起こさない（非チアノーゼ型の先天性心疾患）．しかし，肺高血圧による右→左短絡が起こると，チアノーゼが出現する（遅発性チアノーゼ）．右→左の短絡が存在する先天性心疾患（例：ファロー四徴症など）では，静脈血が動脈血へ流入混合するため，早期からチアノーゼが起こる．

*7 弱々しい啼泣

心不全を生じた新生児・乳児で，啼泣が弱く，または泣き声が出ず，しゃがれた声（嗄声）がみられる場合は，肺高血圧症を伴った疾患のことが多いので，注意して観察する．

*8 成長・発達障害

*4の哺乳行動・体重増加不良の項でも述べたが，心疾患患児は，呼吸困難によって生じる哺乳困難や，代謝亢進などによる体重増加不良など，成長の障害がみられる．しかし，日々成長・発達を遂げるという小児の特徴は，いずれの小児（健常児・病児，あるいはどのような疾病や障害をもっていても）でも共通である．声かけ，抱っこなどのスキンシップ，遊びなど，児の安楽を考慮しながら児のペースに合った，成長・発達の援助を欠くことができない．

日常生活，予防接種，感染性心内膜炎や呼吸器感染の予防，齲歯の治療や抜歯などについての指導も大切である．

病態マップ 45

川崎病 Kawasaki's disease
mucocutaneous lymphnode syndrome

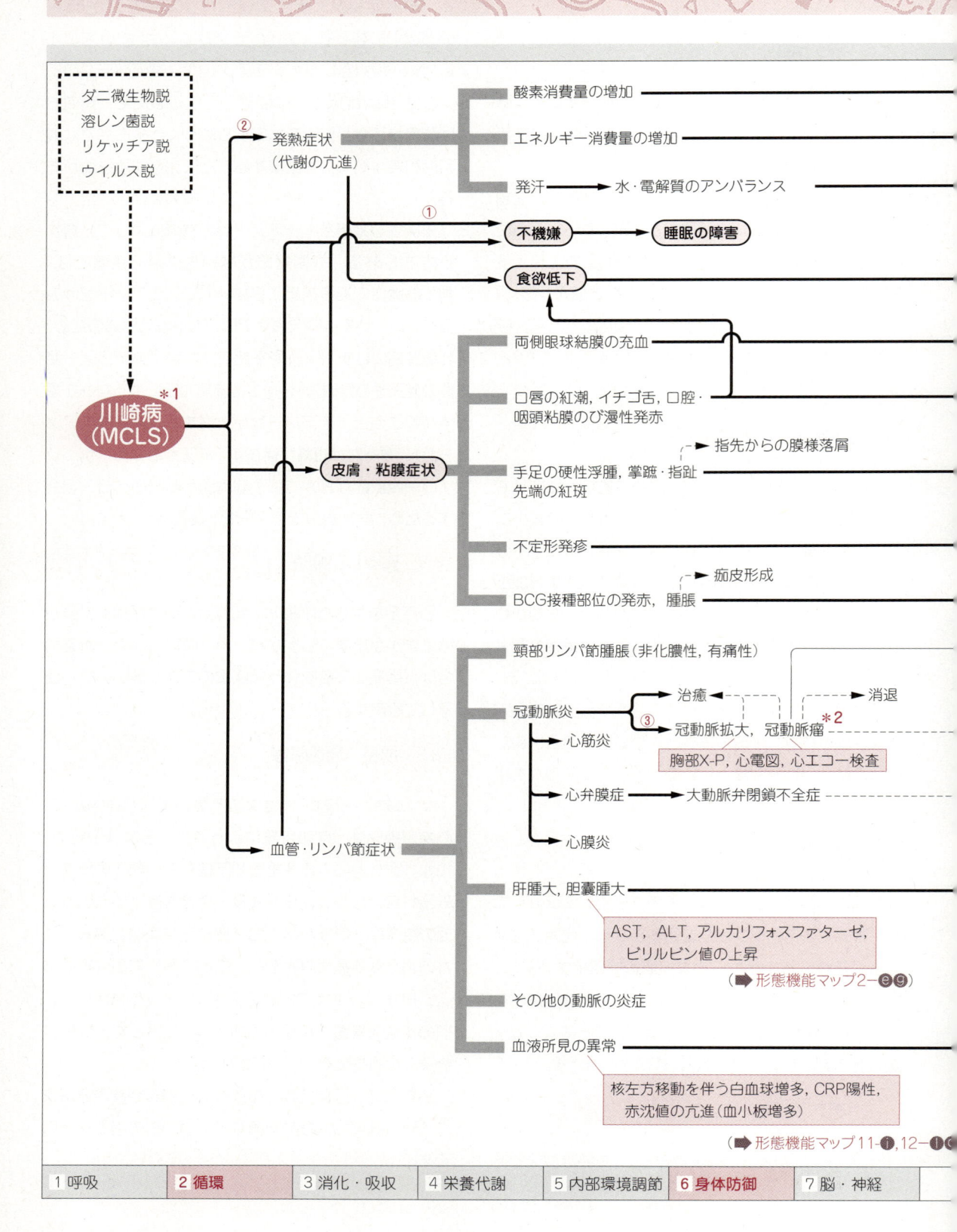

- ダニ微生物説
- 溶レン菌説
- リケッチア説
- ウイルス説

川崎病（MCLS） *1

② 発熱症状（代謝の亢進）
- 酸素消費量の増加
- エネルギー消費量の増加
- 発汗 → 水・電解質のアンバランス

① 不機嫌 → 睡眠の障害
食欲低下

皮膚・粘膜症状
- 両側眼球結膜の充血
- 口唇の紅潮，イチゴ舌，口腔・咽頭粘膜のび漫性発赤
- 手足の硬性浮腫，掌蹠・指趾先端の紅斑 ─→ 指先からの膜様落屑
- 不定形発疹
- BCG接種部位の発赤，腫脹 ─→ 痂皮形成

血管・リンパ節症状
- 頸部リンパ節腫脹（非化膿性，有痛性）
- 冠動脈炎 → 治癒 / 消退
  - ③ 冠動脈拡大，冠動脈瘤 *2
  - 胸部X-P，心電図，心エコー検査
- 心筋炎
- 心弁膜症 → 大動脈弁閉鎖不全症
- 心膜炎
- 肝腫大，胆嚢腫大
  - AST，ALT，アルカリフォスファターゼ，ビリルビン値の上昇
  - （➡ 形態機能マップ2-❷⑨）
- その他の動脈の炎症
- 血液所見の異常
  - 核左方移動を伴う白血球増多，CRP陽性，赤沈値の亢進（血小板増多）
  - （➡ 形態機能マップ11-❶,12-❶❶）

| 1 呼吸 | 2 循環 | 3 消化・吸収 | 4 栄養代謝 | 5 内部環境調節 | 6 身体防御 | 7 脳・神経 |

[MCLS]

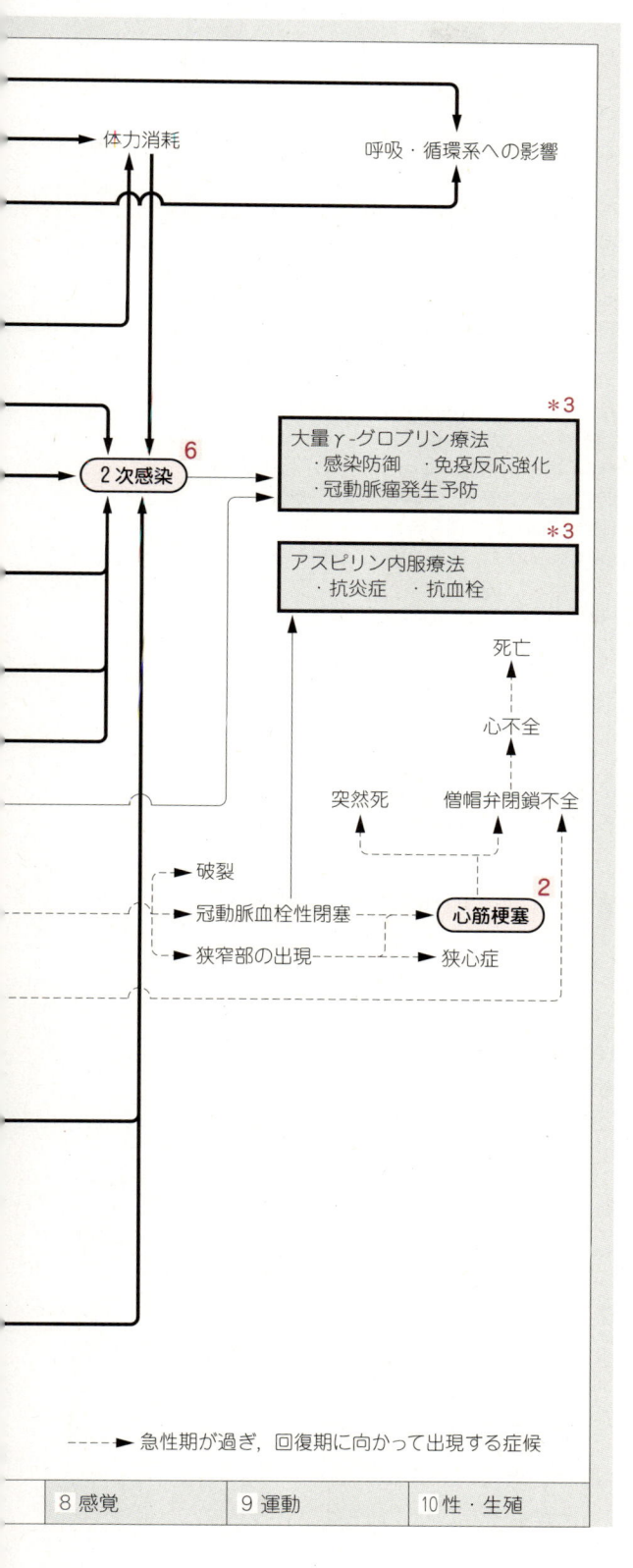

（図：略）

- → 体力消耗
- → 呼吸・循環系への影響
- 2次感染
- 大量γ-グロブリン療法 ＊3
  ・感染防御　・免疫反応強化
  ・冠動脈瘤発生予防
- アスピリン内服療法 ＊3
  ・抗炎症　・抗血栓
- 死亡
- 心不全
- 突然死
- 僧帽弁閉鎖不全
- 破裂
- 冠動脈血栓性閉塞
- 狭窄部の出現
- 心筋梗塞　2
- 狭心症

----→ 急性期が過ぎ，回復期に向かって出現する症候

| 8 感覚 | 9 運動 | 10 性・生殖 |

マップ内の＊1〜＊3について

＊1　川崎病（小児急性熱性皮膚粘膜リンパ節症候群）

　川崎病は1967年，川崎富作博士により新しい疾患概念として報告されたことから，その名がつけられた．4歳以下の乳幼児に好発する原因不明の発疹を伴う熱性疾患で，全身の中小動脈の血管炎症候群と考えられ，特に冠動脈に動脈瘤や血性閉塞を起こし，突然死を引き起こすことがある疾患である．

　川崎病の臨床症状としては，38〜40℃以上の発熱が5日〜1, 2週間続き，全身状態は早期から侵されることが多く，不機嫌，食欲不振などがみられる．

　皮膚・粘膜の症状では，四肢末端の変化として急性期に手掌や足，さらに指趾の先端に紅斑が出現する．同時に手足は硬性浮腫を呈し，パンパンに腫れてくる．回復期に入ると川崎病に特徴的である指趾先端の爪皮膚移行部からの膜様落屑が観察される．また 幹・四肢に，水疱や皮形成を伴わない不定形の紅斑が観察される．そしてBCG接種部位の発赤・腫脹がみられることがある．第3〜5病日頃に両側眼球結膜の充血が現れることが多く，眼脂を伴うことはまれであるとされている．口唇・口腔所見では，口唇の紅潮，イチゴ舌，口腔咽頭粘膜のび漫性発赤が観察される．

　血管・リンパ節症状では，頸部リンパ節腫脹が発熱に先だって出現することがあり，早期診断の目安になる．非化膿性，有痛性で大きいものでは鶏卵大にもなる．川崎病の病理学的特色は，冠動脈炎を特色とする全身の血管炎であり，心筋炎，心弁膜症，心膜炎もみられる．冠動脈炎には冠動脈拡大・冠動脈瘤を合併する．後期には冠動脈狭窄や閉塞をきたすことがある．

　川崎病の診断は，表「川崎病診断の手引き」（厚生労働省川崎病研究班作成 改訂5版）のとおりである．

45 川崎病

表 川崎病（MCLS：小児急性熱性皮膚粘膜リンパ節症候群）診断の手引き

本症は，主として4歳以下の乳幼児に好発する原因不明の疾患で，その症候は以下の主要症状と参考条項とに分けられる．

A 主要症状
1. 5日以上続く発熱（ただし，治療により5日未満で解熱した場合も含む）
2. 両側眼球結膜の充血
3. 口唇，口腔所見：口唇の紅潮，いちご舌，口腔粘膜咽頭粘膜のびまん性発赤
4. 不定形発疹
5. 四肢末端の変化：（急性期）手足の硬性浮腫，掌蹠ないし指趾先端の紅斑
   （回復期）：指先からの膜様落屑
6. 急性期における非化膿性頸部リンパ節腫脹

6つの主要症状のうち5つ以上の症状を伴うものを本症とする．ただし，上記6主要症状のうち，4つの症状しか認められなくても，経過中に断層心エコー法もしくは，心血管造影法で，冠動脈瘤（いわゆる拡大を含む）が確認され，他の疾患が除外されれば本症とする．

B 参考条項

以下の症候および所見は，本症の臨床上，留意すべきものである．
1. 心血管：聴診所見（心雑音，奔馬調律，微弱心音），心電図の変化（PR・QTの延長，異常Q波，低電位差，ST-Tの変化，不整脈），胸部X線所見（心陰影拡大），断層心エコー図所見（心膜液貯留，冠動脈瘤），狭心症状，末梢動脈瘤（腋窩など）
2. 消化器：下痢，嘔吐，腹痛，胆嚢腫大，麻痺性イレウス，軽度の黄疸，血清トランスアミナーゼ値上昇
3. 血液：核左方移動を伴う白血球増多，血小板増多，赤沈値の促進，CRP陽性，低アルブミン血症，α2グロブリンの増加，軽度の貧血
4. 尿：たんぱく尿，沈渣の白血球増多
5. 皮膚：BCG接種部位の発赤・痂皮形成，小膿疱，爪の横溝
6. 呼吸器：咳嗽，鼻汁，肺野の異常陰影
7. 関節：疼痛，腫脹
8. 神経：髄液の単核球増多，痙攣，意識障害，顔面神経麻痺，四肢麻痺

備考
1. 主要症状Aの5は，回復期所見が重要視される．
2. 急性期における非化膿性頸部リンパ節腫脹は他の主要症状に比べて発現頻度が低い（約65％）．
3. 本症の性比は1.3～1.5：1で男児に多く，年齢分布は4歳以下が80～85％を占め，致命率は0.1％前後である．
4. 再発例は2～3％に，同胞例は1～2％にみられる．
5. 主要症状は満たさなくても，他の疾患が否定され，本症が疑われる容疑例が約10％存在する．この中には冠動脈瘤（いわゆる拡大を含む）が確認される例がある．

（厚生労働省川崎病研究班作成　改訂5版）

＊1, 2に必要な検査

血液検査：白血球数，血小板数，赤沈値，CRP値，ヘマトクリット値，血清ビリルビン値，GOT，GPT．

胸部X-P写真，心電図，心エコー検査．

＊3 治療

　川崎病は，原因が不明で根本的な治療法がないため，治療の基本は対症療法である．

　急性期には，大量γ-グロブリン療法とアスピリン内服療法が一般的である．

　大量γ-グロブリン療法は，γ-グロブリンに感染防

御や免疫反応などの働きがあることから行われる．川崎病では冠動脈瘤発生予防の効果がある．

アスピリン内服療法は，抗炎症，抗血栓のためにγ-グロブリンと併用して，発病初期から内服を開始することが多い．冠動脈病変を生じた場合は，退院後もアスピリンの内服が必要になる．

より効果的な治療法について，各病院や施設で検討研究中である．

経口摂取不良を補うために持続点滴輸液，発熱には，局所あるいは全身のクーリング，肝機能障害に対しては肝庇護薬の与薬などの対症療法が行われる．

■マップ内の矢印①～③について

① 不機嫌

乳児や年少の幼児は，自分の欲求や意志，健康状態を言葉によって自由に表現できないため，何らかの訴えを身体全体をとおして機嫌の良し悪しで表現するか，または啼泣によって表現する．

川崎病の場合，5日以上続く発熱や皮膚・粘膜症状および血管・リンパ節症状などからくる痛みや苦しみ，不安を言葉で表現できないために，不機嫌や啼泣により訴えていることが多い．看護師は，鋭い観察力と洞察力により些細な変化をも見逃さず，危険を未然に防ぐことが重要である．

② 発　熱

小児は，体温調節中枢が未熟である．また体重の割合に基礎代謝が盛んである．大人に比べて体表面積が大きく，皮膚からの熱放散が大きい．発汗機能が未熟であるなどの特徴がある．

川崎病の場合，38～40℃以上の発熱が5日～1，2週間続くことから，発熱による酸素消費量の増加からくる呼吸・循環器系の変化，エネルギー消費量の増加からくる体力の消耗，発汗からくる水・電解質のアンバランス，食欲低下などの症状が引き起こされる．このように，発熱による小児の全身への影響は大きく，容易に脱水状態になったり，痙攣を引き起こしたりしやすい．また，発熱期間が長いと冠動脈瘤の発生頻度も増す傾向があるために，十分な注意が必要である．

③ 冠動脈拡大，冠動脈瘤

川崎病の最も重要な問題点は，突然死の原因となる冠動脈拡大，冠動脈瘤の発生と血栓性閉塞である．これらの発生機序として好中球エラスターゼ（PMN-elastase）が川崎病の血管炎や冠動脈拡大，冠動脈瘤の形成に関与していると考える仮説が報告されたが，いまだ解明されていない．

不幸にも冠動脈に病変を認める小児の家族は，不安と動揺が大きい．主治医とよく連絡をとり，正確に病状を理解できるよう援助を行う．また家族の言動や表情を注意深く観察し，できるだけ不安を表出できるように働きかけ，不安の軽減に努めることが大切である．

病態マップ 46 ネフローゼ症候群 nephrotic syndrome

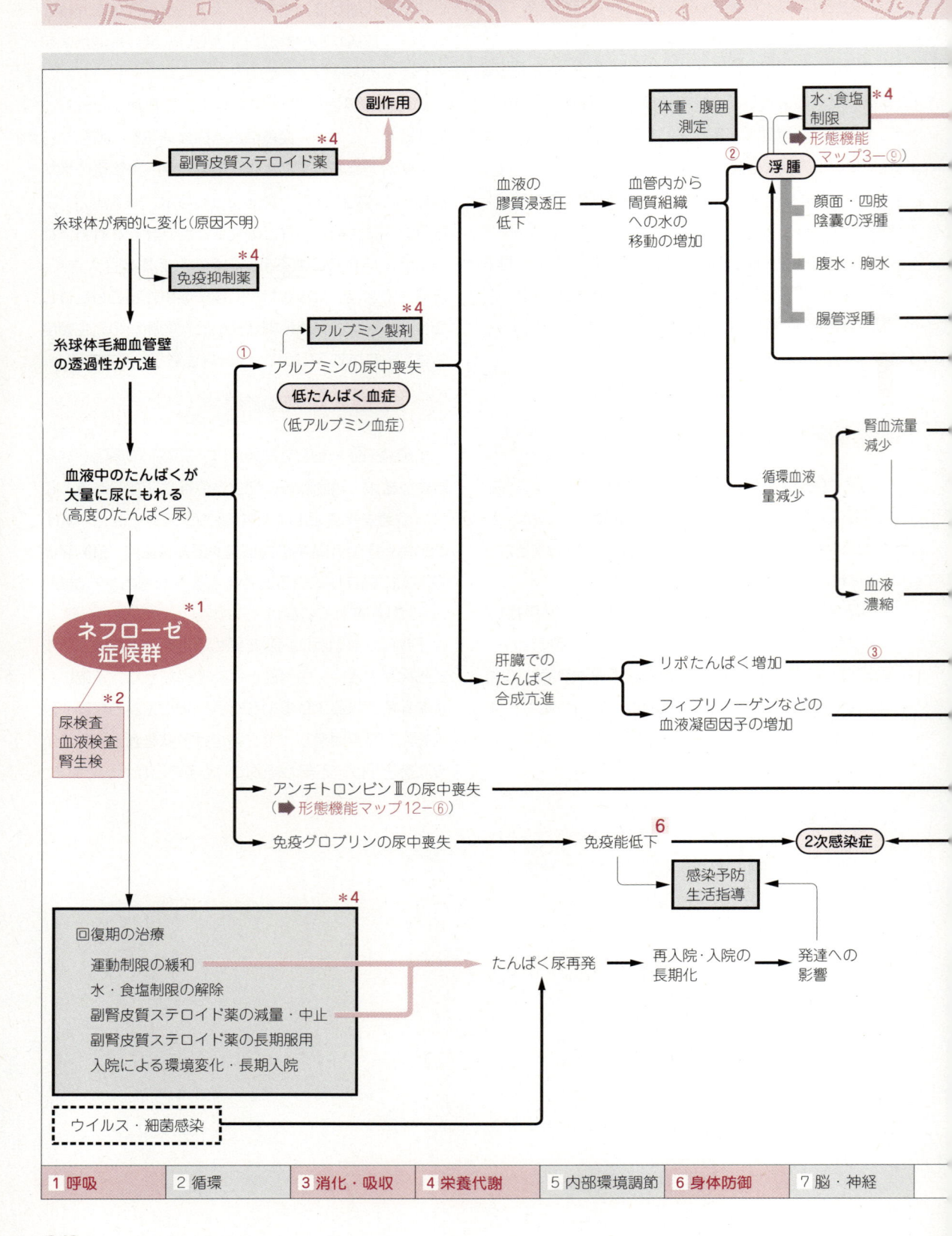

糸球体が病的に変化（原因不明）

副腎皮質ステロイド薬 *4 → 副作用

免疫抑制薬 *4

糸球体毛細血管壁の透過性が亢進

↓

血液中のたんぱくが大量に尿にもれる
（高度のたんぱく尿）

① アルブミンの尿中喪失

アルブミン製剤 *4

低たんぱく血症
（低アルブミン血症）

→ 血液の膠質浸透圧低下 → 血管内から間質組織への水の移動の増加

② 体重・腹囲測定

水・食塩制限 *4 ➡ 形態機能マップ3-⑨

浮腫
- 顔面・四肢陰嚢の浮腫
- 腹水・胸水
- 腸管浮腫

循環血液量減少 → 腎血流量減少 / 血液濃縮

肝臓でのたんぱく合成亢進 → リポたんぱく増加 ③ / フィブリノーゲンなどの血液凝固因子の増加

ネフローゼ症候群 *1

*2 尿検査 血液検査 腎生検

アンチトロンビンⅢの尿中喪失（➡ 形態機能マップ12-⑥）

免疫グロブリンの尿中喪失 → 免疫能低下 ⑥ → **2次感染症**

感染予防生活指導

回復期の治療 *4
- 運動制限の緩和
- 水・食塩制限の解除
- 副腎皮質ステロイド薬の減量・中止
- 副腎皮質ステロイド薬の長期服用
- 入院による環境変化・長期入院

→ たんぱく尿再発 → 再入院・入院の長期化 / 発達への影響

ウイルス・細菌感染

| 1 呼吸 | 2 循環 | 3 消化・吸収 | 4 栄養代謝 | 5 内部環境調節 | 6 身体防御 | 7 脳・神経 |

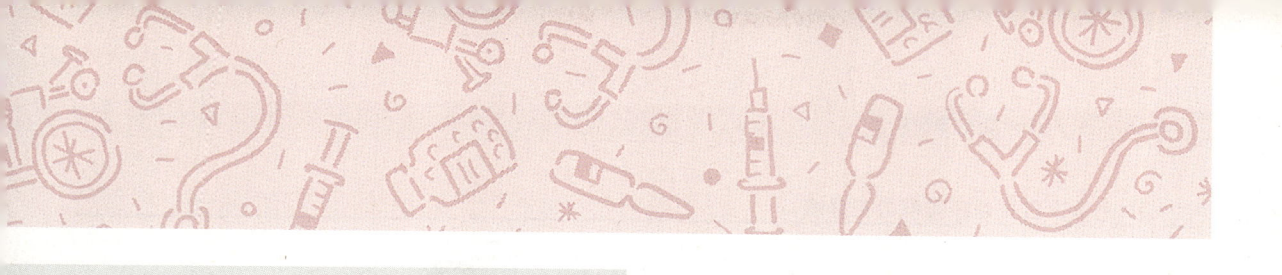

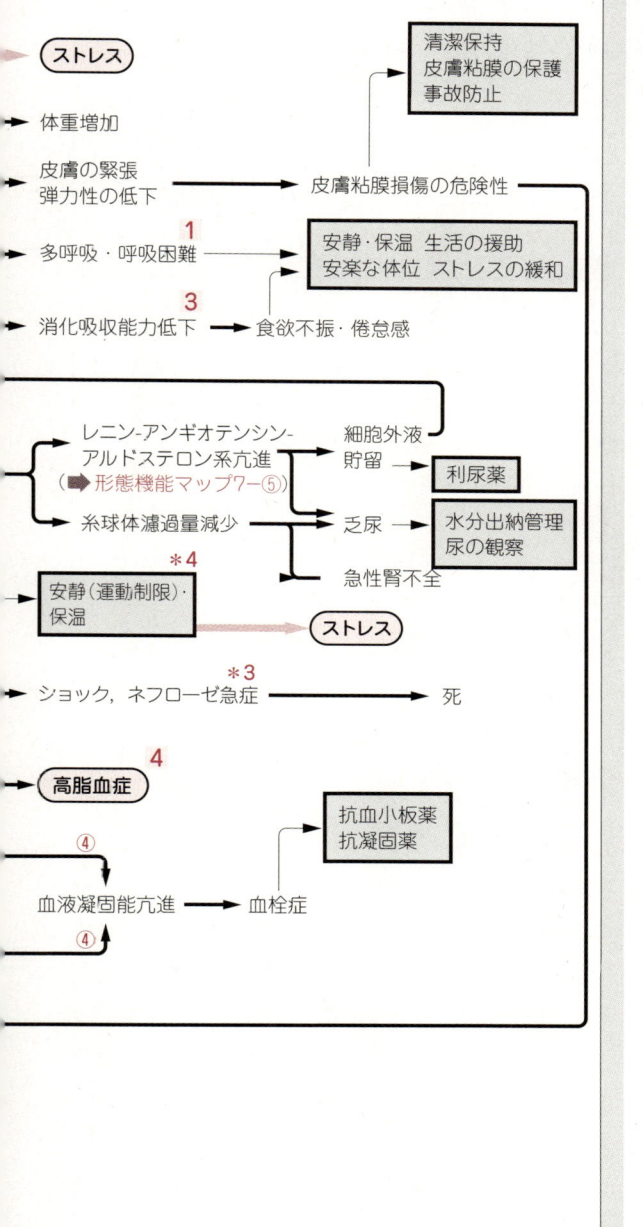

```
(ストレス)
  ↓
→ 体重増加
→ 皮膚の緊張              清潔保持
  弾力性の低下      →    皮膚粘膜の保護
                        事故防止
→ 皮膚の緊張      →   皮膚粘膜損傷の危険性
  弾力性の低下
              1
→ 多呼吸・呼吸困難  →  安静・保温 生活の援助
              3        安楽な体位 ストレスの緩和
→ 消化吸収能力低下 →  食欲不振・倦怠感

→ レニン-アンギオテンシン-   細胞外液
  アルドステロン系亢進       貯留    → 利尿薬
  ➡形態機能マップ7-⑤
→ 糸球体濾過量減少       乏尿    水分出納管理
                              尿の観察
        *4                急性腎不全
  安静(運動制限)・                     (ストレス)
  保温
        *3
→ ショック, ネフローゼ急症  →  死
         4
  高脂血症
    ④              抗血小板薬
    ↓              抗凝固薬
→ 血液凝固能亢進 → 血栓症
    ④

| 8 感覚 | 9 運動 | 10 性・生殖 |
```

マップ内の*1〜*4について

*1 ネフローゼ症候群

様々な糸球体病変を原因とした糸球体基底膜の障害に伴って，たんぱく透過性が亢進し，高度のたんぱく尿と，低たんぱく血症（低アルブミン血症）をきたす疾患である．著明な浮腫および高脂血症を伴う．

ネフローゼ症候群は，病因が不明な特発性（原発性）と原因（紫斑病性腎炎，ループス腎炎）の明らかな続発性（2次性）に分けられるが，小児では特発性ネフローゼが90％を占め，続発性はまれである．特発性ネフローゼ症候群のうち80％は微小変化型であり，残り20％が腎炎性（巣状糸球体硬化症［FGS］10％，膜性増殖性糸球体腎炎［MPGN］7.5％，残りがメサンギウム増殖性糸球体腎炎，膜性腎症など）である．

ネフローゼ症候群の好発年齢は2〜6歳（ピークは4歳）であり，性別では男子が女子の3倍である．

厚生省特定疾患調査研究班の診断基準（表1）が多く用いられている．

表1 小児ネフローゼ症候群診断基準

1. たんぱく尿：3.5g/日，または0.1g/kg/日，または早朝起床第一尿で300mg/dl以上の尿たんぱくを持続する．
2. 低たんぱく血症
   - 総たんぱく量として：学童・幼児 6.0g/dl以下
     乳児 5.5g/dl以下
   - アルブミンとして：学童・幼児 3.0g/dl以下
     乳児 2.5g/dl以下
3. 高脂血症：血清総コレステロール量として
   - 学童 250mg/dl以上
   - 幼児 220mg/dl以上
   - 乳児 200mg/dl以上
4. 浮腫

［注］①尿たんぱく量，低たんぱく血症は本症候群診断のための必須条件である．
②高脂血症・浮腫は本症候群のための必須条件ではないが，これを認めれば診断はより確実となる．
③たんぱく尿の持続とは3〜5日以上をいう．

46 ネフローゼ症候群

表2 小児ネフローゼ症候群の安静度

	1	2	3	4	5	6	7
分類	急性 急性増悪期 再発期	利尿期	維持療法への移行期	維持療法期 (完全寛解型)	維持療法期 (不完全寛解型)	治癒期	薬剤抵抗型
症状	たんぱく尿(卌) 浮腫 低たんぱく血症	たんぱく尿・浮腫が減少 尿量増加	尿たんぱく(＋)〜(－) 症状なし	尿たんぱく(－) 症状なし	尿たんぱく(＋) 症状なし	尿たんぱく(－) 症状なし	たんぱく尿陽性, 浮腫(卌)〜(＋), 低たんぱく血症
安静度	臥床	ベッド上の読書許可	ベッド上の読書・室内の歩行許可	学校における学習と軽い運動を許可	同左 状態により運動を制限	学習と体育に参加	小児慢性腎炎の進行期およびネフローゼ型の治療に準ずる

日本学校保健会「改訂学校検尿のすべて」(1990年改訂版発行)による.

*2 検 査

1. 尿検査

1) 1日尿たんぱく量.
2) 顕微鏡的血尿(微小変化型でも病初期に20〜30%の症例に軽度の血尿がみられる).
3) selectivity index：IgGとトランスフェリンとのクリアランスの比(尿中IgG×血中トランスフェリン濃度/血中IgG×尿中トランスフェリン濃度)によって判定される.尿たんぱくの選択性を示す指標で,ネフローゼ症候群の予後判定に用いられる.選択性が高いと基底膜障害は軽微で微小変化型が考えられ,非選択性では腎炎性で基底膜の破綻が考えられる.

2. 血液検査

血清総たんぱく,アルブミン,免疫グロブリン(IgG,IgM,IgE),総コレステロール,中性脂肪.

3. 腎生検

一般には副腎皮質ステロイド薬抵抗性を示す例や頻回再発例,腎炎性や2次性ネフローゼが疑われる症例で,予後の判定や治療法の決定のために行われる.初回の治療によく反応する例では,腎生検は行わない.

*3 ネフローゼ急症 (nephrotic crisis)

急激な血漿たんぱく喪失と血漿の血管外(間質)への移行のために,循環血液量の減少をきたし,低血圧,ショックとなることがある.嘔吐,腹痛,顔面蒼白,頻脈などを伴い,早期に循環動態を改善しないと死亡することもある.

表3 ネフローゼ症候群の食事区分

区分	対象	エネルギー (kcal/kg)	たんぱく質 (g/kg)	添加食塩 (g/kg)	水分 (ml/kg)
乏尿 浮腫期	乳児	70	3.0	0	尿量＋30
	幼児	50	2.5	0	尿量＋25
	学童	40	1.5	0	尿量＋20
利尿期	乳児	80	3.0	0.05	尿量＋30
	幼児	60	2.5	0.05	尿量＋25
	学童	50	1.5	0.05	尿量＋20
回復期	乳児	90	3.0	0.1	制限なし
	幼児	70	2.5	0.1	
	学童	55	1.5	0.1	
寛解期	乳児	100	3.0	0.2	制限なし
	幼児	75	2.5	0.2	
	学童	55	1.5	0.2	

乳児：0〜1歳,幼児：2〜5歳,学童：6歳以上
/kg：身長相当の標準体重

*4 治療・援助

1. 安静・保温

浮腫が高度な時期は心身の安静(表2)を保つ.安静は,腎血流量と糸球体濾過量を最大限に維持し,体内に蓄積した水とナトリウムを排泄し浮腫を軽減するために大切である.保温は皮膚血管を拡張させて循環を良くし,組織液(間質液)の還流を促す.症状の改善や尿たんぱくの消失に伴い,運動制限は徐々に緩和する.

2. 食塩制限・水分制限 (表3)

浮腫が高度な時期(乏尿期)には,食塩と水の制限を行う.浮腫期には腸管の消化吸収能が悪く,食欲不振,腹痛,下痢などがみられるため,食欲や全身状態に応じた援助を行う.たんぱく尿の消失や低たんぱく血症の改善により浮腫が軽減し,利尿期に入ったら,食塩制限は徐々に解除となる.

3. 薬物療法

1) 副腎皮質ステロイド薬：微小変化型の第一選択

薬剤として，まずステロイド薬が投与される．初発時は経口プレドニゾロン60mg/m²/日を4～6週間投与した後，漸減する．漸減には種々の方法がある．微小変化型は，経口ステロイド薬による寛解率が高い．再発時は，ステロイド薬の長期漸減療法（数週ごとに少量ずつ減量）が行われることが多い．連日投与から隔日投与への移行時には，ステロイド薬離脱症候群（倦怠感，悪心，蒼白，頻脈，ショックなど）に注意する．ステロイド薬抵抗性を示す場合は，メチル-プレドニゾロン大量衝撃療法（パルス療法）も行われる．

　ステロイド薬は長期間あるいは繰り返し投与されるので，その副作用が避けられない．易感染，消化性潰瘍，ステロイド骨粗鬆症による腰椎圧迫骨折・大腿骨骨頭壊死，成長抑制（低身長），白内障，緑内障などがあり，感染予防を中心とした生活指導や定期的な検診が必要である．また，肥満や満月様顔貌（moon face）など，外見の変化は精神的ストレスが大きい．

　2）免疫抑制薬：ステロイド薬抵抗性を示す場合や頻回再発する場合には，シクロフォスファミド，シクロスポリンなどの免疫抑制薬が用いられる．重篤な副作用として，シクロフォスファミドには骨髄抑制，出血性膀胱炎，生殖腺障害などがある．

　3）アルブミン製剤：浮腫が著明で循環不全がみられる場合に用いる．アルブミンを静注すると，血漿膠質浸透圧が上昇し，循環血漿量が増加して利尿が得られ浮腫が軽減する．

4. 退院後の生活指導

　再発の早期発見のために，退院後も長期の定期的な受診が必要である．感染症の罹患後やステロイド薬の投薬中止後は，再発の危険性が高いので，感染予防の具体的指導や家庭での尿検査や症状の観察について指導する．ほかに，ワクチン接種が再発の誘因となる．

マップ内の矢印①～④について

① たんぱく尿，低たんぱく血症

　ネフローゼ症候群では，糸球体基底膜の障害（サイズバリアの障害や陰性荷電の減少）のために，通常は濾過されないたんぱくの透過性が亢進して，大量のたんぱくが尿中に失われる．血清総たんぱくの60～65％を占めるアルブミンは分子量が小さいため選択的に尿中に失われ，低アルブミン血症となる．

② 浮腫

　浮腫は，低アルブミン血症のために血中膠質浸透圧が低下し，血漿の水と電解質が血管外（間質）に移行することが主な原因である．その他，循環血漿量の減少→腎血流量の減少により，レニン-アンギオテンシン-アルドステロン系と交感神経系が亢進し，尿細管における水・ナトリウムの再吸収が増加すること，抗利尿ホルモンの関与，遠位尿細管自体のナトリウム再吸収亢進機序なども浮腫の誘因として考えられている．過剰な組織液（間質液）は重力依存性で軟部組織に蓄積する．初めは眼瞼，やがて下肢や陰嚢などにも出現し，腹水，胸水も貯留する全身性の浮腫である．

③ 高脂血症

　血清総コレステロール，低比重リポたんぱく（LDL），超低比重リポたんぱく（VLDL），中性脂肪が上昇する．発症機序として，肝におけるリポたんぱく，中性脂肪，コレステロールの合成の亢進，リポたんぱくの異化障害が考えられている．血清総コレステロール値と血清アルブミン値は負の相関を示す．尿たんぱくが消失し，血清アルブミン値が正常化した後に高脂血症も正常化する．

④ 凝固能亢進

　高脂血症や低アルブミン血症は，血小板凝集能を亢進させる．血中フィブリノーゲンなどの凝固因子の増加，アンチトロンビンⅢの低下などにより，血液凝固能が亢進状態にあり，さらに循環血漿量の減少により血液は濃縮されており，下肢，腎，頭蓋内に血栓を作りやすい．

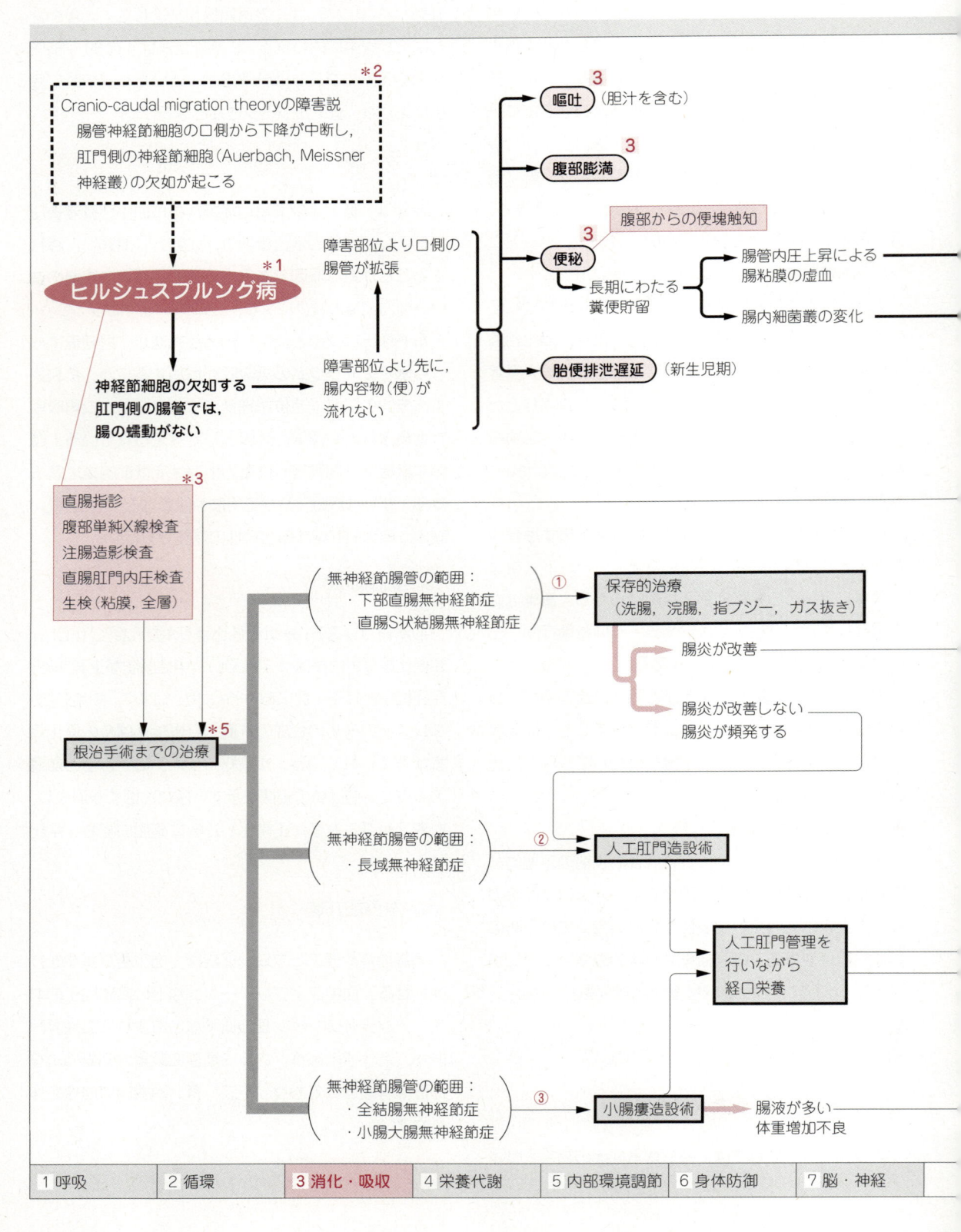

病態マップ 47 ヒルシュスプルング病

Cranio-caudal migration theoryの障害説 *2
腸管神経節細胞の口側から下降が中断し，肛門側の神経節細胞（Auerbach, Meissner神経叢）の欠如が起こる

ヒルシュスプルング病 *1

神経節細胞の欠如する肛門側の腸管では，腸の蠕動がない
→ 障害部位より先に，腸内容物（便）が流れない
→ 障害部位より口側の腸管が拡張

- 嘔吐（胆汁を含む） 3
- 腹部膨満 3
- 便秘 3 ─ 腹部からの便塊触知
  - 長期にわたる糞便貯留
    - 腸管内圧上昇による腸粘膜の虚血
    - 腸内細菌叢の変化
- 胎便排泄遅延（新生児期）

*3
直腸指診
腹部単純X線検査
注腸造影検査
直腸肛門内圧検査
生検（粘膜，全層）

根治手術までの治療 *5

- 無神経節腸管の範囲：
  ・下部直腸無神経症
  ・直腸S状結腸無神経症
  ① → 保存的治療（洗腸，浣腸，指ブジー，ガス抜き）
    - 腸炎が改善
    - 腸炎が改善しない／腸炎が頻発する

- 無神経節腸管の範囲：
  ・長域無神経症
  ② → 人工肛門造設術 → 人工肛門管理を行いながら経口栄養

- 無神経節腸管の範囲：
  ・全結腸無神経症
  ・小腸大腸無神経症
  ③ → 小腸瘻造設術 → 腸液が多い／体重増加不良

| 1 呼吸 | 2 循環 | **3 消化・吸収** | 4 栄養代謝 | 5 内部環境調節 | 6 身体防御 | 7 脳・神経 |

Hirschsprung's disease

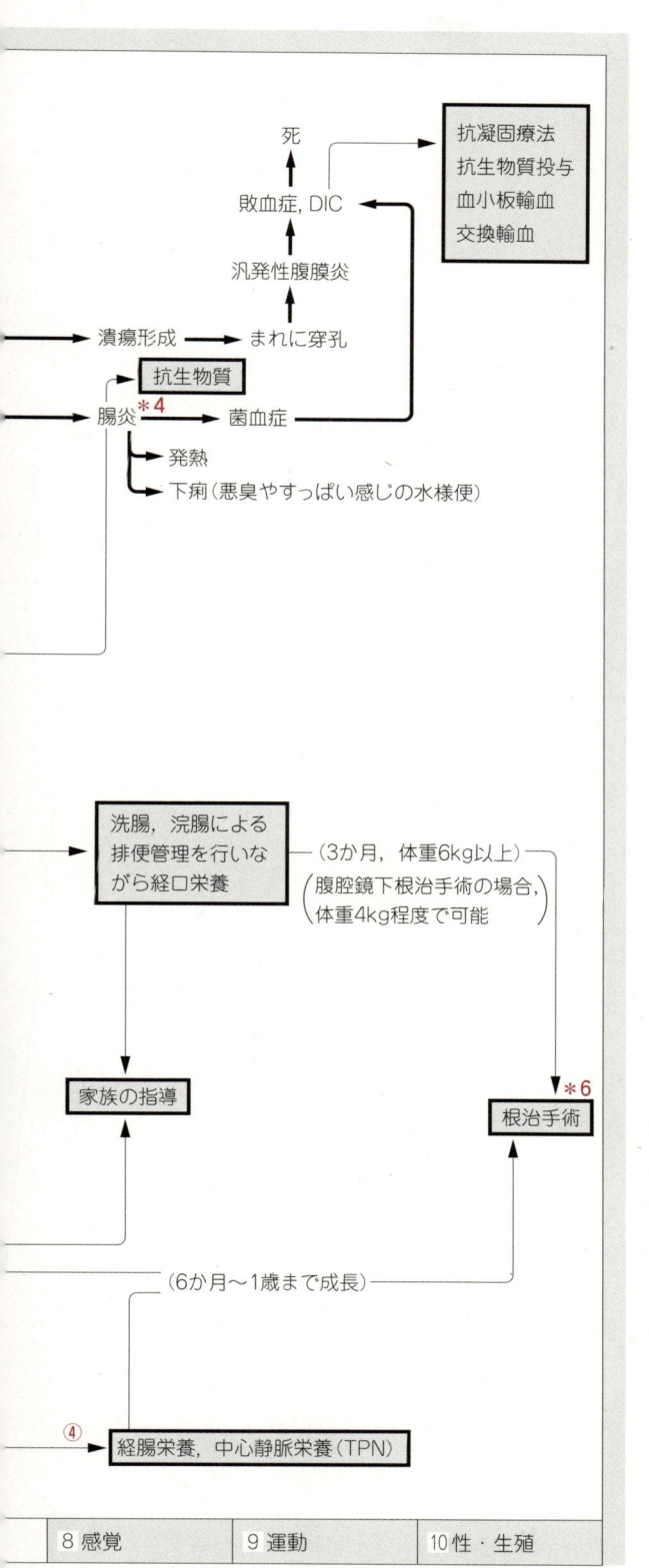

```
                      死
                      ↑
          → 潰瘍形成 → 敗血症, DIC  →  抗凝固療法
                      ↑              抗生物質投与
                      汎発性腹膜炎    血小板輸血
                      ↑              交換輸血
          → 潰瘍形成 → まれに穿孔
                    抗生物質
          → 腸炎*4 → 菌血症 ────┘
                    ↓
                    発熱
                    下痢（悪臭やすっぱい感じの水様便）


      ┌──────────────┐
      │洗腸，浣腸による│ ─（3か月，体重6kg以上）
      │排便管理を行いな│  ┌腹腔鏡下根治手術の場合，┐
      │がら経口栄養    │  └体重4kg程度で可能      ┘
      └──────────────┘
             ↓
      ┌──────────┐
      │ 家族の指導 │                    ┌──────┐
      └──────────┘                    │根治手術│*6
                                       └──────┘
             ─（6か月〜1歳まで成長）──

      ④ ┌──────────────────────┐
         │経腸栄養，中心静脈栄養（TPN）│
         └──────────────────────┘

    ┌─────┬─────┬──────────┐
    │8 感覚│9 運動│10 性・生殖│
    └─────┴─────┴──────────┘
```

マップ内の*1〜*6について

*1 ヒルシュスプルング病

（Hirschsprung病，同義語：先天性巨大結腸症 aganglionosis）

腸管壁内の神経節細胞（Auerbach, Meissner神経叢）の欠如が原因で，腸管の蠕動運動がなくなり，その部位より口側の腸管が拡張する疾患である．病変の範囲は肛門側から連続し，その長さによって5つに分類されている（図1）．その発生頻度は5000人に1人で男児に多いが，小腸大腸無神経節症では性差はないといわれている．

根治手術に向けて，人工肛門を造設するか，あるいは洗腸や浣腸などで排便コントロールを行う．腸炎を予防しながら栄養状態，全身状態の管理を行うことが重要である．

*2 病 因

Cranio-caudal migration theoryによれば，消化管の壁内神経節細胞の発生は，胎生5週頃に食道にみられ，以後胃から十二指腸，小腸，大腸と肛門側へ延びていき，12週で肛門まで達する．これが何らかの原因によって途中で障害が起こった場合，ヒルシュスプルング病となるといわれている．

*3 診 断

1. 直腸指診

肛門内に挿入した小指を引き抜くと，多量のガスと水様便が爆発的に噴出する．

2. 腹部単純X線検査

腹部全体的に腸管ガス像を認めるが，骨盤腔内には腸管ガスが欠如することも多い．立位像ではニボー（鏡面形成像）を認める．

3. 注腸造影検査

無神経節腸管（病変部）が狭小部（腸管の口径が狭

47 ヒルシュスプルング病

図1 ヒルシュスプルング病の病型と頻度

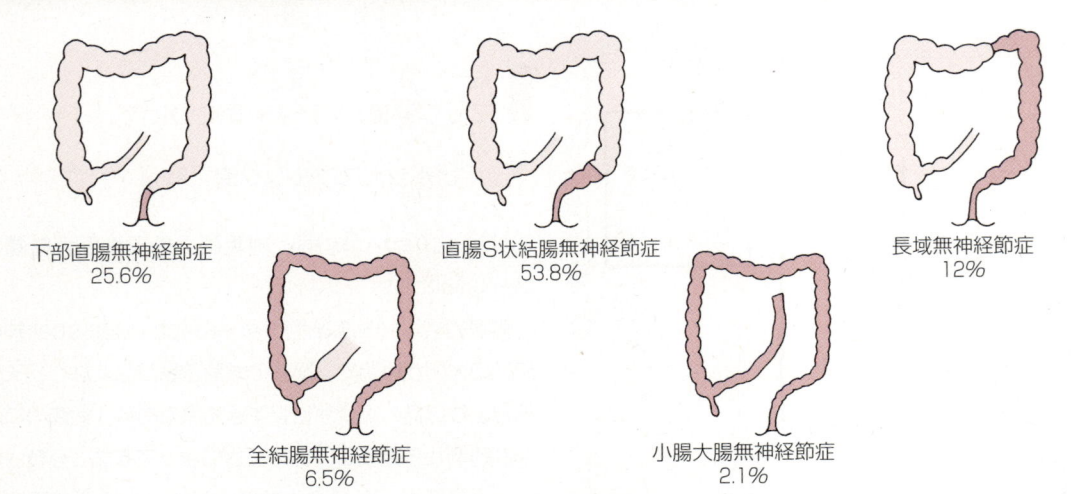

下部直腸無神経節症
25.6%

直腸S状結腸無神経節症
53.8%

長域無神経節症
12%

全結腸無神経節症
6.5%

小腸大腸無神経節症
2.1%

（第20回日本外科学会による全国集計より）

図2 直腸肛門内圧検査

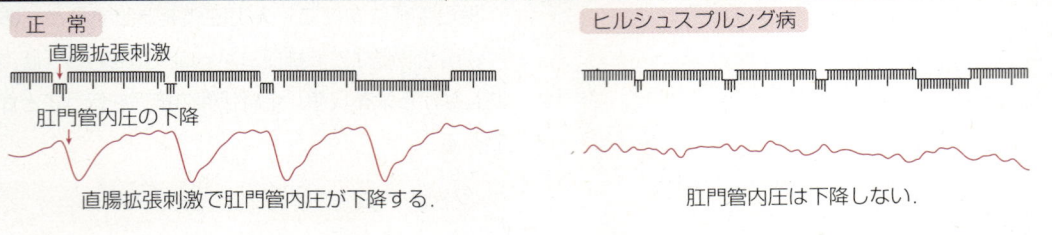

正常
直腸拡張刺激
肛門管内圧の下降
直腸拡張刺激で肛門管内圧が下降する．

ヒルシュスプルング病
肛門管内圧は下降しない．

く，細く描出；narrow segment），正常腸管（神経節細胞がある腸管）が膨大部（腸管の口径が広く，太く描出；megacolon）として認められ，その間は移行部（caliber change）といわれる．また，全結腸無神経節症や小腸大腸無神経節症では，結腸はすべて狭小部として描出される．

4. 直腸肛門内圧検査（図2）

正常人では，直腸拡張刺激（便がきたという刺激）で肛門管内圧が下降する（内括約節が弛緩する→便が出せる）反射があり，これが直腸肛門反射である．ヒルシュスプルング病では，直腸拡張刺激を行っても肛門管内圧が下降せず，直腸肛門反射陰性である．

5. 生検（粘膜，全層）

粘膜下層までの直腸粘膜を生検し，アセチルコリンエステラーゼ染色陽性の神経線維の増生を確認する．全層生検では，筋層内の神経節細胞がないことを確認

する．

*4 症　状

神経節細胞が欠如する腸管では，腸蠕動が消失する．これにより，この部位より肛門側に腸内容物や便が流れず，またこの部位より口側の腸が拡張し，嘔吐（胆汁を含む）や腹部膨満が起こる．さらに，長期にわたり糞便が貯留するため，腸内細菌叢の変化によって腸炎を起こす．

*5 根治手術までの治療

根治手術までの治療法は，神経節細胞を欠如する腸管の範囲によって異なる．その内容は①②③に述べる．

*6 根治手術

神経節細胞がある腸管を肛門部に吻合することが原

則であり，一般にSwenson法，Duhamel法，Soave法がある．わが国では，Duhamel-池田法やSoave-伝田法が行われることが多いが，最近では無神経節腸管が短い場合，腹腔鏡下根治手術や腹腔鏡補助下経肛門的根治術を行う施設が増えてきている．また，全結腸型以上では，水分吸収面積を大きくとるために，小腸と無神経節腸管である結腸を側々吻合にしたMartin法が行われる．

マップ内の矢印①〜④について

① 保存的治療

下部直腸無神経節症や直腸S状結腸無神経節症のように，無神経節腸管が短い場合，保存的治療（洗腸，浣腸，指ブジー，ガス抜き）による排便管理を行う．

洗腸は，やや太めのネラトンカテーテル（14〜20号）を肛門より挿入し，その先端部が膨大部に達するようにするが，透視下で行わないと挿入できない場合もある．温生食は1回量5〜20mlくらい（体重に応じて）注入し，洗腸を行う．注入はゆっくり行い，必ずinとoutを計測し，outが少ない場合には注入を続けてはいけない．体位を変えたり（一般には仰臥位から左側臥位が洗腸しやすい），軽く（強く押すと穿孔の危険性あり）腹部をマッサージしたり，ネラトンカテーテルの先端の位置をずらしたりして，容易にoutされるようにする．またoutの際には，注射器や浣腸器で吸引するのではなく，ネラトンカテーテルから注射器や浣腸器をはずし，自然に排泄させなくてはいけないといわれているが，実際には強く陰圧をかけないよう注意しながら注射器や浣腸器で吸引している（このほうが1回ごとのinやoutを計算しやすい）．洗腸液がかなり透明になり，悪臭がなくなるまで繰り返す．初めは1日に2回くらい行い，他に浣腸（2倍希釈グリセリン液1ml/kg）やガス抜きも併用する．これにより腸炎が改善できれば，経口摂取を開始し，排便管理は浣腸や指ブジーだけに変更する．排便コントロールがつくならば，家族が自宅で排便管理できるよう浣腸や指ブジーを指導し，外来通院に変更する．根治手術の時期は3か月以降あるいは体重6kg以上になった頃が一般的であるが，最近では腹腔鏡下根治手術では手術侵襲が少なく手術年齢は低くなってきている．

もし浣腸や洗腸で腸炎が改善しなかったり，いったん改善した腸炎が頻発するならば保存的治療はあきらめ，人工肛門造設術を行う．

② 人工肛門造設術

長域無神経節症のように，無神経節腸管が長い場合，ネラトンカテーテルが膨大部まで届かないため，保存的治療による排便管理は無理である．開腹術による人工肛門造設術が行われ，術中迅速病理診断を用いて神経節細胞を認める最も肛門側に，双孔式の人工肛門が作られる．人工肛門を作成した場合は，根治手術は6か月〜1歳とやや遅めに行われる傾向にある．

③ 小腸瘻造設術

全結腸無神経節症や小腸大腸無神経節症の場合，神経節細胞を認める最も肛門側の小腸に小腸瘻を造設し，経口摂取可能な状態にする．体重増加が順調ならば，家族が自宅で人工肛門管理ができるよう指導し，外来通院に変更する．

④ 経腸栄養，中心静脈栄養（TPN）

腸液が多く，体重増加が得られない場合は，経腸栄養薬を用いたほうがよいことも多く，また正常腸管が極端に短い場合には，中心静脈栄養（TPN）を併用する必要がある．

病態マップ 48

正常分娩 normal labor

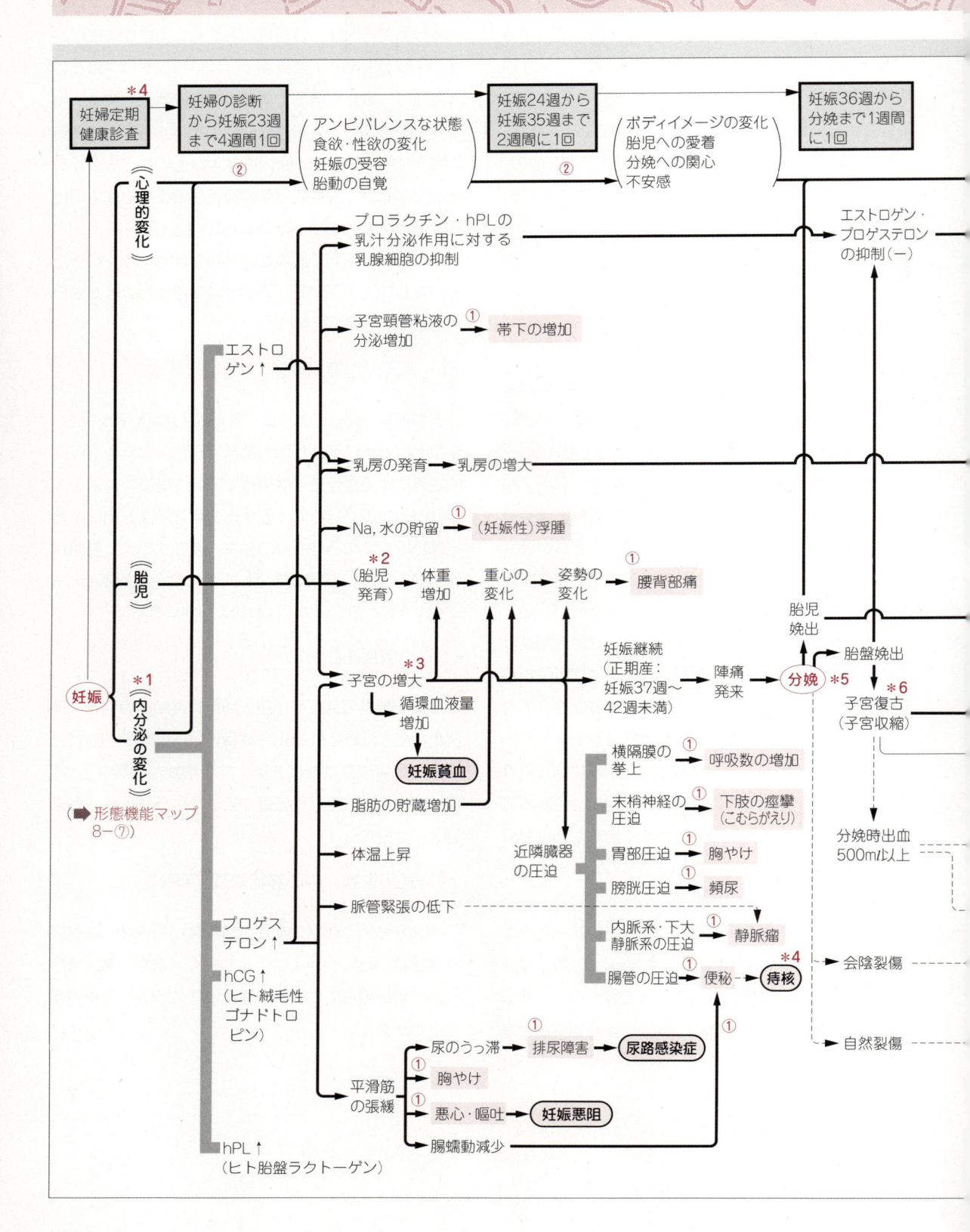

- 妊婦定期健康診査 *4
- 妊婦の診断から妊娠23週まで4週間1回
- 妊娠24週から妊娠35週まで2週間1回
- 妊娠36週から分娩まで1週間に1回

《心理的変化》
- アンビバレンスな状態
- 食欲・性欲の変化
- 妊娠の受容
- 胎動の自覚
- ボディイメージの変化
- 胎児への愛着
- 分娩への関心
- 不安感

《胎児》
《内分泌の変化》 *1

妊娠

(➡ 形態機能マップ 8-⑦)

- エストロゲン↑
  - プロラクチン・hPLの乳汁分泌作用に対する乳腺細胞の抑制
  - 子宮頸管粘液の分泌増加 → 帯下の増加 ①
  - 乳房の発育 → 乳房の増大
  - Na、水の貯留 → (妊娠性)浮腫 ①
  - (胎児発育) *2 → 体重増加 → 重心の変化 → 姿勢の変化 → 腰背部痛 ①
  - 子宮の増大 *3 → 妊娠継続(正期産:妊娠37週〜42週未満) → 陣痛発来 → 分娩 *5
    - 循環血液量増加 → 妊娠貧血
  - 脂肪の貯蔵増加
  - 体温上昇
  - 脈管緊張の低下

- 近隣臓器の圧迫
  - 横隔膜の挙上 → 呼吸数の増加 ①
  - 末梢神経の圧迫 → 下肢の痙攣(こむらがえり) ①
  - 胃部圧迫 → 胸やけ ①
  - 膀胱圧迫 → 頻尿 ①
  - 内腸系・下大静脈系の圧迫 → 静脈瘤 ①
  - 腸管の圧迫 → 便秘 → 痔核 ① *4

- プロゲステロン↑
- hCG↑ (ヒト絨毛性ゴナドトロピン)
  - 平滑筋の張緩
    - 尿のうっ滞 → 排尿障害 → 尿路感染症 ①
    - 胸やけ ①
    - 悪心・嘔吐 → 妊娠悪阻 ①
    - 腸蠕動減少

- hPL↑ (ヒト胎盤ラクトーゲン)

- エストロゲン・プロゲステロンの抑制(−)
- 胎児娩出
- 胎盤娩出
- 子宮復古(子宮収縮) *6
- 分娩時出血500mL以上
- 会陰裂傷
- 自然裂傷

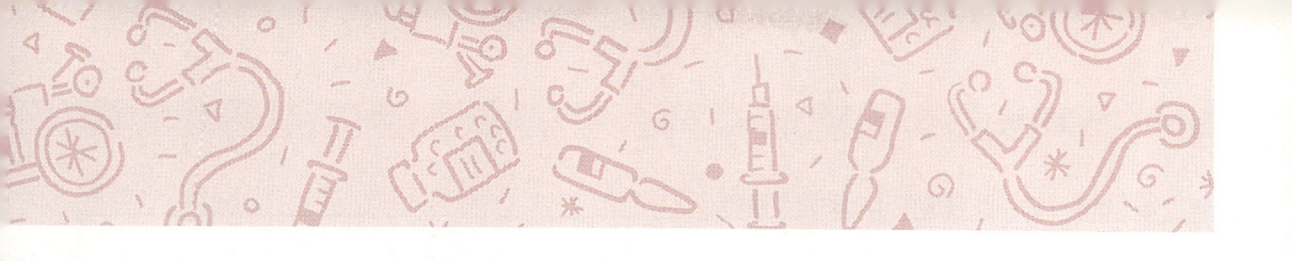

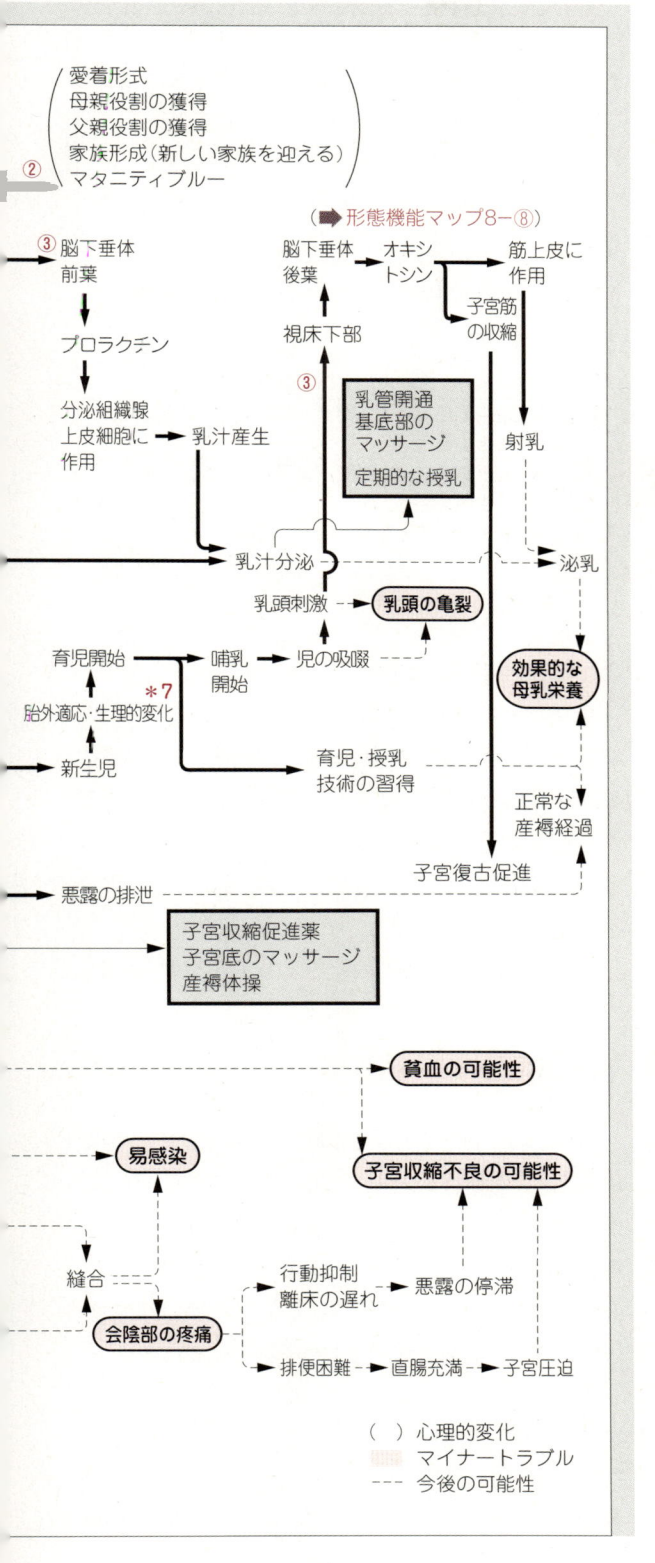

妊娠とは，女性が受精した卵（妊卵）を自己の体内に保有する状態をいう．すなわち，卵と精子の癒合，受精に始まり，その排出，分娩に終わる．その期間は280日であり，生理的現象である．しかし，母体の全身状態は内分泌系の変化をはじめ，形態的・機能的に大きく変化し，心身ともに大きな影響を受ける時期である．また，ハイリスク妊娠，社会・文化的要因により，母児の健康や妊娠への適応にも影響を及ぼすこともある．したがって，個々の問題にも目を向けホリスティックなアプローチが必要である．

マップ内の＊1〜＊7について

＊1 内分泌系の変化

受精が起こると，下垂体前葉は卵巣を通じて受精卵の発育にきわめて重要な機能を約3か月間つかさどる．この期間が過ぎると胎盤が内分泌機能を引き継ぎ，大量のエストロゲン，プロゲステロンおよびゴナドトロピンなどを分泌する．

プロゲステロン：妊娠初期は妊娠黄体から分泌され，その後胎盤から分泌される．妊娠の維持に関与し，平滑筋の緊張を低下させる作用は母体に種々の影響をもたらす．また，体温を上昇させたり，乳房の発育を促す．

エストロゲン：妊娠初期には卵巣から分泌され，その後胎盤から分泌される．子宮の増大，乳房の発育，皮膚への色素沈着，子宮頸管粘液の分泌上昇などの作用がある．

hCG（ヒト絨毛性ゴナドトロピン）：胎盤絨毛から分泌され，黄体機能を助け妊娠を維持する．妊娠11〜12週に最高値を示し，その後下降する．

hPL（ヒト胎盤ラクトーゲン）：胎盤絨毛から分泌される．妊婦の糖および脂質代謝に関与し，間接的に胎児の発育を促進させる．妊娠34週まで徐々に増加し，その後は変わらない．

48　正常分娩

表　妊娠各期の主な生理的変化と胎児の発育

妊娠週数	母体に起こる生理的変化	胎児の発育		
		身長（cm）	体重（g）	全身的発育
4～7週 （第2月）	無月経．つわり．基礎体温高温相持続．神経質．頻尿．乳房緊張感．	2.2～2.5		頭部と体幹の区別．超音波断層法で胎嚢が描写される．
8～11週 （第3月）	つわり．乳輪着色．頻尿．便秘傾向．	7～9	20	胎児とよばれる．頭部は特に大きい．超音波ドップラー法で心拍動の検出．
12～15週 （第4月）	胎盤完成．つわり終了し気分良好．初乳圧出可能．	14～17	120	ぜい毛を生じる．運動する．
16～19週 （第5月）	胎動をかすかに感じる．体重増加．不安感の消失． 母性意識が強くなる．	18～27	300	爪の発生．運動活発．聴診器による児心音聴取．
20～23週 （第6月）	胎動が著明．腟分泌物増加．外観的に腹部の増大が目立つ．精神的に安定．	28～34	650	骨格が完成する．眼瞼を開く．胎脂でおおわれる．
24～27週 （第7月）	動作がやや緩慢．肩で呼吸をする．背部，腰部が疲労しやすい．	35～38	1000	全身紅色．老人様顔貌．運動が盛んで子宮内での胎位が変わりやすい．胎児各部分を触知．
28～31週 （第8月）	妊娠線著明．腰痛．下腹部牽引感．やや神経質	40～43	1600～	全身紅色．老人様顔貌．皮下脂肪は発達し丸みを生じる．
32～35週 （第9月）	腹部膨大．胃部圧迫感と食欲不振．胸式呼吸．帯下増加．	46～48	2500	皮下脂肪充実．顔面・腹部のぜい毛は消失．胎外生活可能．
36～39週 （第10月）	胎児先進部の骨盤内に下降が始まり，呼吸が楽になり，食欲が進む．	48～50	3000～3300	成熟児の特徴を備える．

＊2　胎児の発育（表）

　胎児は妊娠週数の40週の間に体重約3.2kg，身長約50cm，胸囲約33cm，頭囲約34cmの成熟児に発育し出生してくる．胎児の発育は妊娠20週までは比較的緩徐で，20～38週の間で急速に進行する．そして妊娠38週以後は再び緩徐となる．

＊3　子宮の増大

　妊娠の期間に相当して増大する．妊娠12～16週の間に骨盤腔の外に上がり，恥骨結合のうえで触知可能となる．妊娠24週で臍高に達し，妊娠36週には剣状突起下2～3横指に達する．

＊4　妊婦の定期健康診査

　妊婦の健康管理の方法は，健康診査（検査・観察）と保健指導からなり，妊婦の定期健康診査は母子保健法で勧奨され，実施されている．

　健康診査の目的は，①母体の健康の保持増進，②健康な成熟児の出産，③分娩，母乳栄養，育児などの準備，④母児の生命や健康をおびやかす異常経過の予防と，異常の早期発見と治療である．

　毎回の健診項目は，問診，子宮底長・腹囲測定，体重測定，浮腫・血圧・尿たんぱく，尿糖，胎児健康状態の確認（胎児心拍の聴取）である．そのほかに，内診，超音波検査，血液検査，胎児ストレス予備能検査（NST，CST）などが行われ，母児の健康状態のアセスメントがなされる．

　また，妊娠週数に合わせた内容の保健指導が実施される．

＊5　分娩

　分娩とは，胎児およびその付属物が娩出力の作用によって産道を通って体外に排出されることをいう．妊娠37週から42週未満での分娩を正期産といい，児を正期産児という．この時期に分娩することが望ましい．妊娠22週以後から37週未満の分娩は早産，児は早産児，妊娠42週以後は過期産，児は過期産児という．

　正常分娩とは，妊娠末期に自然の娩出力によって分娩が行われ，母児とも何らの異常を伴わない場合をいう．娩出力，胎児およびその付属物，産道の3要素（分娩の3大要素）が正常の状態にあることが正常分娩

の条件である．

　また，分娩は規則正しい陣痛開始（10分おきの陣痛発作）に始まり，胎児娩出，胎盤の娩出に終わる1つの連続した現象である．分娩所要時間は初産婦で平均12〜15時間，経産婦で平均5〜8時間である．

＊6　子宮復古（子宮収縮）

　分娩直後の子宮の大きさはおよそ小児頭大であるが，ほぼ6週間後には妊娠前の状態に戻る．子宮が収縮することにより子宮内腔にできた創傷面も収縮し，止血される．

　その創傷面からの分泌物に頸管・腟・外陰からの分泌物が混ざった物を悪露という．悪露は血性悪露，褐色悪露，黄色悪露，白色悪露と変化し，産褥4〜6週で消失する．

＊7　新生児の胎外生活の適応・生理的変化

　生後28日未満を新生児期という．生後7日未満は特に早期新生児期とよび，子宮外への生活へ適応（胎外適応）するために，生理的機能が大きく変化する時期である．

マップ内の矢印①〜③について

①　マイナートラブル（不快症状）

　マイナートラブルとは，妊娠による内分泌系の変化や胎児の発育，子宮の増大により，妊婦に現れる不快症状をいう．生理的ではあるが，健康上の問題としてとらえる必要がある．また，生理的な範囲であるか，異常への移行なのかを判断するためのアセスメントも重要である．

②　心理的変化

　妊娠期は，内分泌環境の変化，妊娠の受容，母親役割の獲得，ボディイメージの変化などにより，複雑な心理的変化をもたらす．さらに，心理的変化は人格・パーソナリティ，母性性の発達，生育歴，家族・友人関係などに影響される．

③　乳汁分泌の機序

　分娩が終了し胎盤が娩出されると，プロゲステロンとエストロゲンの抑制作用がとれ，プロラクチンが乳腺に作用し乳汁分泌が起こってくる．また，児の吸啜刺激はオキシトシンの放出を促し，射乳を起こす．

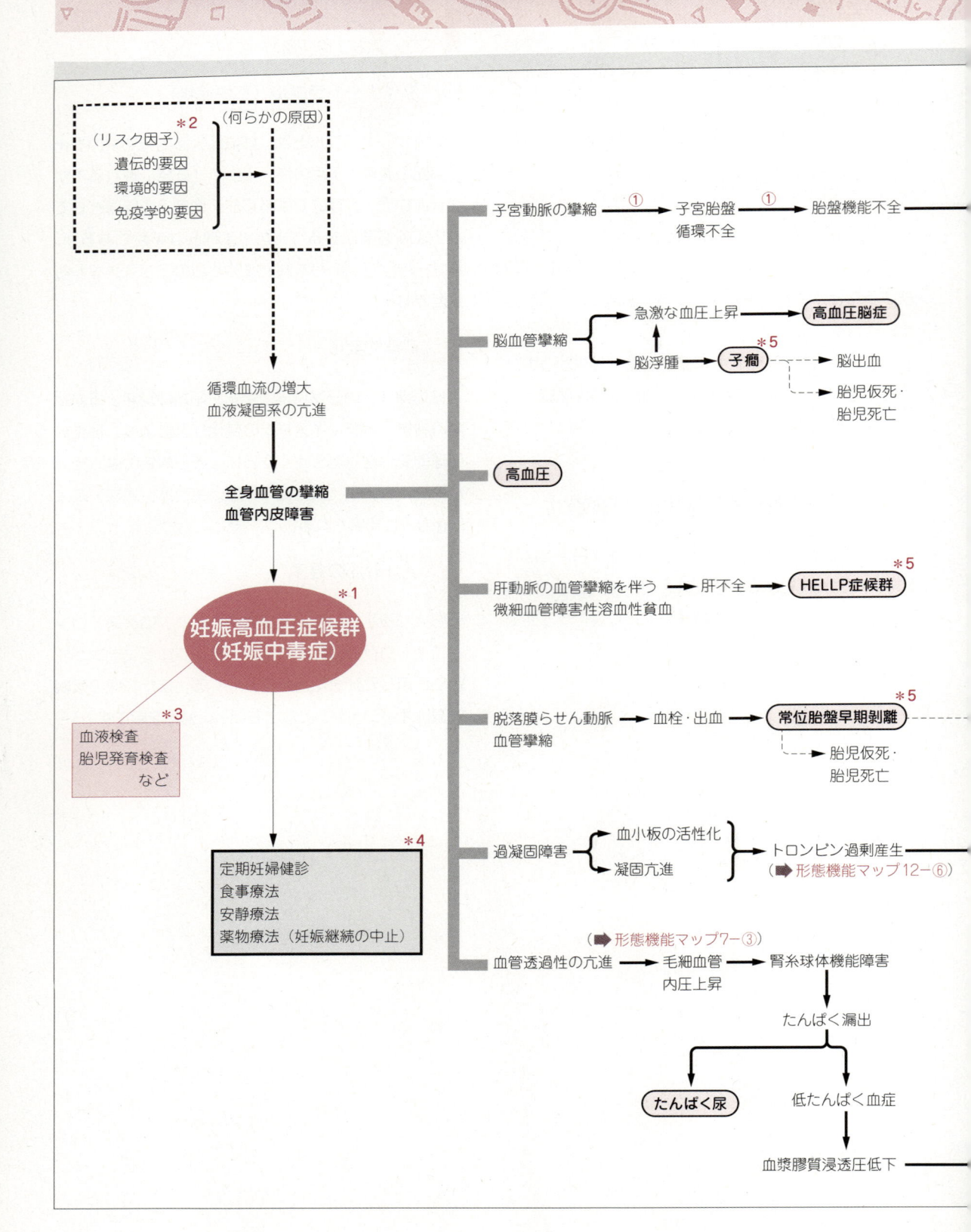

病態マップ 49 妊娠高血圧症候群（妊娠中毒症）

(リスク因子) *2
- 遺伝的要因
- 環境的要因
- 免疫学的要因

(何らかの原因)

↓

循環血流の増大
血液凝固系の亢進

↓

全身血管の攣縮
血管内皮障害

→ 子宮動脈の攣縮 → ① 子宮胎盤循環不全 → ① 胎盤機能不全

→ 脳血管攣縮
　├→ 急激な血圧上昇 → 高血圧脳症
　└→ 脳浮腫 → 子癇 *5
　　　　　　　　┈→ 脳出血
　　　　　　　　┈→ 胎児仮死・胎児死亡

→ 高血圧

→ 肝動脈の血管攣縮を伴う微細血管障害性溶血性貧血 → 肝不全 → HELLP症候群 *5

→ 脱落膜らせん動脈血管攣縮 → 血栓・出血 → 常位胎盤早期剝離 *5
　　　　　　　　　　　　　　　　　　　　　　┈→ 胎児仮死・胎児死亡

→ 過凝固障害
　├→ 血小板の活性化
　└→ 凝固亢進
　　　　→ トロンビン過剰産生
　　　　（➡ 形態機能マップ12-⑥）

（➡ 形態機能マップ7-③）
→ 血管透過性の亢進 → 毛細血管内圧上昇 → 腎糸球体機能障害
　　　　　　　　　　　　　　　　　　　　　　↓
　　　　　　　　　　　　　　　　　　　　たんぱく漏出
　　　　　　　　　　　　　　　　├→ たんぱく尿
　　　　　　　　　　　　　　　　└→ 低たんぱく血症
　　　　　　　　　　　　　　　　　　　　↓
　　　　　　　　　　　　　　　　　　血漿膠質浸透圧低下

妊娠高血圧症候群（妊娠中毒症） *1

*3
血液検査
胎児発育検査
　　　など

↓

*4
定期妊婦健診
食事療法
安静療法
薬物療法（妊娠継続の中止）

pregnancy induced hypertension [PIH]

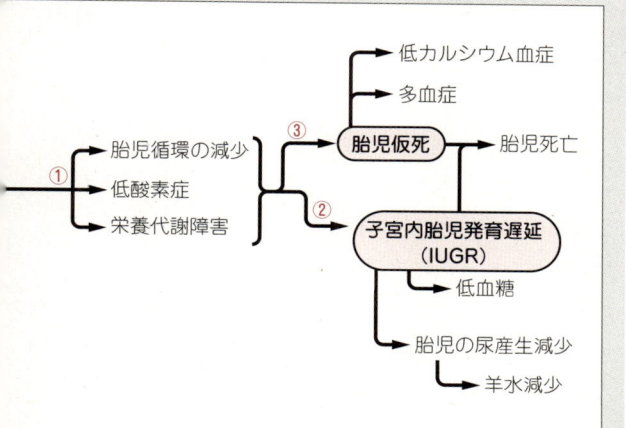

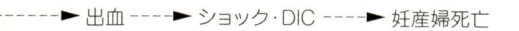

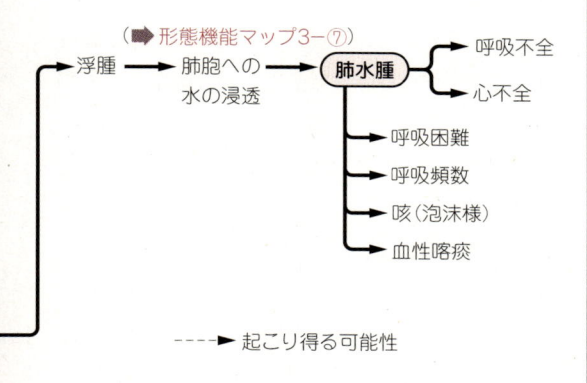

```
① ─→ 胎児循環の減少
      低酸素症          ③ ┌→ 低カルシウム血症
      栄養代謝障害      ┌→ 胎児仮死 ─→ 多血症
                        │              └→ 胎児死亡
                      ② │
                        └→ 子宮内胎児発育遅延
                            (IUGR)
                            ├→ 低血糖
                            └→ 胎児の尿産生減少
                                └→ 羊水減少

------→ 出血 ----→ ショック・DIC ----→ 妊産婦死亡

┌→ 慢性DIC状態 ┐

          (➡ 形態機能マップ3-⑦)
浮腫 ─→ 肺胞への        ┌→ 呼吸不全
        水の浸透 ─→ 肺水腫 ├→ 心不全
                          ├→ 呼吸困難
                          ├→ 呼吸頻数
                          ├→ 咳（泡沫様）
                          └→ 血性喀痰

----→ 起こり得る可能性
```

マップ内の＊1〜＊5について

＊1　妊娠高血圧症候群（妊娠中毒症）とは

　妊娠中毒症は，妊娠に高血圧，たんぱく尿，浮腫の1つ，もしくは2つ以上の症状が見られ，かつこれらの症状が単なる妊娠偶発症によらないものをいうと定義されてきた．妊娠中毒症は単一疾患ではなく，いくつかの病態が複合して起こる症候群である．

　2004年2月，日本産科婦人科学会理事会において，「妊娠中毒症」の用語・定義分類を新たに「妊娠高血圧症候群の定義・分類」として改訂することが承認された（資料参照）．この改訂では，妊娠中毒症が「妊娠高血圧症候群（pregnancy induced hypertension；PIH）」との名称に改められた．そして，「妊娠20週以降，分娩後12週までに高血圧が見られる場合，または高血圧にたんぱく尿を伴う場合のいずれかで，かつこれらの症候が偶発合併症によらないものをいう」と定義された．症状の1つであった浮腫は定義には含まれなくなった．本稿では，妊娠高血圧症候群の名称を用いることにする．

　妊娠高血圧症候群は，全身の血管攣縮と血管内皮障害が中心の病態で，子宮胎盤循環不全が原因と考えられている．さらに，これらに遺伝的要因，環境的要因，免疫学的要因が加わって発症する．妊娠高血圧症候群の発症頻度は5〜10％で，初産婦に多く，そのうち重症型は1〜2％といわれている．母子保健上の問題として，妊産婦死亡率が高い，流早産が多い，低出生体重児が多い，児の周産期死亡が高いなど，母児ともに重篤な状態になりやすい疾患である．

＊2　発症のリスク因子

以下の素因をもつ妊婦に発症しやすい．
1）遺伝素因（高血圧家系）
2）既往歴（妊娠高血圧症候群，高血圧，慢性腎炎，糖尿病，全身性エリテマトーデス［SLE］，甲状腺機能亢進症），環境因子：肥満・極端なやせ

49 妊娠高血圧症候群（妊娠中毒症）

3) 身体条件（高年齢，肥満），若年妊娠
4) 産科的条件（初産，多胎，羊水過多）
5) 社会的要因（過労，ストレス，食塩過剰摂取，低所得）

*3 検査

1) **血圧測定**：座位で数分間，安静後に測定する．
2) **尿たんぱく測定**：スクリーニングの場合は試験紙による半定量法，重症の場合は，24時間尿を用いて定量する．
3) **血液検査**：①血球数測定＝特に血小板数とヘマトクリットを測定する．妊娠高血圧症候群では血小板数減少が起こる．またヘマトクリットで血液の濃縮程度をみる．②血液生化学検査＝肝機能検査と腎機能検査を行う．③血液凝固線溶系検査＝妊娠高血圧症候群は慢性DIC状態のため，凝固線溶系が亢進する．
4) **超音波断層法（超音波エコー）**：胎児発育，羊水量評価，母体腹水の有無をチェックする．
5) **超音波血流評価**：子宮動脈，臍帯動脈，胎児下大静脈，中大脳動脈などの血流を調べる．
6) **NST（ノンストレステスト）**：子宮収縮などストレスがない状態で分娩監視装置を用いて，子宮収縮，胎動，胎児心拍数を監視する．胎児心拍数のパターンによって胎児の状態や予備能の有無を判定する．基準心拍数や基線細変動の有無に注意する．

*4 治療・管理

1) **発症予防**：予防が大切であり，定期健康診査を受診をするようにし，生活指導（安静，ストレスを避ける）および栄養指導（適切なエネルギー摂取，適量の食塩・水・たんぱく質の摂取，動物性脂肪と糖質の制限，高ビタミン食）を行う．
2) **食事療法**：摂取カロリーやたんぱく質摂取量は，非妊時BMI（body mass index）を基準として決め，体重増加を防ぐことが重要である．動物性脂肪と糖質は制限し，高ビタミン食とし，食塩は7～8g/日程度とする．
3) **安静療法**：安静を保つことにより，胎盤・臓器への血流量増加を図り，症状を改善し，妊娠を継続できるよう支援する．
4) **薬物療法**：高血圧に対して降圧薬が用いられるが，たんぱく尿や浮腫に対しては特に薬物療法は行わない．
5) **妊娠終了**：母体や胎児の危険が迫った場合（表）は，妊娠継続をあきらめ分娩方針とする．ただちに児を娩出させること（妊娠終了）が大切で，児を娩出させて母体から妊娠の負荷を取ることが最も有効な治療法といえる．分娩の時期と方法を選択する必要があるが，経腟分娩よりも母児の安全を考慮し，帝王切開になることが多い．

*5 合併症

母体では，高血圧脳症，子癇，HELLP症候群，肺水腫，常位胎盤早期剥離，DIC，急性腎不全などがあがる．胎児では，子宮内胎児発育遅延，胎児仮死，胎児死亡などがあがる．新生児では，新生児仮死，低血糖，低フィブリノーゲン血症，低カルシウム血症，虚血性低酸素脳症，脳室周囲白質軟化症，脳内出血症などがあがる．

1．常位胎盤早期剥離とは

常位に付着している胎盤が，胎児娩出以前に部分的また全面的に剥離した状態をいう．胎児は子宮・胎盤循環が障害され，胎児仮死や胎児死亡となる．さらに母体はDICを起こし，母児ともに重篤になりやすい．妊産婦および周産期死亡の原因となる主要な疾患の1つである．

2．子癇とは

妊娠高血圧症候群により脳血管攣縮と脳浮腫が起こる結果，痙攣発作または意識喪失を起こすこと．子癇発作は妊娠高血圧症候群の最重症の状態とされる．妊娠後期に起こることが多いが，分娩中や産褥早期に起こることもある．

3．HELLP症候群とは

溶血，肝機能障害，血小板減少を呈し，妊娠高血圧症候群と密接な関連を有する．臨床症状としては突然の心窩部痛，右季肋部痛，悪心，嘔吐，全身倦怠感な

資料

妊娠高血圧症候群の定義・分類（最終案）
（日本産科婦人科学会周産期委員会提案）

1. **名称**：妊娠中毒症を妊娠高血圧症候群（pregnancy induced hypertension；PIH）との名称に改める．
2. **定義**：妊娠20週以降，分娩後12週までに高血圧が見られる場合，または高血圧に蛋白尿を伴う場合のいずれかで，かつこれらの症候が偶発合併症によらないものをいう．

3－1. 病型分類
1. 妊娠高血圧腎症（preeclampsia）
   妊娠20週以降に初めて高血圧が発症し，かつ蛋白尿を伴うもので分娩後12週までに正常に復するもの．
2. 妊娠高血圧（gestational hypertension）
   妊娠20週以降に初めて高血圧が発症し，分娩後12週までに正常に復するもの
3. 加重型妊娠高血圧腎症（superimposed preeclampsia）
   1) 高血圧が妊娠前あるいは妊娠20週までに存在し，妊娠20週以降に蛋白尿を伴うもの．
   2) 高血圧と蛋白尿が妊娠前あるいは妊娠20週までに存在し，妊娠20週以降に，何れか，または両症候が増悪するもの
   3) 蛋白尿のみを呈する腎疾患が妊娠前あるいは妊娠20週までに存在し，妊娠20週以降に高血圧が発症するもの
4. 子癇（eclampsia）
   妊娠20週以降に初めて痙攣発作を起こし，てんかんや二次性痙攣が否定されるもの．発症時期により妊娠子癇・分娩子癇・産褥子癇とする．

3－2. 症候による亜分類
1) 症候による病型分類

	高血圧	蛋白尿
軽症	血圧がいずれかに該当する場合 ①収縮期血圧が140mmHg以上で160mmHg未満 ②拡張期血圧が90mmHg以上で110mmHg未満	原則として24時間尿を用いた定量法で判定し，300mg/日以上で2g/日未満の場合
重症	血圧がいずれかに該当する場合 ①収縮期血圧が160mmHg以上の場合 ②拡張期血圧が110mmHg以上の場合	2g/日以上の場合．随時尿を用いる場合は複数回の新鮮尿検査で，連続して3＋（300mg/dl）以上の場合

2) 発症時期による病型分類
妊娠32週未満に発症するものを早発型（early onset type），妊娠32週以降に発症するものを遅発型（late onset type）とする．

どを訴えることが多い．急速にDICや胎児仮死に移行することが多い．診断とともに急速遂娩の適応となる．

マップ内の矢印①～③について

① 胎盤機能不全

胎盤は，胎児に酸素・栄養物を供給し，胎児から二酸化炭素・老廃物を受け取り排泄する機能をもっている．子宮胎盤の血行障害が起こると，胎盤の老化が起こり，その機能が著しく低下する．そのため，胎児はハイリスクの状態におかれる．

② 子宮内胎児発育遅延

胎盤機能が低下すると，胎児は必要な栄養の供給を受けられず，低栄養の状態におかれ，成長がとまることになる．低栄養状態が続くと，子宮内胎児発育遅延を起こす．

③ 胎児仮死

胎盤機能の低下により，ガス交換が十分にできなくなり，低酸素状態になる．その結果，胎児仮死，子宮

表 妊娠中毒症における妊娠の中断適応指針

母体側
1. 治療に抵抗して症状が不変または増悪する場合
2. 子癇，常位胎盤早期剥離，眼底出血，胸・腹水貯留，肺水腫，頭蓋内出血，HELLP症候群などの併発
3. 腎機能の増悪
4. 血液凝固異常の出現（血小板数 $10 \times 10^4/\mu l$ 未満，DICのスコア上昇）

胎児側
1. 胎児発育停止（妊娠28週以降，2週間以上）
2. 胎児心拍数陣痛図（NST，CST）異常所見
   - non reactive（無反応型）
   - 一過性徐脈
   - 頻脈
   - 基線細変動の減少
3. 羊水量減少，BPSの低下

日本産科婦人科学会妊娠中毒症問題委員会（1990）より抜粋

内胎児死亡を認めることがある．

文献
1) 池ノ上克：「妊娠高血圧症候群の定義・分類」について，日本産婦人科学会誌，56(9)：3～4，2004．
2) 佐藤和男：新しい"妊娠中毒症"（妊娠高血圧症候群）の定義・分類試案(2004)，日本産科婦人科学会誌，56(9)：5～20，2004．
3) 木下勝之，他：妊娠中毒症の病態生理，産婦人科治療，88(5)：1070～1074，2004．

クリニカルスタディ・ブック 2

改訂2版

実習に役立つ病態マップ
形態機能マップ付き

- ●発行　1998年2月26日　第1版第1刷
　　　　2005年4月15日　第2版第1刷
　　　　2018年2月19日　第2版第13刷
- ●編集　メヂカルフレンド社編集部

- ●定価（本体3,000円＋税）
- ●発行者　小倉啓史
- ●発行所　株式会社メヂカルフレンド社
　　　　　http://www.medical-friend.co.jp
　　　　　〒102-0073　東京都千代田区九段北3丁目2番4号
　　　　　☎(03)3264-6611　振替00100-0-114708
　　　印刷／㈱太平印刷社　製本／㈱村上製本所
　　　落丁・乱丁本はお取り替えいたします．

©2005 MEDICAL FRIEND Co., Ltd. Printed in Japan　　ISBN978-4-8392-0908-7 C3347　107061-158

本書の無断複写は，著作権法上での例外を除き，禁じられています．
本書の複写に関する許諾権は，㈱メヂカルフレンド社が保有していますので，複写される場合はそのつど事前に小社（編集部直通 TEL 03-3264-6615）の許諾を得てください．